AF325983

ENCYCLOPÉDIE CADÉAC

PARASITOLOGIE VÉTÉRINAIRE

PARASITES ET MALADIES PARASITAIRES
DES ANIMAUX

A LA MÊME LIBRAIRIE

CADÉAC. — **Pathologie interne des animaux domestiques.** 2e édition. 1909-1914, 8 vol. in-18 jésus, ens. 4234 pages avec 1332 figures .... 180 fr.

I. *Bouche, pharynx et estomac.* 2e édition, 1908. — II. *Intestin*, 2e édition, 1909. — III. *Pancréas, foie, péritoine, fosses nasales, sinus, larynx.* 2e édition, 1910. — IV. *Bronches, poumons, plèvres.* 2e édition, 1911. — V. *Médiastin, cœur, vaisseaux, sang.* 2e édition, 1911. — VI. *Sang.* 2e édition, 1913. — VII. *Nutrition, Auto-intoxication. Appareil urinaire. Peau.* 2e édition, 1914. — VIII. *Peau, Muscles. Système nerveux.* 2e édition, 1914. Chaque volume se vend séparément .... 28 fr.

GAGNY (P.) et GOUIN (R.). — **Hygiène et Maladies du bétail.** 4e édition, 1925, 1 vol. in-18 de 530 pages, avec 187 figures.
28 fr.

DAVAINE (C.). — **Traité des Entozoaires et des Maladies vermineuses, chez l'homme et les animaux domestiques.** 2e édition, 1877, 1 vol. in-8 de 1003 pages, et 110 figures........... 56 fr.

FONTAINE et HUGUIER. — *Nouveau Dictionnaire vétérinaire.* Médecine, chirurgie, thérapeutique, législation sanitaire et sciences qui s'y rapportent. 1922-1924, 2 vol. gr. in-8 de 2073 pages à 2 colonnes, avec 2252 figures .... 210 fr.

GUÉNAUX (G.). — **Entomologie et parasitologie agricoles.** 4e édition 1922, 1 vol. in-18 de 592 pages, avec 427 figures .... 28 fr.

GUIART (J.). — **Précis de parasitologie.** 2e édition, 1922, 1 vol. in-8 de 575 pages avec 462 figures noires et coloriées. .... 35 fr.

HUGUIER. — **Nouvel Aide-mémoire du Vétérinaire praticien**, 1926. 2 vol. in-18 de 960 pages avec 339 figures .... 56 fr.

MONIEZ. — **Traité élémentaire de parasitologie appliquée à la médecine.** 1896, 1 vol. in-8 de 680 pages, avec 111 figures .. 28 fr.

Ajouter pour frais d'envoi : France, 15 p. 100 ; Etranger, 20 p. 100.

ENCYCLOPÉDIE VÉTÉRINAIRE

Publiée sous la direction de C. CADÉAC

PARASITOLOGIE VÉTÉRINAIRE

PARASITES ET MALADIES PARASITAIRES DES ANIMAUX

PAR

G. MAROTEL

DOCTEUR VÉTÉRINAIRE, LICENCIÉ ÈS-SCIENCES
PROFESSEUR A L'ÉCOLE VÉTÉRINAIRE DE LYON

Avec 285 figures intercalées dans le texte

PARIS

LIBRAIRIE J.-B. BAILLIÈRE ET FILS

19, rue Hautefeuille, près du Boulevard Saint-Germain

1927

Tous droits réservés

PRÉFACE

——

J'ai si souvent entendu regretter l'absence d'un livre de **Parasitologie** moderne que je me suis décidé à publier celui-ci.

Destiné à l'Enseignement et à la vulgarisation, il est écrit, non pour les savants de laboratoire, mais *pour les praticiens et les étudiants vétérinaires*.

L'éditeur désirant faire, par ce temps de vie chère, un volume pécuniairement accessible à tous, et m'ayant, pour y parvenir, limité le nombre des figures nouvelles et celui des pages, j'ai dû : 1° utiliser surtout des clichés anciens, empruntés notamment à MM. Guiart, Cadéac, Neumann et Railliet, que je remercie ; 2° n'exposer que ce qui est *nécessaire* à un exercice professionnel scientifique, et le présenter sous une *forme aussi concise* que possible.

Pour le même motif, il m'a été impossible de suivre les tendances actuelles, au double point de vue *classification* et *synonymie*. A la vérité, ces deux points ont été récemment trop compliqués pour trouver place dans nos cours. En multipliant excessivement les groupes (superfamilles, familles, sous-familles, tribus, genres, espèces), *jusqu'à les pulvériser*, et en *changeant continuellement les noms*, sous prétexte de priorité (les neuf dixièmes des parasites ont été ainsi débaptisés, souvent cinq à dix fois), certains auteurs ont abouti à *quadrupler le chiffre des mots techniques*.

Or, c'est l'appentissage de tous ces termes, latins ou grecs, plus ou moins rébarbatifs et baroques, qui constitue la principale difficulté pour l'élève.

Il en résulte que l'étude des parasites — si attrayante par elle-même — est devenue aride, horrifique, voire inintelligible (le même nom s'appliquant parfois à des espèces différentes : ex. strongle), et qu'elle a peu à peu découragé, rebuté, éloigné d'elle jusqu'à nos confrères les plus distingués.

Pour rendre à notre science la sympathie méritée dont elle jouissait autrefois, il est indispensable de réagir, de mettre un terme aux bouleversements nominaux, et de réduire au minimum les expressions techniques.

Dans ce but, j'ai volontairement simplifié partout où je l'ai pu, *notamment la classification et la nomenclature* : la classification, en diminuant le nombre des groupes (spécialement des genres), par fusion de plusieurs coupures en une seule — la nomenclature, en allégeant le texte de tout ce qui est synonymie, bibliographie, historique, noms d'auteurs et dates. Mais afin que chacun puisse s'y reconnaître, j'ai incorporé à la *Table alphabétique* un *Dictionnaire synonymique*, donnant les noms sous lesquels les principaux synonymes sont décrits dans ce *Précis*.

J'ajoute que, pour faciliter aux praticiens les déterminations parasitaires, j'ai fait parfois certains rapprochements discutables pour des théoriciens ; et j'ai conservé plusieurs vieilles dénominations — incorrectes d'après la loi de priorité (car elles ne sont pas tout à fait les plus anciennes) — mais qui sont tellement ancrées dans le langage courant qu'elles ont acquis droit de cité : il y avait donc plus d'inconvénients que d'avantages à les remplacer (ex. : Actinomyces, Bothriocéphales, Cylicostomes, Spirochètes).

Par dessus tout, je me suis efforcé de conserver à ce livre les qualités de clarté, de simplicité, de méthode et de précision dont j'ai toujours eu le constant souci dans ma chaire : l'accueil qui lui sera fait dira si j'ai réussi !

Malgré les efforts de l'Editeur — auquel je témoigne toute ma gratitude — l'impression de ce volume à demandé si longtemps que, pour rester au courant de la science, j'ai dû résumer en un chapitre complémentaire (page 531), les principales *dernières découvertes* parues depuis la rédaction du manuscrit.

G. MAROTEL.

PARASITOLOGIE VÉTÉRINAIRE

PARASITOLOGIE GÉNÉRALE

Parmi la foule des êtres qui peuplent la surface du globe, la plupart mènent une vie libre et se suffisent à l'aide de leurs seules ressources ; mais il en est quelques-uns qui se nourrissent aux dépens d'autres individus vivants, à l'existence desquels la leur est par conséquent liée : on les appelle des *parasites*. Les organismes qui subviennent à leurs besoins sont pour eux des *hôtes* ; le mode de vie des parasites porte le nom de *parasitisme*, et leur étude constitue la *Parasitologie*.

PRINCIPAUX TYPES DE PARASITES

Les parasites offrent, quand on les compare les uns aux autres, de nombreuses différences, qui les font diviser en plusieurs catégories.

a) **Ainsi, d'après leur nature,** on distingue des *parasites animaux* (**zooparasites**), et des *parasites végétaux* (**phytoparasites**) ;

b) **D'après leur siège,** on reconnaît des *parasites externes* (**ectoparasites**), vivant à la surface du corps, et des *parasites internes* (**endoparasites**), qui sont logés dans l'intérieur ;

c) **D'après leur mode de vie,** on décrit :

1º Des **parasites obligés,** qui ne peuvent se nourrir qu'aux dépens d'autres individus ; des **parasites facultatifs,** capables de mener indifféremment une vie libre ou une vie parasitaire (Champignons) ; des **parasites accidentels,** qui, normalement libres, peuvent néanmoins continuer à vivre chez un hôte quand, par accident, ils s'introduisent chez lui (Sangsues). A ceux-ci se rattache un cas particulier : il arrive parfois qu'un parasite parvient chez un hôte ou dans un organe différents de ceux où il se développe habituellement ; on parle, dans le premier cas, de **parasite égaré,** et dans le second, de **parasite erratique.**

2° Des **parasites permanents** et des **parasites temporaires,** suivant qu'ils sont parasites pendant la totalité, ou seulement pendant une partie de leur existence ; en ce dernier cas, ils peuvent être parasites à l'état *parfait* et libres à l'état *larvaire* (Moustiques), ou inversement (Œstridés).

3° Des **parasites stationnaires,** qui restent à demeure chez leur hôte, sans le quitter un seul instant (Poux), et des **parasites intermittents,** qui n'y viennent que par moments, juste le temps nécessaire pour y prendre leur repas, après quoi ils recouvrent leur liberté (Insectes piqueurs).

4° Des **parasites spécifiques,** qui ne peuvent évoluer que chez une espèce-hôte (ou à la rigueur chez quelques espèces voisines l'une de l'autre, appartenant à un même genre, tribu ou famille zoologiques : Équidés, Bovidés, Léporidés), et des **parasites ubiquistes,** capables de se développer indifféremment, et avec la même facilité, chez beaucoup d'hôtes très divers.

MORPHOLOGIE DES PARASITES

Comparée à celle des autres espèces libres du même groupe, la morphologie des parasites est remarquable par quelques particularités, dont la principale est la **disparition d'organes existants.**

Par suite du mode de vie des parasites (au détriment d'un autre individu), beaucoup de fonctions sont frappées d'inutilité ; or, la fonction fait l'organe : les organes inoccupés s'atrophient donc peu à peu, deviennent d'abord rudimentaires, puis finissent par disparaître au cours des générations. Ainsi s'expliquent : 1° *l'absence de tube digestif* chez plusieurs Vers intestinaux qui, siégeant au milieu du chyme de leur hôte, parmi des aliments déjà digérés et tout prêts à être absorbés, n'ont plus besoin d'appareil digestif ; 2° *l'absence d'appendices locomoteurs* (pattes des Linguatules, ailes des poux et des puces), chez des espèces devenues peu mobiles, parce qu'elles n'ont plus besoin de courir à la recherche d'une nourriture qu'elles trouvent sur place en abondance.

Le parasitisme amène donc la disparition de certains organes, et de ce fait, une *simplification anatomique* : c'est ce qu'on appelle la **dégradation parasitaire**.

Par contre, il entraîne parfois l'**acquisition d'organes nouveaux**, destinés pour la plupart à fixer le parasite sur son hôte (ventouses, crochets, trompe de nombreux Vers). Enfin, il peut encore causer l'**apparition de ressemblances entre parasites différents**. Par suite d'une adaptation convergente à un même mode de vie parasitaire, diverses espèces, taxinomiquement éloignées l'une de l'autre, sont devenues si ressemblantes qu'on a été porté à les réunir dans un même groupe. Ainsi, il existait autrefois un ordre des *Aptères*, comprenant tous les insectes privés d'ailes ; or on sait aujourd'hui qu'ils se rattachent en réalité à trois ordres distincts : les puces sont des Diptères, les poux piqueurs, des Hémiptères, et les poux broyeurs, des Orthoptères.

ÉVOLUTION DES PARASITES

I. — **La reproduction** de ces organismes s'effectue tantôt par un seul mode, qui peut être *sexué* ou *asexué*, tantôt par les deux à la fois : dans le premier cas, les parasites sont dits *monogénèses*, et dans le second, *digénèses* ; chez ceux-ci, il arrive souvent que les deux modes alternent, produisant des individus différents : il s'agit alors de *génération alternante*. On observe aussi quelquefois de la *parthénogénèse* (enfantement par des vierges), et même de la *poedogénèse* (enfantement par des larves).

Dans la reproduction sexuée, les femelles émettent soit des *œufs non embryonnés* — à un état d'ailleurs variable : tantôt *non encore segmentés* (stade 1), tantôt déjà plus ou moins divisés (en 2, 4, 8, 16, 32, 64 blastomères, formant une *morula* plus ou moins fine), — soit des *œufs embryonnés*, soit même des *embryons libres*. Il peut donc y avoir dans un même groupe, des espèces *ovipares*, *ovovivipares* et *vivipares*, ce qui permet souvent de distinguer des parasites apparemment semblables par tous leurs autres caractères.

II. — L'évolution est encore remarquable par l'existence fréquente de *métamorphoses* et de *migrations*.

a) **Métamorphoses.** — Chez beaucoup d'espèces, les changements que doit subir l'*embryon* pour arriver à l'*état parfait* s'accomplissent de façon progressive, continue, insensible ; mais chez d'autres, ces changements s'effectuent brusquement, subitement, par à-coups, à certains moments de l'évolution, et ils donnent des individus si différents du précédent qu'ils sont méconnaissables. Ces bouleversements morphologiques s'appellent *métamorphoses* ; généralement au nombre de trois, ils partagent le cycle évolutif en quatre stades : *embryon, larve, nymphe, état parfait.* Souvent aussi il existe des *mues*, distinctes des métamorphoses en ce que ce sont simplement des changements de peau destinés à permettre l'accroissement du corps, mais en laissant l'individu semblable à lui-même ; quelquefois pourtant les mues s'accompagnent de légères modifications d'aspect (*mues métamorphiques*).

b) **Migrations.** — Il est des parasites, dits *monoxènes*, qui peuvent accomplir toute leur évolution chez une seule espèce-hôte (1) ; par contre, d'autres sont *hétéroxènes*, c'est-à-dire obligés de passer par deux ou trois hôtes successifs, d'espèces différentes. En ce cas, les premiers hébergent le parasite à l'état larvaire : on les appelle des *hôtes intermédiaires*, tandis que les derniers l'abritent à l'état parfait : ce sont des *hôtes définitifs.*

Ces passages d'un hôte à l'autre se nomment *migrations*, et les développements qui en comportent sont dits *indirects*, par opposition aux autres, qui sont *directs.*

Chose curieuse, entre ces deux types évolutifs si opposés : un seul hôte et pas de migration, ou plusieurs hôtes avec des migrations, il existe un intermédiaire.

(1) Parfois sur place, en restant chez un même individu (Acariens), mais plus souvent en passant par deux individus de la même espèce : pour que les œufs émis par le parasite chez son hôte puissent se développer, il faut qu'ils soient rejetés *dans le milieu extérieur* où ils évoluent plus ou moins, jusqu'à donner (suivant les cas), des œufs embryonnés, des embryons libres ou des larves : ces éléments réintègrent ensuite le même hôte, ou un deuxième hôte de même espèce.

Effectivement, plusieurs parasites monoxènes siègent, comme larves, en un point de l'organisme différent de celui où ils habitent à l'état parfait ; pour aller de l'un à l'autre, ils doivent donc effectuer une migration, tout comme les espèces hétéroxènes : la seule distinction est qu'elle s'accomplit entre *deux organes différents* d'un même hôte, au lieu de se faire entre *deux hôtes différents*.

Comme on le voit, ce mode de développement se rapproche à la fois des développements directs (par l'existence d'un seul hôte), et des développements indirects (puisqu'il comporte une migration) : c'est pourquoi on le dit *semi-direct*.

L'existence des migrations a une grosse influence sur la transmissibilité des parasites. Ceux qui ont une évolution directe peuvent passer immédiatement d'individu malade à individu sain de même espèce : *ils sont contagieux*, comme on dit, et il suffit souvent d'un seul animal atteint dans un effectif pour que celui-ci soit tout entier contaminé.

Au contraire, les parasites à évolution indirecte *ne sont pas contagieux*, parce que leurs germes, en quittant l'hôte définitif, doivent gagner d'abord un hôte intermédiaire qui, par définition, est d'espèce différente ; c'est seulement après qu'ils peuvent revenir chez un nouvel hôte définitif de même espèce que le premier : il n'y a donc pas de transmission immédiate possible.

Les migrations ont encore une autre conséquence : *elles causent la perte d'un grand nombre de germes* (œufs, embryons, larves). Effectivement, elles sont passives, livrées au hasard. Ainsi, pour le Ténia pisiforme, par exemple, il faut que fortuitement, les œufs soient avalés par un hôte intermédiaire déterminé, le lapin, sinon ils périssent ; il faut ensuite que, fortuitement encore, la larve soit ingérée par un hôte définitif non moins déterminé, le chien, sinon elle meurt. Or, dans la pratique, ces deux obligations successives sont rarement réalisées, et il est certain que des centaines de germes se perdent, pour un seul qui, ayant eu la bonne fortune de rencontrer, à ses deux âges critiques, les hôtes qui lui étaient nécessaires, peut parvenir à l'état parfait. Les germes des parasites à migrations, ayant à passer par deux

ou trois hôtes successifs, courent donc deux ou trois fois plus que
les autres le risque de ne pas les rencontrer, et par suite de disparaître. Toutefois, il faut remarquer que souvent les chances de
réussite sont augmentées : 1° par l'existence d'*étroites relations*
de *mangeur à mangé* entre les deux hôtes (ex. *Tænia crassicollis*,
du chat, a pour hôte intermédiaire les souris, qui sont la proie
naturelle des chats) ; 2° par la formation, autour des germes,
d'enveloppes protectrices parfois étonnamment épaisses (coques
des œufs, capsules des larves), qui leur permettent de résister
davantage aux causes de destruction du milieu extérieur (dessiccation, putréfaction, etc.), d'y rester plus longtemps vivants,
ce qui augmente évidemment leurs chances de rencontrer, avant
de mourir, un hôte favorable.

DISTRIBUTION GÉOGRAPHIQUE, FRÉQUENCE, ABONDANCE

Certains parasites sont *cosmopolites*, alors que d'autres
sont *régionaux*, c'est-à-dire localisés à des contrées déterminées. Cela peut dépendre de diverses causes : 1° *question de chleaur ou d'humidité* ; ces deux conditions sont
généralement nécessaires au développement des germes ;
or elles sont plus ou moins bien réalisées, suivant les contrées et les saisons ; c'est pourquoi les parasites sont beaucoup plus abondants *en été qu'en hiver*, dans les *pays chauds*
que dans les pays *froids*, en endroit marécageux qu'en
endroit sec ; 2° *question d'hôte intermédiaire* : celui-ci n'existe
pas partout, de sorte que le parasite ne peut évidemment
évoluer là où son hôte est absent ; 3° *question de régime
alimentaire* : le Bothriocéphale, par exemple, s'observe
surtout dans les régions lacustres ou maritimes, à populations ichtyophages, parce qu'on le prend en mangeant du
poisson.

La connaissance de ces localisations est indispensable aux
vétérinaires sanitaires, car c'est elle qui permet d'éviter, en
un pays, l'introduction *des espèces exotiques* ; il suffit pour
cela d'inspecter, aux frontières maritimes et terrestres,
tous les animaux provenant de régions connues comme

infectées, afin d'arrêter au passage ceux qui sont porteurs de germes : on empêche ainsi l'importation des parasites étrangers et la contamination du troupeau indigène.

La fréquence et l'abondance des parasites varient encore :

1° *Avec l'âge et l'état de santé des hôtes* : dans une espèce donnée, *les jeunes* sont plus souvent et plus intensément infestés que *les adultes*, parce que plus propices au développement des germes (pour des raisons de propriétés humorales non encore éclaircies par la chimie physiologique) ; il en est de même pour *les malades et les faibles*, qui représentent une proie plus facile que les forts.

2° *Avec l'appareil* : le *tube digestif* est de tous le plus copieusement envahi ; puis vient *le foie* (car la veine porte sert d'entrée à beaucoup d'embryons qui, venant de l'intestin, sont ensuite arrêtés par les capillaires hépatiques comme par un filtre) ; enfin *la peau*, exposée à toutes les contaminations extérieures, est elle aussi fréquemment infestée.

3° *Avec l'espèce parasitaire* : certaines sont *communes*, au point d'exister chez presque tous les individus de leur espèce-hôte (ainsi il n'y a presque pas de chevaux, bœufs et moutons sans Strongylidés) ; d'autres au contraire sont *exceptionnelles*, souvent parce que leur évolution nécessite des conditions physico-chimiques (température, humidité), ou physiologiques (hôte intermédiaire), qui ne sont que rarement réalisées dans le pays.

LES MALADIES PARASITAIRES
EN GÉNÉRAL

A. — **Etiologie et pathogénie.** — La connaissance des parasites est, pour le vétérinaire, d'une grande importance, car presque tous sont *pathogènes*, c'est-à-dire capables d'engendrer, chez leurs hôtes, des maladies dites **maladies parasitai** [cachet de bibliothèque]

Par convention, le nom de ces affections s'obtient en ajoutant la terminaison *ose* au nom des parasites qui les provoquent : on dit, par exemple, *coccidioses* pour les maladies causées par les *coccidies*.

Comment les parasites parviennent-ils à rendre leurs hôtes malades ? en agissant surtout de quatre façons : *mécanique, spoliatrice, toxique, inoculatrice*.

I. — **Action mécanique.** — Presque toutes les espèces provoquent *mécaniquement* des troubles locaux, savoir : 1° des **obstructions** (ex. obstruction du canal cholédoque par un Ascaris) ; 2° des **compressions** (compressions du parenchyme hépatique par les échinocoques qui, grossissant peu à peu à son intérieur, finissent par le détruire au point que souvent l'organe ne représente plus qu'un amas de parasites) ; 3° des **perforations,** qui peuvent être *viscérales* (tunnels creusés dans le foie et le cerveau par les cysticerques et les cœnures), *muqueuses* (galeries intestinales des Trichines et Strongyloïdes), ou *cutanées* (piqûres des insectes suceurs de sang) ; 4° des **irritations,** car le parasite installé dans un tissu joue vis-à-vis de lui le rôle de corps étranger, d'épine irritante, ce qui amène une *inflammation* quelquefois *aiguë* ou *subaiguë*, plus souvent *chronique*. Celle-ci aboutit fréquemment à la production d'un *kyste*, sorte de coque conjonctivo-fibreuse qui enveloppe l'envahisseur, et l'emprisonne sur place : le kyste appartient donc, non pas au parasite, mais à l'hôte, dont il représente une réaction de défense. Généralement, au bout d'un an ou deux, le parasite enkysté meurt, et subit une *dégénérescence*, d'abord *caséeuse*, puis *calcaire*, qui le transforme en un grain solide, blanchâtre, criant sous le scalpel et faisant effervescence avec les acides, parce qu'il est imprégné de sels de chaux.

L'irritation produite par plusieurs parasites des épithéliums (Coccidies, Levures) avait été accusée de causer, non plus une inflammation, mais une multiplication cellulaire suffisante pour donner une *tumeur cancéreuse* ; toutefois, on a reconnu que la plupart des arguments cités à l'appui de la *théorie parasitaire du cancer* reposaient sur des erreurs d'interprétation. Cependant aujourd'hui on y revient et on soupçonne divers parasites de produire une irritation chronique *précancéreuse*, qui ferait le lit de certains cancers, comme l'alcool et la tuberculose.

II. — **Action spoliatrice.** — Elle est évidente, puisque par définition, les parasites vivent aux dépens de leur hôte. Les uns se nourrissent des tissus de cet hôte (morsures épithéliales des Vers) ; d'autres lui volent une partie des aliments qu'il avait digéré pour lui (vers intestinaux) ; il en est enfin qui sucent son sang, et qui, dits *sanguisuges* ou *hématophages*, existent souvent par milliers chez un même individu ; ils lui infligent donc chaque jour une multitude de petites saignées, dont chacune prise en elle-même serait assurément minime et négligeable, mais qui, du fait de leur grand nombre et de leur répétition journalière, pendant des mois, acquièrent au total assez d'importance pour causer une *anémie* parfois mortelle.

L'hématophagie existe pour beaucoup d'Arthropodes et de Vers ; contestée pour ces derniers, elle est démontrée : 1° par la *teinte rouge* qu'offrent certains quand on les recueille vivants, sur des cadavres encore chauds ; 2° par l'*examen microscopique de leur tube digestif* : ante mortem, on y voit des hématies typiques, et post-mortem, on y trouve d'innombrables grains noirs (hématoïdine), qui, ne pouvant dériver que de l'hémoglobine, prouvent que du sang a été ingéré ; 3° *par l'examen spectroscopique* du liquide obtenu en broyant leur corps : on aperçoit les bandes d'absorption de l'hémoglobine ; 4° par l'emploi des procédés appliqués, en médecine légale, au diagnostic des taches de sang (papier de benzidine et recherche des cristaux d'hémochromogène).

III. — **Action toxique.** — Elle résulte de ce fait que les parasites fabriquent, par excrétion et sécrétion, des poisons qu'ils déversent journellement dans le corps de leur hôte ; celui-ci les résorbe, de sorte qu'il finit par se trouver intoxiqué. Il en découle alors des troubles variés, mais surtout *nerveux* (convulsions épileptiques, tétanisation, etc.) et *circulatoires* (hémolyse, anémie, etc.), troubles qui sont bien l'œuvre des parasites, car ils ne disparaissent que par leur expulsion.

La production de toxines est indiscutée pour les Arthropodes piqueurs, qui inoculent une salive venimeuse (taons, moustiques, puces, etc.), mais elle a été niée pour les autres parasites. Les preuves qu'on en fournit sont les unes directes, et les autres indirectes.

A.— **Preuves directes.**— 1° *Isolement d'un poison :* il n'a été réalisé que chez quelques espèces (téniotoxine, échinotoxine, sarcocystine, aspergilline, actinomycétine, trichophytine, etc.).

2° *Action irritante de certains liquides parasitaires.* — Ainsi les Ascarides contiennent une substance volatile qui est urticante pour les muqueuses et la peau ; la démonstration en est donnée : a) *par les accidents inflammatoires* qui surviennent quand on dissèque ces vers (conjonctivite, coryza, gonflement et démangeaison des doigts), ou quand on instille leur liquide cœlomique dans un œil (on enregistre alors une ophtalmo-réaction) ; b) *par l'odeur spéciale, éthérée*, que dégagent l'haleine et la viande des veaux atteints d'ascaridose massive ; or cette odeur n'est explicable qu'en admettant l'imprégnation de l'organisme par une sécrétion parasitaire volatile ; c) par les troubles que produit l'injection, à des animaux d'expérience, de *liquides parasitaires purs ou d'extraits* (aqueux, alcooliques, éthérés), obtenus par broyage ou compression des parasites ; toutefois ces troubles ont été attribués par certains à un commencement de putréfaction des produits inoculés, ou même simplement à l'introduction d'une substance étrangère par voie parentérale : pour ces auteurs, les extraits vermineux ne seraient jamais dangereux quand ils sont préalablement stérilisés par la chaleur à 60°, ou par filtration sur bougie.

Bref, les *arguments directs* sont généralement jugés insuffisants pour apporter une preuve irréfutable de l'action toxique.

B. — **Preuves indirectes.** — Elles sont au nombre de trois : *existence d'anticorps, d'éosinophilie, d'anaphylaxie.*

1° **Les anticorps** sont des contrepoisons secrétés par l'hôte, à titre de réaction défensive contre les microbes, pour neutraliser leurs toxines ; les produits qui provoquent la formation des anticorps s'appellent *antigènes*.

Or on trouve des anticorps, non seulement dans les cas d'infections bactériennes, mais aussi d'infections parasitaires, ce qui même a fourni une méthode de **séro-diagnostic** : on peut savoir si un individu est atteint de maladie parasitaire, en cherchant non pas s'il renferme des parasites, mais seulement si son sang contient des anticorps ; si oui, c'est qu'il y a infection. Cette recherche peut s'opérer par deux procédés, l'un dit du *précipito-diagnostic* (parce que l'addition de liquide parasitaire au sérum d'un malade donne un précipité), et l'autre dénommé *fixation (ou déviation) du complément*.

On a pu démontrer ainsi l'action toxique d'une foule de parasites, en décelant la présence d'anticorps spécifiques dans le sang des individus infestés par eux.

2° **L'éosinophilie** est une hyperformation de leucocytes éosinophiles. Le taux normal de ceux-ci, dans le sang du cheval sain, par exemple, est de 3 à 5 p. 100 du chiffre des globules blancs. Mais dans plusieurs maladies parasitaires, ce taux est décuplé : c'est ce qu'on appelle *l'éosinophilie parasitaire*. Or cette augmentation ne peut s'expliquer que par une action stimulante de toxines sur les organes hématopoiétiques (moelle osseuse, etc.), qui fabriqueraient alors plus d'éosinophiles que normalement. Les globules en excès passent d'abord dans le sang (*éosinophilie générale*), mais de là beaucoup sont ensuite attirés par le parasite, autour duquel ils s'accumulent (*éosinophilie locale*).

Ainsi se constituent fréquemment, autour des spores, des œufs ou des embryons arrêtés par les filtres capillaires des organes (foie, poumon), des amas produisant autant de *tubercules* sphéroïdes, gros comme une tête d'épingle, formés par des leucocytes et des cellules géantes, avec une couronne de cellules épithélioïdes. Leur structure est donc comparable à celle des tubercules vrais bactériens,

sauf que ceux-ci sont plutôt composés de leucocytes neu-
trophiles ; c'est pourquoi on les en distingue par un
nom spécial, celui de *pseudo-tubercules*, d'où l'existence
de *pseudo-tuberculoses parasitaires*. D'abord gris et translucides, les tubercules subissent eux aussi, comme les
kystes, au bout d'un an ou deux, la dégénérescence caséo-
calcaire.

Eh bien, cette surabondance d'éosinophiles est tellement marquée que sa découverte dans le sang ou dans les
lésions constitue encore un moyen de diagnostic, le *cyto-
diagnostic* : pour savoir si une affection est d'origine parasitaire, on cherche simplement s'il y a *éosinophilie*.

Le séro et le cyto-diagnostic sont surtout utiles
dans les cas de parasites larvaires, ou profondément enfermés dans les tissus et cavités closes, car ils échappent
aux diagnostics clinique et microscopique, étant donné
qu'ils ne rejettent ni œufs ni embryons dans les excrétas
du malade. Toutefois, on n'est autorisé à retenir que les
cas positifs.

3° **L'anaphylaxie** est la propriété que possèdent certains
poisons d'augmenter la sensibilité de l'organisme à leur
action.

L'hypersensibilité ainsi causée par une première atteinte
fait que les suivantes déterminent des troubles à la fois
plus rapides (souvent même immédiats, d'où le nom de
choc anaphylactique), et plus graves (convulsions, paralysie, quelquefois mort).

L'anaphylaxie est par conséquent le contraire de l'immunité. Or elle existe pour divers parasites : c'est donc encore une preuve qu'ils sécrètent des poisons.

Bien des accidents qui surviennent au cours des infections
parasitaires ne s'expliquent même que par l'anaphylaxie : la
présence de parasites dans un organisme le tient constamment
chargé d'*anaphyllatoxines* (par suite d'épanchement et de résorption continuels de poisons), de sorte que l'hôte, une fois sensi-
bilisé, réagit à toute nouvelle injection déchaînante.

IV. — Action inoculatrice. — Plusieurs parasites doivent leur principal danger au fait qu'ils peuvent inoculer à l'hôte d'autres affections, souvent plus redoutables que la leur propre, et qui en tous cas, s'ajoutant à elle, la compliquent et l'aggravent, parfois au point de la masquer.

C'est d'abord le cas maintenant classique de certains **Arthropodes piqueurs,** vis-à-vis de diverses maladies à hématozoaires ou à bactéries (trypanosomose, piroplasmose, paludisme, filariose, fièvre jaune, peste, charbon, etc.). Par leurs blessures, tous ces parasites étaient déjà connus comme ennuyeux, importuns, désagréables, voire même susceptibles de causer des dermatites ; mais cet inconvénient n'est rien à côté de celui qui résulte de leur pouvoir inoculateur, car ce dernier leur permet de produire des épizooties affreusement meurtrières.

L'action inoculatrice existe également pour tous les **Vers** vulnérants, c'est-à-dire capables de blesser les muqueuses, d'entamer les barrières épithéliales et d'ouvrir ainsi la porte aux microbes du milieu dans lequel ils vivent (intestin notamment) ; ces parasites sont souvent ainsi la cause indirecte de multiples affections bactériennes, dont l'origine a été longtemps contestée.

C'est le pouvoir inoculateur qui explique la coexistence fréquente de Vers et de Bactéries (*Pasteurella, Coccus, Preiss-Nocard*, etc.), coexistence ayant d'ailleurs fait soutenir que diverses épizooties (distomose, strongylidoses, etc.), étaient uniquement l'œuvre des secondes, les premiers étant inoffensifs.

Cette *théorie de l'innocuité des Vers* était une exagération, comme le prouve notamment l'évidente corrélation qui existe, au cours des années humides, entre les pullulations parasitaires et l'apparition de ces maladies. En réalité, la bactériose (quand elle survient, ce qui n'est pas constant), n'est qu'une complication secondaire, surajoutée, de l'affection vermineuse : ce sont les vers qui jouent le rôle principal, parce qu'il est primitif, étant donné que sans eux, il n'y aurait pas eu de plaie inoculatrice, de porte d'entrée ouverte aux microbes, et par suite, pas de bactériose possible. La présence préalable des Vers est donc, en ces circonstances, la condition d'apparition des microbes, d'où cette déduction qu'en supprimant les vers, on évite à la fois et du même coup, les troubles qui leur sont propres, ainsi que ceux qui résultent de leur action inoculatrice.

Enfin, on a encore prétendu que certains *cancers* pouvaient être inoculés par divers parasites (Trichines, Gongylonèmes, etc.), agissant cette fois non plus par irritation, mais en introduisant chez leurs hôtes, grâce à leurs piqûres, un virus cancéreux encore inconnu.

Tel est le rôle pathogène des parasites. En définitive, ils peuvent, par des modes d'action variés (mécanique, spoliateur, toxique, inoculateur), produire de nombreuses *maladies contagieuses*, fréquemment mortelles et épizootiques — spécialement des obstructions, compressions, perforations, inflammations, intoxications, pseudo-tuberculoses, anémies, — et surtout inoculer à leurs hôtes d'autres affections souvent plus redoutables que la leur propre. Au total, des milliards de dégâts annuels en résultent : il s'agit donc là d'un chapitre important de la pathologie vétérinaire.

B. — **Diagnostic des maladies parasitaires.** — En principe, il ne peut être sûrement établi que par la mise en évidence d'un parasite ou tout au moins d'un élément parasitaire (œuf, embryon, etc.); mais cette mise en évidence n'est pas toujours possible.

Après la mort, sur autopsie, elle est généralement facile, car on peut ouvrir le cadavre et fouiller à fond les organes altérés. Au contraire, quand il s'agit de malades vivants, la découverte des parasites ne peut être faite que s'ils sont superficiels, cutanés ; tous ceux qui sont profonds restent invisibles, et leur existence ne peut être reconnue que par des moyens indirects : *cliniques, microscopiques, expérimentaux*.

Le diagnostic clinique est basé sur l'examen des *symptômes* ; mais en parasitologie, il ne donne généralement qu'une suspicion, une présomption, indiquant par exemple l'existence d'une entérite, sans pouvoir déceler son origine parasitaire, et encore moins l'espèce en cause (ce qui est pourtant indispensable pour régler la prophylaxie). Outre qu'il est *incertain* (on est surpris du nombre d'erreurs commises par des praticiens réputés), il est *lent* (nécessitant souvent une observation de plusieurs jours, durant lesquels on perd son temps à traiter à l'aveuglette), et *difficile* (reposant sur des différences de détail si minimes que leur perception exige une grande expérience, apanage de quelques vieux). Bref, il a beaucoup d'inconvénients.

Le diagnostic microscopique s'effectue par la recherche du parasite lui-même, ou des germes (œufs, embryons, spores), qu'il émet dans les excréments, le jetage nasal, le sang, les croûtes du malade. Il a, sur le diagnostic de plein air, l'avantage d'être plus sûr, plus rapide, et accessible à tous, débutants comme anciens : quand on n'a pas la phobie du microscope, c'est lui qui rend le plus de services.

Quant au **diagnostic expérimental**, à recommander seulement dans les quelques cas où le précédent est inutilisable, il peut se faire de plusieurs façons : *cultures* sur milieu artificiel, *inoculations* à des animaux de laboratoire, *séro-diagnostic*, *cyto-diagnostic* éosinophile, *xéno-diagnostic*, (détermination de l'hôte intermédiaire), *intra-dermo-réaction*, *biopsie*, etc..

C. — **Pronostic.** — La gravité des maladies parasitaires varie avec plusieurs facteurs :

1° Avec leur **pourcentage de mortalité et de morbidité.** — Certaines ne sont à peu près jamais mortelles, alors que d'autres le sont presque toujours, et entre ces deux extrêmes, il y a tous les intermédiaires.

2° **Avec leur degré de contagiosité.** — Celles qui sont transmissibles d'individu malade à individu sain sont plus redoutables, car au lieu de donner des cas isolés, elles se répandent autour d'elles, font tache d'huile, causant ainsi des *épizooties* et des *enzooties* qui centuplent le chiffre des victimes, et par suite celui des pertes.

3° **Avec l'addition** (possible pour plusieurs), d'une maladie *inoculée*, surajoutée à la maladie *parasitaire* pure.

4° **Avec le nombre des parasites.** — La plupart de ceux-ci ne deviennent dangereux qu'à partir d'une certaine quantité, d'une dose minima, comme les poisons chimiques. Ainsi, la présence de quelques Trichostrongylinés passe généralement inaperçue, parce qu'elle reste compatible avec la santé, et la preuve, c'est qu'on en trouve souvent aux abattoirs, chez des animaux de boucherie gras et bien portants. C'est même ce fait qui, associé à la coexistence fréquente de Vers et de Bactéries, avait conduit à soutenir que les vers sont inoffensifs, et que diverses cachexies réputées « vermineuses » (distomose, strongylidose) étaient en réalité d'origine microbienne.

La vérité est que presque tous les parasites ne deviennent pathogènes que quand ils sont suffisamment nombreux ; bien plus, la gravité des troubles est proportionnelle à leur abondance.

Cette question de *quantité* explique pourquoi les affections parasitaires sont plus fréquentes *chez les jeunes* que chez les adultes, ceux-ci étant toujours moins infestés que ceux-là, et souvent trop peu pour devenir malades. Néanmoins leurs parasites, quoique bien supportés, sont encore dangereux, mais pour un autre motif : ils font jouer à leurs hôtes le rôle de *porte-germes*, rejetant chaque jour des œufs susceptibles d'aller contaminer d'autres individus, plus jeunes et moins résistants ; c'est ainsi que les mères représentent souvent une source d'infection pour les petits qui les entourent. Il faut donc débarrasser systématiquement les adultes de leurs parasites, même quand ils n'en souffrent pas : s'ils ne sont pas redoutables pour eux, ils le sont pour les autres. Remarquons que cette importance du *nombre* est beaucoup plus grande en parasitologie qu'en bactériologie. Ici, l'introduction *d'un* microbe peut suffire pour causer une maladie, car il est capable de se multiplier dans l'organisme au point de pulluler (tétanos, charbon). Pour les parasites, au contraire, l'introduction *d'un* germe (œuf, embryon, etc.), ne reproduit généralement qu'*un* seul parasite, parce que ce germe ne peut se multiplier chez l'hôte (sauf pour les Protozoaires). Cette considération indique pourquoi, en parasitologie, le problème prophylactique consiste bien plus à éviter l'infestation *massive*, que l'infestation *tout court*, la première étant à peu près seule meurtrière.

D. — **Traitement.** — Il comporte *trois indications : arrêter l'infestation, chasser les parasites, rétablir les malades*.

1° **Il faut d'abord arrêter l'infestation,** pour empêcher l'augmentation du nombre des parasites avec lesquels le malade et son médecin vont avoir à lutter ; dans ce but, on retirera immédiatement les animaux du milieu contaminé où ils vivaient (pâturages, écuries, chenils, poulailers, cours), et on les mettra dans un endroit stérile. On empêche du même coup la réinfestation, chose indispensable, car il ne servirait à rien d'expulser les ennemis, si on en laisse ensuite rentrer d'autres.

2° **Chasser les parasites,** par l'emploi de médicaments dits *parasiticides*, variables avec l'espèce parasitaire en cause.

3° **Rétablir les malades,** presque toujours plus ou moins amaigris, anémiés, squelettiques. On y parvient par une *bonne hygiène* (en plaçant les animaux dans un local chaud, aéré, à l'abri du vent, de la pluie, des courants d'air), et surtout par une *bonne alimentation*, abondante, nutritive et salée : fourrages secs de première qualité, grains concassés, boissons blanches (à base de farine et de son), lait, riz, farine de lin, tourteaux, sel gemme, jeunes pousses de saule, de bouleau, de chêne, médicaments toniques (gentiane, noix vomique, arsénicaux, phosphates, ferrugineux, eau rouillée, etc.).

E. — **Prophylaxie.** — Quand aucune immunisation n'est connue (ce qui est le cas général), la prophylaxie antiparasitaire doit surtout poursuivre un double but : *rendre impossible d'une part, l'évolution des parasites, et d'autre part, l'infestation des hôtes* ; elle exige donc la connaissance préalable des modes de développement et de pénétration dans l'organisme.

I. — **Modes de développement.** — L'évolution des parasites peut être figurée par un cercle appelé *cycle évolutif*, qui part de l'adulte pour revenir à l'adulte. Or, si on suit pas à pas un cycle évolutif, on constate presque toujours qu'à certains endroits le parasite est vulnérable, tandis qu'à d'autres, il est hors d'atteinte ; à tels moments, par exemple, il siège dans le milieu extérieur, où on peut le tuer, alors qu'aux autres, il est enfoui dans la profondeur des organes, moins accessible par conséquent.

Eh bien, c'est l'étude du développement qui permet justement de connaître les instants où le parasite peut être attaqué, où son cycle évolutif peut être coupé.

Cette étude montre encore que, pour beaucoup d'espèces, la *larve* ne peut se transformer en *état parfait* qu'à la condition de passer chez un nouvel hôte, différent du sien ; or on peut souvent rendre ce passage impossible.

Ainsi, les cysticerques ladriques, contenus dans la chair de porc, ne peuvent donner des ténias qu'à la condition d'être mangés vivants par un homme ; conclusion : ne consommez que de la viande inspectée ou cuite, et vous empêcherez le passage du parasite du porc chez l'homme ; comme ce passage est nécessaire à la continuation du circuit, il en résulte que ce dernier ne pourra se terminer.

La connaissance de l'évolution indique également que la plupart des œufs de parasites *ne peuvent s'embryonner que dans un milieu humide :* eau stagnante, fangeuse, ou fécale des mares, flaques, étangs ; boue, terre mouillée, excréments entassés, fumiers, prairies marécageuses ; en milieu sec, ils sont condamnés à mourir par dessiccation.

C'est cette *condition d'humidité* qui explique l'insalubrité, connue depuis un temps immémorial, des *pâturages fangeux*, à sous-sol imperméable ; celle aussi des *années pluvieuses* et des *grandes inondations*. Ces deux dernières rendent en effet exceptionnellement humides (et par suite propres à l'évolution des parasites), des herbages qui en temps ordinaire sont secs, de sorte que les œufs répandus sur eux meurent.

En année pluvieuse, au contraire, les surfaces humides sont centuplées, si bien que les germes ont cent fois plus de chance de tomber dans un endroit mouillé, de se développer, d'où leur pullulation et l'apparition d'une épizootie.

Quoi qu'il en soit, l'humidité est une condition *sine qua non* du développement de la plupart des parasites.

Or on peut souvent supprimer cette condition :

1º En mettant les malades, non dans une dépression du sol, mais sur un terrain sec, surélevé, perméable, couvert de sable ou de gravier permettant la filtration de l'eau, afin que les œufs émis chaque jour avec les excrétas contaminés ne trouvent plus l'humidité nécessaire à leur embryonnement ;

2º *En asséchant les pâturages marécageux*, par des *drainages*, ou tout au moins par des fossés qui assurent l'écoulement des eaux de source et de pluie ;

3º En comblant les cuvettes et bas fonds où l'eau de surface s'accumule, formant des flaques, des mares stagnantes, dans lesquelles les œufs se développent et où le bétail s'abreuve ensuite ;

4º En renouvelant les litières assez fréquemment pour qu'elles restent à peu près sèches.

II. — **Modes d'infestation.** — Celle-ci se fait par la pénétration, chez l'hôte, d'éléments variables suivant les espèces : parasite adulte, œuf, embryon, larve, spore ; or cette introduction peut se réaliser de diverses manières, soit par un *contact direct*, immédiat, entre individu malade et individu sain, soit par l'intervention d'un *intermédiaire* qui transporte les germes de l'un à l'autre, tantôt *activement*, tantôt *passivement* ; le premier cas est celui des *Arthropodes piqueurs*, tandis que le second se rapporte aux *locaux*, *harnais*, et surtout aux *aliments*.

1º **Par contact immédiat.** — Ce mécanisme n'est à craindre que pour les parasites à évolution directe (ex :

ceux des gales) ; en ce cas, l'*isolement* des malades suffit
pour rendre le contact impossible.

2º **Par Arthropodes piqueurs** qui, en allant de l'un à l'autre comme les abeilles vont de fleur en fleur, colportent
les germes de malade à sain. La prophylaxie cherchera
d'abord à détruire le plus grand nombre possible de ces
commis-voyageurs du parasitisme ; puis elle s'efforcera
d'empêcher ceux qui restent d'arriver au contact des
animaux, en utilisant des moyens de protection mécanique (grillages métalliques ou moustiquaires s'opposant
au passage des insectes) et chimique (substances odorantes
les éloignant).

3º La contagion qui s'effectue par les **locaux** (murs, rate-
liers, mangeoires), **les harnais, couvertures, instruments de
pansage,** etc., s'évitera par une *désinfection* sérieuse ; les
logements seront traités en vase clos, par un gaz (sulfureux,
— brûler 100 gr. de soufre par mètre cube d'air, — CS^2,
chloropicrine), ou copieusement lavés à l'eau bouillante
d'abord, puis à une solution antiseptique (crésyl, acide
sulfurique à 10 p. 100), et enfin blanchis à la chaux ;
les instruments de pansage et couvertures seront plongés
douze heures dans un bain antiseptique ; quant aux harnais, on les stérilisera par brossage au pétrole (qui évite le
durcissement) ; les locaux, cours, etc., seront périodi-
quement saupoudrés de chaux. L'écurie d'auberge est
spécialement redoutable.

4º **Par l'alimentation.** — La plupart des germes pénètrent chez l'hôte à la faveur des aliments, liquides ou solides, végétaux ou animaux.

a) **Liquides.** — L'eau de boisson impure, stagnante,
croupissante et plus ou moins boueuse, des puits, flaques,
mares, étangs, sert couramment de véhicule à des œufs,
embryons et larves de Vers, surtout quand cette eau a précédemment été souillée par des excrétas parasités, ou par
des infiltrations, des ruissellements provenant d'écuries,
fumiers, fosses à purin, placés en amont, en contre-

haut. Ces risques de contamination seront évités en n'utilisant que de l'*eau propre, courante, limpide et claire* (de fontaine, de source ou de rivière) (1). En période épizootique, il est même parfois nécessaire de n'employer que de l'eau bouillie ou filtrée (celle-ci peut d'ailleurs être obtenue à bon compte, en faisant passer l'eau de l'abreuvoir à travers un filtre ordinaire, les germes parasitaires étant relativement volumineux) ; en tout cas, il faut proscrire les eaux dormantes, boueuses et fécales.

b) **Les végétaux verts,** crus ou malpropres (herbe des prés humides, salade, légumes, fruits), transportent fréquemment aussi des germes parasitaires. Il y a donc intérêt : 1° à ne les consommer que *secs* (fourrages, grains, son), ou *cuits* (betteraves, carottes) ou au moins *très bien lavés* ; prohiber les fourrages verts dont la stérilité n'est pas certaine ; 2° à ne pas envoyer le bétail en pature quand les prairies sont mouillées par la pluie ou la rosée matinale, car cette humidité permet l'ascension des vers embryonnaires, qui grimpent sur les brins d'herbe et sont ensuite ingérés avec eux ; 3° à *stériliser les pâturages infectés*, par la chaux ou le sulfate de fer (500 kilogrammes à l'hectare), qui non seulement tuent les formes libres, mais de plus constituent un engrais et détruisent les mousses qui entretiennent l'humidité.

Dans le cas où les mesures prises (assèchement, désinfection, etc.), seraient insuffisantes pour faire disparaître l'épizootie, force sera d'abandonner les terrains, en tant que pâturage vert, pendant un an, terme au bout duquel la plupart des parasites sont morts ; ils ne resteront pas improductifs pour cela, car on les récoltera comme foin sec, ou on les mettra temporairement en culture.

Toutefois, si le parasite est spécifique, on pourra les livrer sans danger à une autre espèce, ne craignant pas la

___

(1) L'eau devra être bue aussi près que possible de sa source, car plus son trajet à ciel ouvert est long, plus sont grands les risques de pollution par des excrétas de malades.

contagion (exemple : les parcs à cylicostomose équine restent utilisables pour les bovins).

c) **L'alimentation animale** (viande, viscères, etc.) sert souvent aussi de véhicule aux germes parasitaires, d'où la nécessité de ne l'ingérer que suffisamment *cuite* (pour que ses parasites possibles aient été tués par la chaleur), ou encore préalablement *inspectée* par des hommes compétents, capables de reconnaître, saisir et retirer de la consommation tout ce qui est dangereux.

Cette surveillance de l'alimentation ne saurait être mieux réalisée que par les vétérinaires ; seuls ils ont fait, sur tous les animaux comestibles, les études anatomiques, physiologiques et pathologiques nécessaires pour bien l'effectuer. Aussi jouent-ils (notamment comme inspecteurs de marchés et d'abattoirs), un rôle important dans la prophylaxie des maladies parasitaires animales et même humaines.

En effet, une trentaine de parasites des animaux sont transmissibles à l'homme, ce qui explique pourquoi, — en luttant contre eux, — les vétérinaires prennent du même coup une sérieuse part dans la protection de la santé humaine et de l'hygiène publique.

Parasites à évolution indirecte. — En ce cas, les moyens de lutte sont doublés, car on peut intervenir non seulement vis-à-vis de l'hôte définitif, mais encore vis-à-vis de l'hôte intermédiaire. Trois mesures principales sont utilisables :

1º *Détruire le plus possible d'hôtes intermédiaires ;* il est clair que si on parvenait à les supprimer tous, le parasite ne pourrait plus se développer ; mais ce procédé n'est applicable que quand ces hôtes sont représentés par des animaux nuisibles (ex : moustiques, mouches) ; quand il s'agit d'espèces utiles (domestiques, gibier, poisson), on ne peut songer à les exterminer (puisqu'au contraire on s'efforce de les multiplier, par l'élevage et la culture).

2º *Rendre impossible l'infestation de l'hôte intermédiaire,* en l'empêchant d'arriver au contact des animaux ou des produits parasités, ceux-ci étant, par exemple, enfermés dans des grillages métalliques à mailles assez fines pour les arrêter au passage (protection mécanique contre les insectes).

3º *Empêcher l'hôte intermédiaire parasité de contaminer l'hôte définitif*, soit en allant le piquer (Arthropode), soit en étant mangé par lui (hôte comestible). L'emploi de ces diverses mesures sera détaillé pour chaque cas particulier.

*
* *

Ces réflexions montrent que quand on connaît les modes de développement et d'infestation d'un parasite, il est presque toujours possible, en suivant pas à pas son cycle évolutif, de trouver un endroit où on puisse le couper, et par suite, l'empêcher de se fermer.

Théoriquement, il devrait suffire d'interrompre une seule fois le développement ; mais pratiquement, deux garanties valent mieux qu'une, et on a intérêt à briser le cercle autant de fois qu'on le peut. Effectivement, il ne faut guère espérer tuer d'un seul coup tous les germes parasitaires : il y en a presque toujours qui échappent à une première intervention, et qui par conséquent continuent leur route. C'est pourquoi il est utile de les attaquer une seconde et même une troisième fois ; chaque action en détruit quelques-uns, si bien qu'en définitive, ceux qui parviennent à esquiver l'ensemble des mesures prises sont si peu nombreux que leur danger devient sinon nul, du moins supportable ; les infestations massives, à peu près seules meurtrières, sont évitées, de sorte que pratiquement le péril est vaincu, le problème prophylactique résolu.

Telles sont les principales considérations relatives à la **parasitologie générale** ; procédons maintenant à l'étude de chaque parasite en particulier, c'est-à-dire de la **parasitologie spéciale**.

PARASITOLOGIE SPÉCIALE

Les parasites susceptibles d'attaquer les animaux domestiques appartiennent pour une part au *règne animal*, et pour l'autre, au *règne végétal*.

Les premiers se rangent, comme suit, dans l'un des trois embranchements ci-dessous :

Animaux pluricellulaires — Pas de pattes articulées.. **Vers.**
Animaux pluricellulaires — Des pattes articulées .... **Arthropodes.**
Animaux unicellulaires .... **Protozoaires.**

Quant aux seconds, ce sont tous des **Champignons.**

VERS

Animaux pluricellulaires, à symétrie bilatérale, et dont le corps, privé de pattes, est tantôt indivis, tantôt au contraire partagé en anneaux qui sont tous semblables.

Les espèces parasites diffèrent des formes libres par leur morphologie beaucoup plus simple (dégradation parasitaire), au point que souvent il n'y a ni métamérisation, ni cavité générale, ni appareil digestif ; c'est pourquoi on les réunit sous le nom d'**Helminthes.** Elles siègent pour la plupart dans le tube digestif, provoquant des **helminthoses gastro-intestinales,** dont l'histoire comprend de nombreux points communs, que nous allons exposer une fois pour toutes (1).

Ainsi, pour le **diagnostic,** leur existence doit être soupçonnée chaque fois qu'il s'agit de gastro-entérites chroniques revêtant une allure contagieuse, épizootique ; mais

---

(1) Par analogie avec *fruit véreux,* on devrait pouvoir dire aussi animaux *véreux* et *véroses.*

elle ne peut être certifiée que par la découverte d'œufs ou d'embryons dans les excréments du malade. Or ces éléments sont microscopiques (un dixième de millimètre en moyenne), et on doit, pour les apercevoir, procéder selon une technique spéciale : prendre gros comme un pois de matières fécales, qu'on délaye dans une goutte d'eau placée sur une lame ; enlever les gros morceaux, recouvrir d'une lamelle, et examiner à 100-200 diamètres.

Quant au **traitement,** il comporte les *trois indications* habituelles : arrêter l'infestation, chasser les parasites, rétablir les malades (voir généralités, page 17).

1º **Pour arrêter l'infestation,** on enlèvera tous les animaux (malades et sains), du milieu parasité où ils vivaient (pâturages, locaux, etc.), pour les mettre sur un *endroit stérile, sec,* surélevé, perméable, sableux ; on ne donnera que de l'*eau de boisson propre*, courante, et, autant que possible, des *aliments secs.*

2º **Pour chasser les parasites** installés dans le tube digestif, on utilisera la triade suivante ; *diète, vermifuge, purgatif. La diète* (de vingt-quatre heures) a pour but de vider l'intestin, afin d'amoindrir la dilution du médicament et de favoriser son action sur les vers ; hydrique chez les Herbivores, elle sera lactée chez les Carnivores. *Le vermifuge* agit en tuant, ou tout au moins en engourdissant les parasites, qui se détachent plus ou moins de la muqueuse, de sorte qu'ils peuvent être entraînés plus facilement par les *purgatifs*. Ceux-ci sont administrés deux heures après le vermifuge, et parmi les plus employés, citons : chez les carnivores, l'huile de ricin ; chez les herbivores, les sulfates de soude et de magnésie ; chez les oiseaux, le calomel (2 centigrammes par tête). Le vermifuge peut être donné seul ou, au contraire, mélangé à des aliments aimés des animaux : pour les herbivores, avoine concassée, son frisé, betteraves ; pour les carnivores, viande ou lait ; pour les oiseaux, grains, boulettes de beurre ou pâtée (pain + lait + riz cuit). Quand on a affaire à des malades nombreux et vivant en troupeau (moutons, volailles, lapins, etc.), le mieux est de mêler à la nourriture générale la dose thérapeutique totale, calculée pour tous ; ainsi on est quitte de faire absorber le vermifuge individuellement et de force, ce qui occasionne une perte de temps et souvent des accidents de fausse route.

Comme vermifuge, on a le choix entre un grand nombre de médicaments anciens : *écorce de grenadier, kamala, kousso, noix d'arec (fraîche), fougère mâle, semen contra, émétique, acide arsénieux*, etc. (1) et quelques autres qui ont en ce moment la préférence (surtout pour les vers ronds) : *thymol, essence de térébenthine, sulfure et tétrachlorure de carbone, essence de chénopode* (les deux derniers seraient les meilleurs).

1° *Le thymol*, qui est excellent, s'utilise ainsi : *a*) cheval et bœuf 10 à 15 grammes par jour, pendant trois jours (mêlés à du son frisé, ou dilués dans un breuvage de deux litres ; faire boire aussitôt après) ; *b*) chien et mouton : 1 à 3 grammes (en pilules, cachets ou paquets de 33 centigrammes) ; oiseaux : 50 centigrammes. Purger ensuite avec le calomel, la scammonée ou le sulfate de soude ; en tout cas, proscrire les huiles, la glycérine, l'alcool, l'éther, le chloroforme, parce que le thymol y est soluble, de sorte qu'il y aurait danger d'absorption et d'intoxication (2).

2° *L'essence de chénopode* s'emploie comme suit : *a*) chien 1 cc. dilué dans 20 grammes d'huile de ricin et administré en deux capsules molles solubles, à une heure d'intervalle ; donner, une heure après, 20 grammes d'huile de ricin contenant 3 grammes de chloroforme (3) ; *b*) bœuf et cheval : 15 à 20 grammes (ou 16-18 centimètres cubes), émulsionnés dans 200-300 grammes de solution

(1) Acide arsénieux : convient pour le cheval (3 grammes par jour pendant cinq jours) ; noix d'arec (5 grammes par jour et par mouton, ceux-ci étant groupés par dix et la dose totale mélangée à du son ; dose décuple pour le bœuf) ; semen-contra (chien, 3 à 5 grammes ; bœuf, 15 à 20 grammes) ; porc, 10 grammes ; ou santonine : chien, 5 à 10 centigrammes ; chat, 2 à 5 centigrammes.

(2) Bonne ordonnance pour tous les nématodes canins : thymol, 3 à 5 grammes, + poudre de séné, 10 grammes, + calomel, 50 centigrammes ; fragmentez en quatre paquets, administrés à une heure d'intervalle.

(3) Ou encore 2 centimètres cubes en deux moitiés, à deux heures d'intervalle ; purger deux heures après, avec le sulfate de magnésie.

gommeuse ou d'huile ordinaire, et administrés à la seringue ou à la sonde ; *c)* porc et mouton, 4 cc. ; *d)* chat : un quart de cc.

3° *L'essence de térébenthine* se donne aux doses suivantes, diluées dans le double d'huile ordinaire : cheval, 50-80 grammes ; veau, 10-20 grammes ; oiseaux 2 gr. ; malheureusement, elle communique à la viande une odeur désagréable qui dure quinze à vingt jours, de sorte qu'il ne faut pas en administrer aux animaux destinés à la boucherie avant ce délai.

4° *Le sulfure de carbone* s'emploie, chez le cheval, à la dose de 25-50 grammes donnée en capsules kératinisées ou en émulsion dans 100 grammes d'huile de ricin, en deux moitiés (une le matin, l'autre le soir).

Voici une technique : on aspire de l'eau dans une seringue, de façon à la remplir aux deux tiers ; puis, après avoir dévissé l'embout, on y verse l'émulsion sulfo-carbonée : en raison de sa densité, elle surnage.

Deux aides assurent alors la contention de l'animal et l'occlusion de la bouche, en attrapant l'oreille d'une main et les lèvres de l'autre ; le cheval étant immobilisé, l'opérateur enfonce le bout de la seringue dans la bouche et pousse doucement ; le produit antiparasitaire, plus léger, est dégluti dès les premières gorgées, de sorte que s'il se perd ultérieurement un peu de liquide, ce n'est plus que de l'eau.

5° *Tétrachlorure de carbone* (en capsules, ou dilué dans l'huile de ricin ou administré à la sonde poussée jusque dans l'estomac) : chien, 3 à 5 centimètres cubes ; chat 1/2 cc. ; cheval 25-100 cc. ; bœuf 60-80 cc. ; mouton et porc 10 cc. ; serait le plus actif et le moins cher.

Autres vermifuges. — *Emétique* : convient surtout pour les herbivores, en particulier pour le cheval ; chez ce dernier, il doit être administré pendant plusieurs jours, le matin à jeun, à la dose de 10-15 grammes (donnés en quatre quarts, dilués dans un seau d'eau fraîche ou répandus sur du son frisé) ; c'est aussi un bon parasiticide du sang (par voie veineuse ou rectale), de même que les arsénobenzènes (914, atoxyl, etc.).

Semen contra + *noix d'arec* ââ (15 grammes pour le veau et le porc) ; *tabac* en poudre (donné avec les aliments secs, à la dose de 2 p. 100, pendant un mois, il serait excellent contre les vers aviaires) ;

Calomel (cheval, 2 à 6 grammes ; chien, 50 centigrammes) ;

Sulfate de cuivre au centième (1) ;

(1) 500 cc. par bœuf, 100 cc. par mouton, sans purgatif ; certains conseillent d'y ajouter 1 % de tabac pulvérisé ; répéter le traitement

Picrate de potasse; essence de térébenthine + huile de cade ââ ; naphtol + créosote + coaltar ââ ; crésyl ; huile empyreumatique + huile ordinaire ââ.

La gazoline est à expérimenter (15-25 grammes pour un cheval).

Le petit lait aigri, donné en abondance comme boisson, serai excellent contre toutes les entérites parasitaires.

Pour les vers du gros intestin, essayer les lavements d'eau sulfureuse à 35° (cinq séances quotidiennes suivies de cinq jours de repos). Contre la diarrhée, salicylate d'alumine (chien 2 gr. dans la viande).

Recommandation générale. — Les helminthoses se compliquant fréquemment de pullulation microbienne, avec fermentations digestives et production de toxines qui empoisonnent les malades, il est bon de compléter le traitement vermifuge par une désinfection intestinale.

Voici une formule pour le chien :

$$\left.\begin{array}{l}\text{Naphtol } \beta \dots \\ \text{Salol} \dots \\ \text{Salicylate de bismuth} \dots \\ \text{Poudre de charbon} \dots\end{array}\right\}\ \text{ââ}\ \ 5\ \text{grammes}$$

en vingt cachets, à raison de deux par jour.

Prophylaxie. — Elle doit viser à empêcher, d'une part, le développement des germes, et d'autre part, l'infestation des hôtes. L'évolution des Vers est le plus souvent calquée sur le schéma suivant : le parasite pond, sur place, dans le tube digestif de son hôte, *des œufs*, qui sont entraînés par le courant alimentaire et rejetés au dehors avec les excréments. Là, ceux d'entre eux qui ont eu la chance de tomber dans un milieu suffisamment humide et chaud (prairie marécageuse, eau stagnante, etc.), peuvent seuls se développer ; les autres se dessèchent et meurent. Les premiers donnent un *embryon* qui, pour continuer son cycle évolutif, doit passer chez un hôte appro-

tous les mois. *Autre formule* : sulfate de cuivre 4 + arsénite de soude 1 ; 50 cgr. par mouton, laissé sans boire depuis la veille jusqu'au lendemain ; on recommande aussi le sulfate disséminé dans les pâturages, sous forme de pierre à lécher.

prié à son espèce. Cette réintégration se fait quelquefois sous forme d'*œuf embryonné* ; mais souvent l'embryon éclot dans le milieu extérieur, et il y mène un certain temps de vie libre, nageant dans l'eau ou rampant dans la boue ; parfois même, il y subit des mues, le faisant passer à l'état de *larve*.

Que l'infestation se fasse par œuf embryonné, par embryon ou par larve libres, elle se réalise habituellement par voie *digestive*, à la faveur des eaux de boisson ou des aliments végétaux crus (notamment de l'herbe des pâturages fangeux). Cette ingestion doit se produire dans un délai maximum de huit à dix mois, car les embryons ne peuvent rester plus longtemps vivants dans le milieu extérieur.

Si, avant leur mort, des œufs embryonnés se trouvent amenés dans le tube digestif d'un hôte convenable, les embryons éclosent, sous l'action des sucs qui digèrent la coque de l'œuf et (souvent après quelques transformations et migrations de détail), ils redonnent des Vers adultes, pondant des œufs identiques à ceux dont nous sommes partis : le cycle évolutif est fermé.

Les modes de développement et d'infestation étant ainsi connus, la prophylaxie devra comporter les mesures suivantes :

1° Puisque la contamination se fait *par des œufs émis avec les déjections*, on devra d'abord chercher à en *détruire le plus possible*. Pour cela, il faut :

a) récolter quotidiennement les excréments des malades, les désinfecter (à l'acide sulfurique au dixième ou à la chaux), et les enfouir (1) ;

b) gratter le sol des endroits parasités (locaux, cours), chaque fois qu'il est perméable et par suite imprégné de matières fécales ; enterrer profondément le produit de raclage ;

---

(1) A noter que plus les œufs ont une coque épaisse, plus ils résistent aux désinfectants, dont l'action devra être prolongée.

c) désinfecter les locaux contaminés, les blanchir ensuite à la chaux ;

d) brûler les vers adultes rejetés par les individus parasités (car les femelles sont bourrées d'œufs qui pourraient évoluer).

2º *Empêcher le développement des œufs restants*. Ceux-ci ne pouvant s'embryonner que dans un milieu humide, on s'efforcera de *supprimer l'humidité*, en asséchant les pâturages, en plaçant les malades sur un endroit sec, etc. (voir page 18).

3º *Eviter l'ingestion des œufs, embryons et larves* qui, malgré les mesures précédentes, auraient néanmoins réussi à se développer. On y parviendra : *a*) en évacuant les milieux parasités, ou au moins en les *stérilisant*, par le chaulage ou le sulfatage ; *b*) en ne donnant que des *aliments purs* : eau de boisson propre, courante, limpide et claire ; aliments végétaux *secs* (fourrages, grains), ou *cuits* (betteraves, carottes, etc.), ou tout au moins (s'ils sont verts et crus), *très bien lavés*.

4º Quand l'évolution est directe, *isoler les individus sains* des parasités, et surtout de leurs matières fécales (puisque la contagion est possible dès que les œufs sont embryonnés, c'est-à-dire souvent au bout de huit-quinze jours) ; tous les infectés seront déterminés par un diagnostic précoce, grâce au contrôle microscopique des excréments ; si possible, on les sacrifiera pour la consommation ; sinon, on les séquestrera sur un endroit sec.

5º Ne repeupler qu'avec des animaux préalablement reconnus sains, par une visite d'achat comportant notamment l'inspection microscopique des excrétas.

6º Débarrasser systématiquement les animaux de leurs vers, chaque année, avant la mise au pâturage, par un *vermifuge préventif de printemps* : ainsi, ils ne risqueront plus d'ensemencer les parcs avec des excréments chargés d'œufs.

Classification. — Les Helminthes constituent *deux classes*, ainsi différenciées :

Corps aplati, pas de cavité générale : **Plathelminthes.**
Corps cylindroïde, une cavité générale : **Némathelminthes.**

En outre, les Plathelminthes sont habituellement hermaphrodites, mous, contractiles et porteurs de ventouses ; tandis que les Némathelminthes sont unisexués, dépourvus de ventouses, durs et de forme fixe (cela tient à ce que la cuticule chitineuse est beaucoup plus épaisse chez les seconds que chez les premiers) (1).

Chacune de ces classes se divise en deux ordres, savoir :

Plathel-	Un tube digestif.......	*Trématodes.*
minthes	Pas de tube digestif	*Cestodes.*
Némathel-	Un tube digestif	*Nématodes.*
minthes	Pas de tube digestif	*Acanthocéphales.*

(1) Par exception, quelques Plathelminthes sont ronds ou unisexués, ce qui pourrait les faire prendre pour des Némathelminthes ; mais ils ne présentent jamais de cavité générale.

CESTODES

Vers plats, rubanés et segmentés en anneaux, dépourvus de cavités générale et digestive.

Type : Ténia pisiformis (= T. serrata), qui vit dans l'intestin grêle du Chien.

I. Morphologie. — Ce ver offre l'aspect d'un ruban blanchâtre, mesurant 0 m. 75 à 1 mètre de long sur 1 ¾ d'épaisseur et 6-7 ¾ de largeur maxima, acquise vers l'une des extrémités. Du côté opposé, le corps va se rétrécissant progressivement pour ne plus mesurer qu'un millimètre, et se terminer ensuite par un léger renflement appelé *tête* (1). Le ruban est divisé transversalement en trois ou quatre centaines d'*anneaux*, placés les uns à la suite des autres, en série linéaire : leur ensemble constitue la *chaîne*. Toutefois, entre la tête et le premier anneau se voit une courte portion indivise, longue de 2 millimètres ; comme elle correspond en même temps à la région

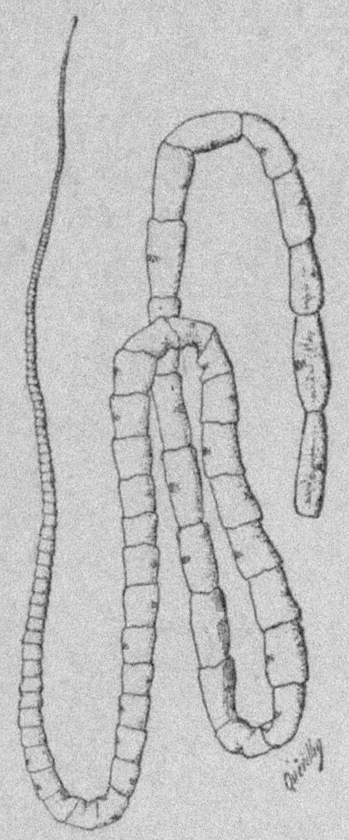

Fig. 1. — Ténia entier (Cadéac).

(1) Ou scolex.

la plus étroite du corps, on lui donne le nom de *cou*. Le ver tout entier comprend donc trois parties : *tête*, *cou*, *chaîne d'anneaux*.

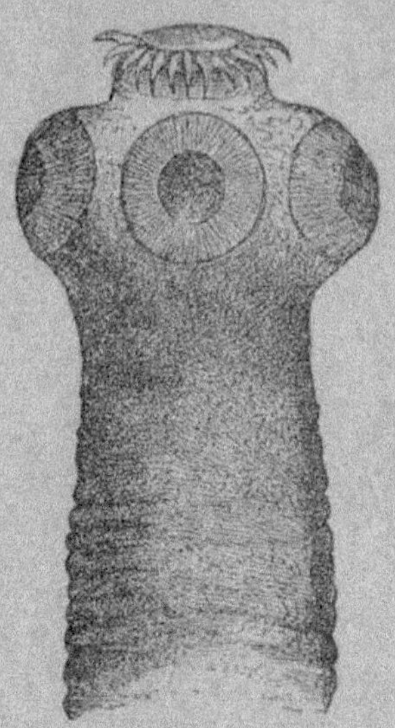

Fig. 2. — Tête et cou de ténia (Leuckart).

a) **La tête** porte des organes de fixation de deux sortes, *ventouses et crochets*, par l'intermédiaire desquels le parasite s'attache sur la muqueuse intestinale de l'hôte, tandis que sa chaîne flotte librement dans la cavité digestive.

Les ventouses représentent quatre cupules hémisphériques, creusées à la périphérie de la tête, de telle façon que sur cette dernière, vue de face, elles paraissent placées aux quatre coins d'un carré.

Les crochets, au nombre d'une quarantaine, sont des pièces chitineuses en forme de poignard, comprenant trois portions : *manche, lame et garde* ; de deux tailles (ce qui permet d'en reconnaître des *grands* et des *petits*), ils sont

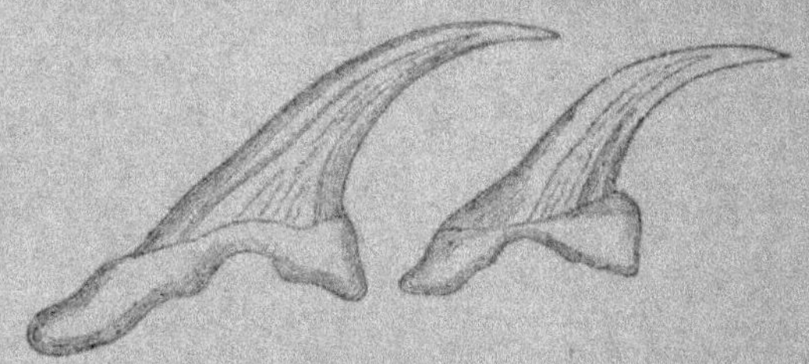

Fig. 3. — Grand et petit crochets de *Tænia* (*solium*) (d'après Leuckart).

disposés par alternance régulière, en une double couronne rayonnante, autour d'une saillie conique axiale (*rostre*).

b) **Les anneaux** ont la forme de trapèzes à bord antérieur plus court que le postérieur, ce qui rend les angles de ce dernier saillants ; d'autre part, l'un des bords latéraux porte une proéminence submédiane, au centre de laquelle s'ouvrent côte à côte les deux orifices sexuels, mâle et femelle ; envisagés dans l'ensemble de la chaîne, ces *pores génitaux* (c'est le nom qu'on leur donne), sont placés alternativement à droite et à gauche. Enfin, les anneaux d'une même chaîne sont de dimensions différentes : celles-ci croissent progressivement d'avant en arrière ; mais la longueur augmente plus vite que la largeur, de sorte que la forme change en même temps que la taille. Ainsi, au début, les segments sont quatre ou cinq fois plus larges que longs (2 millimètres sur un demi) ; vers le tiers antérieur, ils sont carrés (5 millimètres sur 5), et chez les derniers, la longueur est presque triple de la largeur (15 millimètres sur 6).

II. Organisation. — Tous les anneaux d'une même chaîne sont équivalents les uns des autres, de sorte que pour connaître la structure de l'ensemble, il suffit d'étudier celle de l'une des parties constituantes. Le premier fait saillant est *l'absence de cavité générale* : le corps représente une lame solide, pleine, où l'on peut distinguer deux zones concentriques, l'une *périphérique* et l'autre *centrale*.

a) **La zone périphérique** comprend, de dehors en dedans : 1° une *cuticule chitineuse*, si mince que le ver reste mou ; 2° une *sous-cuticule* granuleuse ; 3° une *couche conjonctive* (*parenchyme cortical*), dont beaucoup de cellules sont encroûtées de carbonate de chaux et transformées en **corpuscules calcaires** réfringents, solubles dans les acides (d'où l'emploi d'acides acétique ou lactique pour éclaircir les Cestodes); 4° une *couche musculaire*, composée d'innombrables fibres superposées en trois plans, dont deux longitudinaux et un transverse.

b) **La zone centrale** est occupée par du tissu conjonctif (*parenchyme central*), au sein duquel sont plongés les différents appareils de nutrition, de relation et de reproduction. Les **organes de nutrition** *sont réduits à l'appareil excréteur* ; en effet, il n'y a pas trace d'appareils digestif, respiratoire, circulatoire. Le ver vit au milieu de matières nutritives déjà digérées par l'hôte, et de ce fait immédiatement assimilables pour lui ; il peut donc les absor-

ber directement, par simple osmose à travers son tégument perméable, et l'appareil digestif, devenu inutile, a disparu au cours
des générations. De même, la respiration est purement cutanée ;
la circulation serait également superflue, en raison de la masse
restreinte, et surtout de la forme aplatie du corps, qui permet aux

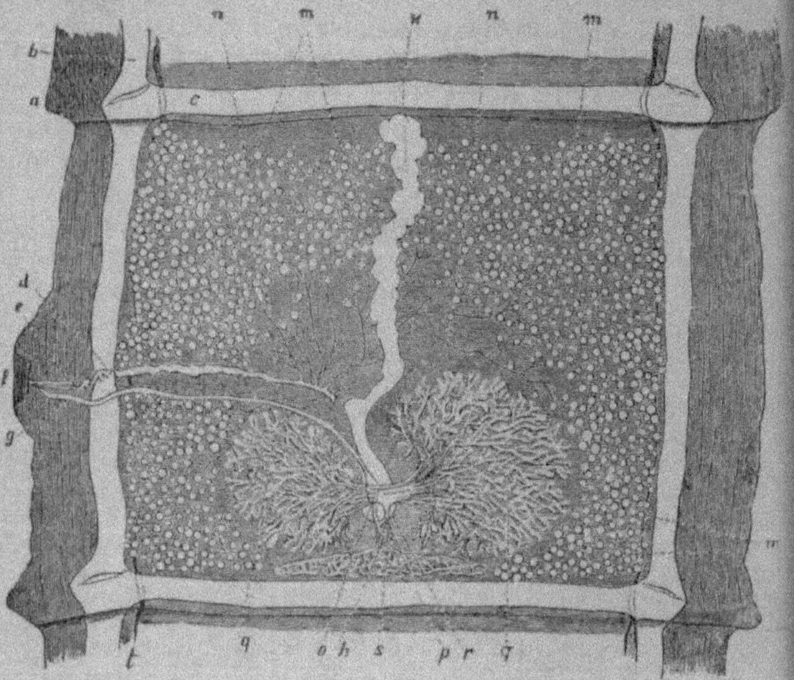

Fig. 4. — Anneau hermaphrodite (Sommer).
b, c, lacunes excrétrices ; d, spermiducte ; f, pores génitaux ;
g, vagin ; k, utérus ; m, testicules ; q, ovaire ; s, vitellogène ; e, poche pénienne.

éléments anatomiques d'entrer directement en rapport avec le
milieu ambiant.

L'appareil excréteur est formé d'une infinité d'entonnoirs vibra-
tils, disséminés à travers le tissu conjonctif, et desquels partent
des canalicules anastomosés en réseau ; les branches de celui-ci se
jettent dans *quatre grands canaux longitudinaux*, disposés latéralement en deux paires, l'une droite et l'autre gauche ; mais dans
chaque paire, le canal interne possède une paroi propre (*vaisseau*),

tandis que l'externe en est dépourvu (*lacune*). Par leur extrémité postérieure, ces canaux s'ouvrent au dehors pour éliminer les excreta, alors que par l'extrémité antérieure, ils se rejoignent en une anastomose céphalique ; en outre, au bord postérieur de chaque anneau, une anastomose transverse relie les deux lacunes.

Les organes de relation sont simplement représentés par un *système nerveux* composé de *deux nerfs* longitudinaux, placés en dehors des canaux excréteurs, et qui viennent se réunir dans la tête pour former une commissure. Il n'y a pas d'organes des sens.

Les organes de reproduction seuls sont bien développés. *Chaque anneau est hermaphrodite*, possédant à la fois des organes mâles et des organes femelles. Les premiers comprennent une cinquantaine de testicules globuleux, accumulés dans les deux tiers antérieurs de l'anneau ; ils se continuent par autant de canalicules qui se réunissent les uns aux autres pour former un canal unique (*spermiducte*), venant s'ouvrir au centre de la saillie génitale, par le *pore sexuel mâle*.

La portion terminale du spermiducte est contenue dans une poche ovoïde, dite *poche pénienne*, parce que l'extrémité du canal peut se renverser au dehors, s'évaginer, pour former un organe copulateur ou *pénis*.

L'appareil femelle comprend une grosse glande bilobée, *l'ovaire*,

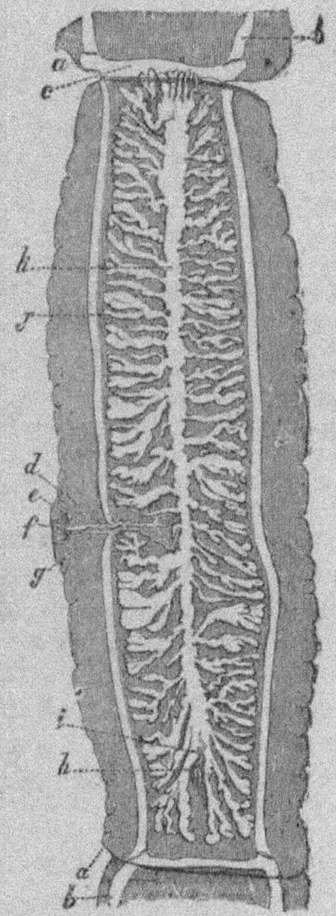

Fig. 5. — Anneau ovigère (Sommer). *b*, *c*, lacunes ; *d*, spermiducte ; *g*, vagin ; *k*, utérus.

située dans le tiers postérieur de l'anneau ; elle donne naissance à un *oviducte* qui reçoit d'abord un premier conduit, le *vagin* (s'ouvrant par son extrémité opposée à côté du pore génital mâle, et portant sur son trajet un *réceptacle séminal*), puis un second, le *vitelloducte*, véhiculant le vitellus sécrété par une énorme *glande vitellogène*, placée derrière l'ovaire. C'est à la zone de confluence de ces trois canaux que se fabriquent les œufs. Il y a d'abord auto-fécondation, le pénis de chaque anneau se recourbant en arrière pour s'introduire dans la vulve contiguë ; les *spermatozoïdes* remontent alors le vagin et rencontrent ainsi les *ovules* arrivés de l'oviducte ; la fécondation se produit, puis la cellule-œuf s'entoure de *vitellus* amené par le vitelloducte.

Une fois formés, les œufs passent dans un quatrième conduit, l'*utérus*, longitudinal et médian ; mais ils ne peuvent être pondus, car ce canal se termine en cul-de-sac près du bord antérieur de l'article, sans s'ouvrir au dehors. Ils s'y accumulent donc, et en nombre si considérable — par milliers, — que pour les loger, l'utérus doit s'agrandir peu à peu et former des diverticules latéraux de plus en plus ramifiés, si bien que tout l'anneau finit par en être rempli. Ce développement utérin extraordinaire est d'ailleurs facilité par une régression simultanée des glandes sexuelles, qui s'atrophient et disparaissent petit à petit, à mesure que le segment se remplit d'œufs.

L'anneau âgé est donc d'un aspect différent de celui de l'adulte, puisque le premier est rempli par des œufs et le second par des glandes sexuelles ; ces glandes, au surplus, n'apparaissent qu'à partir d'une certaine époque, car elles n'existent pas encore dans le segment jeune, qui est uniquement conjonctif. En passant par ses trois âges successifs (jeunesse, adolescence et vieillesse), l'anneau de Ténia passe donc aussi par trois structures : il est tour à tour *indifférencié, hermaphrodite, ovigère*.

III. Évolution. — Les œufs de Ténia sont constitués par une *coque* sphéroïde microscopique (30 µ), épaisse et striée radialement, comme si elle était formée de bâtonnets accolés ; elle contient un *embryon dit hexacanthe*, parce qu'il possède six petits crochets disposés en trois paires (1).

(1) En réalité, l'œuf *complet* comprend en outre un *résidu* proto-plasmique granuleux et une *membrane* enveloppant le tout, mais presque toujours ces parties se détruisent de bonne heure, et la coque embryonnée persiste seule, de sorte qu'en pratique, on ne voit plus qu'elle : c'est pourquoi, dans le langage courant, on l'appelle œuf, bien qu'elle n'en représente qu'une partie.

Ces œufs sont rejetés dans le milieu extérieur par un mécanisme particulier : les derniers anneaux ovigères du ruban se détachent un à un, par déchirure du bord antérieur, de sorte qu'ils sont entraînés au dehors avec les excréments de l'hôte. Le chien en rejette ainsi jusqu'à cinq-dix par jour. La putréfaction détruit alors toutes les parties charnues, molles, de l'article, en ne laissant persister que les portions chitineuses, cornées, c'est-à-dire *les œufs* qui, ainsi libérés, se dispersent à la surface du sol.

Première particularité évolutive : ces œufs ne peuvent se développer qu'à la condition d'être ingérés par un hôte déterminé, *le Lapin* ; autrement, ils meurent au bout d'un an. Mais si un lapin vient à manger des végétaux (herbe, salade, choux, etc.), souillés par les excréments chargés d'œufs d'un chien parasité, ces

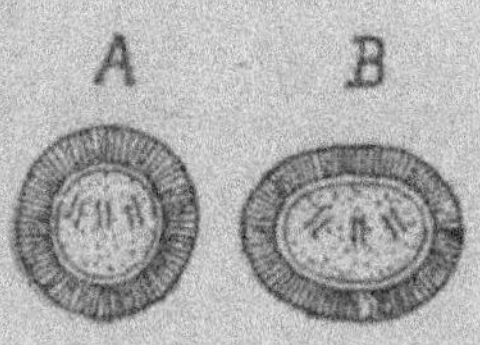

Fig. 6. — Œufs de Ténia (Guiart).

œufs parviennent dans l'intestin, où la coque de bâtonnets est désagrégée par les sucs digestifs, et l'embryon mis en liberté. Celui-ci s'enfonce aussitôt dans la paroi intestinale, en s'arcboutant et en ramant à l'aide de ses crochets (comme une taupe à l'aide de son groin et de ses pattes), puis il y chemine jusqu'à ce qu'il tombe dans un *de ses vaisseaux, veineux ou lymphatiques*. Le plus souvent, c'est dans une veinule-porte qu'il pénètre, de sorte que le courant sanguin l'emmène *au foie* ; mais arrivé là, l'embryon sort du vaisseau, pour se diriger vers la cavité péritonéale, en creusant lentement un tunnel à travers le parenchyme hépatique.

Cette traversée du foie dure quinze à trente jours, au cours desquels l'embryon se partage en deux moitiés, dénommées l'une, *acanthozoïde* (parce qu'elle porte les six crochets), et l'autre, *cystozoïde*, car elle va donner un kyste. Effectivement, tandis que la première disparaît, la seconde continue à grossir, puis elle forme à son arrière une invagination au fond de laquelle se constitue une *tête* identique à celle de l'adulte, c'est-à-dire présentant comme elle quatre ventouses et une double couronne de crochets.

C'est vers ce moment que le cystozoïde arrive dans la cavité abdominale ; il liquéfie alors ses tissus internes (ce qui le transforme en une boule d'eau), puis il s'immobilise en un point du péritoine, sur lequel il s'enkyste, et le développement s'arrête : ce stade d'arrêt s'appelle **cysticerque**.

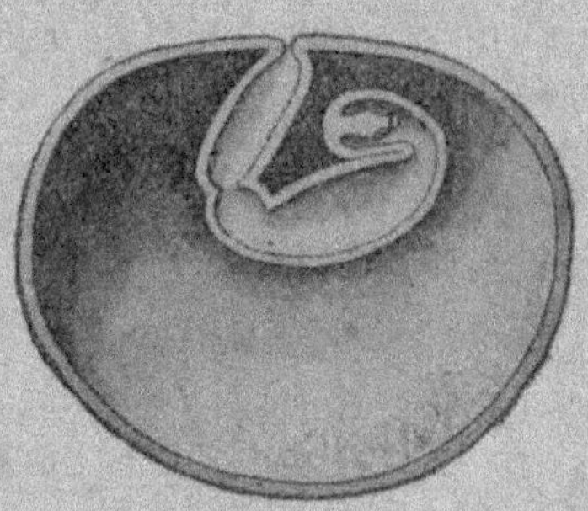

Fig. 7. — Cysticerque (Guiart)

Il présente l'aspect d'une vésicule pisiforme, blanchâtre, remplie d'un liquide incolore et enveloppée d'une mince membrane transparente, sauf en un point, qui est opaque : il correspond à l'invagination céphalique ; le tout est entouré d'un *kyste conjonctivo-fibreux*, formé par le péritoine enflammé de l'hôte.

Deuxième particularité évolutive. — Le cysticerque ainsi enkysté reste en cet état tant qu'il demeure chez le lapin. Pour pouvoir reprendre son développement, il faut qu'il soit mangé par un chien ; cette absorption a d'ailleurs chance de se produire, étant donné qu'on a presque partout la déplorable habitude de jeter sur le sol, dans les cours ou sur les fumiers, à la disposition des chiens par conséquent, les entrailles des lapins que l'on tue pour la consommation, et sur le péritoine desquels les vésicules sont précisément enkystées. Quand un cysticerque parvient dans l'estomac d'un chien, la digestion détruit successivement son kyste, puis sa membrane d'enveloppe et son invagination : la tête seule résiste ; elle passe alors dans l'intestin grêle, sur la muqueuse duquel elle se fixe aussitôt, à l'aide de ses ventouses et de ses crochets ;

puis, par sa partie postérieure rétrécie, c'est-à-dire par son cou, cette tête se met à bourgeonner des anneaux de plus en plus nombreux qui, à mesure de leur formation, refoulent en arrière ceux qui les ont précédés : ainsi se constitue peu à peu une chaîne qui flotte dans le liquide intestinal, et dont les articles produiront des œufs identiques à celui dont nous sommes partis : le cycle évolutif est fermé ; il a duré environ quatre mois, dont moitié pour le développement de l'œuf en cysticerque, et moitié pour celui du cysticerque en ténia parfait.

Remarques. — **I.** Le mode de formation des segments (par cloisonnements répétés du cou), montre qu'ils sont forcément disposés *par rang d'âge*, le plus jeune étant le premier et le plus vieux le dernier ; or c'est cela qui explique pourquoi, étant de plus en plus âgés, ils sont de taille et aussi d'organisation progressivement croissantes.

Les anneaux du premier quart de la chaîne, encore trop *jeunes* pour avoir des glandes sexuelles, sont tous *indifférenciés* ; ceux du deuxième quart sont *adultes*, et par conséquent *hermaphrodites* ; enfin ceux de la moitié postérieure sont suffisamment *âgés* pour être ovigères.

II. L'exposé de ce mode de développement montre encore que le Ténia pisiforme doit passer **par deux stades successifs,** tout à fait différents l'un de l'autre, et séparés par une *métamorphose.*

En effet, le premier, le cysticerque, se présente sous forme d'une petite vésicule liquide, tandis que le second figure un long ruban solide ; entre les deux, il n'existe aucune ressemblance ; et pourtant ce ne sont que deux âges différents d'un seul et même animal, le premier figurant *l'état larvaire* et le second *l'état parfait.*

De même, l'évolution complète du Cestode nécessite son passage **par deux hôtes successifs :** d'une part le lapin qui héberge la larve, et d'autre part le chien, qui abrite l'état parfait. Le premier est un *hôte intermédiaire*, et c'est en le mangeant que le second, *hôte définitif*, s'infeste.

Le Ténia pisiforme est donc un *parasite à développement indirect, comportant métamorphose et migration*.

III. On comprend aussi pourquoi, bien que les derniers anneaux se détachent au fur et à mesure de leur maturité, la longueur de la chaîne ne diminue pas et reste sensiblement la même ; ces pertes sont en effet compensées par la formation incessante de nouveaux articles au niveau du cou, de sorte que l'individu reste à peu près toujours au même état.

IV. Le cycle évolutif précédemment établi montre que le ténia est parasite pendant toute son existence ; il n'y a aucune phase de vie libre dans le milieu extérieur : c'est du *parasitisme permanent*, poussé à ses dernières limites.

Aussi les Cestodes sont-ils des organismes extrêmement simplifiés ; nulle part la dégradation parasitaire ne se montre avec plus d'évidence, puisqu'il ne leur reste pour ainsi dire que la peau et les organes sexuels.

CLASSIFICATION

Les Cestodes parasites des animaux domestiques sont au nombre d'une centaine ; tous vivent dans l'intestin grêle, et leur classification repose surtout sur les variations de la tête, de l'utérus, des pores génitaux, des œufs et des larves.

La tête est souvent dépourvue de crochets (*Cestodes inermes*), et quand il en existe, leur forme varie (poignard, faux, fourche, marteau, etc.) ; *l'utérus*, généralement fermé en cœcum, s'ouvre parfois au dehors par un orifice de ponte (*tocostome*) ; les *pores génitaux* sont tantôt médians, tantôt marginaux, et dans ce dernier cas, ils peuvent être simples ou doubles (un ou deux par anneau), alternes ou au contraire unilatéraux (tous sur le même bord) ; *la coque des œufs* peut être striée ou homogène, mince ou épaisse, subglobuleuse ou pyriforme, etc..

Les larves surtout sont de plusieurs types ; les unes (comme celles du *Ténia pisiforme*), subissent en cours de développement une liquéfaction des tissus internes, qui les remplit d'un liquide aqueux, et leur donne l'aspect de vési-

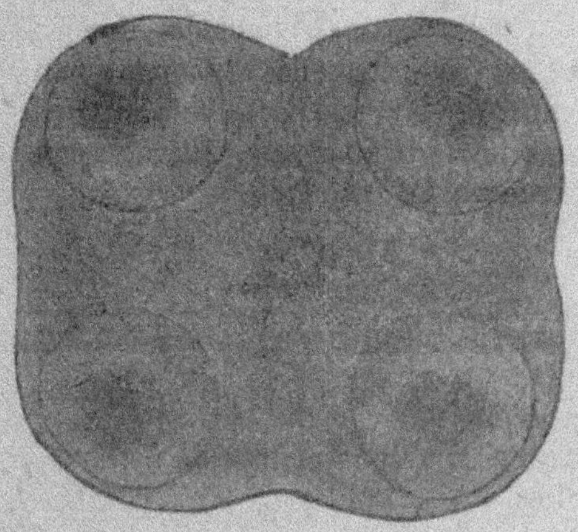

Fig. 8. — Tête de Ténia inerme, vue de face.
(Guiart).

cules (*cystiques*) ; mais il en est d'autres qui ne subissent pas cette transformation hydropique, et qui restent solides (*pseudo-cystiques*). Dans le premier cas, tantôt la liquéfaction est presque complète, fournissant un liquide abondant qui n'est plus entouré que par une mince membrane transparente (*cysticerciens*) ; tantôt au contraire, elle reste localisée à une petite partie des tissus centraux : le liquide est alors réduit et son enveloppe épaisse, opaque (*cysticercoïdes*).

On distingue trois sortes de cysticerciens, suivant qu'ils possèdent : une seule invagination contenant une seule tête (**Cysticerques**), ou plusieurs invaginations renfermant chacune une tête (**Cénures**), ou

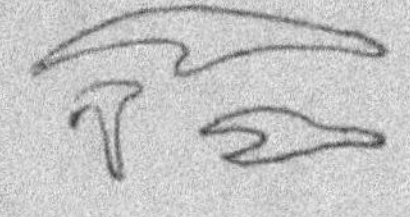

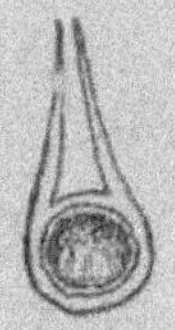

Fig. 9. — En haut, divers crochets de Cestodes (falciforme, fourchu, en marteau) ; en bas, œuf pyriforme (Marotel).

enfin plusieurs invaginations avec chacune plusieurs têtes (**Echinocoques**).

Pour ce qui est des cysticercoïdes, les principaux sont les **Cercocystes** (vésicule petite et monocéphale, suivie d'une queue) ; enfin les larves solides comprennent surtout des **Cryptocystes** (cylindriques), des **Plérocerques** (globuleux), et des **Plérocercoïdes** (rubanés).

Ainsi basée, la classification des Cestodes peut s'établir comme suit :

Deux familles :

Quatre ventouses arrondies, pas de tocostome .... **Téniadés.**

Deux ventouses allongées, un tocostome .... **Bothriocéphalidés.**

TÉNIADÉS

Cestodes munis de quatre ventouses arrondies et d'un utérus en cul-de-sac.

Quatre tribus :

	alternes	....	*Ténianés.*
Pores	unilatéraux	....	*Anoplocéphalinés.*
génitaux	doubles	....	*Dipylidinés.*
	médians	....	*Mésocestoïdinés.*

TÉNIANÉS

Six genres principaux :

Œufs à coque de bâtonnets .... *Tænia.*

			falciforme	*Choanotænia*
	des crochets		fourchus	*Amibotænia.*
Œufs	céphaliques		en marteau	*Davainea.*
à				
coque				
homo-	Pas de		Utérus pectiné...	*Thysanosoma.*
gène.	crochets			
	céphaliques.		Utérus globuleux.	*Stilesia.*

GENRE TÉNIA

Téniadés possédant des pores génitaux alternes et des œufs à coque de bâtonnets.

Toutes les espèces de ce groupe ont en outre : une tête armée (sauf un cas) de crochets en forme de poignard, et des anneaux ovigères plus longs que larges, avec utérus longitudinal. Les adultes sont parasites de l'intestin grêle chez les mammifères *carnivores*, tandis que les larves siègent dans les séreuses ou dans les muscles des mammifères *herbivores* susceptibles de servir de proie aux premiers.

Trois groupes, suivant que les larves sont des cysticerques, des cénures ou des échinocoques.

TÉNIAS A CYSTICERQUES

Ils constituent *deux séries*, selon que les larves sont péritonéales ou musculaires (1).

A. **Ténias à cysticerques péritonéaux**. — *Trois espèces* :

I. Ténia pisiformis. (= T. serrata). — Intestin grêle du Chien. Ce Cestode, étudié comme type, est caractérisé, en tant qu'espèce, par sa *taille* (75 centimètres à 1 mètre), par *ses anneaux*, dont le bord postérieur est rectiligne, avec angles latéraux très saillants (ce qui donne aux deux côtés du ruban un aspect denticulé en scie), enfin par ses *crochets* qui, au nombre d'une quarantaine, ont le manche cylindrique et plus long que la lame chez les grands, tandis qu'il est plus court chez les petits.

Sa larve (*Cysticercus pisiformis*), vit dans le péritoine des lapins et des lièvres, où elle est souvent enkystée par 10-20, surtout dans les régions stomacale et pelvienne.

C'est une vésicule semblable à un pois, présentant un

(1) L'existence de cysticerques musculaires tient à ce que les embryons de plusieurs Cestodes, quand ils sont parvenus au foie, au lieu de passer dans la cavité abdominale, pénètrent au contraire dans les veinules sushépatiques, origines de la veine cave. Ils gagnent alors successivement : le cœur droit, la petite circulation, le poumon, le cœur gauche, puis la grande circulation qui les disperse dans tout l'organisme, mais surtout dans les muscles, parce qu'ils forment la masse la plus importante du corps. Il en est d'ailleurs de même pour quelques autres vers embryonnaires ou larvaires ; mais au cours de ce circuit, les filtres capillaires du foie et du poumon en arrêtent beaucoup, ce qui explique la fréquence des individus erratiques dans ces viscères.

point blanc opaque, gros comme une tête d'épingle : il
correspond à l'invagination céphalique.

Le Ténia pisiforme est un ver cosmopolite, commun
en France, surtout dans les campagnes, parce que, en
raison des coutumes paysannes consistant à jeter dehors,
(à la disposition des chiens par conséquent), toutes les entrailles de lapin, les chiens de village sont plus exposés
que ceux des villes à manger des cysticerques.

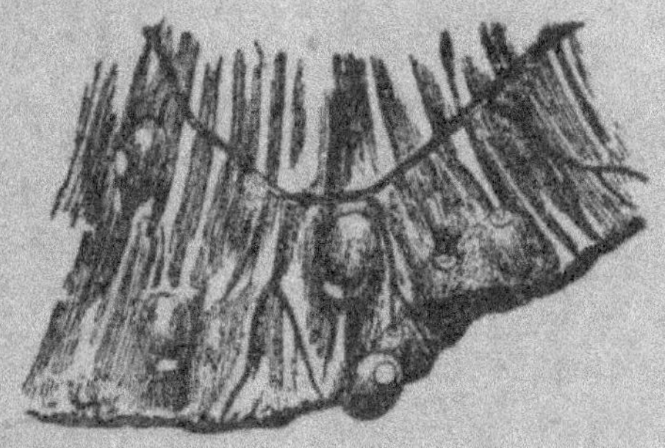

Fig. 10. — Mésentère portant 6 cysticerques
pisiformes enkystés (Railliet).

Rôle pathogène. — Cet helminthe peut être dangereux
à l'état parfait et à l'état larvaire.

A l'état parfait, il produit (ainsi d'ailleurs que tous les
Téniadés), une maladie appelée *téniose*, que nous étudie-
rons plus loin, une fois pour toutes.

A l'état larvaire, il cause la *Cysticercose hépatico-péritonéale des Léporidés*.

a) *Dans le foie*, les lésions résultent de ce que, en allant
des veinules portes vers la cavité abdominale, les embryons
parcourent le parenchyme hépatique dans tous les sens,
en y creusant des tunnels sinueux larges de 1-2 millimètres, dont certains sont visibles à la surface sous formes de traînées d'abord noirâtres (car dans un tissu aussi
vasculaire, les galeries se remplissent vite de sang), puis
blanchâtres et sclérosées. Il se produit ainsi une *hépatite*

hémorragique, mortelle chaque fois que les vers se comptent par plusieurs dizaines.

b) *Dans le péritoine*, les cysticerques, beaucoup moins dangereux, ne sont pathogènes que dans les cas d'infestation massive ; ils causent alors une *péritonite aiguë*, avec épanchement séro-sanguinolent et fausses membranes.

Prophylaxie. — Elle consiste à empêcher les Léporidés d'absorber les œufs de Ténia émis par les chiens parasités, avec leurs excréments, et répandus sur le sol, où ils peuvent être repris par l'intermédiaire des végétaux crus (herbe, salade, légumes, etc.), ou de l'eau de boisson. Pour cela, il faut : 1° ne donner aux lapins que de l'herbe prise dans des endroits non fréquentés par les chiens (éviter spécialement celle du bord des

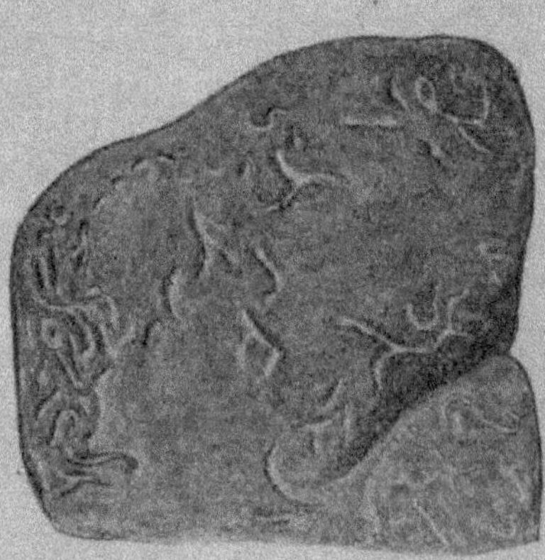

Fig. 11. — Foie à galeries cysticerciennes (Cadéac).

routes) ; 2° débarrasser les chiens de leurs Cestodes dès qu'on s'aperçoit qu'ils sont infestés, et ne pas leur en laisser contracter de nouveaux, en ne leur faisant pas manger d'entrailles de lapins.

II. Ténia hydatigena (= *T. marginata*). — Intestin grêle du Chien, comme le précédent, dont il diffère par sa taille double (1 m. 50), par ses anneaux (dont le bord postérieur est sinueux et les angles latéraux peu saillants), enfin par ses petits crochets (à manche plus long que la lame).

Sa larve (*Cysticercus hydatigenus*) (1), vit dans le péri-

____

(1) = *C. tenuicollis*.

toine des Ruminants et des Porcins (1). Elle est constituée par une vésicule globuleuse, grosse comme une noix ou une pomme, dont l'invagination est si profonde que quand elle est renversée au dehors, la tête semble portée à l'extrémité d'un cou long et grêle.

Rôle pathogène. — *A l'état parfait*, ce ver provoque une *éniose* surtout fréquente chez les chiens de bouchers et de bergers, parce que ce sont eux qui ont évidemment le plus d'occasions d'ingérer des cysticerques, étant donné que ceux-ci sont parasites d'animaux de boucherie.

A l'état larvaire, il produit, chez les ruminants et les porcins, une *Cysticercose hépatico-péritonéale* analogue à celle du lapin (mêmes lésions et même prophylaxie).

III. T. teniæformis (= *T. crassicollis*). — Intestin grêle du Chat. Espèce reconnaissable à sa petitesse (20-30 centimètres), à son rostre énorme, armé de très grands crochets (400 et 250 μ), et à son cou plus large que la tête.

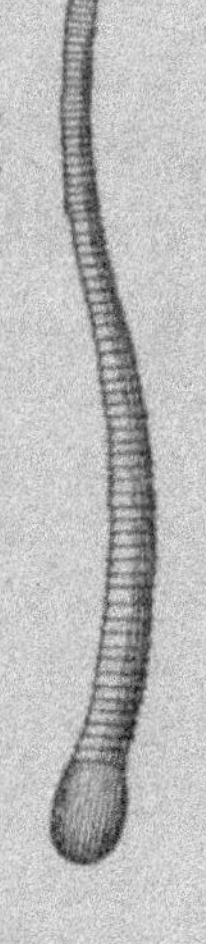

Fig. 12. Cyst. téniforme.

Son cysticerque (2) siège dans le foie des souris et des rats, et il diffère de tous les autres par ce fait qu'au lieu d'être globuleux, il a déjà la forme rubanée segmentée du ténia parfait (d'où le nom spécifique) (3) ; il s'en sépare seulement par sa taille plus courte (5 à 10 centimètres), ses anneaux tous indifférenciés, et la présence d'une petite vésicule pisiforme terminale.

---

(1) Exceptionnellement dans le foie et le poumon : il s'agit alors d'embryons arrêtés par les filtres hépatique ou pulmonaire.

(2) *Cyst. teniæ formis* (= *C. fasciolaris*).

(3) Cette analogie tient à ce que, dans cette espèce, la larve commence à bourgeonner des anneaux chez l'hôte intermédiaire, sans attendre qu'elle soit passée chez l'hôte définitif.

B. Ténias à cysticerques musculaires. — *Deux espèces principales :*

I. **T. solium**. — Intestin grêle de l'Homme.

Il est caractérisé par *sa taille* (2 à 3 mètres), *sa tête* armée de crochets, *ses anneaux* minces et translucides, expulsés par série de quatre-cinq, au moment des selles ; enfin par *l'utérus*, qui comprend de chaque côté sept à dix branches arborescentes.

Evolution. — Sa larve (*Cysticercus solius = C. cellulosæ*)

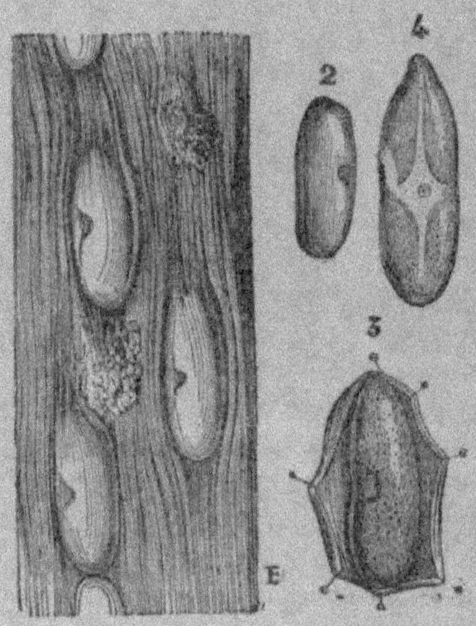

Fig. 13.

1, Cysticerques dans les muscles ; 2, Cysticerque nu ; 3, Cysticerque enkysté ; 4, Cysticerque montrant l'orifice de l'invagination céphalique (Guiart).

est une vésicule ellipsoïde de 5 à 6 millimètres sur 3, ne différant du cysticerque pisiforme que par l'invagination céphalique (qui est équatoriale, au lieu d'être polaire), et par le manche des grands crochets (plus court que la lame, alors qu'il était plus long).

Elle siège habituellement *dans les muscles du porc* ; mais elle s'observe aussi quelquefois, d'une part, dans les viscères, l'encéphale, l'œil, le tissu conjonctif sous-cutané, et d'autre part, chez le chien et chez l'homme. Il s'agit donc là d'un Cestode particulièrement dangereux pour ce dernier, puisqu'il peut l'atteindre à ses deux états, larvaire et parfait, et que par suite les humains peuvent s'infester eux-mêmes, en ingérant les œufs de leur propre ténia.

Dans la chair, les cysticerques sont logés entre les fibres musculaires, écartées à leur niveau pour former une cavité ellipsoïde, l'*alvéole*, à grand axe parallèle aux fibres. Le tissu conjonctif périparasitaire réagit, s'enflamme et produit *un kyste* qui, tapissant l'alvéole, la maintient rigide et béante sur la section, même quand son parasite a été enlevé.

Au bout d'un an, les cysticerques meurent et subissent la *dégénérescence caséo-calcaire* : ils prennent alors l'apparence de grains blancs et durs, disséminés dans la viande.

Distribution et fréquence. — Le Ténia solium existe partout, sauf chez les populations juives et musulmanes, parce que la chair de porc leur est interdite. En France, il est rare, pour deux motifs : 1° parce que ses cysticerques sont généralement si nombreux et si visibles qu'ils sont presque toujours arrêtés au passage et saisis par les inspecteurs, non consommés par conséquent ; 2° parce qu'on a l'habitude de manger la viande de porc relativement cuite, non saignante, si bien que quand, par hasard, on ingère des parasites échappés à l'inspection, ils ont chance d'avoir été tués par la chaleur.

Rôle pathogène. — A l'état parfait, ce ver provoque de la *téniose* ; à l'état larvaire, il produit une *cysticercose* qui peut être, quant à l'espèce-hôte : *porcine, canine ou humaine*, et quant à l'organe : *musculaire, cérébrale, oculaire ou cutanée*.

Toutefois, la forme de beaucoup la plus fréquente est la *Cysticercose musculaire porcine*, vulgairement appelée *ladrerie*.

LADRERIE PORCINE

Cette affection ne se traduit extérieurement par des *symptômes* que quand l'infestation est massive ; on observe alors, au début, de l'*entérite* et de l'*hépatite* (dues aux perforations causées dans l'intestin et le foie par des milliers d'embryons) ; puis plus tard, il y a de la *myosite généralisée*, provoquée par les cysticerques en voie de dissémination dans la chair. Cette myosite se manifeste par de la raideur musculaire, de la gêne dans les mouvements des membres, de la langue, des mâchoires, de sorte que les animaux marchent et mangent difficilement : c'est ce qui attire l'attention ; mais ces troubles n'ont rien de caractéristique. Toutefois quand ils coexistent avec de l'encéphalite (indiquant une altération simultanée des

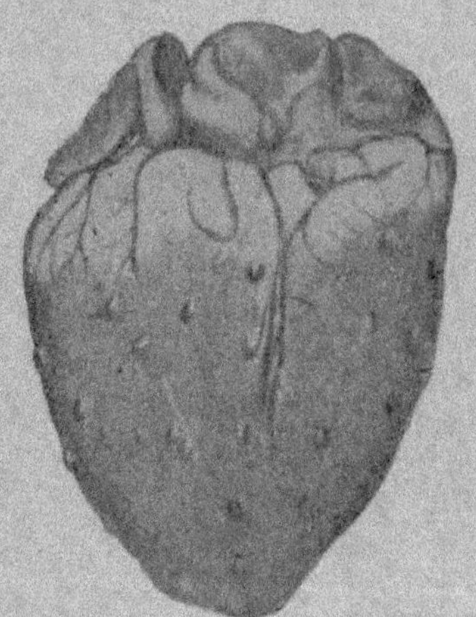

Fig. 14. — Cysticerques du cœur (Cadéac).

centres nerveux), ils doivent mettre sur la voie du diagnostic.

Lésions. — La principale est constituée par la présence, dans les muscles, de cysticerques encore vivants ou déjà morts, caséo-calcaires : ceux-ci caractérisent la ladrerie *sèche*. Les parasites sont généralement abondants, souvent au point de se toucher et d'exister partout, auquel cas la cysticercose est dite *généralisée*.

Mais parfois elle est *localisée*, et alors certains muscles sont plus fréquemment atteints que d'autres ; ce sont : le cœur (8 fois sur 10), le diaphragme et les masséters (5 fois), la langue (4 fois).

Cette pullulation habituelle des larves tient à ce que les porcs sont naturellement coprophages, et aussi à ce que les anneaux ovigères de ce ténia sont rejetés, non par un, mais par quatre-cinq à la fois ; dans les pays où les cochons sont lâchés chaque jour pour aller aux champs ou à la promenade, ils ont donc chance d'ingérer quotidiennement, en fouillant les excréments humains déposés autour des maisons ou le long des chemins, des fragments entiers de chaîne, et par suite, des milliers d'œufs : les infestations sont abondantes et répétées, ce qui explique le grand nombre de cysticerques fréquemment trouvés chez les porcs ladres.

Quelquefois, en outre, on constate des altérations intestinales et hépatiques, mais celles-ci ne sont jamais aussi intenses que pour les cysticerques péritonéaux : ces derniers, cheminant plus longtemps dans le foie, y font naturellement plus de mal.

Distribution, fréquence, abondance. — L'affection s'observe assez souvent dans les pays où l'élevage des porcs se fait en liberté ; par contre, elle est inconnue là où il se pratique en stabulation, dans des porcheries closes, parce que les animaux n'y ont évidemment aucune occasion d'ingérer des excréments humains.

Diagnostic. — 1° *Ante mortem.* — Les symptômes n'ayant rien de caractéristique, la ladrerie ne pourrait être reconnue du vivant du malade que par la découverte de parasites. Or, deux régions seulement, la langue et la conjonctive, sont accessibles à l'exploration.

L'examen de la langue surtout permet quelquefois d'apercevoir des cysticerques sous la muqueuse de la face inférieure, car elle est assez mince pour être transparente ; cet examen, dénommé *langueyage*, était autrefois pratiqué sur les marchés par des *langueyeurs jurés*, officiels et assermentés, ayant le droit d'arrêter les animaux ladres qu'ils découvraient. Mais cette mesure a été abandonnée comme insuffisante, parce que d'abord les cas négatifs ne prouvent rien (le défaut de parasites sous la langue n'impliquant pas leur absence partout ailleurs), et surtout parce que beaucoup d'éleveurs pratiquaient la fraude de l'*épinglage*, consistant à piquer les vésicules linguales pour les vider, ce qui les rend moins visibles.

La conclusion est que, dans la pratique, le diagnostic *antemortem* est exceptionnel : presque toujours, la cysticercose musculaire est une trouvaille d'autopsie.

2° *D. post mortem.* — Il est basé sur la recherche des larves dans le cadavre, cette recherche se faisant par un double examen de la viande, visuel et manuel (palpation) ; mais celle-ci doit être pratiquée assez tôt après la mort pour que la chair n'ait pas encore perdu sa souplesse : les parasites donnent alors la sensation de grains de plomb enchâssés dans les tissus, d'où l'expression de *grains de ladre* qui leur est vulgairement appliquée.

Deux techniques sont possibles :

a) *La technique ordinaire* consiste à examiner seulement les muscles visibles sur l'animal, tel qu'il est découpé par les bouchers et présenté au vétérinaire, sans que celui-ci puisse faire aucune section supplémentaire. Les muscles ainsi examinables sont : 1° ceux des organes sortis du corps (cœur, langue avec pharynx et larynx y attenant) ; 2° le diaphragme (notamment ses piliers) et les intercostaux ; 3° les muscles sectionnés pour ouvrir le porc sur la ligne médio-ventrale (c'est-à-dire les sternaux et les ischio-pubiens).

Mais les surfaces musculaires ainsi inspectables sont trop réduites pour donner chance de découvrir des cysticerques quand ils sont peu nombreux. C'est pourquoi, dans les contrées sujettes à ladrerie, il faudrait pouvoir les augmenter, d'abord en demandant aux propriétaires de faire, avant la visite sanitaire, certaines coupes qu'ils font toujours après, et qui par suite ne leur causeraient aucun préjudice. Ainsi, ils pourraient déjà *décapiter* l'animal (ce qui permettrait l'examen des deux faces de la

section, côté tête et côté cou), et le *fendre longitudinalement* (par le milieu de la colonne vertébrale), en deux moitiés complètement séparées.

Mais en outre, il faudrait que l'inspecteur soit autorisé à
opérer quelques *incisions exploratrices* supplémentaires,
d'abord sur des morceaux de peu de valeur, tels que les
masséters, qui seraient débités parallèlement aux faces des
maxillaires, en tranches assez minces (5 millimètres)
pour que les vésicules, s'il en existe, s'aperçoivent forcément sur l'une ou sur l'autre. Puis, si ce premier coup de sonde
dévoile des parasites, il faudrait pouvoir le répéter sur les
trois autres sièges de prédilection des cysticerques : cœur,
diaphragme, langue (1) ; enfin, quand ce nouvel examen est
encore positif, le vétérinaire devrait avoir le droit de section-
ner des morceaux de prix (cuisses, épaules, etc.), pour qu'il
puisse savoir si la cysticercose est *localisée* ou *généralisée*
(car les deux cas comportent des sanctions différentes).

Cette seconde technique, dite *des incisions exploratrices*,
est la seule qui fournisse chance sérieuse de découvrir
les animaux faiblement ladres ; aussi devrait-elle être
rendue obligatoire partout, par une loi d'Etat, tandis
qu'elle l'est seulement dans quelques villes, par des règlements municipaux. Heureusement, les cysticerques sont
généralement si nombreux et si visibles que presque tous
les porcs parasités sont reconnus, et par suite non consommés : c'est pourquoi, malgré la fréquence de sa larve, le
Ténia solium est rare.

Toutefois, il faut encore faire attention à une fraude
courante des bouchers, celle du *raclage*, qui consiste à gratter les sections musculaires avec un couteau, pour enlever
les cysticerques avant le passage de l'inspecteur ; mais
même dans ce cas, les alvéoles restent, et leur présence
doit suffire à un vétérinaire expérimenté pour poser son
diagnostic.

(1) L'incision longitudinale médiane de la langue n'abîmerait
pas l'organe.

La chose est plus difficile lorsqu'il s'agit de *ladrerie sèche* ; néanmoins, elle peut encore se faire par le microscope, après emploi d'un acide qui dissout la chaux et éclaircit la préparation : on aperçoit alors, éparpillés dans la masse, les crochets caractéristiques du cysticerque.

Diagnostic différentiel. — Les cysticerques vivants ne peuvent être confondus avec rien ; par contre, les cysticerques dégénérés prêtent à confusion avec la tuberculose, la sarcosporidiose, l'actinomycose et l'échinococcose ; l'examen microscopique seul permet de trancher, en montrant, suivant les cas, des bacilles (tuberculose), des spores réniformes (sarcosporidiose), des grains rayonnés (actinomycose), ou des crochets de Ténia échinocoque (échinococcose).

Pronostic. — Il est *bénin médicalement*, car la ladrerie n'est guère mortelle que quand elle est cardiaque ou cérébrale massive, et c'est exceptionnel ; en toute autre circonstance, elle est d'autant moins grave qu'elle guérit naturellement au bout d'un an, par mort des cysticerques.

Mais l'affection est toujours redoutable *économiquement*, parce que, les parasites étant transmissibles à l'homme, le porc ladre doit être saisi, d'où pour son propriétaire une perte pécuniaire qui équivaut à la mort de l'animal.

Traitement nul.

Prophylaxie. — Elle doit viser un double but : empêcher l'infestation de l'hôte intermédiaire, le porc, et celle de l'hôte définitif, l'homme.

1º *Le porc s'infeste* en ingérant des œufs de ténia déposés par l'homme, avec ses excréments, sur le sol, autour des maisons ou le long des chemins. Pour éviter cette ingestion, il faut :

a) élever les porcs en stabulation ;

b) déconseiller la dispersion des matières fécales humaines autour des habitations, et recommander leur dépôt dans des cabinets étanches ;

c) débarrasser l'homme de son ténia dès que sa présence est découverte, et brûler soigneusement le ver (au lieu de le jeter sur le fumier) ; ce dernier moyen est le plus efficace, car il supprime l'émission quotidienne d'excréments infectants : les porcs ne risquent donc plus de se contaminer.

2° *L'homme* prend le Ténia en mangeant du porc ladre. Or cette ingestion est évitable par deux moyens :

A. — En ne consommant que des viandes préalablement inspectées par un vétérinaire, chargé d'arrêter au passage toutes celles qui sont infectées ; ainsi le danger d'absorption de cysticerques, — condition nécessaire du développement des Ténias — se trouverait supprimé. Malheureusement, les règlements actuels sont encore insuffisants, dans beaucoup d'abattoirs, pour permettre d'éliminer sûrement tous les animaux ladres. Quand il s'agit de cysticercose *généralisée*, on est partout d'accord pour pratiquer une *saisie totale*, suivie de destruction (1) ; mais quand l'infestation est *localisée*, la sévérité varie avec les villes. Tantôt, la saisie totale reste autorisée même quand on n'a trouvé qu'un cysticerque vivant, tantôt seulement quand on en a vu plus de dix, tantôt enfin, une saisie *partielle* seule est permise, portant uniquement sur les morceaux reconnus infestés ; pour le reste de l'animal, l'inspecteur a simplement le droit d'indiquer sa *suspicion de ladrerie* par un timbre spécial, recommandant aux consommateurs d'utiliser leur viande bien cuite, et de préférence bouillie. Or il est évident que ces deux dernières réglementations ne procurent qu'une garantie *incomplète*, car elles laissent passer beaucoup de vésicules.

Mieux vaudrait, dans les cas d'infestation légère, où les saisies totales sont en effet peut-être excessives (parce qu'elles causent à l'élevage un préjudice disproportionné au faible danger de viandes qui, par ailleurs, sont souvent

---

(1) Sauf pour les graisses et lards, qui, après fusion à l'abattoir, peuvent être rendus au propriétaire.

de première qualité et par suite très nutritives), pratiquer, non plus une saisie *définitive*, mais seulement une saisie *provisoire*, temporaire, durant juste le temps nécessaire pour procéder à une *stérilisation officielle*, administrative, capable de tuer les cysticerques et de rendre ainsi la chair inoffensive ; après quoi, l'animal serait remis à son propriétaire, avec autorisation de le vendre.

Cette stérilisation pourrait être obtenue par trois moyens :

1° **Cuisson à 50°** (ce qui, pour atteindre le centre des gros morceaux, demande pratiquement l'ébullition) ; ce procédé aurait l'inconvénient de nécessiter le déchiquetage du cadavre en petites pièces d'un ou deux kilos qui, une fois cuites, ne seraient guère appétissantes et n'auraient plus d'amateurs : « viande malade, dirait-on ! »

2° **Salaison de vingt jours**, dans une saumure à 25 p. 100 ; cette méthode aurait également le tort d'exiger le dépéçage de l'animal en petits morceaux, et de plus, elle donnerait à la viande une saveur salée qui éloignerait beaucoup d'acheteurs (1).

3° **Frigorification** de cinq jours à — 8° (2) : c'est le procédé de choix, car il n'exige aucun découpage des quartiers, qui restent, par la forme et la saveur, identiques aux quartiers normaux. Avec cette opération, les saisies définitives suivies de destruction n'auraient plus de raison d'être, même dans le cas de cysticercose généralisée, et le dommage causé par la ladrerie aux propriétaires s'élèverait, non plus à la perte totale de leur porc, mais simplement aux frais de congélation.

Malheureusement, tous les abattoirs ne sont pas encore pourvus de frigorifiques, de sorte que la mesure n'est applicable qu'en certains endroits.

---

(1) Toutefois salaison et ébullition restent recommandables pour le cas d'un particulier, dont le porc serait trouvé ladre à la campagne, loin des frigos.

(2) Le règlement français actuel prescrit 20 jours à — 15°.

B. — Quand par les circonstances, habitant un village par exemple, on est obligé de consommer du porc *non inspecté*, il sera prudent de ne le manger que suffisamment cuit pour tuer les cysticerques possibles ; dans ce but, une température minima de 50° est nécessaire, et elle n'est pas atteinte dans la viande saignante : il faudra donc la prohiber, de même *a fortiori* que la crue ; la viande bouillie seule offre toute garantie.

Police sanitaire. — La ladrerie porcine est rédhibitoire dans le délai de 9 jours (lois du 2 août 1884 et du 31 juillet 1895).

Cysticercoses cérébrale, sous-cutanée et oculaire. — La première se traduit par des symptômes d'encéphalite (convulsions épileptiformes, paralysies, ataxie, chorée, etc.) ; quant à la seconde, elle donne lieu à des nodules hypodermiques pisiformes et non adhérents, d'un diagnostic *ante mortem* facile chez le chien et l'homme, tandis que chez le porc, la peau lardacée est trop épaisse pour que la palpation permette de les sentir. Enfin, la troisième se reconnaît aux troubles visuels qu'elle entraîne et à la constatation du ver dans l'œil.

II. **Ténia saginata :** intestin grêle de l'homme, comme le précédent, dont il diffère par sa plus grande longueur (3 à 8 mètres), sa tête inerme, ses anneaux ovigères opaques (tellement ils sont épais) et expulsés un par un, dans l'intervalle des selles ; enfin, par son utérus ramifié de chaque côté en vingt-trente branches indivises, ou seulement dichotomes.

Evolution. — Sa larve, *Cysticercus saginatus* (= *Cyst. bovis*), ne se différencie de *Cyst. solius* que par sa tête dépourvue de crochets et par son hôte, qui est *le bœuf* (au lieu du porc).

Bien que cosmopolite, ce ver est surtout commun en Afrique ; les Abyssins notamment, gros consommateurs de viande crue, sont infestés à un tel degré qu'ils se croient malades quand ils n'ont pas le ténia. En France, il fournit les neuf dixièmes des Cestodes humains.

Rôle pathogène. — Il produit, à l'état parfait, de la *téniose*, et à l'état larvaire, la **ladrerie bovine,** dont l'histoire est analogue à celle de la ladrerie porcine, sauf deux différences.

1° *Les cysticerques sont beaucoup moins abondants* (souvent moins d'un par décimètre carré) ; cela tient à trois causes : n'étant pas coprophages, les bovins ont beaucoup moins d'occasion que les porcs-d'ingérer des œufs, et quand, une fois par hasard, il leur arrive d'en absorber, c'est en moins grande quantité, puisque les articles sont expulsés isolément (et non par quatre-cinq) ; les infestations sont donc déjà moins fréquentes et moins abondantes chez le bœuf que chez le porc. En outre, ces œufs, déjà moins nombreux au total, sont encore appelés à se disséminer dans une masse musculaire décuple, le bœuf étant beaucoup plus gros que le porc : les larves sont donc forcément plus clairsemées.

2° *Les cysticerques bovins sont plus souvent logés dans le conjonctif intermusculaire que dans la chair ;* or ce tissu est généralement chargé de graisse, blanche comme eux, de sorte qu'ils tranchent moins bien sur un fond de même couleur que sur le muscle rouge.

Pour ce double motif (petit nombre et teinte analogue), la ladrerie bovine est d'un diagnostic infiniment plus difficile que la porcine ; pour dépister les infestations légères (qui sont la règle), il faudrait pouvoir faire des incisions exploratrices : or jusqu'ici, elles sont partout défendues. Il résulte de cette difficulté, que l'affection est rarement découverte, ce qui entraîne deux conséquences : 1° elle paraît exceptionnelle, alors qu'en réalité 5 p. 100 des bœufs français sont parasités ; 2° les cysticerques, passant presque toujours inaperçus, sont à peu près tous consommés. C'est la raison pour laquelle, bien que les larves du bœuf soient au total beaucoup moins abondantes que celles du porc, le *Ténia saginata* est neuf fois plus fréquent que le *solium.* Un autre motif de cette fréquence tient d'ailleurs à ce que, par habitude, on consomme saignante la viande de bœuf (sous forme de bifteak surtout), bien plus souvent que celle du porc : ses larves ont donc moins de chance d'avoir été tuées par la chaleur.

La rareté des parasites dans la chair explique encore pourquoi l'homme n'héberge généralement qu'un seul Ténia saginata, d'où son nom vulgaire de *ver solitaire* : c'est parce que la quantité de viande correspondant à la ration habituelle d'une personne ne renferme d'ordinaire qu'une seule larve, tant celles-ci sont éparpillées.

Prophylaxie comparable à celle de la ladrerie porcine. A noter, d'une part, que la lutte contre les ténias humains — reposant surtout sur la saisie des viandes ladres — est bien plus entre les mains des vétérinaires que des médecins ; et d'autre part que, pour l'emploi thérapeutique de viande crue, il faut préférer le cheval et le mouton au bœuf et au porc, parce que les deux premiers ne peuvent héberger de cysticerque transmissible à l'homme.

Ténia ovipariens ; intestin grêle du chien. Espèce exceptionnelle, voisine de *T. hydatigena*, mais dont la larve siège dans les muscles du mouton, causant la *ladrerie ovine*. Or cette larve est restée longtemps prise pour *Cysticercus solius*, ce qui faisait considérer la cysticercose ovine comme dangereuse pour l'homme ; on sait aujourd'hui qu'elle se rapporte exclusivement à un parasite du chien.

TÉNIAS A CŒNURES (1).

Ce groupe, caractérisé par ses larves munies de plusieurs invaginations monocéphales, comprend deux espèces : *Ténia cœnurus* et *Ténia serialis*.

I. **Ténia cœnurus** : Intestin grêle du Chien.

Ver reconnaissable à sa faible taille (40-50 centimètres), ainsi qu'à ses crochets relativement peu nombreux (une trentaine) et petits (les grands mesurent environ 150 µ).

Evolution. — Pour que les œufs émis par les chiens para-

____

(1) = Multiceps.

sités puissent se développer, il faut qu'ils soient ingérés
(à la faveur de l'herbe ou de l'eau de boisson) par un ruminant ; chacun d'eux donne alors une larve (*Cœnurus
cœnurus*) (1), qui siège surtout *dans les centres nerveux* (excep-

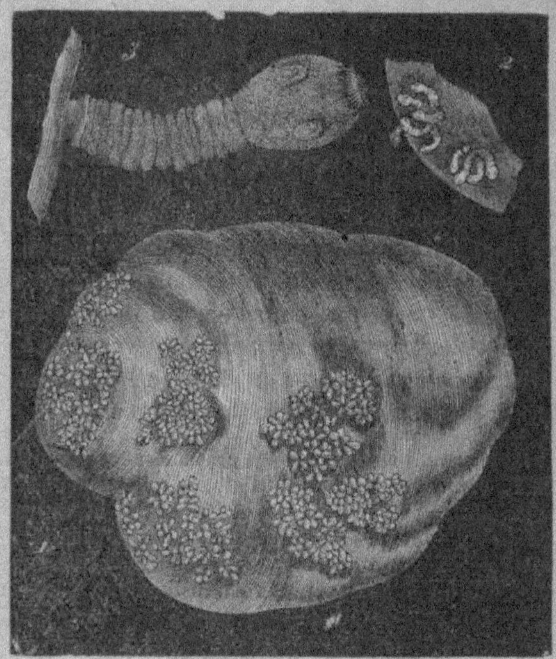

Fig. 15. — Cœnure du *mouton*.
1, vésicule entière, grandeur naturelle ; 2, deux groupes de têtes grossis quatre fois ; 3, tête fortement
grossie.

tionnellement dans le tissu conjonctif, sous-cutané ou
inter-musculaire).

C'est une vésicule subglobuleuse, du volume d'une
noix, limitée par une membrane mince, translucide, présentant une centaine de points blancs, opaques, gros com-

(1) = *Cœnurus cerebralis.*

me une tête d'épingle : chacun d'eux correspond à une invagination céphalique ; chose curieuse, ils sont répartis sur l'enveloppe, non pas uniformément, mais par groupes arrondis de 5-10 chaque. Le développement complet de la larve exige environ trois mois.

Le Ténia cœnurus est surtout parasite des chiens de berger et de boucher, parce que ce sont eux qui ont évidemment le plus d'occasions de manger des cerveaux de bœuf et de mouton malades ; on le rencontre généralement par centaines chez un même hôte, ce qui s'explique, puisqu'il suffit d'une seule larve ingérée pour fournir ce chiffre de têtes.

Rôle pathogène. — *A l'état parfait*, ces vers provoquent une *téniose* particulièrement grave, car en raison de leur grand nombre, ils peuvent s'enchevêtrer et se ramasser en pelotes capables d'obstruer l'intestin.

A l'état larvaire, ils causent une maladie, **la cœnurose,** qui peut exister sous deux formes : *cérébrale* ou *médullaire*.

CŒNUROSE CÉRÉBRALE

Les symptômes apparaissent une huitaine de jours après l'infestation, mais seulement quand celle-ci est massive ; on note de l'encéphalite aiguë, se manifestant par de la stupéfaction, de la somnolence, de l'immobilité, « de la *lourderie* », comme disent les éleveurs ; les malades sont indifférents à ce qui se passe autour d'eux. Vient ensuite (et alors dans tous les cas), une seconde période, qui correspond aux deuxième et troisième mois de la maladie.

A ce moment, l'affection se traduit par trois sortes d'anomalies : *de la vue, de la marche, de l'attitude*.

a) Les animaux deviennent *aveugles ou borgnes* : incapables de se guider, ils buttent contre les obstacles ; si on examine leurs yeux, on voit qu'ils sont restés sains, preuve que les troubles visuels sont d'origine cérébrale, amaurotique, et non oculaire.

b) Les troubles locomoteurs sont variés. Le plus souvent les malades *tournent en cercle* (à droite ou à gauche), d'où le nom de *tournis* généralement donné à la cœnurose cérébrale ; mais quelquefois ils deviennent *trotteurs* ou

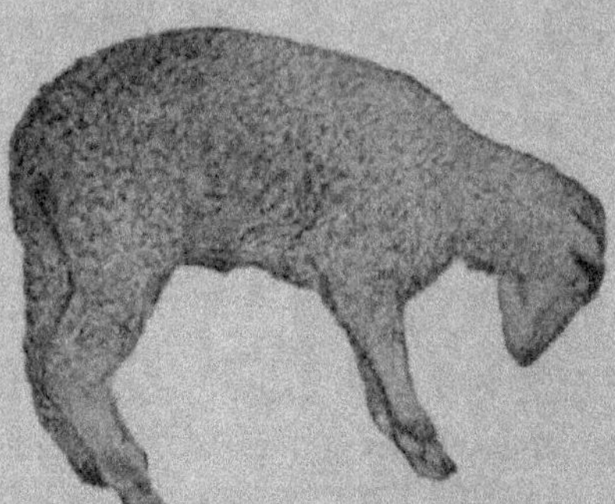

Fig. 16. — Attitude *d'agneau* atteint de cœnurose.

steppeurs, la tête étant, dans le premier cas, encapuchonnée entre les membres antérieurs, et dans le second, redressée, étendue sur l'encolure ; parfois enfin la démarche est simplement incertaine, irrégulière, incoordonnée, avec chutes fréquentes sur le sol.

c) L'attitude est souvent anormale, la tête notamment étant plus ou moins tordue sur le cou.

Lésions. — A la première période, ce sont celles d'une *encéphalite aiguë généralisée*, due aux tunnels creusés dans

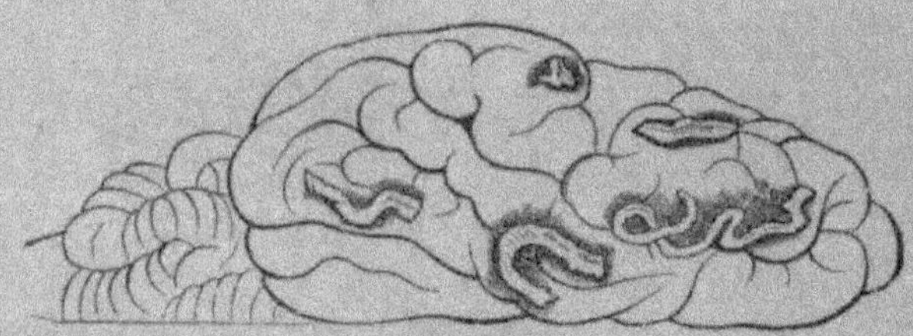

Fig. 17. — Cerveau présentant des galeries cœnuriennes.

l'encéphale par des centaines de cœnures jeunes et pisiformes.

A la deuxième période, on ne trouve ordinairement plus qu'une, rarement deux ou trois larves adultes et grosses comme une noix, toutes les autres étant mortes avant d'arriver à complet développement. Au fur et à mesure de leur grossissement, ces vésicules amènent (par compression progressive), la destruction des compartiments cérébraux voisins et par suite, la suppression des fonctions nerveuses inhérentes aux centres détruits, d'où l'explication des symptômes constatés.

Géographie, fréquence. — Maladie cosmopolite, la cœnurose s'observe surtout chez les jeunes moutons et pendant la saison des pâturages, parceque celle-ci est la plus favorable aux contaminations. Elle est généralement rare et les parasites peu abondants, sauf toutefois dans un cas : lorsque le chien infectant est celui du troupeau ; dans ces conditions, tous les Ruminants de l'effectif sont exposés en même temps à des infestations quotidiennes et répétées, de sorte qu'on enregistre des accidents aussi graves que nombreux, épizootiques.

Diagnostic. — 1° *Ante mortem.* — *Le diagnostic clinique* est difficile à la première période, car la lourderie n'est pas pathognomonique ; il est au contraire facile à la deuxième, le tournis et les autres symptômes étant à peu près caractéristiques.

Toutefois, l'encéphalite cœnurienne peut être confondue avec la *cécité, l'épilepsie, la congestion cérébrale, les autres encéphalites et méningites* (tuberculeuse, toxique, traumatique), avec les *tumeurs du cerveau et le faux-tournis* ; mais la plupart de ces affections sont si exceptionnelles chez le mouton que neuf fois sur dix, tournis y est synonyme de cœnurose.

2° *D. post mortem.* — Il est des plus simples, car l'autopsie des centres nerveux permet facilement d'apercevoir les parasites, étant donné qu'ils sont macroscopiques.

Pronostic *très grave,* parce que : 1° la maladie est souvent mortelle, soit dès la première période (quand l'infestation est massive), soit en tous cas à la deuxième ; 2° elle sévit fréquemment, non par cas isolés, mais par cas nombreux, épizootiques, des centaines d'agneaux se trouvant atteints dans une même bergerie (nous avons vu qu'il en était ainsi chaque fois que l'agent infectant est le chien du troupeau).

Traitement. — La seule intervention logique serait l'*extirpation du parasite, par trépanation* ; mais elle nécessite évidemment la découverte préalable de son siège exact. Théoriquement, cette découverte devrait pouvoir se faire d'après la nature des troubles constatés, en tenant compte des données de la physiologie ; ainsi, chez les tourneurs, le cœnure est logé dans l'hémisphère cérébral du même côté (partie moyenne) ; chez les trotteurs, il est dans la région antérieure, et chez les steppeurs, dans la région postérieure du cerveau ; chez les incoordonnés, il siège dans le cervelet. D'autre part, quand le cœnure est superficiel, il provoque un amincissement progressif des parois crâniennes contiguës, qui, de ce fait, deviennent suffisamment souples pour qu'on puisse découvrir le parasite à la pression du doigt.

Mais il faut avouer que, dans la pratique, on parvient rarement à découvrir le siège du cœnure ; la chose devient même impossible quand il y en a plusieurs, car ils entremêlent leurs symptômes. Quoi qu'il en soit, dans les cas où on y réussit, on peut trépaner, selon la technique ordinaire, ou plus simplement à l'aide d'une vrille ou d'un tire-bouchon, perçant un petit trou dans lequel on passe ensuite un crochet qui retire la vésicule.

Un autre mode de traitement repose sur l'emploi (mais à la première période seulement), de la *réfrigération* ou de la *fougère mâle* : toutes deux seraient capables d'arrêter l'évolution des larves ; toutefois la chose est contestée, de sorte qu'en résumé, on ne connaît encore aucune méthode capable d'assurer le succès. Aussi (sauf lorsqu'il s'agit de reproducteurs de prix, auquel cas il faut tenter d'intervenir), la solution la plus économique consiste-t-elle à livrer les malades à la boucherie, aussitôt le diagnostic fait, et sans leur laisser le temps de maigrir.

Prophylaxie. — Elle comporte deux mesures :

1° *Empêcher l'infestation des Ruminants*, en leur enlevant

tout risque d'avaler des œufs de ténia ; pour cela, on débarrassera trimestriellement les chiens du troupeau de leurs Cestodes.

2° *Empêcher l'infestation des chiens*, en les mettant dans l'impossibilité de manger des cœnures ; on y parviendra en détruisant méticuleusement tous les cerveaux de bœufs et de moutons atteints, au lieu de les donner aux chiens ; en outre, il serait bon d'interdire l'entrée de ces carnassiers dans les abattoirs : s'ils ne rôdaient pas constamment autour des bouchers, ceux-ci n'auraient pas la tentation, comme ils le font habituellement, de leur jeter en pâture tous les organes malades.

Cœnurose médullaire. — Son histoire est analogue à la précédente, sauf qu'elle se traduit, comme *symptômes*, par une paralysie des membres, surtout des membres postérieurs (*paraplégie*), et comme *lésions*, par de la myélite, avec destruction des compartiments médullaires parasités. Difficile à distinguer des autres paraplégies, celle-ci n'est justiciable *d'aucun traitement*.

II. **Ténia serialis :** intestin grêle du Chien.

Cette espèce diffère du Ténia cœnure par le manche des grands crochets, plus long que la lame (au lieu de plus court) et par la garde des petits, qui est nettement bifide (alors qu'elle était simple). Sa larve (*Cœnurus serialis*) se sépare du cœnure cérébral par son habitat : *tissu conjonctif* (sous-cutané ou intermusculaire, plus rarement séreuses), *des lapins et des lièvres*, ainsi que par trois légères différences d'aspect : *a*) le cœnure sérial est fréquemment ramifié ; *b*) il donne souvent naissance à des *vésicules filles* plus petites, internes ou externes ; *c*) enfin les invaginations céphaliques, plus grosses, sont groupées en *séries* linéaires, plutôt qu'en placards arrondis (d'où le mot *serialis*).

Rôle pathogène : cœnurose des Léporidés. — Les parasites hypodermiques sont seuls décelables ; ils se traduisent par des tumeurs grosses comme une noix, indolores, élastiques, recouvertes d'une peau mobile et non enflammée ; elles peuvent être enlevées par ponction suivie d'extraction à la pince. Prophylaxie calquée sur celle de T. cœnurus.

III. — TÉNIAS A ÉCHINOCOQUES

Larves munies de plusieurs invaginations polycéphales.

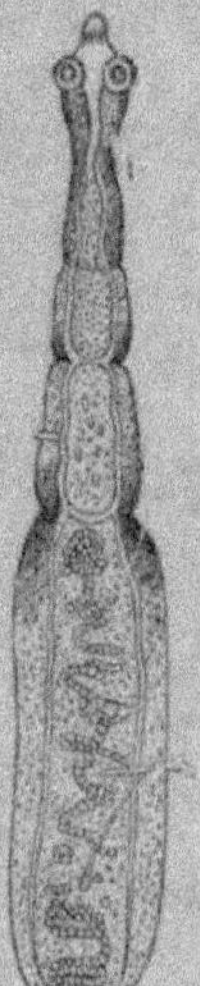

Une espèce importante : **Ténia echinococcus**, qui vit dans le duodénum du chien et du chat. C'est un cestode facile à reconnaître, car il mesure à peine 3-4 millimètres de long, et il n'est formé que par trois ou quatre anneaux, dont le dernier seul est ovigère (fig. 18).

Sa larve se développe surtout dans le *foie*, *plus rarement dans le poumon des Ruminants et des Porcins* ; mais elle peut se trouver chez toutes les espèces (homme et oiseaux compris), ainsi que dans tous les organes (même les ganglions et les os). Sur dix échinocoques, sept siègent dans le foie, deux dans le poumon, un dans les autres tissus (1).

C'est une vésicule globuleuse, blanchâtre, grosse comme une pomme, dont l'enveloppe, au lieu d'être mince et translucide comme celles des larves précédentes, est au contraire épaisse et opaque. Cela tient à ce qu'elle est com-

Fig. 18.

(1) Cette dissémination dans l'organisme entier s'explique ainsi. Les deux tiers des embryons venant de l'intestin par la veine-porte restent dans le foie, arrêtés par son filtre capillaire ; mais les autres parviennent à passer dans les veinules sus-hépatiques, dont le courant sanguin les mène au cœur droit, puis par la petite circulation, au poumon, où la plupart sont encore arrêtés par le filtre capillaire. Toutefois quelques-uns réussissent à le traverser, de sorte qu'ils reviennent au cœur gauche et, par la grande circulation, se dispersent à travers tout le corps. A noter que chiens et chats peuvent héberger le parasite à ses deux états.

posée, non plus d'une, mais de deux membranes accolées :
l'externe paraît striée circulairement, stratifiée, parce qu'elle
est formée de lames concentriques : on l'appelle *cuticule* ;
l'interne sécrète la précédente par sa face externe, tandis

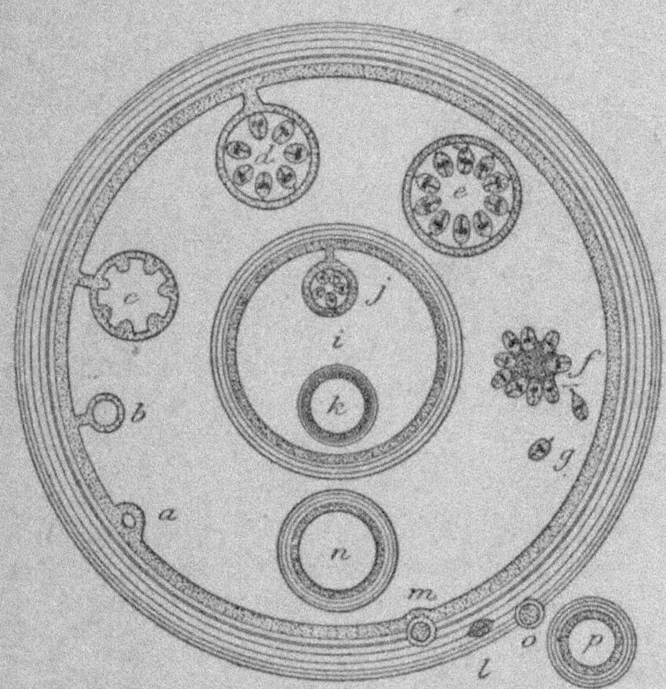

Fig. 19. — *Echinocoque.*
a, *b*, *c*, *d*, formation des vésicules proligères ; *e*, vésicule pro-
lig. détachée ; *l*, *m*, *n*, *i* = formation des vésicules filles
internes ; *l*, *o*, *p* = formation des vésicules filles externes
(Guiart).

que l'autre face donne naissance aux têtes, c'est-à-dire
aux germes des futurs ténias, d'où son nom de *germinale*.

Effectivement elle produit un millier d'invaginations
céphaliques, dites *vésicules proligères*, comparables à celles
des cysticerques et des cœnures, sauf que leur taille est

simplement celle d'une pointe d'épingle (la face interne de la membrane est ainsi hérissée d'une multitude de
granulations caractéristiques), et qu'elles contiennent
5-10 têtes, à rostre invaginé. Au total, chaque échinocoque
renferme donc plusieurs milliers de têtes, toutes capables
de donner un ver parfait. Le développement complet de
la larve demande six mois,
les invaginations apparaissant
vers le cinquième.

*Telle est la structure nor-
male des échinococoques* ; mais
tous ne présentent pas cet
aspect.

D'abord, il en est un di-
xième qui ne forment pas de
têtes, et sont conséquem-
ment incapables de repro-
duire des ténias : on les dit
stériles.

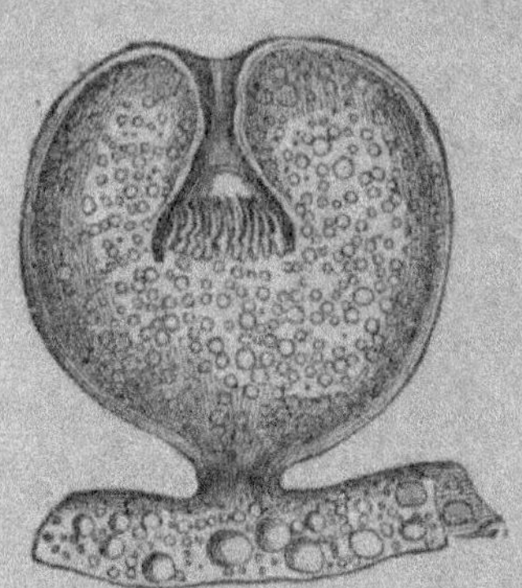

Fig. 20. — Une tête d'échinocoque (avec rostre invaginé).

D'autres se transforment en
abcès, dus à ce que, au bout d'un an ou deux, ils meurent
et se remplissent d'un pus d'abord crémeux, puis caséeux,
et finalement calcifié (dégénérescence caséo-calcaire).

Enfin, il en est qui donnent naissance à d'autres vésicules, dites *vésicules filles*, plus petites qu'elles (grosses
comme un pois ou une noix), et qui sont logées tantôt à
l'intérieur, tantôt autour de la vésicule mère.

Ceci s'explique par leur mode de formation, qui est double.

a) *Origine cuticulaire.* — Il arrive souvent qu'un pli de la membrane germinale soit pincé et emprisonné entre deux lames cuticulaires, au moment de leur sécrétion. Or ces bourgeons, continuant à grossir, se pédiculisent de plus en plus, et finissent par
s'isoler, donnant ainsi une *vésicule fille intra-cuticulaire* dont la
germinale va sécréter des couches successives de cuticule, comme
la germinale mère. A un moment donné, cette vésicule est devenue tellement volumineuse qu'elle fait éclater la membrane cuticulaire ; si elle siégeait en un point plus rapproché de la face externe

que de la face interne, l'éclatement se produit naturellement en dehors, donnant une *vésicule fille* externe ; dans le cas contraire, l'éclatement se produit en dedans, et on a une *vésicule fille interne*.

b) *Origine céphalique*. — Assez souvent, les vésicules proligères se détachent de la paroi, flottent dans le liquide, puis se déposent comme autant de grains de sable (*sable échinococcique*).

Or elles se déchirent fréquemment, mettant leurs têtes en liberté ; celles-ci liquéfient alors leurs tissus centraux, en même temps qu'elles s'entourent d'une cuticule, de sorte qu'elles se trouvent finalement transformées en autant de petites vésicules filles internes. Cette *vésicularisation des têtes* explique une forme spéciale d'échinococcose, dite *secondaire*. Surtout péritonéale, elle est due à l'ouverture (chirurgicale ou spontanée) d'un échinocoque du foie, et à l'épanchement, dans l'abdomen, de son liquide chargé de vésicules proligères et de têtes ; celles-ci se transforment ensuite en autant de vésicules filles (ou échinocoques secondaires) greffées sur la séreuse. Dans les cas, plus rares, où l'échinocoque se rupture dans l'intérieur d'un tissu (foie, poumon, muscle) (1), il forme une foule d'échinocoques secondaires qui restent tassés les uns contre les autres et finissent par être englobés dans une gangue fibreuse commune : on a alors un *échinocoque multiloculaire*, ainsi appelé parce qu'une coupe transversale le montre constitué non plus par une seule cavité (comme c'était le cas pour l'échinocoque normal, uniloculaire), mais par plusieurs loges, que des cloisons fibreuses séparent les unes des autres (2).

Géographie, fréquence, abondance. — Le Ténia échinocoque est cosmopolite, mais sa fréquence varie avec les pays. En France, il est commun sous la forme larvaire, tandis qu'il paraît rare sous la forme parfaite (3) ; cette opposition tient à ce que les organes parasités sont si faciles à reconnaître que presque tous sont saisis dans les abattoirs, et par suite non consommés.

Il s'observe surtout chez les chiens de bouchers, de char-

(1) Sous l'influence d'une contraction musculaire violente, par exemple.

(2) L'échinocoque alvéolaire de l'homme est considéré comme la larve d'une espèce particulière (*T. echinococcus alveolaris*), très voisine, à l'état parfait, de l'autre espèce, et vivant comme elle chez le chien.

(3) En réalité, il est surtout rarement constaté, car en raison de son extrême petitesse, il passe souvent inaperçu au milieu des matières intestinales.

cutiers, de bergers, pour la raison bien simple que l'hôte intermédiaire étant un animal de boucherie, ces carnassiers ont plus d'occasions que les autres de manger des viscères infestés.

On le trouve généralement au *début du duodénum et par milliers*, ce qui n'est pas surprenant, puisqu'il suffit à un chien de manger une seule larve pour avaler du même coup des milliers de têtes.

Mais dans certaines contrées, ce ver abonde sous ses deux états ; c'est le cas pour l'Egypte, l'Australie et surtout l'Islande, qui est considérée comme la patrie classique des Echinocoques ; s'il en est ainsi, c'est parce que là-bas, durant les longs mois d'hiver, hommes et bêtes vivent pêle-mêle, côte à côte, à l'intérieur des mêmes cabanes et des mêmes écuries, dans la promiscuité la plus absolue. Les œufs rejetés quotidiennement par les chiens ont donc beaucoup plus de chance que chez nous d'être repris par des hôtes favorables.

Rôle pathogène. — Les vers parfaits sont peu dangereux, en raison de leur extrême petitesse et malgré leur grand nombre. Par contre, les larves produisent une grave maladie, l'**échinococcose,** dont les formes les plus importantes sont *hépatiques, pulmonaires, cardiaques et suppurées*

ECHINOCOCCOSE HÉPATIQUE

Elle ne s'exprime par des *symptômes* que quand l'infestation est intense ; les deux principaux sont : 1° *foie hypertrophié*, débordant l'hypochondre et douloureux à la palpation ; 2° *ictère*, par rétention biliaire due aux compressions de canaux et aux destructions de parenchyme causées autour d'elles par les vésicules.

Le foie ne remplissant plus qu'insuffisamment ses diverses fonctions, le malade maigrit de plus en plus, puis meurt. *A l'autopsie*, l'attention est d'abord attirée par la *présence d'échinocoques dans le foie*, souvent en si grand nombre (50-100) qu'ils se touchent, et que l'organe est bosselé,

hypertrophié jusqu'à tripler de volume. On observe en
outre de l'*hépatite chronique*, avec cirrhose allant, dans les
infestations massives, jusqu'à disparition quasi totale du
parenchyme : le foie, ne comprenant plus que des échinocoques et du tissu fibreux, est physiologiquement supprimé.

Diagnostic. — 1º *Ante mortem.* — Étant réduit aux seuls

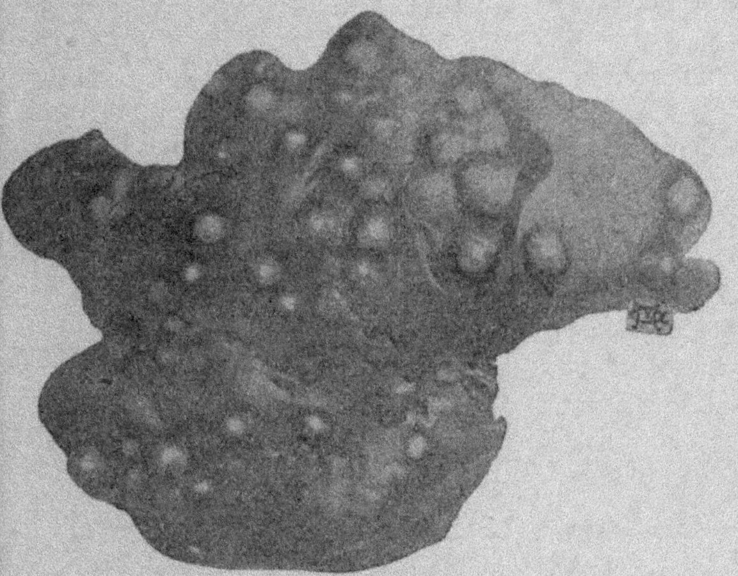

Fig. 21. — Foie rempli d'échinocoques (Cadéac).

moyens cliniques, il est impossible dans les cas bénins, car le
foie est trop petit et trop profond pour pouvoir être
exploré ; tout au plus, les infestations graves pourraient-
elles être soupçonnées, quand on constate de l'ictère associé à un foie hypertrophié, débordant et douloureux :
chez le bœuf; de tels symptômes correspondent presque
toujours à l'échinococcose. Mais en fait, le diagnostic *ante
mortem* de cette affection est si difficile qu'il n'est qu'exceptionnellement fait.

Bien entendu, il ne peut être question de *diagnostic microscopique*, puisque, étant une larve, le parasite n'émet aucun germe susceptible d'être retrouvé dans les excretas du malade. Mais on pourrait procéder à un *diagnostic expérimental*, par *cyto-diagnostic éosinophile*, par *intra-palpébroréaction* (l'injection d'un demi-centimètre cube de liquide échinococcique pur donnerait un œil poché durant vingt-quatre heures), et surtout par *séro-diagnostic*.

Effectivement, le liquide larvaire contient une toxine, à laquelle d'ailleurs sont dus les accidents parfois mortels d'*urticaire* et d'*anaphylaxie* qui surviennent souvent après l'ouverture, chirurgicale ou spontanée, d'un Echinocoque dans le péritoine (1). Or, cette même toxine amène la formation d'*anticorps* dans le sang des parasités. Leur recherche peut déjà se faire par *précipito-diagnostic* (l'addition de VI-XII gouttes de sérum du malade à 1 centimètre cube de liquide échinococcique frais donnant un précipité), mais elle réussit mieux par *déviation du complément*. Toutefois séro et cyto-diagnostics échinococciques sont trop compliqués pour entrer dans la pratique vétérinaire.

Par contre, le *diagnostic post mortem* est enfantin, car il repose sur la constatation, à l'autopsie, de parasites qui sautent aux yeux, tant ils sont volumineux.

Pronostic *très grave* quand l'infestation est massive, parce qu'elle cause un si mauvais fonctionnement du foie qu'une terminaison fatale est obligée ; quelquefois même la mort survient subitement, par rupture spontanée d'un kyste dans le péritoine, compliquée de choc anaphylactique.

Traitement nul (2) ; économiquement parlant, le mieux est d'envoyer le malade à l'abattoir, aussitôt le diagnostic fait.

(1) Le mécanisme de ces intoxications est le suivant : Quand, par suite d'une ponction exploratrice ou de la rupture spontanée d'un kyste, du liquide échinococcique s'écoule dans la cavité abdominale, ce liquide a pour effet de rendre le malade plus sensible à son action toxique, *de le préparer* ; si donc plus tard, ce malade vient à être opéré, il suffira qu'au cours de l'intervention une minime quantité de liquide s'échappe à nouveau pour que le choc anaphylactique se déclanche, intoxiquant subitement le sujet hypersensibilisé.

(2) Théoriquement, on pourrait pratiquer une ponction évacuatrice, suivie d'injection parasiticide, dans les vésicules superficielles, accessibles au trocart sans laparotomie ; mais les profondes resteraient, si bien qu'au total le résultat serait rarement heureux.

Prophylaxie. — Elle doit s'exercer dans deux directions :

1º *Rendre impossible l'infestation des hôtes intermédiaires (c'est-à-dire de l'homme et des animaux)* ; pour cela, il faut : *a)* débarrasser trimestriellement de leurs vers tous les chiens, mais surtout ceux de troupeaux ; *b)* éviter une promiscuité trop intime avec les carnassiers domestiques qui, par leur langue et leur museau, transportent souvent les anneaux et les œufs de leurs ténias sur le visage et les aliments de leurs maîtres.

2º *Rendre impossible l'infestation des hôtes définitifs (chiens et chats).* On y parviendra en saisissant rigoureusement tous les viscères porteurs d'échinocoques et en les détruisant (de préférence par le feu ou la cuve à acide sulfurique). En outre, plus encore que pour la cœnurose, il y aurait intérêt à interdire l'entrée des chiens dans les abattoirs, et à apprendre au personnel de ces établissements le danger qu'il y a, pour l'homme et les animaux, à jeter les organes malades aux canidés.

ÉCHINOCOCCOSE PULMONAIRE

Les symptômes, qui apparaissent uniquement dans les infestations massives, sont ceux d'une *pneumonie chronique* (sauf le manque d'expectorations) : toux, submatité, absences locales de murmure respiratoire (les régions envahies étant évidemment silencieuses).

Les lésions principales sont : 1º présence d'échinocoques à la surface et dans l'épaisseur du poumon, mais ils sont habituellement moins nombreux que dans le foie ; 2º atrophie et sclérose (par compression progressive) du parenchyme pulmonaire, qui est réduit à de minces travées intercalées entre les vésicules parasitaires.

Diagnostic. — Commode sur autopsie, il est au contraire difficile sur un malade, les symptômes n'ayant rien de caractéristique ; l'affection devra surtout être différenciée de la *tuberculose pulmonaire* et de la *péripneumonie* : on se basera sur ce que, dans l'échinococcose, l'état général reste satisfaisant et il n'y a pas de fièvre élevée.

Traitement nul : envoyer les animaux à l'abattoir ; prophylaxie identique à celle de la forme hépatique.

Echinococcose cardiaque. — Spécialement grave, elle cause parfois l'amincissement et la rupture des parois du cœur, avec mort subite.

Echinococcose suppurée. — Surtout hépatique, elle est due à la transformation des vésicules en abcès.

Les symptômes sont ceux des abcès du foie : fièvre accentuée, péritonite localisée autour du foie (d'où une sensibilité particulièrement vive de l'hypochondre droit), subictère, amaigrissement progressif, mort par infection purulente.

Le diagnostic ante mortem est difficile ; quant au *post mortem*, il est basé sur la présence de crochets de ténia éparpillés dans le pus ; les abcès échinococciques peuvent ainsi se distinguer des autres abcès du foie (simples, tuberculeux, etc).

Pronostic extrêmement sombre, l'affection étant généralement mortelle, sans qu'il soit possible de tenter aucun traitement.

AUTRES TÉNIADÉS

Les espèces intéressantes des **genres Choanoténia, Amiboténia et Davainea** sont toutes parasites des Oiseaux terrestres (Gallinacés, Colombins, etc.), qui les prennent en mangeant des larves cysticercoïdes contenues dans des Invertébrés également terrestres (Vers, Arthropodes, Mollusques).

G. Choanoténia. — Crochets falciformes. *Ch. infundibulum*, commun chez les Gallinacés : espèce de 10-20 centimètres sur

3 millimètres, composée d'anneaux en entonnoir, et dont l'hôte intermédiaire est la Mouche domestique.

G. Amiboténia. — Crochets fourchus. *A. sphénoïdes*, de la Poule : ver triangulaire, de 2-4 millimètres sur 1 ; hôte intermédiaire : ver de terre ?

G. Davainea. — Crochets en marteau.

Deux groupes, suivant que les ventouses sont inermes ou épineuses.

1° **D. à ventouses inermes.** — *D. cesticillus* : ver de 5-10 centimètres sur 2 millimètres, pourvu de trois à quatre cents crochets

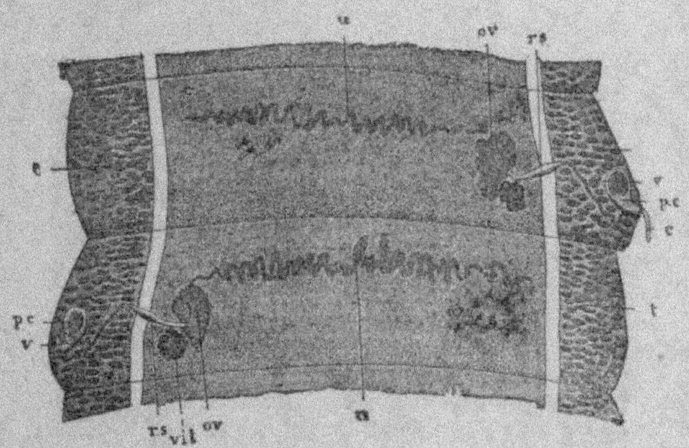

Fig. 22. — Thysanosome : *t*, testicules ; *p c*, poche pénienne ; *v*, vagin ; *ov*, ovaire ; *vit*, vitellogène ; *u*, utérus (Neumann).

rostraux ; cou presque nul, pores génitaux en avant du milieu des bords ; commun chez les Gallinacés, il évolue chez des mouches. *D. Maroteli*, du dindon (= D. cesticillus à tête double, cou sextuple et pores génitaux au milieu des bords).

2° **D. à ventouses épineuses.** — *a)* œufs groupés par 5-10 en capsules : *D. echinobothrida*, de la poule (10 centimètres × 2-3 millimètres ; deux cents crochets rostraux) ; *D. crassula*, du Pigeon (20 centimètres, soixante crochets). *b)* œufs isolés : *D. proglottina*, de la poule encore (espèce d'un millimètre, composée de trois-cinq anneaux ; hôte intermédiaire : limace grise).

Genre Thysanosoma. — Téniadés inermes, à utérus pectiné (comprenant un axe transverse sur lequel se greffent de courtes branches longitudinales analogues aux dents d'un peigne). *Evolution inconnue.* Espèce principale :

T. Giardi. — Commun chez les Ruminants. Ver de 3 à 4 mètres sur 5-7 millimètres, formé d'anneaux asymétriques, le bord sexuel étant plus bombé que l'autre.

Autres formes. — *T. macilenta,* du mouton (2 à 3 mètres sur 3-4 millimètres) ; *T. actinoïdes* (anneaux frangés, Amérique).

G. Stilesia. — Téniadés inermes, comme les Thysanosomes, mais remarquablement étroits et munis de capsules ovifères globuleuses ; pas de vitellogène ; *évolution inconnue.* Espèce principale :

S. centripunctata, des petits Ruminants. Cestode mesurant 3 à 4 mètres de long sur 2 millimètres seulement de large, présentant dans chaque anneau mûr un point central opaque, formé par la capsule ovifère ; testicules presque tous intra-lacunaires.

Autres formes : S. globipunctata, des petits ruminants, comme le précédent, dont il diffère par sa taille moindre (50 centimètres), son aspect frisé, ses testicules extra-lacunaires, et ses capsules ovifères latérales, au nombre de deux par anneau ; *S. hepatica* (canaux biliaires des petits ruminants) ; *S. vittata,* du dromadaire.

Genre voisin : Métroliasthes (une capsule ovifère centrale, comme *Stilesia,* mais un vitellogène) ; *M. lucida,* du dindon (20 centimètres × 2 millimètres).

ANOPLOCÉPHALINÉS

Téniadés à pores génitaux unilatéraux, situés tous sur un même côté du ruban.

Quatre genres principaux, différenciés comme suit :

Des crochets céphaliques	falciformes	*Drépanidoténia.*
	fourchus	*Hymenolepis.*
	en marteau	*Raillietina.*
Pas de crochets céphaliques		*Anoplocephala.*

Les espèces intéressantes des **genres Drépanidoténia, Hymenolepis et Raillietina** sont surtout parasites des Oiseaux aquatiques (Palmipèdes, etc.), qui les prennent en mangeant des larves cysticercoïdes contenues dans des Invertébrés également aquatiques (Crustacés, Mollusques, etc.).

A. — G. Drépanidoténia. — Crochets falciformes, trois testicules par anneau. Trois groupes d'espèces, suivant qu'il existe huit, dix ou vingt crochets céphaliques.

1° **A huit crochets.** — *D. lanceolata*, de l'oie (Cestode lancéolé, de 6-8 centimètres, sur 1) ; *D. gracilis*, des palmipèdes (ver étroit, non lancéolé, mesurant 15 centimètres sur 2 millimètres) ; etc..

2° **A dix crochets.** — Trois espèces de même taille (15 centimètres $\times$ 2 millimètres) :

Glandes femelles médianes et inter-testiculaires.
 { testicules antiporaux accolés : *D. anatina*.
 { testicules — id. — échelonnés : *D. collaris*.

Glandes femelles rapprochées du bord poral et extra-testiculaires.................................... *D. setigera*

3° **A vingt crochets**, glandes femelles médianes, mais extra-testiculaires .... *D. tenuirostris*.

Tous sont parasites des Palmipèdes.

Genres voisins. — I. **Fimbriaria** : Drépanidoténia à partie antérieure dilatée et incurvée en marteau, à segmentation externe nulle (ou peu marquée), à utérus unique, commun à tout le ruban. *F. fasciolaris*, des palmipèdes (surtout du canard) ; ver de 5-20 centimètres sur 3-4 millimètres, à tête caduque, portant dix à douze crochets falciformes.

II. **Echinocotyle** : Drépanidoténia à ventouses armées ; *E. rosseteri* (1-2 millimètres), du canard.

B. — G. Hymenolepis : crochets rostraux fourchus ; trois testicules par anneau. *H. coronula*, du canard (15-20 centimètres sur 2-3 millimètres, une vingtaine de crochets) ; etc.. On rapproche de ce groupe trois cestodes qui n'en diffèrent que par l'absence de crochets connus : 1° *H. cantaniana* (5-10 millimètres, testicules antiporaux accolés) ; 2° *H. carioca* (5-6 centimètres, testicules antiporaux échelonnés) ; 3° *H. columbæ* (10-15 centimètres), du pigeon (tandis que les deux premiers vivent chez les Gallinacés, et ont pour hôte intermédiaire les stomoxes).

C. — G. Raillietina. — Crochets céphaliques en marteau, testicules nombreux; œufs groupés par huit-quinze, en capsules ; ventouses épineuses.

Ex. : *R. tetragona*, de la poule (15 centimètres sur 3 millimètres ;

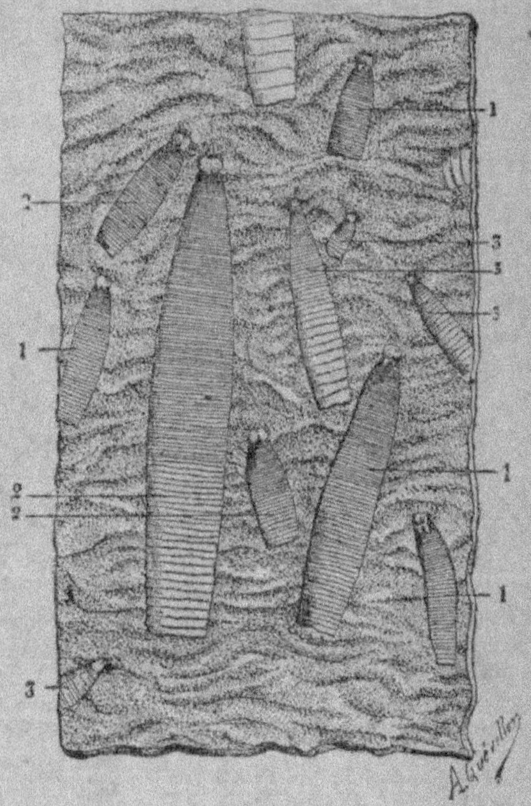

Fig. 23.

1, Anoplocephala perfoliata ; 2, A. magna ; 3, A. mamillana (Cadéac).

cent crochets de 7 μ ; dix rangs d'épines aux ventouses ; hôte intermédiaire : mouche domestique).

R. Friedbergeri, du dindon et du faisan (10 centimètres sur 3 millimètres, cent cinquante crochets de 12 μ, cinq rangs d'épines aux ventouses) ; *R. structhionis* (Autruche).

Genre Anoplocephala. — Anoplocéphalinés inermes, possédant des œufs à coque piriforme (munie de deux prolongements en forme de cornes, rapprochées ou entrecroisées). *Evolution inconnue.*

Trois espèces, toutes parasites des Équidés.

1° **A. magna.** — Ver de 20-30 centimètres sur 2-3, formé d'anneaux si courts que le ruban semble plissé en travers.

2° **A. perfoliata.** — Cestode de 3-4 centimètres sur 1, à tête pisiforme suivie sur chaque face de deux replis cutanés dits *lobes post-céphaliques* (s'observe parfois dans le gros intestin).

3° **A. mamillana.** — Ne diffère du précédent que par sa tête, grosse seulement comme celle d'une épingle, et par l'absence de lobes post-céphaliques.

Genre voisin. — *Andrya* (Anoplocéphales à pores génitaux postérieurs, au lieu d'antérieurs) ; parasites des lapins et des lièvres. *A. pectinata* (60-80 centimètres sur 5 millimètres, pores génitaux dans le quart postérieur) ; *A. cuniculi* (pores génitaux à peine un peu en arrière du milieu).

DIPYLIDINÉS

Téniadés à pores génitaux doubles.

Deux genres importants :

Des crochets céphaliques .... *Dipylidium*.
Pas de crochets céphaliques .... *Moniezia*.

Genre Dipylidium. — *Espèce principale* : **D. caninum**, qui vit dans l'intestin grêle du chien et du chat (quelquefois de l'homme). Cestode de 20-30 centimètres sur 2-3 millimètres, dont la tête porte quatre couronnes de crochets en aiguillons de rosier, et dont les anneaux ovigères, elliptiques et rosés, renferment des œufs à coque subglobuleuse et mince, groupés par 10-15 en de nombreuses capsules microscopiques.

La larve est un *Cryptocyste* qui vit dans la cavité abdominale des poux et des puces de Carnivores ; c'est en se léchant et en poursuivant leurs ectoparasites

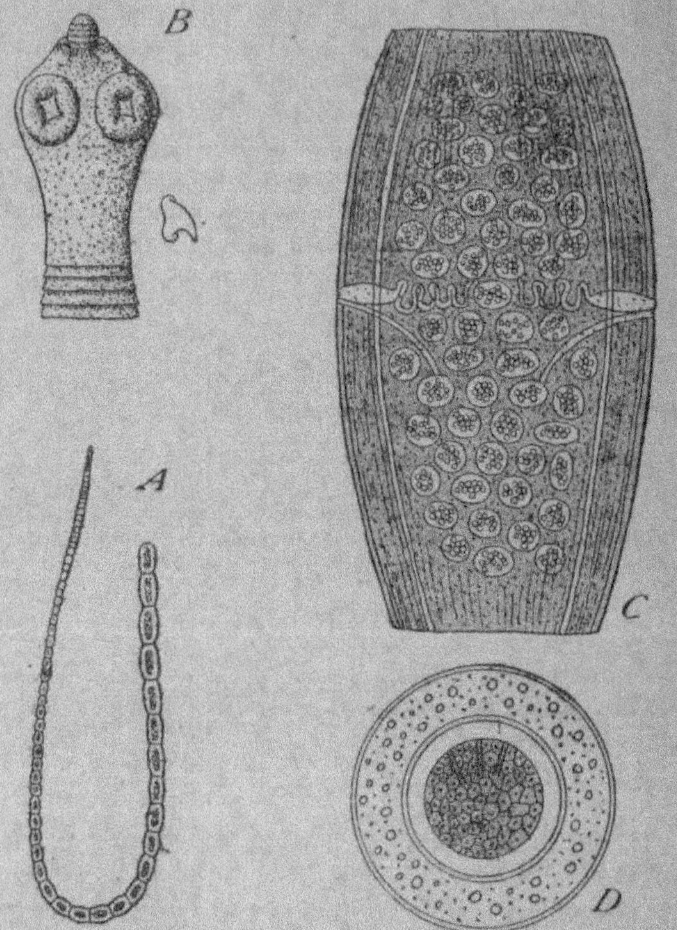

Fig. 24. — *Dipylidium caninum*.
A, demi-grandeur naturelle (d'après Raillet) ; B, tête et crochet
(d'après Guiart) ; C, anneau mûr montrant les deux pores génitaux et les capsules ovifères (d'après Van Beneden) ; D, œuf
(d'après Railliet).

à coups de dents, dans la fourrure, que ces mammifères
les avalent, et avec eux les larves qu'ils contiennent. Le

Dipylidium est le Téniadé le plus fréquent des chiens français, qui sont parasités dans la proportion de 50 p. 100 ; il est même à peu près le seul chez les chiens d'appartement. On le rencontre aussi chez les enfants qui ont l'habitude de jouer avec les chiens et les chats, parce que les puces de ces animaux sautant parfois sur leurs aliments (tartines, soupe), s'y engluent et sont ingérées avec eux.

Prophylaxie. — Débarrasser nos Carnivores de leurs ectoparasites et de leurs Cestodes.

Autres espèces. — *D. sexcoronatum* (six couronnes de crochets) ; *D. pasqualei* (seize couronnes de crochets) ; *D. Trinchesei* (œufs isolés) ; etc..

Genre voisin : Cotugnia = Dipylidium à crochets en marteau et disposés sur un rang. *C. digonopora*, des poules abyssines.

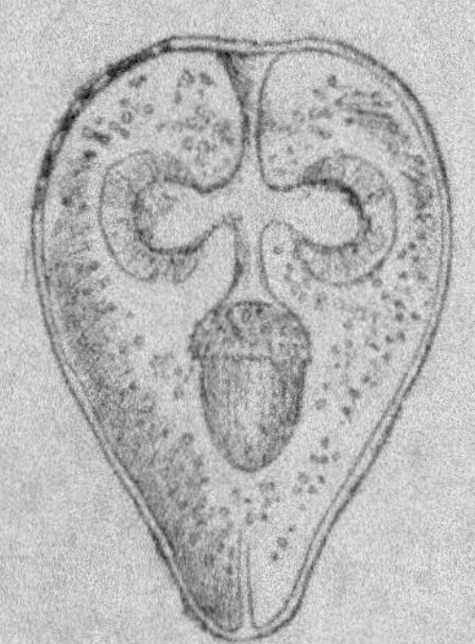

Fig. 25. — Cysticercoïde du *Dipylidium caninum* × 60 (d'après Leuckart).

G. Moniézia. — Dipylidinés à tête inerme et œufs piriformes ; parasites communs des Ruminants, *leur évolution est inconnue.*

Trois groupes d'espèces, d'après la présence ou l'absence de glandes transversales dites *interannulaires* (parce qu'elles sont placées entre les anneaux), et d'après l'aspect de ces glandes, qui forment tantôt une rangée de culs-de-sac arrondis (*glandes sacculaires*), tantôt une ligne continue (*glandes linéaires*).

1° Glandes sacculaires. — **M. expansa** : ver de 2 à 3 mètres sur 10-15 millimètres, assez épais pour être opaque ; testicules en rectangle ; anneaux ovigères jaunâtres et trois fois plus larges que longs.

M. trigonophora, du mouton (testicules en deux triangles) ; *M. minima* (2 mètres sur 4 millimètres, testicules n'occupant que le tiers postérieur des anneaux ; segments ovigères au moins carrés); etc..

2º Glandes linéaires. — **M. planissima** : ver de 4 à 5 mètres sur 15-20 millimètres, assez mince pour être translucide ; anneaux ovigères jaunâtres et six fois plus larges que longs.

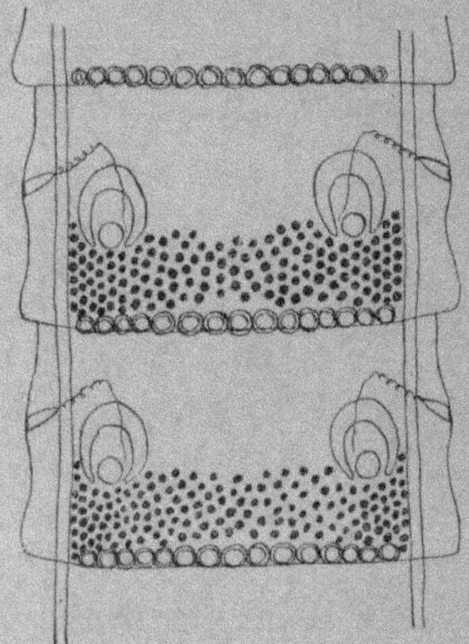

Fig. 26. — Deux anneaux hermaphrodites
de Moniézia sacculaire (Marotel).

M. Neumanni, du mouton (60 centimètres sur 6 millimètres ; glandes courtes et épaisses ; anneaux ovigères deux fois plus larges que longs); etc..

3º Pas de glandes interannulaires. — **M. alba** (1 mètre sur 8 millimètres, anneaux ovigères blancs et plus longs que larges) ; etc.

Genres voisins. — I. **Cittoténia** : Moniézias à pores génitaux postérieurs, au lieu d'antérieurs ; parasites des lapins et des lièvres. *C. Leukarti* (50 centimètres sur 15 millimètres, tête petite, un cou) ; *C. pectinata* (30 centimètres sur 1, tête petite, pas de cou) ; *C. denticulata* (tête grosse).

II. Diploposthe. — Pores génitaux doubles, mais glandes femelles simples et médianes ; *D. lævis*, du canard (20 centimètres sur 5 millimètres, dix crochets falciformes, trois testicules).

MÉSOCESTOIDINÉS

Téniadés à pores génitaux s'ouvrant sur la ligne médiane ventrale. Une espèce importante :

Mesocestoïdes lineatus : intestin grêle des chats, et surtout des chiens. A première vue, ce Cestode ressemble au *Dipylidium caninum*, car il en a l'habitat, la taille (20 à 30 centimètres sur 3 millimètres), et les derniers anneaux elliptiques ; mais il en diffère par sa tête inerme, ses orifices sexuels médians et ses anneaux ovigères, munis chacun d'une grosse capsule utérine centrale, visible à l'œil nu.

Evolution inconnue ; toutefois, on suppose que la larve est un plérocercoïde précédem-

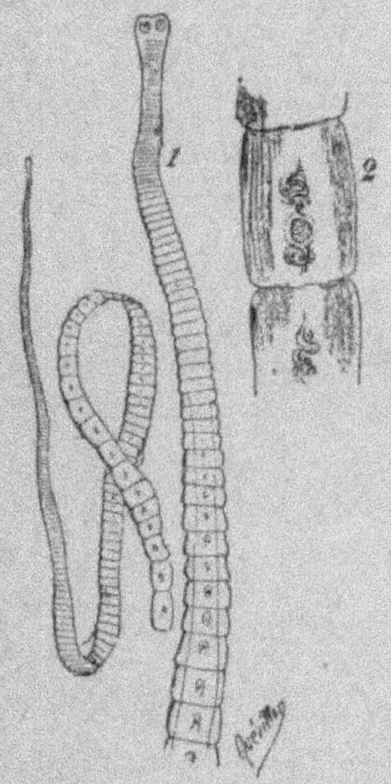

Fig. 27. — A gauche, ver entier ; à droite : 1, moitié antérieure ; 2, anneau ovigère. (Cadéac).

ment décrit sous le nom de *Tetrathyridium Bailleti*, et qui, mesurant 2-3 centimètres sur 2-3 millimètres, se rencontre de temps à autre dans les séreuses des Carnivores.

Cette hypothèse a pour elle deux arguments : l'identité des têtes et ce fait que l'ingestion de Tetrathyridiums par des chiens reproduit des Mésocestoïdes. Mais elle en a contre elle un autre : d'habitude, chez les Téniadés, l'hôte définitif s'infeste en ingérant l'hôte intermédiaire ; comme les chiens ne se mangent pas entre eux, ce mode de transmission est ici en défaut ; aussi, tant qu'on n'aura pas expliqué comment les Tetrathyridium de la plèvre ou du péritoine d'un chien peuvent passer dans son intestin, cette hypothèse ne peut être admise sans réserve. Il est d'ailleurs tout aussi logique de supposer que les Tetrathyridium sont simplement des Mésocestoïdes erratiques, qui se sont égarés dans les séreuses au lieu d'aller dans l'intestin, et qui, pour ce motif, ne peuvent achever leur développement.

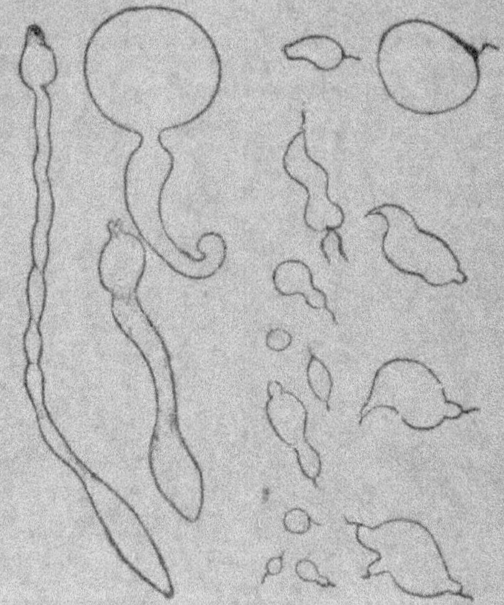

Fig. 28. — Vésicules de l'ascite parasitaire.

On rapproche aussi des Mésocestoïdes certaines vésicules acéphales, sphériques, fusiformes, allongées ou irrégulières, de la grosseur d'une tête d'épingle ou d'un pois, qui ont été trouvées à plusieurs reprises, et par milliers, chez des carnassiers atteints d'une variété d'ascite dite *parasitaire, chyleuse ou crémeuse*.

L'identité d'habitat, comme hôte, organe et région (Toulouse), fait croire à des Tetrathyridium avortés.

Autre espèce : Tetrathyridium variabile ; Téniadé larvaire de 2-3 millimètres, enkysté dans le poumon, les sacs aériens, les muscles et le péritoine de divers oiseaux, notamment de la Poule.

TÉNIOSE (1).

Maladie provoqué par les Téniadés intestinaux,

Les symptômes sont ceux d'une *gastro-entérite* (coliques, diarrhée, vomissements) avec souvent en plus du prurit anal (les chiens font le traîneau) (2), des *convulsions* nerveu-

(1) = Téniasis.

(2) Le prurit anal résulterait, selon certains, de la présence de parasites (anneaux de Téniadés, etc, fréquemment morts et plus ou moins putréfiés) dans les glandes anales.

ses (épilepsie vermineuse) et une *anémie* progressive ; les malades profitent mal de leur nourriture, maigrissent peu à peu et s'affaiblissent de plus en plus, jusqu'à mourir épuisés, cachectiques, au bout de trois ou quatre mois.

Les lésions sont celles de l'entérite et de l'anémie ; quelquefois on observe des *obstructions* plus ou moins complètes de l'intestin par des paquets de vers, et on a même prétendu qu'il pouvait se produire des *perforations*. Chez les oiseaux, les jeunes Davainéas s'enfoncent fréquemment dans la paroi intestinale, provoquant l'apparition de nodules pisiformes (*téniose nodulaire*).

Diagnostic. — *Ante mortem*, il repose sur la constatation, dans les excréments, d'anneaux isolés, de fragments de chaîne, ou d'œufs de Téniadés (dont quelques-uns sont en effet libérés dans le tube digestif, par déchirure ou putréfaction des anneaux mûrs). *Après la mort*, il est basé sur la découverte des Cestodes dans l'intestin (1). La téniose devra être différenciée des autres gastro-entérites et maladies à convulsions (épilepsie, rage) : c'est l'examen coprologique qui renseigne.

Pronostic. — Grave seulement dans les cas d'infestation intense, portant sur des sujets jeunes, débiles ou nerveux, spécialement quand ils vivent en troupeau (moutons, oiseaux) ; c'est ainsi que dans les élevages de dindonneaux, d'oisons, de poulets, de faisandeaux, la maladie atteint parfois 50 p. 100 de l'effectif, parce que tous les individus

---

(1) La détermination de l'espèce en cause, utile pour faire une prophylaxie raisonnée, s'effectue comme suit : placer le Ver encore vivant dans l'eau tiède, où il meurt en extension (tandis que dans l'eau froide, il se contracte à tel point qu'il devient méconnaissable). On peut alors examiner immédiatement, au microscope, la tête, les anneaux et les œufs, surtout après éclaircissement aux acides ; mais pour pouvoir préciser la topographie sexuelle, il convient de colorer préalablement la chaîne, pendant douze heures, au carmin aluné ou boraté. Après avoir lavé abondamment, on peut opérer de deux façons : 1° décolorer des fragments à l'alcool chlorhydrique, puis les monter aux alcools-xylol-baume ; 2° étendre sur plaque de verre le parasite entier qui, en se desséchant, s'y colle naturellement et devient assez transparent pour pouvoir être examiné.

sont soumis en même temps à la contamination (*téniose épizootique*). Chez les animaux adultes, vigoureux et peu infestés, les Cestodes paraissent souvent bien tolérés.

Traitement. — Trois indications : diète, vermifuge, purgatif (voir p. 26).

Les ténifuges de choix sont : écorce de racine de grenadier (1) — ou mieux son principe actif, le tannate de pelletiérine, — kamala, noix d'arec, fougère mâle, kousso, thymol, eau chloroformée (2), etc.. Pour le chien, une des meilleures formules est :

Kamala.. }
Noix d'arec................................... } ââ 3 gr.

en suspension dans un verre d'eau ; le plus souvent, l'expulsion survient sans purgatif, le kamala étant lui-même évacuant. Pour les oiseaux : noix d'arec (2 grammes par tête, dans la pâtée), ou essence de térébenthine + huile ââ (2 à quatre cuillerées à café). Le sulfate de cuivre au millième, donné de temps à autre, comme boisson, ferait disparaître la téniose épizootique.

Prophylaxie. — Elle repose sur deux mesures complémentaires l'une de l'autre :

1° **Empêcher l'ingestion de larves par les hôtes définitifs.** — Dans ce but, il faut chercher à les découvrir toutes, pour les saisir et les détruire. Mais cette destruction n'est possible que pour les espèces dont on connaît l'évolution (Ténias notamment). Pour toutes celles dont le développement est encore ignoré (*ex:* Cestodes des herbivores), ou dont les hôtes intermédiaires — quoique connus — sont sauvages, inaccessibles, et par conséquent soustraits à toute inspection, à toute saisie (limaces, insectes, crustacés, vers de terre), ce moyen préventif est inapplicable. Cependant, même dans ce cas, on peut encore atténuer l'infesta-

---

(1) Pour un chien : écorce de grenadier, 30 grammes (en décoction dans un litre d'eau, jusqu'à réduction à 100 grammes).

(2) Saturer une bouteille d'eau avec du chloroforme ; ce dernier se dépose ensuite au fond, et on décante doucement, au moment de l'emploi : deux à trois cuillerées à soupe pour un homme.

tion, en interdisant aux oiseaux de basse-cour l'accès des
parcs et des mares reconnus parasités, en détruisant systématiquement les mouches, etc..

2º **Empêcher l'ingestion d'œufs par les hôtes intermédiaires.** — On y parvient en débarrassant l'homme et les
animaux domestiques de leurs Cestodes, aussitôt le diagnostic fait : on évite ainsi l'émission quotidienne d'excréments infectants, chargés d'œufs, ce qui rend impossible la contamination des hôtes intermédiaires, et par
suite la production des larves.

Une troisième mesure s'ajoute aux deux autres, lorsqu'il
s'agit de troupeaux atteints de téniose épizootique.

Elle consiste à *emprisonner les malades* dans des
locaux spéciaux (cours, parcs, poulaillers), pour éviter
la dissémination de leurs déjections contagifères, puis à
désinfecter hebdomadairement (par l'eau bouillante, l'acide
sulfurique au dixième, le sulfatage, le chaulage), lesdits
locaux, ainsi que les excréments y contenus et réunis en
tas. On tue de la sorte suffisamment d'œufs, de larves, et
d'Invertébrés hôtes intermédiaires pour éviter les infestations massives qui, nous l'avons vu, sont les plus meurtrières. Aussi cet isolement dans des clos périodique-
ment stérilisés suffit-il généralement pour arrêter l'épizootie, et limiter les pertes.

BOTHRIOCÉPHALIDÉS

Cestodes caractérisés par la présence de deux ventouses
allongées, et d'un orifice de ponte (tocostome).

Deux genres principaux :
Corps annelé = *Bothriocephalus.*
Corps indivis = *Ligula.*

G. Bothriocephalus. — *Une espèce importante :*
B. latus, qui vit ordinairement dans l'intestin grêle de

l’homme, mais quelquefois aussi du chien et du chat.

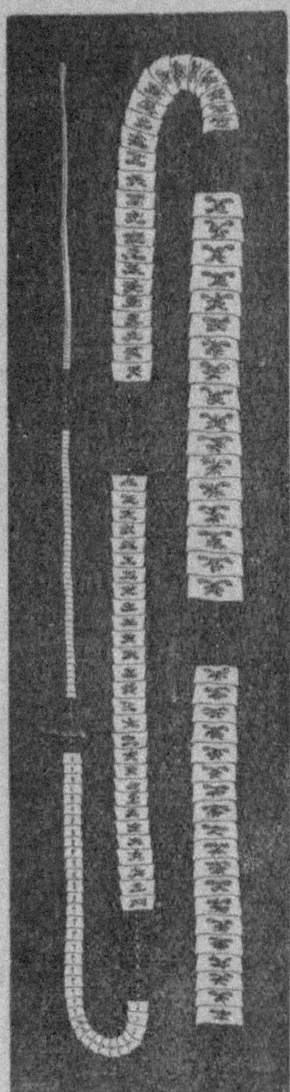

Fig. 29. — Ver entier.

Ce ver est reconnaissable à sa grande taille : 5 à 8 mètres de long sur 10-15 millimètres de large (il est un peu plus petit chez les Carnivores : 2-3 mètres), à sa tête ellipsoïde portant deux ventouses, à ses anneaux hermaphrodites munis de trois orifices sexuels médians (un mâle, une vulve et un tocostome), à ses anneaux ovigères montrant une grosse tache utérine quadrangulaire et jaune brune.

Evolution. — Les œufs logés dans les derniers anneaux possèdent une coque ellipsoïde, mince, jaune brunâtre, operculée à l’un des pôles, et contenant seulement une morula (au lieu d’un embryon hexacanthe). Cela tient à ce que l’utérus n’étant plus terminé en cul-de-sac, les œufs sont pondus au fur et à mesure de leur maturité ; ils n’y séjournent donc plus assez longtemps pour devenir embryonnés. Ils sont alors déversés dans l’intestin de l’hôte et rejetés, avec les excréments, dans le milieu extérieur. Là ceux d’entre eux qui ont eu la chance de tomber dans l’eau forment un *embryon hexacanthe* revêtu de cils natatoires, et qui éclot par soulèvement de l’opercule ; il nage un certain temps dans l'eau, puis pénètre chez des crustacés d'eau douce, les Cyclopes. A leur tour, ceux-ci doivent être avalés par certains poissons fins (brochet, perche, truite, ombre, saumon, fera, etc.), dans les muscles et viscères desquels le parasite donne une *larve plérocercoïde*, mesurant 1-2 centimètres sur 2-3 millimètres. C'est en mangeant des poissons ainsi contaminés que l'homme et les carnivores s'infestent.

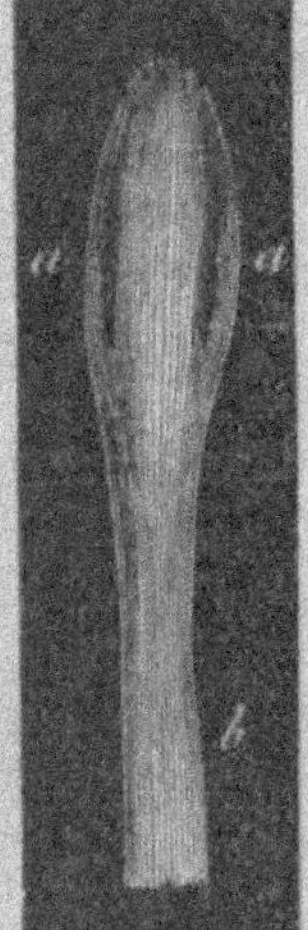

Fig. 31.
Tête avec ses
2 ventouses.

Distribution et fréquence. — Loin d'être cosmopolite, le Bothriocép hale n'est répandu que dans les populations ichtyophages, ce qui s'explique, étant donné le mode d'infestation ; c'est pourquoi il est rare en France, tandis qu'il est au contraire commun sur le littoral des grands lacs (Suisse, Haute-Italie), et des mers fermées (Baltique).

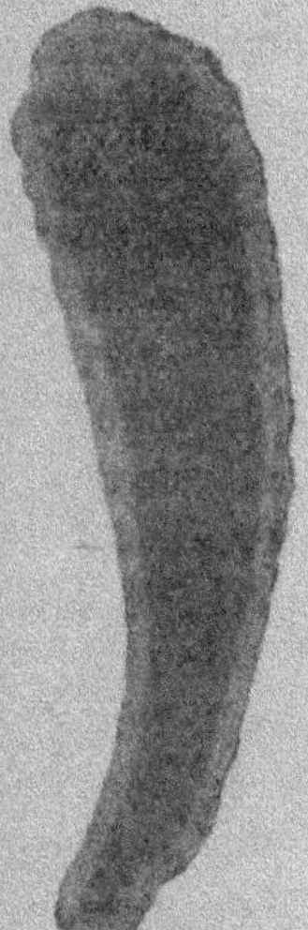

Fig. 30.
Plérocercoïde
musculaire des
poissons.
(Guiart).

Son rôle pathogène est analogue à celui des Téniadés, sauf que l'anémie est plus marquée (1) et que le diagnostic coprologique est plus facile, la totalité des œufs étant pondus dans l'intestin et retrouvables dans les déjections.

Prophylaxie. — Quand on habite un pays à bothriocéphale, ne consommer que des poissons bien cuits, et ne pas déverser d'excréments dans les étangs, lacs, rivières.

(1) Ceci paraît dû à ce que les derniers anneaux du ruban, une fois vidés de leurs œufs, se flétrissent et se détachent pour séjourner un certain temps dans l'intestin, où ils meurent et pourrissent, dégageant des poisons hémolytiques qui sont résorbés par l'hôte. En principe d'ailleurs, tous les vers morts et en voie de putréfaction sont plus toxiques que les vivants.

Autres espèces. — **B. cordatus** (1 mètre, tête cordiforme, cou nul, chaîne présentant sur chaque face un sillon longitudinal médian) ; **B. fuscus** (Islande) ; **B. serratus** (Italie) : tous trois vivent chez le chien ; **B. decipiens**, du chat ; **B. columbœ**, du pigeon (20 centimètres sur 6 millimètres).

Genre voisin : Sparganum. — Larves plérocercoïdes, appartenant probablement à des Bothriocéphalidés canins encore mal déterminés (*B. cordatus* ou *fuscus ?*)

S. Raillieti : conjonctif sous-cutané et inter-musculaire du porc (Annam et Hongrie) ; *S. Mansoni*, de l'Homme.

Genre Ligula. — Bothriocéphalidés extérieurement indivis, mais segmentés intérieurement.

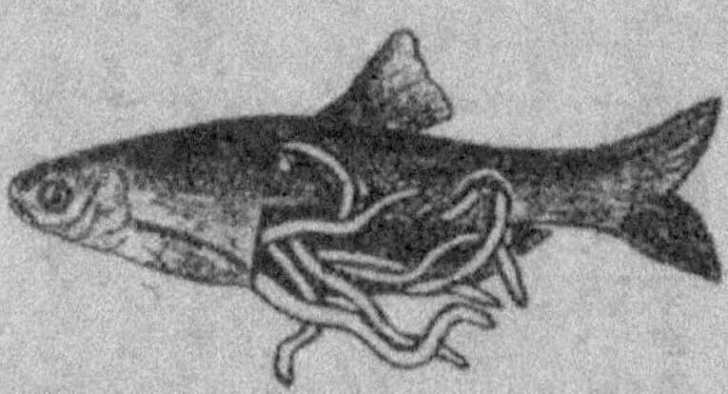

Fig. 32. — Poisson ligulé (Marotel).

L. intestinalis : intestin des Palmipèdes sauvages (canards, etc.). Ver de 20 centimètres sur 1, ayant pour larve un plérocercoïde énorme (10-15 centimètres sur 8-10 millimètres), logé dans la cavité abdominale de divers poissons cyprinidés (surtout des tanches), dont le ventre est souvent doublé de volume par suite de la présence de cinq à dix parasites. Il en résulte une *ligulose* extrêmement meurtrière (par péritonite), et qui cause à la pisciculture d'étang des dégâts considérables.

Tétrarhynques. — Cestodes caractérisés par l'existence de quatre trompes céphaliques garnies de crochets. A l'état parfait, ils vivent dans le tube digestif de poissons marins carnassiers (Sélaciens), mais à l'*état larvaire*, ils sont enkystés dans la chair d'autres poissons susceptibles d'être mangés par les premiers ; ils causent ainsi une *ladrerie des poissons*, assez commune chez la morue, et qui doit être connue (comme la ligulose) des inspecteurs de marchés, au moins pour savoir qu'elle est sans danger pour l'homme (puisque ces vers n'en sont parasites à aucun stade).

TRÉMATODES

Plathelminthes se séparant des Cestodes : 1° *par la présence d'un appareil digestif* ; 2° parce qu'ils sont *indivis* et généralement *foliacés* (au lieu d'être rubanés-segmentés). Toutefois le tube digestif est incomplet, car il ne possède qu'un seul orifice, appelé *bouche* parce qu'il est antérieur, mais qui, en réalité, sert à la fois d'entrée aux aliments et de sortie aux excréments ; son extrémité postérieure se termine en cul-de-sac, sans s'ouvrir au dehors, de sorte qu'il n'y a jamais d'anus.

Type : Fasciola hepatica, qui vit dans les canaux biliaires des Ruminants. Encore appelé *Douve*, ce ver est aplati, elliptique, brusquement rétréci à la partie antérieure qui forme un prolongement triangulaire, dit *céphalique*. Il mesure environ 2 centimètres de long sur 1 de large, et sa coloration est grisâtre, plus foncée à la périphérie qu'au centre.

Deux ventouses existent : l'une placée au sommet, et l'autre à la base du prolongement céphalique ; la première s'appelle *ventouse antérieure* ou *buccale* (parce qu'en effet la bouche s'ouvre à son fond), et la seconde porte les noms de *ventouse postérieure* ou *ventrale*.

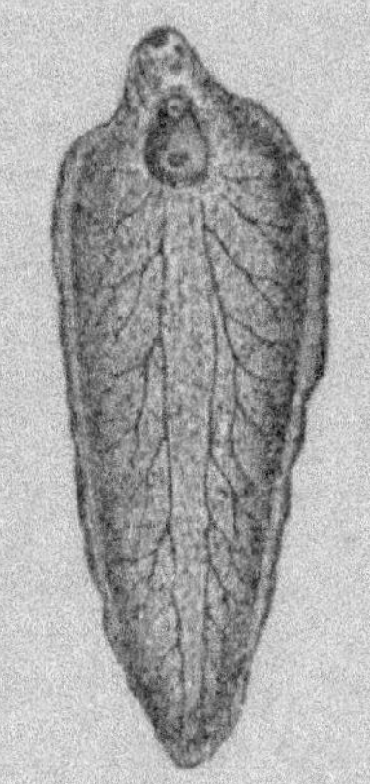

Fig. 33. — Fasciole : caractères extérieurs et appareil digestif.

Organisation. — Elle ressemble étrangement à celle d'un anneau de Cestode. Comme chez celui-ci, en effet, il n'y a *ni cavité générale, ni organes de la respiration, de la circulation, des sens*.

Le corps se décompose encore, sur une coupe transversale, en deux zones concentriques. La *zone périphérique* comprend trois couches : 1° *cuticule* chitineuse, revêtue d'écailles piquantes ; 2° *sous-cuticule* granuleuse ; 3° *couche musculaire*, à fibres longitudinales, transverses et diagonales (ce qui permet la contraction du ver dans tous les sens). La *zone centrale* est remplie par du tissu conjonctif *sans corpuscules calcaires*, au sein duquel sont plongés les divers organes de nutrition, de relation et de reproduction. **L'appareil excréteur** comprend un réseau de canalicules aboutissant à une *vésicule postérieure*, qui s'ouvre au dehors par un *pore* terminal.

L'appareil reproducteur, qui remplit à lui seul presque tout le corps, comporte à la fois des organes mâles et des organes femelles, car les Fascioles sont hermaphrodites.

a) **Les organes mâles** sont représentés par *deux testicules*, énormes et très ramifiés, occupant plus du tiers moyen du ver ; chacun d'eux se continue par un *spermiducte* qui, s'unissant au spermiducte opposé, donne un canal déférent unique ; celui-ci aboutit successivement à une *vésicule séminale*, à un *canal prostatique*, puis à un *canal éjaculateur* qui vient s'ouvrir au dehors en avant de la ventouse ventrale, par le *pore génital mâle*. Les trois dernières portions de cet appareil sont enfermées dans une poche ovoïde, dite *poche pénienne*, parce que le canal éjaculateur peut s'évaginer pour constituer un organe copulateur (*pénis*).

b) **Les organes femelles** comprennent :

1° *Un ovaire*, ramifié et arborescent, placé en avant et à droite des testicules, où il se continue par un *oviducte* ;

2° *Un vitellogène*, formant sur chaque côté du ver une large bande foncée, dont le vitellus est collecté par un *vitelloducte* qui s'abouche avec l'oviducte. Du confluent naît l'*utérus*, long conduit bourré d'œufs qui décrit d'abord de nombreuses circonvolutions pelotonnées, dont l'ensemble forme une grosse tache jaune brune, comprise entre les glandes sexuelles et la ventouse postérieure. La portion terminale de ce conduit, appelée *vagin*, se détache du peloton utérin pour gagner le *pore génital mâle*, à côté duquel elle s'ouvre par la *vulve*.

La zone de confluence des trois canaux est entourée d'une *glande coquillère*, et on y voit, chez la plupart des Trématodes, un *réceptacle séminal*. L'œuf se forme ainsi : il y a d'abord auto-fécondation, le pénis pénétrant dans le vagin pour y déverser les spermatozoïdes ; ceux-ci remontent alors l'utérus jusqu'à l'oviducte, où ils rencontrent les ovules, et la fécondation se produit. L'œuf qui en résulte s'entoure de vitellus nutritif (transporté là par le vitelloducte), puis le tout s'enveloppe d'une coque. Au fur et à mesure de leur formation, les œufs passent dans l'utérus, où ils s'accumulent par centaines et séjournent un certain temps, puis ils sont pondus.

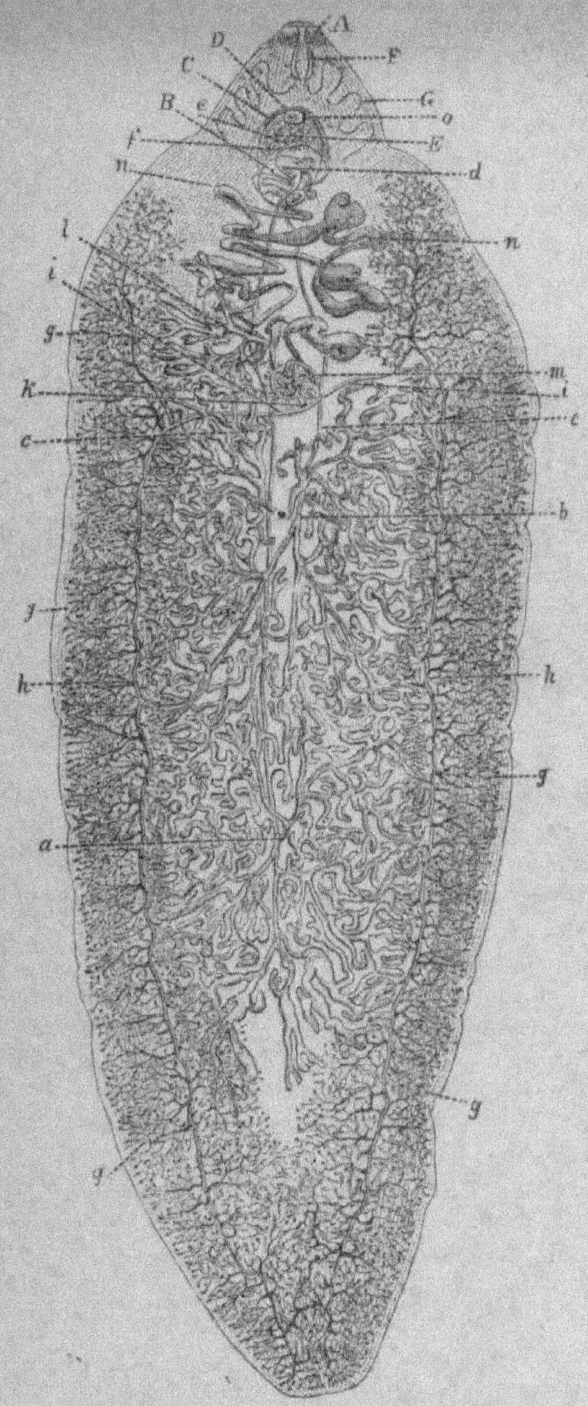

Fig. 34. — A et B, ventouses buccale et ventrale; C, poche pénienne; D, pores génitaux; *a* et *b*, testicules; *c*, spermiducte; *g*, vitellogène; *h*, *i*, vitelloductes; *l*, ovaire; *n*, utérus (Sommer).

Comme on le voit, l'organisation de la Fasciole hépatique ressemble jusqu'ici beaucoup à celle d'un anneau de Cestode ; mais elle en diffère par la *présence d'un appareil digestif*.

Ce dernier commence par la *bouche*, percée au fond de la ventouse antérieure ; elle est suivie d'un renflement musculeux

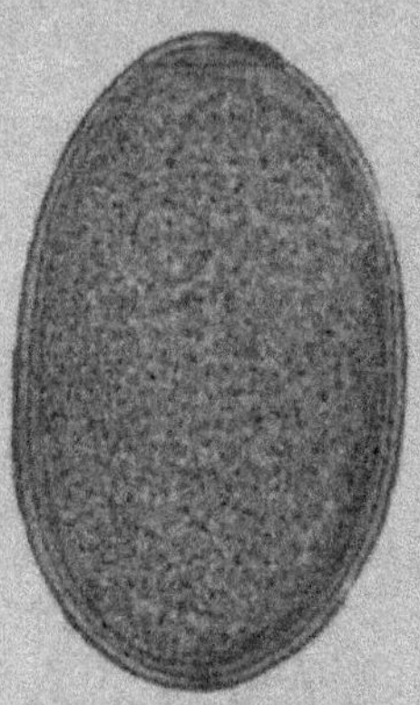

(*pharynx*), puis d'un court *œsophage* qui, immédiatement en avant de la ventouse ventrale, se bifurque pour donner *deux branches intestinales* ; celles-ci s'écartent d'abord légèrement l'une de l'autre, puis se dirigent parallèlement en arrière pour aller jusqu'à l'extrémité postérieure, où elles se terminent en cul-de-sac. Chacun de ces deux intestins porte d'innombrables ramifications, courtes du côté interne, mais longues et arborescentes du côté externe. Il s'agit donc là d'un *appareil digestif incomplet, bifurqué et ramifié* ; toutefois chez presque tous les autres distomes, les deux intestins restent simples, indivis.

Fig. 35. — Œuf.

Evolution. — L'œuf ressemble beaucoup à celui des Bothriocéphales : coque ovoïde, mince, jaune brunâtre, operculée à l'un des pôles et contenant une morula ; il en diffère surtout par sa taille double (un sixième de millimètre).

Ces œufs, pondus dans les canaux biliaires, sont évidemment entraînés par la bile dans l'intestin, puis rejetés au dehors avec les excréments. Là, ceux d'entre eux qui ont eu la chance de tomber dans l'eau peuvent seuls continuer leur développement ; tous les autres finissent par se dessécher et mourir. Mais les premiers donnent un *embryon cilié*, qui éclot par soulèvement de l'opercule et se met à nager dans le liquide ambiant ; toutefois, cet embryon périt au bout de quelques heures, s'il ne trouve auparavant l'hôte qui lui est nécessaire.

Cet hôte est un *mollusque gastéropode*, une *Limnée* (surtout *Limnea truncatula*), commune dans l'eau stagnante des mares, étangs et pâturages marécageux ; elle se recon-

naît à sa coquille spiralée-tronquée, grisâtre, mesurant
10 millimètres sur 5, et formée de
quatre ou cinq tours d'hélice.

Si l'embryon rencontre une de
ces limnées, il pénètre dans son
poumon où il perd son revêtement
cilié, ce qui le transforme en une
première larve, ovoïde, dénommée
sporocyste. Dans celle-ci se forment
cinq à huit secondes larves appelées *rédies*, caractérisées par leur
forme cylindrique et la présence de
deux moignons postérieurs, ainsi
que d'un tube digestif indivis, terminé en cœcum. Bientôt libérées
par déchirure de la paroi sporo-
cystique, les rédies passent alors
du poumon dans le foie du mollusque, et là, elles produisent à
leur intérieur quinze à vingt troisièmes larves, dites *cercaires*, qui
ont la forme de têtards longs d'un
millimètre, avec tête possédant

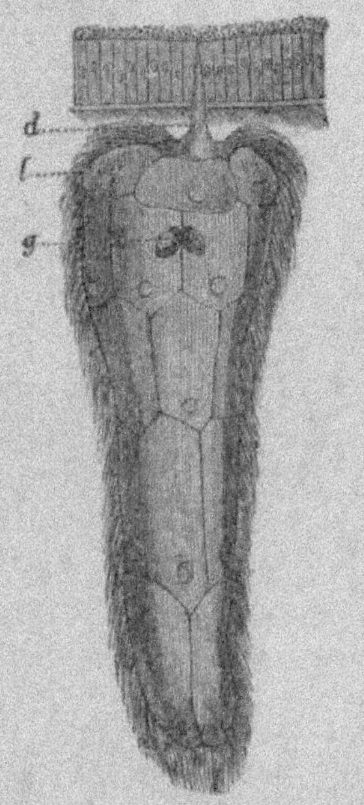

Fig. 36. — Embryon cilié
perforant les tissus du
mollusque.

deux ventouses et un tube digestif bifurqué.

Les cercaires sortent du gastéropode, et devenues libres,
elles nagent un certain temps dans
l'eau ; mais à un moment donné
elles s'arrêtent, en s'accolant à un
objet submergé, tel que pied d'une
herbe aquatique ou face inférieure
d'une feuille flottante. Leur queue
natatoire devenue inutile se détache, et la tête restée seule secrète
un mucus visqueux qui, en se

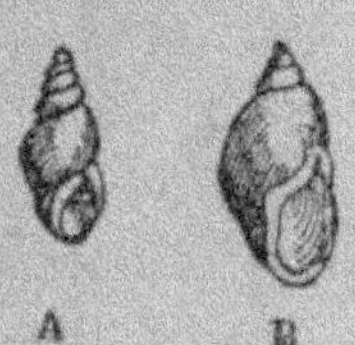

A   B

Fig. 37. — A, *Limnea
truncatula* ; B, *Limnea
peregra*.

solidifiant, constitue *un kyste globuleux*, blanc, gros
comme une pointe d'épingle, entourant et protégeant

la jeune douve, en même temps qu'il la maintient fixée sur son support.

Parvenu à ce stade, le développement s'arrête, et pour qu'il reprenne, il faut que la cercaire soit ingérée par un mammifère herbivore ; bien plus, cette ingestion doit se produire dans le délai de quelques mois, faute de quoi la larve meurt. Si un bovidé pâturant dans la prairie marécageuse vient à manger le brin

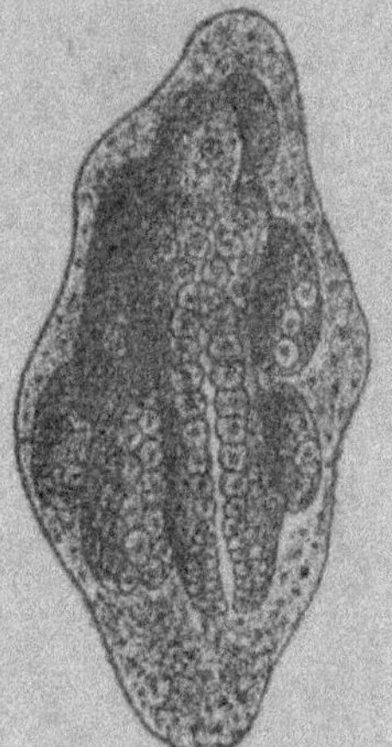

Fig. 38.
Sporocyste (Guiart).

d'herbe parasité, le kyste arrive dans son estomac, où il est dissous ; la jeune fasciole ainsi libérée passe alors dans l'intestin, d'où elle gagne le foie, soit par voie biliaire (en remontant par reptation le canal cholédoque), soit par voie sanguine (par les veinules portes, comme les embryons de Cestodes).

Ainsi qu'on le voit, l'infestation se fait surtout à la faveur des aliments végétaux ; cependant, elle peut aussi se réaliser

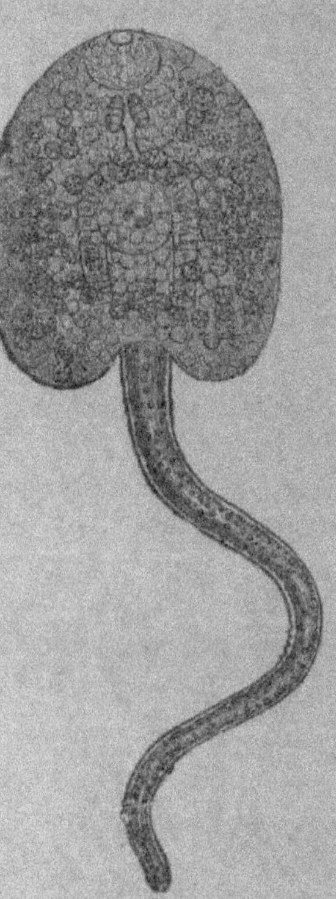

Fig. 39.
Cercaire (Thomas).

par les eaux de boisson, quand celles-ci contiennent des cercaires libres, nageuses.

Une fois dans les canaux biliaires, le jeune ver se trouve

dans son habitat normal ; il s'y installe, grandit peu à peu et devient adulte en l'espace de deux ou trois mois ; l'auto-fécondation se produit et bientôt la douve pond, pendant trois ans (durée de sa vie), des œufs identiques à ceux dont nous sommes partis : le cycle évolutif est fermé ; il a demandé environ six mois.

L'exposé de ce mode de développement montre :

1º Qu'il nécessite le passage du Trématode par *trois états larvaires successifs*, tout à fait dissemblables (*sporocyste, rédie, cercaire*), ainsi que *par deux hôtes successifs* : un pour les larves (c'est la limnée) et un autre pour le ver parfait (c'est le ruminant) ; la Fasciole est donc un parasite à *métamorphoses* et à *migration*.

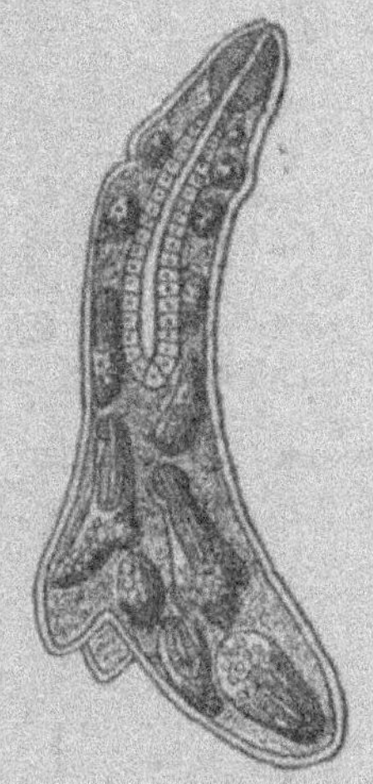

Fig. 40.
Rédie (Guiart).

2º Les larves de douve sont capables de se *multiplier par voie asexuée* : ainsi chaque sporocyste donne cinq à huit rédies, qui à leur tour produisent chacune quinze à vingt cercaires, de sorte qu'au total, un œuf reproduit non pas *un*, mais en moyenne 7×15, soit *une centaine* de Trématodes. Il y a même généralement, en été, plusieurs générations intercalées, surajoutées, de rédies-filles, susceptibles de porter le chiffre global à un millier, ce qui explique l'extraordinaire pullulation de ces Helminthes.

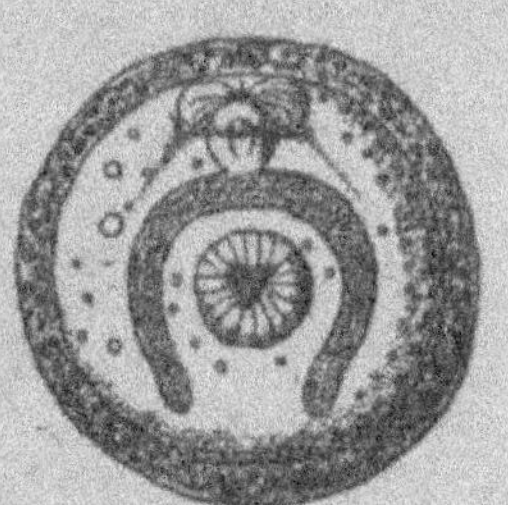

Fig. 41. — *Cercaire enkystée* (Leuckart).

Les Fascioles ont donc *deux modes de génération*, qui alternent entre eux : un *sexué*, pour les adultes, et un *asexué* pour les larves : *c'est ce qu'on appelle de la digenèse*.

Ainsi comprise, l'évolution des Trématodes se rapproche évidemment de celle des Cestodes, puisque toutes deux comportent métamorphoses et migrations ; mais elle en représente une complication, d'abord par la multiplicité des stades larvaires (trois au lieu d'un), et ensuite par la présence des générations pœdogénésiques (1).

Si, d'autre part, on se rappelle qu'anatomiquement, il y avait encore une grande analogie entre les Trématodes et les Cestodes, à tel point que les premiers ne représentent guère qu'un anneau des seconds (surtout si la comparaison s'établit avec les bothriocéphales, munis de vitellogènes latéraux, de tocostomes, d'œufs ovoïdes et operculés), on conçoit qu'on ait pu envisager les *Cestodes comme une colonie linéaire de Trématodes*, mais de Trématodes dégénérés, ayant fait un pas de plus dans la voie de la dégradation parasitaire, ce qui leur a fait perdre l'ébauche digestive.

CLASSIFICATION

Les principaux Trématodes des animaux domestiques appartiennent au sous-ordre des **Distomes,** caractérisé par l'existence de *deux ventouses*, et ils se groupent en *trois familles*, différenciées comme suit :

exes ⎰ Ventouse postérieure ventrale,...	*Fasciolidés.*
réunis ⎱ Ventouse postérieure terminale ..	*Amphistomidés.*
Sexes séparés	*Schistosomidés.*

FASCIOLIDÉS

Quatre genres principaux :

	ramifié		*Fasciola.*
Testicules en arrière de l'ovaire qui est :	entier	vitellogènes dépassant la ventouse postérieure =	*Metorchis.*
		vitellogènes ne dépassant pas la ventouse postérieure.	*Opistorchis*
Testicules en avant de l'ovaire			*Dicrocœlium.*

(1) A noter toutefois que déjà les œufs de certains Cestodes (cœnures, échinocoques, etc.), reproduisaient non pas un, mais des centaines de vers parfaits.

Genre Fasciola. — *Une espèce importante* : **F. hepatica,** étudiée comme type. Elle vit généralement dans les canaux biliaires des ruminants, *surtout du mouton* ; mais on peut aussi l'observer dans le sang, le poumon, sous les séreuses et sous la peau (1), ainsi que chez tous les autres herbivores.

Rôle pathogène. — Les distomes du foie provoquent une maladie, **la distomose hépatique**, en agissant de plusieurs façons :

a) D'abord *par action mécanique*. Ils produisent ainsi deux accidents : *l'obstruction des canaux biliaires* et leur *inflammation*. Effectivement les parasites s'enroulent sur eux-mêmes, en cornet, pour pouvoir grimper dans des canaux de plus en plus fins jusqu'au moment où, ne pouvant aller plus loin, ils les bouchent ; ils amènent alors, d'une part, l'arrêt de la bile et sa rétention, avec *ictère* consécutif, et d'autre part, la dilatation progressive du conduit en amont de l'obstacle : ainsi s'explique la présence de *poches* parfois larges de 2 à 3 centimètres.

L'inflammation des conduits biliaires (*angiocholite*) est causée par l'irritation continue qu'exercent sur leurs parois les ventouses et la cuticule épineuse des douves. Mais cette inflammation ne reste pas localisée aux canaux : elle s'étend peu à peu au parenchyme avoisinant, d'où une *cirrhose péricanaliculaire centrifuge*, qui entraîne une compression de toutes les veinules hépatiques, avec difficulté de la

(1) L'existence de ces douves erratiques s'explique ainsi. Certaines jeunes Fascioles, arrivant dans le foie par voie sanguine, peuvent passer des veinules sous-hépatiques dans les sus-hépatiques ; le courant circulatoire les entraîne alors, par la veine cave postérieure, le cœur droit et l'artère pulmonaire, jusqu'au poumon ; mais le réseau capillaire de celui-ci constitue un filtre qui en arrête beaucoup, d'où l'existence de *Distomes pulmonaires*. Pourtant, quelques-uns franchissent ce filtre, tombent dans les veines pulmonaires et reviennent au cœur gauche, qui les dissémine alors dans l'organisme, les amenant pour la plupart jusque dans les capillaires sous-cutanés et sous-séreux ; là ils s'enkystent (comme d'ailleurs ceux du poumon), causant la formation d'abcès à contenu noirâtre, où le parasite macère et se détruit peu à peu.

circulation sanguine dans le foie et apparition d'épanchements séreux variés (*ascite, œdèmes*).

b) *Par action inoculatrice*, car avec leurs ventouses et leurs épines, les douves blessent l'épithélium biliaire, ouvrant ainsi la porte aux microbes, d'où fréquemment des infections bactériennes secondaires, surajoutées.

c) Enfin, les Fascioles agissent encore par *action spoliatrice* (car elles se nourrissent de sang), et par *action toxique*, due à l'excrétion de poisons hémolytiques : ces deux derniers modes aboutissent à l'apparition d'une *anémie*.

Symptômes. — Ce sont ceux des diverses altérations précitées, et ils permettent de diviser le cours de la maladie en trois périodes : début, état, terminaison.

a) *La phase de début*, qui dure un mois, correspond à l'invasion du foie par les jeunes douves. A cette époque, on note simplement de la nonchalance, de la mollesse, de la faiblesse musculaire : les moutons ne réagissent plus, « n'ont plus le jarret » comme disent les bergers, quand on cherche à les attraper par la patte.

b) *La période d'état* va du deuxième au quatrième mois, et elle est marquée par trois symptômes : *ictère, œdèmes, anémie*. L'ictère est dû à la rétention biliaire causée par l'obstruction des canaux ; les œdèmes sont surtout visibles aux paupières, qui sont gonflées (*œil gras*) ; enfin les animaux maigrissent et s'anémient progressivement.

c) *La période de terminaison*, qui comprend les cinquième et sixième mois, est caractérisée par une accentuation des trois symptômes précédents.

Les œdèmes sont généralisés, au point que le corps entier paraît imbibé d'eau ; mais les plus accusés sont ceux du péritoine (*ascite, gros ventre*), des membres et de l'auge. Ce dernier, désigné sous le nom de *bouteille*, apparaît chaque jour au pâturage, par suite de la position déclive de la tête, puis il disparaît pendant le retour à la bergerie, quand la tête est relevée, pour réapparaître le lendemain.

L'anémie et la maigreur deviennent extrêmes ; les malades, squelettiques, n'ont plus que la peau et les os ; les muqueuses (surtout l'oculaire) sont blanches ; la laine s'arrache à la moindre traction, par touffes qui pendent, ce qui donne aux moutons un aspect déguenillé ; la diarrhée apparaît (par suppression de l'antisepsie biliaire), l'affaiblissement progresse, et la mort survient par épuisement vers les 5e-6e mois. C'est cette période finale, marquée par une coexistence de cachexie et d'œdèmes généralisés, qui a fait donner à l'affection le nom vulgaire de *cachexie aqueuse*.

Lésions. — *Au début*, on note (mais dans les infestations massives seulement), de l'*hépatite aiguë*, hémorragique même, due aux jeunes douves qui, arrivées en grand nombre par les veines, doivent, pour gagner les canaux biliaires, cheminer à travers le parenchyme hépatique en y creusant des galeries (1).

Aux *périodes d'état et de terminaison*, on constate d'abord les lésions habituelles de l'*anémie* et de la *cachexie* : sang pâle, décoloré, aqueux, peu coagulable, contenant souvent moins d'un million d'hématies par millimètre cube ; absence de graisse ; muscles émaciés et mouillés ; épanchements séreux multiples (péritoine, tissu conjonctif intermusculaire et sous-cutané).

Mais en outre il y a des *lésions du foie*, dont deux principales : *angiocholite chronique et cirrhose*.

a) *L'angiocholite* se traduit par une sclérose et un épaississement des parois biliaires, qui atteignent parfois 2 à 3 millimètres d'épaisseur ; elle se manifeste : en surface, par des traînées digitées blanches, grosses comme un crayon (qui correspondent aux canalicules biliaires superficiels, décuplés de largeur) ; et sur une coupe transversale du foie, par des anneaux scléreux entourant chaque canal parasité, de sorte que la section de l'organe, brunâtre dans son ensemble, est constellée de cercles blancs,

(1) Au cours de ces migrations, il en est même quelques-unes qui sortent du foie pour passer dans le péritoine, d'où une légère *péritonite* (et surtout une périhépatite) fibrineuse.

Plus tard survient de la *calcification* des parois biliaires, qui crient sous l'instrument tranchant, et qui souvent même forment des *calculs brunâtres* (l'inflammation muqueuse provoquant une précipitation des principes minéraux de la bile) ; parfois il y a prolifération de l'épithélium, aboutissant à de petites *tumeurs*.

b) La cirrhose s'exprime par un foie dur, fibreux, non friable au doigt, présentant sur les coupes un aspect marbré de blanc et de brun, le blanc correspondant aux travées scléreuses qui rayonnent des canaux, et le brun à ce qui reste de parenchyme hépatique.

Distribution et fréquence. — *a) Dans le temps.* — La distomose est une *maladie d'hiver*, car l'infestation maxima se fait en automne, pour deux motifs : 1° c'est seulement à cette époque que les premiers œufs émis dans les prairies marécageuses, dès la mise au pâturage (c'est-à-dire au printemps), commencent à donner des cercaires (puisque la formation de celles-ci demande cinq à six mois) ; 2° parce que, en octobre, fin de la saison des parcs, l'herbe devenant plus courte et plus rare, les animaux la tondent plus bas, jusqu'à la racine, d'où des ingestions plus nombreuses de cercaires enkystés. La période d'état (trois mois plus tard), correspond donc bien à l'hiver, et la mort survient vers février.

b) Dans l'espace. — Maladie cosmopolite, mais s'observant uniquement dans les endroits qui réunissent les deux conditions nécessaires au développement des douves : de l'eau et des limnées. C'est pourquoi les distomes sont fréquents dans les *prairies humides, marécageuses*, à sous-sol imperméable, alors qu'ils sont au contraire sûrement absents dans les pays secs.

Chose curieuse, il n'est pas nécessaire que la présence de l'eau soit permanente. En effet, les pâturages les plus dangereux sont ceux qui sont inondés seulement de façon *temporaire*, par les giboulées pluvieuses de mars-avril, et qui se dessèchent ensuite en été.

La période de submersion suffit pour permettre l'évolution des œufs et pour amener des limnées qui s'infestent, donnant des cercaires ; puis quand survient la belle saison, la prairie, retrouvant son état normal de sécheresse, est pâturée jusqu'à la racine, de sorte que pas un kyste ne se perd.

Au contraire, les pâturages *marécageux en permanence* sont moins redoutables, pour plusieurs motifs : les animaux y vont moins souvent, l'accès étant difficile et la flore mauvaise (joncs, carex) ; et quand par hasard, ils se décident à mouiller leurs pieds, c'est seulement pour brouter la partie émergée des plantes, celle qui précisément ne porte pas de parasites. Les kystes contenus dans ces terrains ont donc bien moins de chance d'être ingérés, et de fait, la plupart d'entre eux sont condamnés à se perdre.

Le danger plus grand d'une humidité temporaire explique encore l'influence néfaste, signalée de temps immémorial, exercée par les *années pluvieuses*, telle que 1910, de triste mémoire. Elles sont habituellement suivies de véritables pullulations parasitaires, et s'il en est ainsi, c'est parce qu'elles rendent momentanément humides (et par conséquent propres à l'évolution des distomes), des prairies qui habituellement sont sèches ; les surfaces infectables sont de la sorte décuplées, si bien que presque tous les œufs émis par les porte-germes ont chance de tomber en un milieu suffisamment aqueux pour s'embryonner, alors qu'en année normale, la plupart d'entre eux sont destinés à mourir par dessiccation.

Ces considérations montrent pourquoi, dans les pays où, en temps ordinaire, les douves se rencontrent seulement par unités chez un même hôte, elles se recueillent au contraire par dizaines, par centaines, dans les années pluvieuses.

c) Dans les espèces. — La distomose est surtout une maladie des ruminants, spécialement des moutons, parcequ'ils coupent l'herbe plus bas que les bœufs (ce qui leur fait absorber plus de kystes parasitaires), et parce que leurs canaux biliaires, plus étroits, sont plus facilement obstrués par les fascioles, par ailleurs plus abondantes. L'affection, exceptionnelle chez les autres herbivores, est inconnue chez les carnivores.

Diagnostic. — 1° *Ante mortem*. — Il est impossible à la première période, faute de signes caractéristiques et faute d'œufs dans les excréments (les parasites étant encore trop jeunes pour pondre) ; par contre, aux deux autres périodes, il est enfantin.

La suspicion clinique, éveillée par la constatation des quatre symptômes : œdèmes (œil gras, bouteille, ascite), ictère, diarrhée, anémie, sera confirmée par l'examen microscopique des excréments : on y aperçoit aisément des œufs caractéristiques.

Cependant, quand on sait déjà que la maladie existe dans un troupeau, un diagnostic probable peut néanmoins être fait dès la première période, par la simple recherche des animaux « qui n'ont plus le jarret » ; or cette détermination précoce des infestés est importante, car elle permet de les livrer de suite à la boucherie, avant qu'ils aient eu le temps de maigrir.

2° Le diagnostic *post mortem* est des plus faciles, par l'examen du foie et l'incision longitudinale de l'arbre biliaire : les parasites sautent aux yeux, tant ils sont volumineux et abondants.

3° *Diagnostic différentiel*. — La distomose hépatique peut être confondue avec les autres maladies de foie et les autres entérites diarrhéiques, anémies, cachexies : la microscopie fécale peut seule permettre une distinction certaine.

Pronostic. — *Extrêmement grave*, d'abord parce que la maladie est souvent mortelle, ensuite parce qu'elle est épizootique. La mortalité, qui est déjà de 25 p. 100 dans les infestations ordinaires, atteint parfois 70 p. 100 dans les années pluvieuses. Aussi, pour éviter tous ces décès, les propriétaires sont-ils obligés de vendre leurs malades prématurément à la boucherie, dès l'apparition des premiers symptômes ; mais comme les commerçants savent que cette vente est forcée, elle se fait évidemment à vil prix, d'où une perte qui s'additionne à celle causée par les morts ; si bien qu'au total les dégâts, chiffrés en argent, s'élèvent fréquemment aux trois quarts du capital-bétail : c'est dire qu'en un an l'élevage d'une région peut être ruiné par la distomose.

La gravité du mal varie cependant avec plusieurs facteurs :

1° *Avec le nombre des parasites* : chez le bœuf, quelques unités sont assez bien tolérées ; quelques dizaines donnent les cas moyens ; les chiffres plus élevés amènent les cas graves. Or les douves sont, toutes proportions gardées, plus abondantes chez les jeunes : c'est pourquoi la maladie y est toujours plus meurtrière.

2° *Avec le nombre des espèces atteintes*. — Dans les épizooties ordinaires, l'affection ne frappe guère que les ruminants ; mais à la suite des années pluvieuses, elle sévit souvent sur tous les autres·herbivores : chevaux, porcs, lapins, lièvres, hommes ; les dégâts pécuniaires totaux sont forcément plus élevés.

3° *Avec l'existence d'infections surajoutées*, parasitaires ou bactériennes.

L'humidité des années pluvieuses favorise la pullulation, non seulement des Trématodes, mais d'une vingtaine d'autres parasites (Strongylidés, Trichuridés, Coccidies, etc.), si bien qu'en fait tous coexistent généralement chez un même malade. De même, il y a fréquemment association de microbes (Bacterium, Pasteurella, Preisz-Nocard, etc.), causant une bactériose quelquefois plus grave que la distomose.

Toutes ces infections additionnent évidemment leurs effets pathogènes à ceux de la douve, ce qui assombrit encore le pronostic.

Traitement. — Trois indications : arrêter l'infestation, détruire les parasites, rétablir les malades.

1° *Arrêter l'infestation*. — Pour cela, les animaux seront immédiatement retirés des pâturages contaminés, et placés sur des prés secs, ou à défaut, rentrés à l'étable.

2° *Détruire les parasites*. — Le médicament le plus recommandé est l'*extrait éthéré de fougère mâle* ; chez le mouton, il s'emploie à la dose de 5 grammes par jour, pendant trois jours, émulsionnés dans 25 grammes d'huile (1) ; pour le bœuf, la dose est six à huit fois plus forte.

La drogue doit être administrée le matin à jeun, chez le bœuf avec une bouteille, chez le mouton avec un tuyau de caoutchouc d'un mètre, muni d'un entonnoir à une extrémité, tandis que l'autre est introduite dans l'œsophage : on évite ainsi les accidents de fausse route et les pertes de médicament. Pour empêcher les malades d'écraser la sonde entre les mâchoires, il faut maintenir celles-ci écartées, en engageant un doigt dans la bouche au niveau du col du maxillaire (2). Ce médicament donne d'excellents résultats, à condition d'être titré à 15 p. 100 au moins de principes actifs.

On peut utiliser aussi : le *distol* (solution ? de fougère : en capsules gélatineuses, 1 à 4 grammes par jour et par mouton, pendant deux jours) ; le *phénol* (à 5 p. 1.000), le *thymol* (à 1 p. 1.000) et le *salol* (1 gramme par jour pendant huit jours) ; ces trois derniers produits ont l'avantage d'être acceptés librement avec les aliments, surtout avec les boissons (3).

3° *Il faut aussi rétablir les malades*, tous plus ou moins anémiés ; on y parviendra par une bonne hygiène et une bonne alimentation (voir page 17).

Prophylaxie. — Elle doit viser deux buts : empêcher d'une part l'infestation des hôtes intermédiaires, les limnées, et d'autre part celle des hôtes définitifs, les ruminants.

A. — *Pour rendre impossible l'infestation des limnées*, il faut :

1° Détruire d'abord le plus grand nombre possible des œufs émis par les malades avec leurs excréments, en recueillant ceux-ci et en les stérilisant hebdomadairement (par la chaux vive, le sulfate de fer ou l'acide sulfurique au dixième).

(1) L'huile a pour but de permettre au médicament d'être absorbé et d'atteindre le foie.

(2) On peut encore prendre une canule de bronze enfoncée entre les molaires, tête tenue horizontalement.

(3) Le kamala a été essayé, mais il paraît insuffisant ; contre la diarrhée, salicylate d'alumine.

2º Empêcher le développement des œufs restants, en supprimant les deux conditions qui lui sont nécessaires : l'eau et les limnées. Les pâturages marécageux seront asséchés (drainages, rigoles d'écoulement pour les eaux de pluie et de source, etc.) ; les individus parasités seront isolés sur des prés secs ou à l'étable ; l'épandage sur prairies humides, des fumiers contaminés (et par suite chargés d'œufs), sera prohibé (on les réservera pour des terres labourées). Quant aux limnées, elles seront détruites en semant (surtout dans les cuvettes et bas-fonds des herbages marécageux), de la chaux ou du sulfate de fer ; cette opération a d'ailleurs l'avantage de tuer en même temps les formes libres, nageuses, des parasites (embryons ciliés et cercaires). Il faudra la pratiquer deux fois par an, à trois mois de distance (juin, septembre).

3º Quand on habite un pays à douves, on débarrassera systématiquement tous les ruminants de leurs trématodes par un vermifuge préventif *de printemps*, donné chaque année avant la mise au pâturage : on évitera ainsi l'ensemencement des prés par les porte-germes ; si grâce à l'action de syndicats, ce moyen était appliqué en même temps et pendant quelques années, par tous les éleveurs d'une région, ils finiraient par obtenir l'éradication de la maladie.

B. — *Pour empêcher l'infestation de l'hôte définitif*, deux mesures :

1º En région contaminée, défense de faire boire le bétail dans l'eau stagnante des mares et des étangs, parce que c'est là que siègent limnées et cercaires ; n'utiliser que de l'eau courante, limpide et claire (source, fontaine, ruisseau, rivière).

2º Prohiber les pâturages parasités pendant l'automne, parce que c'est la période d'infestation la plus intense : on retirera les animaux de ces prés dès septembre, pour vendre à la boucherie ceux qui sont en bon état de viande, et pour faire achever la saison à ceux qu'il faut garder (bêtes d'élevage, de laiterie, de travail), sur des prairies sèches, naturelles ou artificielles ; à défaut, on les rentrera à l'étable, où ils seront nourris avec du fourrage sec et de l'eau pure.

La solution la plus pratique consiste à transformer les herbages dangereux *en parcs* (clos en bois, fil de fer ou ronce artificielle), qui seront réservés aux animaux destinés à l'abattoir avant l'hiver, c'est-à-dire avant que l'anémie ait eu le temps de se déclarer.

Telles sont les mesures susceptibles d'éviter, ou tout au moins d'atténuer, la distomose. Mais elles ne sont pas toujours applicables ; certains pâturages marécageux, par exemple, sont inasséchables ; il faut alors se résoudre à les mettre en quarantaine pendant un an, terme au bout duquel embryons et cercaires sont morts ; la récolte ne sera d'ailleurs pas perdue pour cela, car elle sera fauchée et consommée en foin sec.

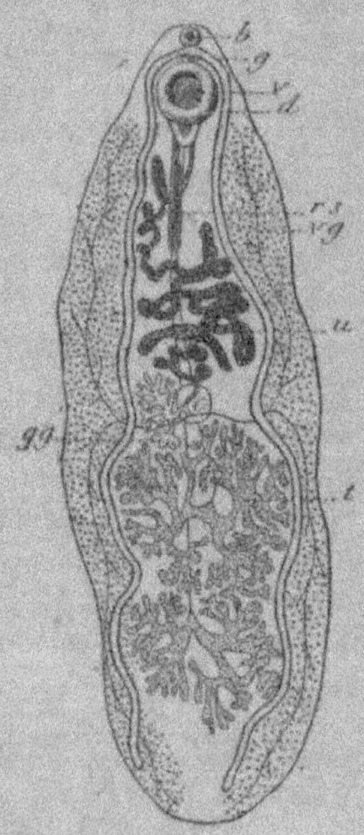

Fig. 42. — Fasciolopsis Buski.

b, ventouse buccale ; *v*, ventouse ventrale ; *g*, pore génital ; *gg*, ovaire ; *t*, testicules ; *u*, utérus ; *vg*, vitellogènes.

Autres espèces. — *Fasciola magna* (américaine) et *F. gigantea* (africaine) ; toutes deux sont, comme *F. hepatica*, parasites biliaires des ruminants, mais elles en diffèrent : la première par sa taille double, et la seconde, par sa forme plus allongée (35 millimètres sur 7).

Genres voisins. — 1° **Fasciolopsis** = Fasciole à intestins simples, non ramifiés. *F. Buski* : intestin grêle du porc et de l'homme, en Asie (5 centimètres sur 15 millimètres, pas de triangle céphalique) ; hôtes intermédiaires : planorbes.

2º **Paragonimus** : Fasciolopsis à pores génitaux en arrière de
la ventouse ventrale. *P. Westermanni* : bronchioles des porcs
(quelquefois des carnivores) exotiques. Corps plan-convexe,
rouge brun, ressemblant à un gros grain de café (12 millimètres
× 6 × 3) ; passe d'abord par un premier hôte (mollusque
gastéropode du genre Melania), puis par un second (crustacé d'eau

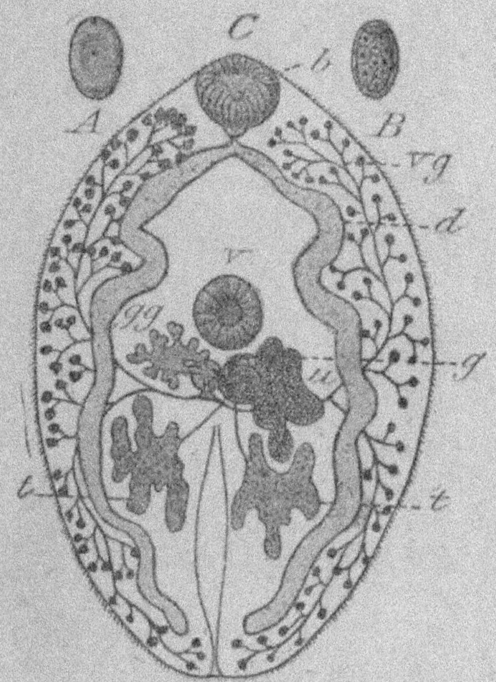

Fig. 43. — Paragonimus Westermanni (Guiart).
A, grandeur naturelle ; *C*, grossi ; *B*, œuf.

douce : écrevisse, crabe) ; l'infestation se produit en mangeant
ces arthropodes crus ou insuffisamment cuits, ou encore en buvant
de l'eau contenant des cercaires nageuses, détachées des branchies. Provoque une *distomose pulmonaire*, avec toux, jetage
rouillé, hémoptysies et cavernes, simulant la broncho-pneumonie tuberculeuse : elle s'en différencie par la présence d'œufs
dans le mucus nasal (et les excréments). *Prophylaxie* : en pays
infesté, ne consommer que des crustacés cuits et ne boire que de
l'eau filtrée. Longtemps localisé à l'Asie, ce ver s'étend peu à peu

à l'Amérique et à l'Europe ; toutefois il n'a pas encore été vu en France.

Genre Metorchis. — Fasciolidés à testicules posté-

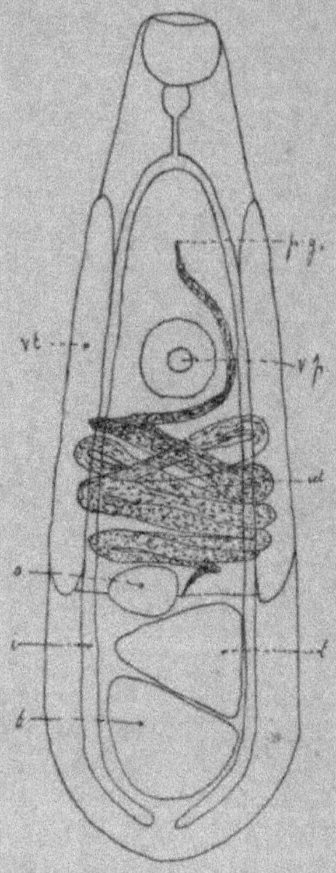

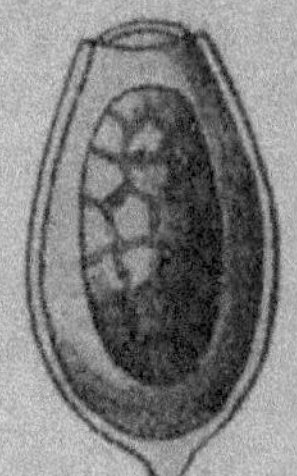

Fig. 44. — Metorchis albidus
(Marotel).

Fig. 45. — Œuf
(Guiart).

(Pour toutes les figures de Trématodes, même légende que page 110.)

rieurs par rapport à l'ovaire, qui est entier, non ramifié ; vitellogènes dépassant le niveau de la ventouse posté-rieure ; œufs bruns noirâtres et petits (30 µ), possédant généralement un opercule très net, ainsi qu'une épine au pôle opposé.

Deux espèces principales :

1° **M. albidus.** — Canaux biliaires du chat (peut-être aussi du chien). Douve de 3 à 5 millimètres sur 1-2, lancéolée en avant, brusquement élargie et spatulée en arrière.

2° **M. truncatus.** — Canaux biliaires du chat (exceptionnellement du chien et de l'homme), comme le précédent, dont il diffère par sa taille deux fois plus petite, et par sa forme triangulaire, tronquée postérieurement. (Cela tient à l'existence d'un bourrelet transversal donnant l'impression d'une ventouse, mais qui n'est en réalité qu'un épaisissement cutané, sans muscles. Il en résulte néanmoins une confusion possible avec les Amphistomes, d'où la dénomination quelquefois employée de Pseudamphistomes.)

Autres espèces. — *M. complexus*, du chat ; *M. xanthosomus* (vésicule biliaire du canard).

Genre Opisthorchis. — Métorchis à vitellogènes ne dépassant pas la ventouse postérieure. Une *espèce importante*, **O. felineus,** qui vit dans les canaux biliaires des carnivores (et de l'homme). C'est une douve de 6-10 millimètres sur 2-3, à testicules lobés ; elle passe par deux hôtes intermédiaires successifs : d'abord un mollusque (Limnea ou Dreyssena), puis un poisson d'étang (surtout un Cypri-

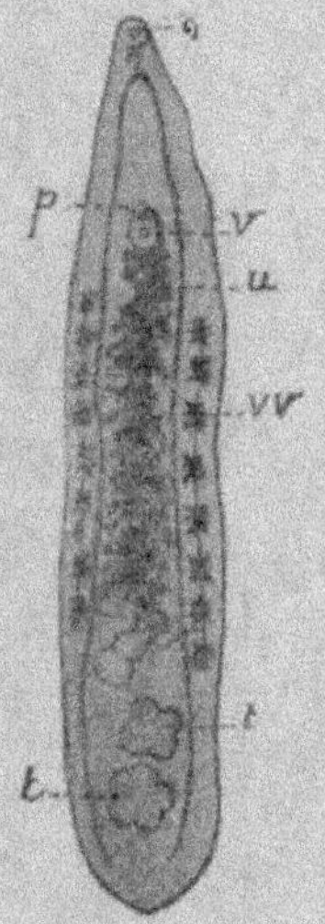

Fig. 46.
Op. felineus
(Guiart).

nidé) (1) ; l'infestation se produit donc en mangeant crus ou insuffisamment cuits les dits poissons, et c'est pourquoi le ver s'observe beaucoup moins chez les chiens que chez les chats qui, étant plus friands de poisson, sont parasités dans la proportion de 60 p. 100 ; il y provoque parfois, de concert avec les Métorchis (qui sont à peu près aussi fréquents), une *distomose hépatique.*

Autres espèces. — *O. sinensis* : canaux biliaires de l'homme,

(1) Il en est ainsi pour la plupart des Trématodes de Carnivores.

quelquefois du chien et du chat, en Asie (douve de 12 à 15 millimètres sur 3-4, à testicules ramifiés) ; *O. caninus* : foie des chiens indiens (diffère de *O. felineus* par ses testicules entiers) ; *O. simulans* : canaux biliaires du canard (10 à 14 millimètres) ; *O. endemicus* : petites formes (10 à 12 millimètres sur 2-3) ; d'*O. sinensis;* etc..

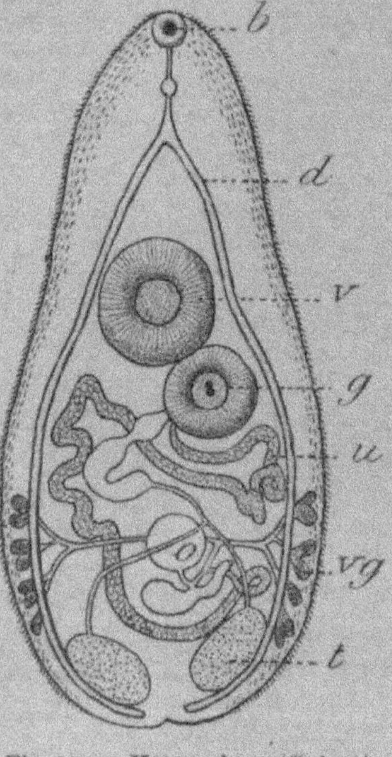

Genres voisins. — 1° **Philophtalmus**. — Opistorchis à poche pénienne très longue (au lieu de nulle), et à vitellogènes rudimentaires ; *P. gralli* : culs-de-sacs conjonctivaux des poules tonkinoises (4-5 millimètres sur 1-2).

2° **Clinostomum.** — Opistorchis à pores génitaux situés en arrière de la ventouse postérieure (au lieu d'être entre les deux ventouses), et à ovaire inter-testiculaire.

C. commutatum : intestin des Gallinacés (7 millimètres sur 2) ; *C. columbæ* : intestin du pigeon.

3° **Hétérophyes.** — Pores génitaux entourés d'une ventouse copulatrice.

H. hétérophyes : intestin des carnivores et de l'homme, en Égypte et en Orient (1-2 millimètres sur un demi-millimètre) ; évolue

Fig. 47. — Hétérophyes (Guiart).

d'abord chez un mollusque, puis chez un poisson.

H. æqualis et *H. dispar*, des carnivores.

Parasites voisins. — *Metagonimus Yokogawai* (intestin grêle de l'homme et des carnivores exotiques : ventouse génitale rémplacée par des papilles ; ventouse ventrale déplacée à droite ; *Apophallus Michlingi* (chien) : Métag. à ventouse ventrale médiane ; etc.

4° **Prosthogonimus.** — Opistorchis à pores génitaux situés en avant (ou à côté) de la ventouse antérieure, et à utérus post (au lieu de pré) testiculaire. *P. ovatus* : oviducte, bourse de Fabricius et œufs des Gallinacés (ver de 3 à 6 millimètres, surtout épineux dans la partie antérieure) ; *P. pellucidus* : même habitat que le précédent, dont il diffère par sa taille double (8 millimètres sur 4), et par ses épines surtout postérieures ; *P. anatinus*, du canard ; *P. cuneatus*, du paon, etc.. Ces distomes sont parfois assez nombreux pour causer une inflammation mortelle de l'oviducte, et la ponte d'œufs sans coquille. (1) Hôtes intermédiaires : insectes (libellules).

5° **Echinostoma.** — Opistorchis à ventouse buccale entourée de grosses épines portées par un repli cutané (*disque adoral*) ; ventouse ventrale située dans le tiers antérieur ; testicules échelonnés ; intestins et vitellogènes très longs.

E. echinatum : intestin des oiseaux, surtout des Palmipèdes. Trématode de 10 à 15 millimètres sur 1-2, muni de deux rangées d'épines buccales et d'un cou épineux ; son évolution se fait en passant par divers mollusques aquatiques (limnées, planorbes, paludines).

E. perfoliatum : intestin du chien (et du chat), surtout aux Balkans et en Chine. Espèce de 2 à 3 millimètres sur un demi-millimètre, pourvue d'un disque adoral énorme, en forme de col rabattu, et d'un seul rang d'épines (24) ; elle existe parfois en si grande abondance que la muqueuse en est couverte; hôtes intermédiaires : poissons.

Autres espèces. — *E. conoïdeum* (gros intestin des palmipèdes) ; *E. recurvatum* (intestin des poules polonaises) ; *E. melio* (intestin du chat).

6° **Ascocotyle.** — Echinostomes à épines buccales non portées par un repli cutané, à ventouse postérieure centrale, à testicules accolés transversalement, à intestins et vitellogènes très courts.

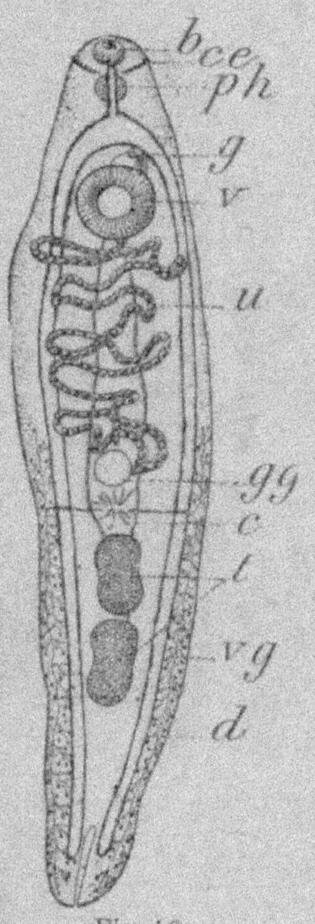

Fig. 48.
Echinostome (Guiart).

A. italica : intestin du chien, dans la France méridionale et l'Italie (corps piriforme, long de 1 millimètre) ; *A. minuta*, des carnivores égyptiens.

(1) La métrite empêche sans doute une secrétion calcaire normale.

Genre Dicrocœlium. — Fasciolidés à testicules antérieurs, par rapport à l'ovaire et à l'utérus.

Espèce principale, **D. dendriticum** *(= D. lanceatum)* : canaux biliaires des ruminants (quelquefois de l'homme et des autres herbivores).

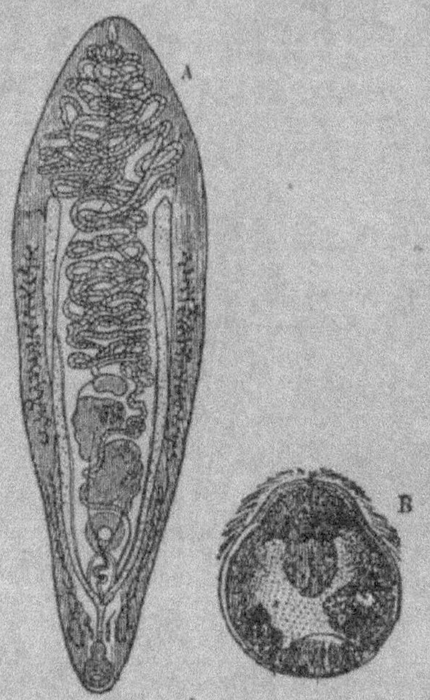

Trématode de 6-8 millimètres sur 2, transparent, lancéolé aux deux bouts, possédant des testicules subglobuleux échelonnés un peu obliquement, et des œufs noirâtres, trois fois plus petits que ceux de *Fasciola hepatica* ; cette différence permet de distinguer, par la microscopie fécale, les deux sortes d'infestation, ce qui offre une certaine importance au point de vue des chances de

Fig. 49. — A, ver adulte ; B, embryon.

guérison, car la fougère est ici peu efficace.

L'hôte intermédiaire est représenté par divers mollusques du genre *Planorbe* (coquille spiralée dans un plan).

Ces vers existent souvent par centaines chez un même hôte, produisant une **distomose hépatique** analogue à celle de *Fasciola hepatica*, à laquelle elle est d'ailleurs fréquemment associée. Cependant les lésions diffèrent : le foie montre une

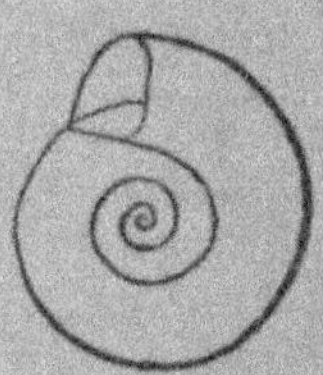

Fig. 50.
Planorbe (Leiper)

infinité de traînées blanches, fibreuses, courtes et fines (1).

Autre espèce. — *D. pancreaticum* : canaux pancréatiques des ruminants asiatiques ; diffère du précédent par sa largeur double (10 millimètres sur 5), et ses testicules placés sur un même rang transversal. Produit une *distomose pancréatique* aboutissant, dans les cas graves, à la sclérose complète de l'organe.

AMPHISTOMIDÉS

Distomes hermaphrodites, à ventouse postérieure terminale.

Deux genres principaux :

Corps conoïde . . . . *Amphistomum.*
Corps aplati . . . . *Gastrodiscus*

I. G. Amphistomum. — **A. cervi** (= *A. conicum*) : panse des ruminants. Ver conique, arqué, rougeâtre, mesurant 10-12 millimètres de long sur 3 de large ; le sommet du cône porte la ventouse antérieure, petite, tandis que sa base est tout entière occupée par une ventouse postérieure énorme, à l'aide de laquelle il se fixe entre les papilles du rumen ; sinus génital faible.

Rare et peu dangereux, ce trématode évolue chez divers gastéropodes du genre Physe. Il est le seul amphistomidé français, tous les autres étant exotiques.

Autres espèces. — *A. explanatum* : canaux biliaires des bovidés asiatiques, chez lesquels il cause fréquemment une *amphistomose hépatique* ; *A. cotylophorum* : panse du bœuf africain (possède une *ventouse génitale* entourant les orifices sexuels) ; *A. collinsi* : côlon des chevaux indiens (pharynx bilobé) ; etc..

Genre voisin. — **Gastrothylax** : Amphistome à sinus génital énorme, constituant une poche interne qui s'étend jusqu'à l'extrémité postérieure. *G. crumenifer* : panse du zébu (corps triquètre, mesurant 10 millimètres sur 3), etc..

(1) Cela tient à ce que cette espèce, plus petite, peut grimper dans des canalicules plus étroits.

II. G. Gastrodiscus : corps aplati, brusquement rétréci en avant,

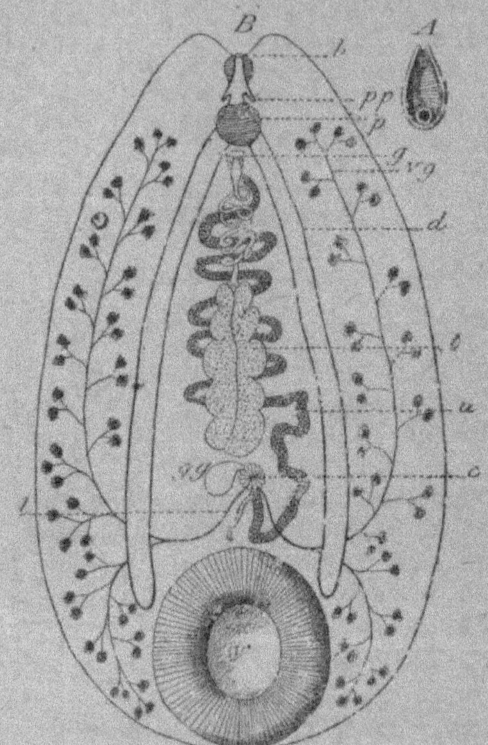

Fig. 51. — Un amphistomidé (Guiart).

ce qui lui donne la forme d'une tortue et le fait paraître constitué de deux parties. **G. egyptiacus** : intestin des Equidés. Ver mesurant 10 millimètres sur 5, dont la portion postérieure, elliptique, concave-convexe, est tapissée ventralement par d'innombrables petites papilles ventouses. Spécial aux pays chauds, il existe souvent par centaines, produisant des entérites et même des perforations intestinales. **G. hominis** (6 millimètres sur 3) : porc et homme.

Genre voisin : Homalogaster = Gastrodisques de largeur uniforme et non composés de deux parties.

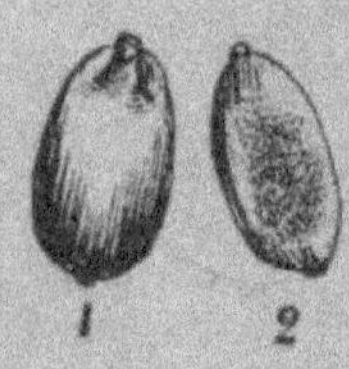

Fig. 52.
Gastrodisque.
1, face dorsale.
2, face ventrale;

H. philippinensis : cœcum des bœufs philippins (8 à 9 millimètres sur 4) ; *H. Poirieri* : gros intestin des bovidés asiatiques ; etc.

SCHISTOSOMIDÉS

Distomes différant de tous les autres : 1° parce qu'ils sont *unisexués* et presque toujours accouplés, le mâle étant, pendant la copulation, replié en gouttière pour former un canal où loge la femelle, qui est cylindroïde, filiforme et plus longue que lui, de sorte que ses extrémités pendent en dehors ; 2° par *l'habitat* : *dans le sang* ; les couples siègent habituellement dans les grosses veines abdominales (surtout la veine porte), mais une fois fécondées, les femelles se détachent des mâles pour grimper et aller pondre dans les fines veinules *des parois* intestinales ou vésicales où, grâce à leur plus grande minceur, elles peuvent s'insinuer (contrairement aux mâles) ; 3° *par les œufs*, volumineux comme ceux des Fascioles, mais non operculés et pointus aux bouts, ce qui leur permet, sous la poussée des contractions musculeuses, de perforer les parois viscérales et d'y progresser lentement, jusqu'à ce qu'ils arrivent dans la cavité de l'organe ; dès lors ils sont ensuite entraînés, par les excréments et l'urine, dans le milieu extérieur.

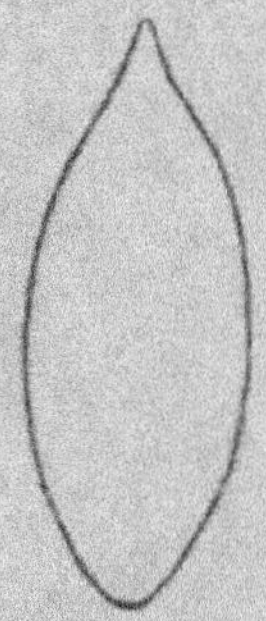

Fig. 53.
Œuf (Leiper).

Ceux qui tombent dans l'eau donnent des embryons ciliés qui éclosent et passent chez divers gastéropodes d'eau douce (physes, planorbes, etc.), où ils produisent des cercaires *à queue fourchue*. Celles-ci quittent leur hôte et nagent librement jusqu'à ce qu'elles réintègrent un vertébré convenable (soit par l'eau de boisson, soit surtout par pénétration cutanée, à la faveur des bains, qui ramollissent la peau).

Un genre important, le **genre Schistosomum**, avec une seule espèce française :

Schistosomum Bomfordi : système porte du bœuf. Mâles de 15 millimètres sur 2, possédant une soixantaine de testicules ; femelles de 25 millimètres sur 1, à œufs munis d'une épine polaire.

En raison des modes d'évolution et d'infestation précités, le parasite s'observe spécialement dans les régions à étangs (Bresse, par exemple), parce que le bétail y entre souvent dans l'eau jusqu'aux genoux, pour aller boire ou brouter les herbes qui émergent.

Rôle pathogène : Schistosomose bovine, se traduisant par une entérite, avec *ecchymoses* punctiformes, *ulcérations* hémorragiques, *végétations* polypeuses ; outre ces altérations dues aux œufs, on observe encore des *nodules* sous-muqueux développés autour des femelles contenues dans les veinules. *Diagnostic* : présence d'œufs dans les excréments. *Traitement* : émétique à 2 p. 100 (par voie intraveineuse ou intrarectale). *Prophylaxie* : en pays infesté, il faut empêcher le bétail d'entrer dans les mares, pour éviter, d'une part, le dépôt d'excréments chargés d'œufs, et d'autre part, la consommation, ainsi que le contact, d'eau parasitée.

Autres espèces. — *S. bovis* : système porte des bœufs périméditerranéens (diffère du précédent par ses testicules au nombre de quatre ou cinq). *S. spindale* : système porte des bovidés indiens (six ou sept testicules) ; *S. indicum* : système porte des équidés

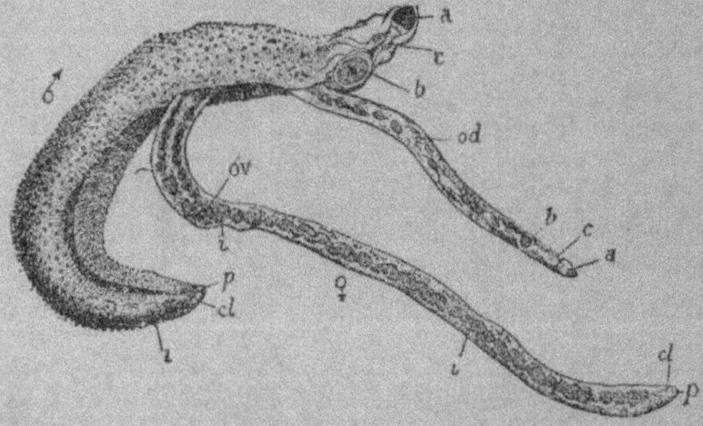

Fig. 54. — Un couple de schistosomes (Fritsch).
a, ventouse buccale ; *b*, ventouse ventrale ; *c*, pharynx ; *i*, intestin ;
od, utérus contenant quelques œufs ; *ov*, ovaire.

et camélidés indiens ; *S. japonicum* : veines et *artères* abdominales, chez l'homme et les animaux asiatiques et africains (cette espèce se distingue de toutes les autres par son tégument *lisse*, sans papilles, et par ses ventouses épineuses) ; *S. hematobium* : veines vésicales de l'homme, en Afrique (hématurie).; *S. Mansoni* : veines intestinales humaines (dysenterie) ; *S. turkestanicum* : bœuf (80 testicules, œufs éperonnés aux 2 pôles).

FAMILLES ACCESSOIRES

I. Monostomidés. — Trématodes possédant une seule ventouse (qui est buccale).

Trois genres :

Pas de papilles ventrales ;
  branches intestinales ⎫ Intestins simples ... *Monostomum.*
  réunies en arrière.   ⎭ Intestins ramifiés .. *Typhlocœlum*

Des papilles ventrales : branches intestinales
                          distinctes. .... *Notocotyle.*

Typhlocœlum obovale : Ver de 12-15 millimètres, vivant dans l'appareil respiratoire des canards américains (et français ?), chez lesquels il provoque la *typhlocœlose suffocante* ; *Monostomum tumidum* : sinus sous-orbitaires de l'oie (15 à 20 millimètres sur 3-4) ; *Notocotyle verrucosum* : gros intestin des palmipèdes.

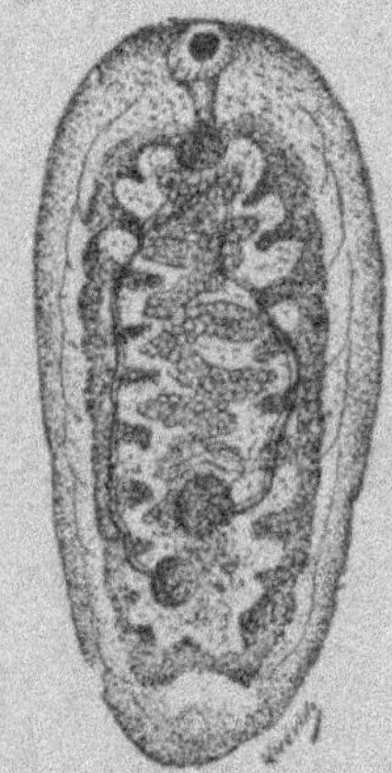

Fig. 55.
Typhlocœlum.

II. Holostomidés. — *Trématodes monogenèses*, se reproduisant uniquement par voie sexuée (sans générations larvaires asexuées).

Holostomum cuticola : intestin des martins-pêcheurs ; sa larve, enkystée dans la peau et les muscles de divers poissons cyprinidés, cause chez eux une *distomose larvaire* quelquefois observée sur les marchés, et qui est caractérisée par la présence de taches cutanées noires, larges de 2 à 4 millimètres, contenant chacune un ver. *Prohemistomum appendiculatum* (1 à 2 millimètres sur un demi) : intestin des carnivores roumains ;

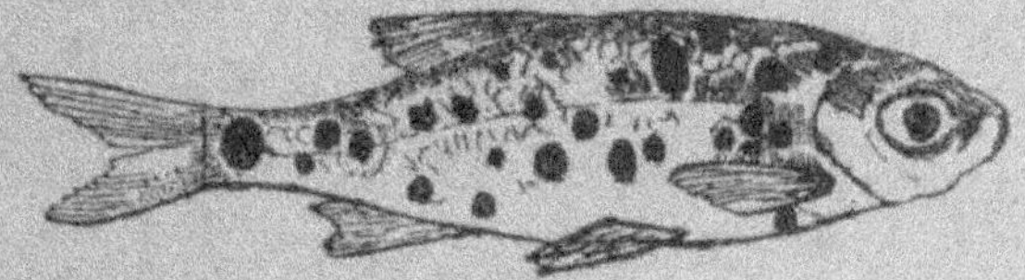

Fig. 56. — Poisson atteint de distomose larvaire (Marotel).

(sa larve évolue aussi dans les muscles de cyprinidés) (1). *Strigea alata* (4 à 5 millimètres sur 1) : intestin du chien ; etc..

(1) Il existe chez les Poissons d'autres *distomoses larvaires* causées par des Trématodes de Carnivores (Opisthorchis, Métagonimus, Apophallus, etc), dont les cercaires sont enkystées dans les muscles, la peau, les nageoires, les écailles, etc.

NÉMATODES

Vers cylindroïdes, habituellement blanchâtres, pourvus d'une cavité générale et d'un tube digestif, mais non segmentés en anneaux.

L'extrémité antérieure (qui forme souvent une *tête* isolée du reste du corps par un étranglement circulaire), montre en son centre la *bouche*. Quant à *l'extrémité postérieure*, elle est amincie en cône et percée d'un orifice subterminal, variable suivant les sexes. Chez les femelles, il représente *l'anus;* mais chez les mâles, il donne accès dans une cavité commune aux organes digestifs et sexuels *(cloaque)*. D'autre part, chez ces derniers, elle est pourvue d'un *dispositif copulateur* chargé d'assurer l'adhérence des inversements sexués pendant le coït, et qui comprend : 1º presque toujours *un ou deux spicules*, baguettes chitineuses logées dans la cavité cloacale, mais qui, pour l'accouplement, sont capables de s'extérioriser, puis de s'introduire dans le vagin de la femelle, afin de la maintenir au contact du mâle et d'écarter ses lèvres vulvaires pour faciliter la pénétration du sperme ; or, ces spicules, bien visibles et de forme fixe (étant donné qu'ils sont bruns et cornés), servent beaucoup à distinguer les espèces, car leur aspect est très variable, notamment comme longueur : celle-ci, comparée au diamètre corporel (D. C.), pris à leur niveau, permet d'en reconnaître des *courts*, des *moyens* et des *longs*, suivant qu'ils sont égaux, doubles ou au moins quadruples de ce diamètre ; souvent on voit entre eux une petite pièce servant de glissière pour guider leur sortie (*gubernaculum, gorgeret*).

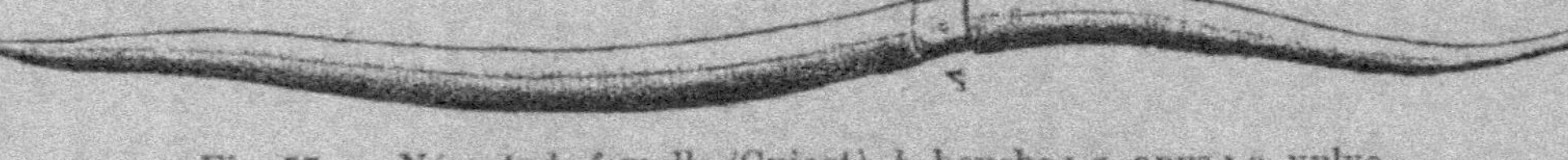

Fig. 57. — Nématode femelle (Guiart). *b*, bouche ; *a*, anus ; *v*, vulve.

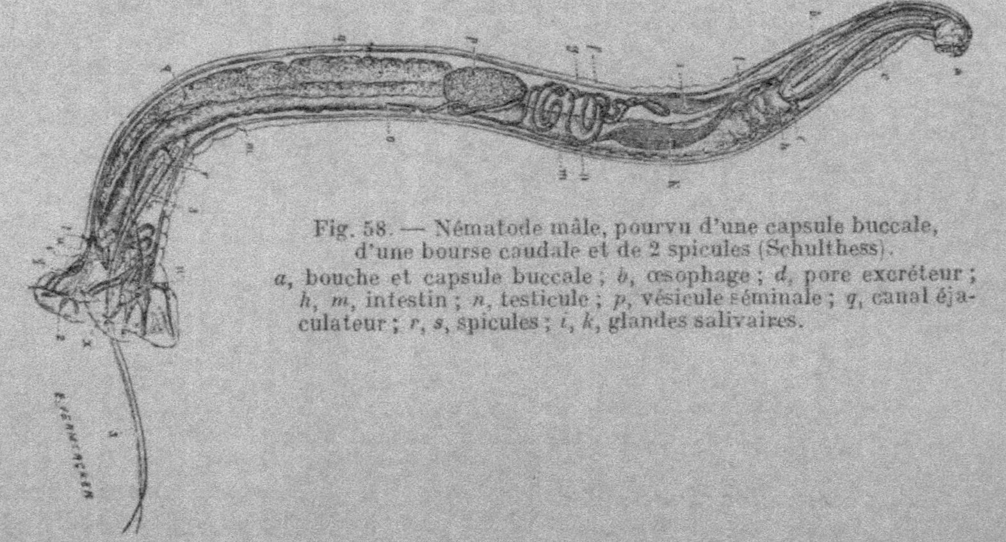

Fig. 58. — Nématode mâle, pourvu d'une capsule buccale,
d'une bourse caudale et de 2 spicules (Schulthess).
a, bouche et capsule buccale ; *b*, œsophage ; *d*, pore excréteur ;
h, *m*, intestin ; *n*, testicule ; *p*, vésicule séminale ; *q*, canal éjaculateur ; *r*, *s*, spicules ; *i*, *k*, glandes salivaires.

2° Fréquemment, il existe en outre d'autres organes copulateurs : *ventouse précloacale* (située immédiatement en avant du cloaque), ou *bourse caudale* (expansion tégumentaire en forme de cloche, chargée de s'appliquer, de se coller sur le corps de la femelle au niveau de la vulve). 3° Enfin, quand ces organes adhésifs font défaut, la queue des mâles est plus ou moins enroulée (spiralée dans un plan, vrillée en hélice ou simplement crochue), pour pouvoir entourer et immobiliser la femelle.

Organisation. — La section transversale d'un Nématode le montre formé de deux parties : une *cavité centrale* et *une paroi*

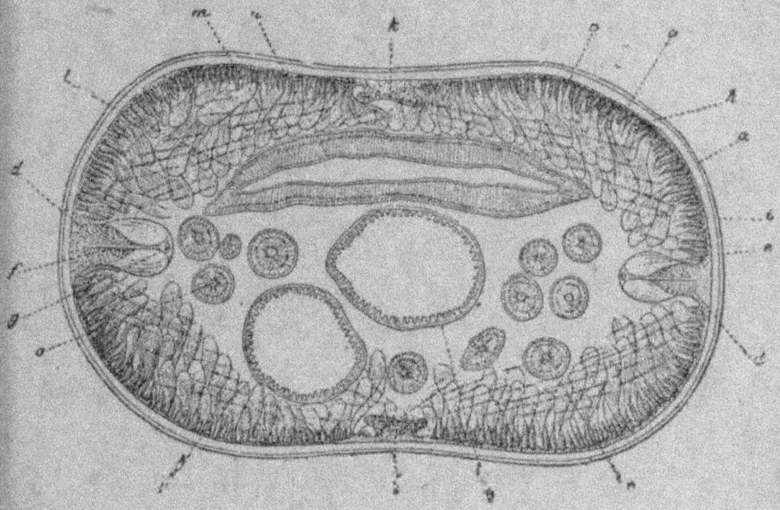

Fig. 59. — Coupe transversale d'un nématode.
a, *b*, cuticule ; *c*, sous-cuticule, avec ses bourrelets *d*, *k* ; *h*, *i*, cellules musculaires ; *m*, intestin ; *o*, ovaires et oviductes ; *p*, utérus (Vogt et Yung).

enveloppante. Celle-ci comprend *trois couches concentriques*, qui sont de dehors en dedans : *a*) *une cuticule*, chitineuse et transparente, trois ou quatre fois plus épaisse que celle des Plathelminthes ; il en résulte qu'au lieu d'être mous et contractiles comme ceux-ci, les vers ronds sont fermes et de forme fixe (chez beau-

coup d'espèces, cette cuticule porte des *stries circulaires*, correspondant à des étranglements, et parfois même des *arêtes longitudinales*) ; *b*) *une sous-cuticule*, granuleuse et opaque, ordinairement épaissie suivant quatre lignes longitudinales équidistantes,
de façon à former quatre bourrelets, dont deux latéraux et deux
médians ; *c*) *une couche musculaire*, composée d'une assise de cellules, découpée par les bourrelets sous-cuticulaires en quatre
bandes longitudinales.

La cavité centrale n'est autre que la *cavité générale* (ou

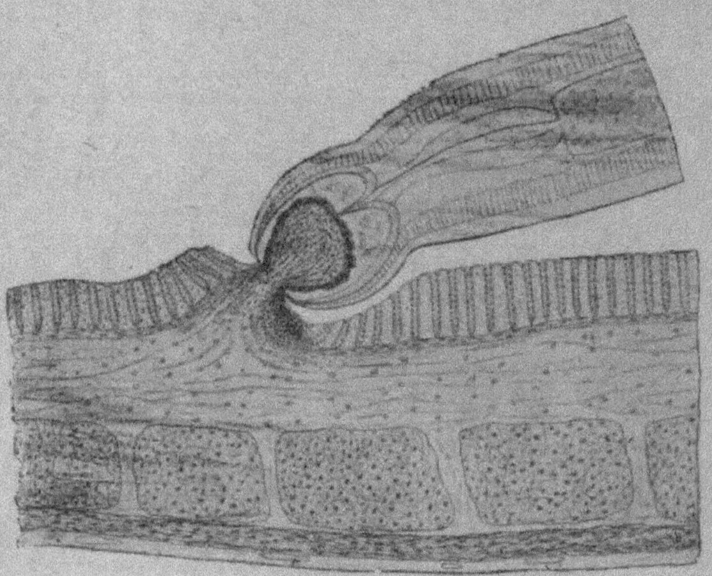

Fig. 60. — Nématode fixé sur une muqueuse
par sa capsule buccale (Marotel).

cœlome) des autres animaux. Elle est remplie d'un liquide incolore, au sein duquel plongent les divers organes, surtout digestifs
et reproducteurs.

L'appareil digestif présente la forme d'un tube rectiligne
parcourant le cœlome d'avant en arrière, sans offrir ni circonvo-
lution ni dilatation. Il débute par une *bouche* percée à l'extrémité antérieure du corps, et qui donne accès tantôt directement
dans un *œsophage* renflé en massue, tantôt dans une petite cavité
interposée entre elle et lui, et dont la paroi est formée par une

couche de chitine assez épaisse pour qu'elle soit rigide, d'où son
nom de *capsule buccale*. Presque toujours armée de dents, elle
constitue à la fois un organe de nutrition et de fixation sur l'hôte.
En effet, agissant à la façon d'une ventouse, elle aspire d'abord
un bourgeon du tissu parasité qui la remplit, et qui est ensuite
piqué par les dents capsulaires, faisant fonction de lancettes. Il
en résulte des écoulements sanguins dont le Nématode se nourrit ;
mais il mange aussi l'épithélium du bourgeon, qui finit par être
digéré, si bien que quand l'helminthe se détache, il laisse à la
place de sa morsure une plaie circulaire correspondant au bourgeon affaissé. Vient ensuite l'*intestin*, qui possède une paroi grisâtre, simplement formée d'une assise épithéliale en palissade ; sa
portion terminale, un peu rétrécie et chitinisée (*rectum*), s'ouvre
au dehors, chez les femelles par l'*anus*, chez les mâles par le
cloaque. Il existe souvent deux glandes salivaires.

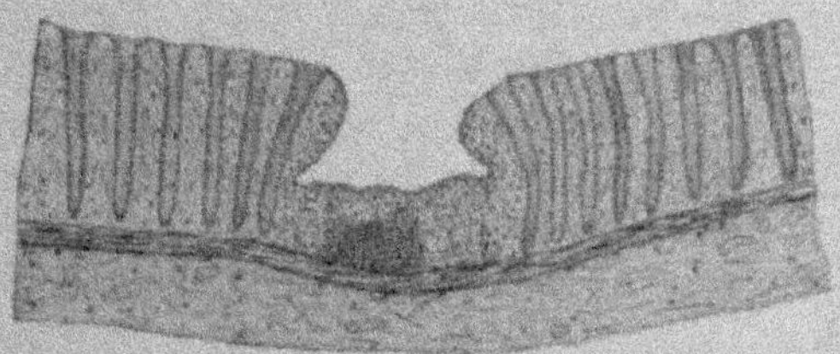

Fig. 61. — Plaie laissée par la morsure d'un nématode (Marotel).

L'appareil excréteur comprend deux canaux longitudinaux qui
parcourent les bourrelets latéraux, pour s'ouvrir en commun par
un *pore excréteur* médio-ventral, situé sous l'œsophage.

Le système nerveux est formé d'un collier œsophagien relié à
un réseau de fibrilles sous-cuticulaires ; mais on trouve en outre,
et pour la première fois, des *organes des sens*, représentés par des
éminences cutanées dites **papilles tactiles**, surtout placées autour
de la bouche et, chez les mâles, autour du cloaque.

Appareil reproducteur. — Les Nématodes sont unisexués,
les mâles se distinguant des femelles par leur taille d'un tiers plus
petite, et surtout par leur queue munie d'un dispositif copulateur.

Les organes mâles sont constitués par un cordon blanc, de calibre progressivement croissant et de longueur bien supérieure à
celle de la cavité générale, si bien qu'il est obligé de se replier trois
ou quatre fois sur lui-même, d'avant en arrière, pour parvenir à
s'y loger. La portion originelle et mince de ce cordon est pleine :

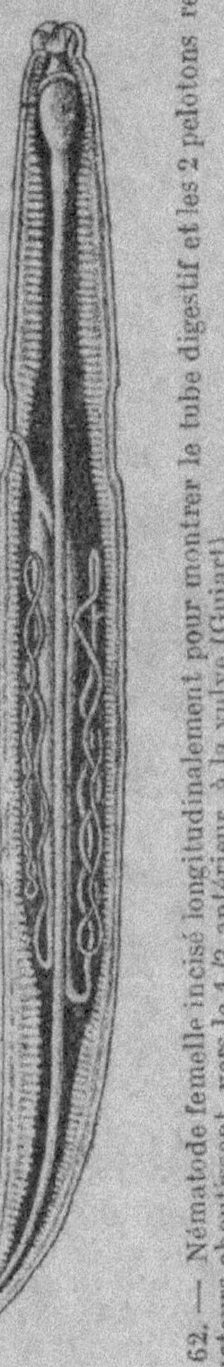

Fig. 62. — Nématode femelle incisé longitudinalement pour montrer le tube digestif et les 2 pelotons reproducteurs aboutissant, vers le 1/3 antérieur, à la vulve (Guiart).

c'est le *testicule* ; vient ensuite une partie creuse, tubulaire, le *canal déférent*, qui se continue par une *vésicule séminale*, puis par un *canal éjaculateur* musculeux, débouchant dans le cloaque.

Les organes femelles ont aussi l'aspect de cordons blanchâtres repliés plusieurs fois sur eux-mêmes ; mais, au lieu d'un, il y en a *deux*, formant *deux ovaires*, suivis de deux *oviductes*, puis de deux *utérus* remplis d'œufs ; ces utérus se réunissent pour se continuer par un *vagin*, grêle et musculeux, qui s'ouvre au dehors par la *vulve*, dont la situation varie avec les espèces : céphalique, tiers antérieur, submédiane, tiers postérieur, préanale, etc..

Evolution. — La reproduction des Nématodes se fait à l'aide d'*œufs* qui, au moment de leur formation, comprennent une seule cellule, entourée d'une *coque* variable (globuleuse ou ellipsoïde, mince ou épaisse, etc.).

Ces œufs se segmentent de plus en plus, donnant successivement 2, 4, 8, 16, 32, etc., blastomères, c'est-à-dire une *morula* de plus en plus fine, puis une *planula* (avec sillon diagonal en écharpe), et enfin un *embryon cylindroïde*, diversement enroulé dans sa coque et ressemblant déjà à l'adulte (sauf qu'il possède seulement une ébauche digestive, sans organes génitaux) ; il en résulte que pour terminer son développement, cet embryon n'aura pas à subir de grandes métamorphoses, comme c'était le cas pour celui des Cestodes, des Trématodes ou des Insectes.

L'embryon éclot, puis mène un cer-

tain temps de vie libre au cours de laquelle il subit généralement 4 *mues*, les unes de croissance, les autres métamorphiques, celles-ci le faisant passer par trois stades
successifs : *première larve, deuxième larve, ver parfait,*
sexué, mâle ou femelle. Ce dernier grandit peu à peu,
devient adulte, s'accouple, et les femelles fécondées re-

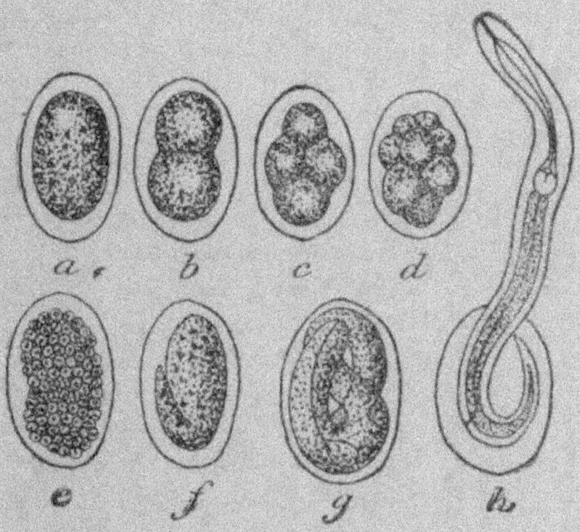

Fig. 63. — Développement des nématodes.
a, œuf non segmenté (stade 1) ; *b, c, d,* œufs aux stades 2, 4, 8 ;
e, œuf en fine morula ; *f*, œuf en planula (sillon en écharpe) ; *g*,
œuf embryonné ; *h*, éclosion d'un embryon rhabditiforme.

donnent des œufs identiques à ceux dont nous sommes
partis ; le cycle évolutif est fermé.

Tous les nématodes se reproduisent à peu près de cette
façon ; mais la ponte de l'élément reproducteur se fait,
suivant les espèces, à des moments très divers de son évolution : œuf non segmenté ou en morula, œuf embryonné,
embryon libre, ce qui permet de reconnaître des nématodes *ovipares, ovovivipares* et *vivipares.*

Pour les espèces ovipares, l'embryonnement ne peut le

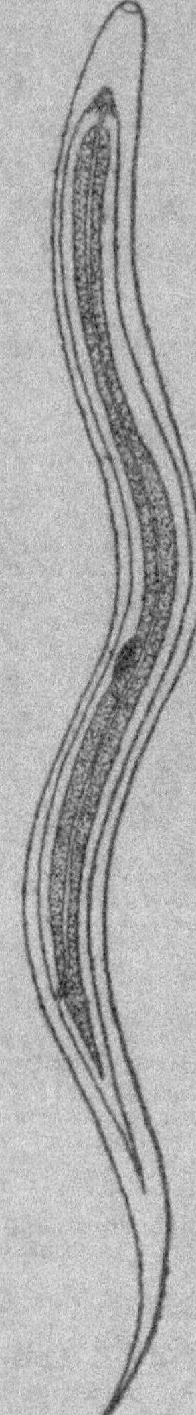

Fig. 64.
Larve enkys-
tée (d'après
Grassi et
Perroncito).

plus souvent se produire que dans le milieu extérieur, et encore à condition qu'il soit suffisamment humide et chaud (paquets excrémentitiels, boue, terre mouillée ; eau sale, fangeuse, fécale, croupissante ; pâturages marécageux) ; plus rapide en été qu'en hiver, il demande un délai variable (deux à trente jours), surtout selon l'état plus ou moins avancé de la segmentation au moment de la ponte.

Cet embryon montre souvent, à l'extrémité postérieure de l'œsophage, un renflement tridenté en Y (*bulbe*), comparable à celui des Rhabditis adultes ; c'est pourquoi on le dit alors *rhabditiforme*.

Une fois formé, l'embryon éclot ou n'éclot pas dans le monde extérieur : dans le dernier cas, l'infestation se fait par *œuf embryonné*, tandis que dans le premier, l'embryon mène une période de vie libre, au cours de laquelle il subit habituellement deux mues métamorphiques, qui le transforment, à peu près mensuellement, d'abord en *première larve*, puis en *deuxième* ; celle-ci reste fréquemment engaînée, encapsulée, dans la peau précédente, pour pouvoir se protéger et résister plus longtemps aux causes de destruction du monde ambiant (dessiccation, putréfaction, etc.) ; de fait, elles sont capables d'y rester vivantes durant huit à dix mois.

Les deuxièmes larves peuvent seules être infectantes ; pour qu'elles puissent continuer leur développement, il faut qu'elles pénètrent chez un hôte convenable, cette pénétration se faisant quelquefois par voie cutanée, mais presque toujours par voie digestive, par l'intermédiaire des eaux de boisson impures (stagnantes, etc.) et des végétaux verts, spécialement de l'herbe mouillée (ce qui permet aux jeunes vers de grimper sur elles).

Une fois parvenue chez l'hôte, la larve se débarrasse de sa gaine cuticulaire et, par une dernière mue, produit l'*état parfait*.

CLASSIFICATION

Cinq familles principales, ainsi différenciées :

Une bourse caudale .... *Strongylidés.*

Pas de bourse caudale.
— Vers inégalement calibrés .... *Trichuridés.*
— Vers uniformément calibrés :
  — filiformes et vivipares .. *Filaridés.*
  — épais; ovi, ou ovovivipares :
    — Bouche trilabiée, sans capsule ... *Ascaridés.*
    — Bouche non trilabiée, une capsule = *Spiruridés.*

STRONGYLIDÉS

Nématodes caractérisés par l'existence, à l'extrémité postérieure des mâles, d'une expansion tégumentaire appelée *bourse caudale*.

Organe destiné à favoriser l'adhérence des inversements sexués pendant l'accouplement, cette bourse a la forme d'une cloche échancrée ventralement, et elle est constituée par un repli de la cuticule que soutiennent des prolongements sous-cuticulaire rayonnants, dénommés *côtes*.

Généralement il existe *une côte médiane* (dorsale ou

postérieure), et six paires de *côtes latérales*, que l'on dési-
gne en les numérotant d'avant en arrière, de 1 à 6.

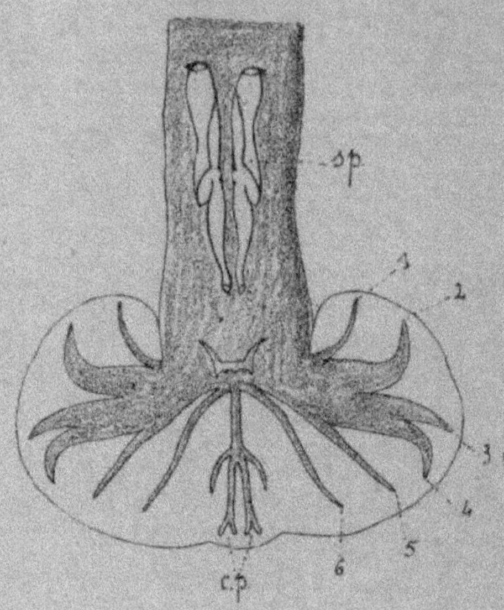

Fig. 65. — Queue d'un mâle avec sa bourse caudale étalée
(Marotel).
sp, spicules ; *c. p.*, côte médiane ; 1, 2, 3, 4, 5, 6, côtes latérales.

Evolution *directe ou semi-directe*, les œufs étant le plus
souvent à coque ellipsoïde et mince, contenant une morula.

Classification. — *Quatre sous-familles* :

2 spicules ; { Pas de { embryon non rhab-
bourse { capsule { ditiforme........ *Métastrongylinés*
caudale { buccale { embryon rhabditi-
à côtes { { forme .... *Trichostrongylinés*
{ Une capsule buccale .... *Strongylinés*.
Un seul spicule ; bourse caudale sans
côtes .... *Eustrongylinés*.

MÉTASTRONGYLINÉS

Quatre genres :

Œufs embryonnés.
{ Spicules courts et épais ; pas de côte médiane ; vulve aux trois quarts postérieurs................ *Dictyocaulus*.
Spicules longs et filiformes, une côte médiane, vulve préanale .... *Métastrongylus*

Œufs non embryonnés ; spicules moyens et pectinés-striés :
{ suivis d'organes accessoires............... *Synthétocaulus*
non suivis d'organes accessoires......... *Hémostrongylus*

GENRE DICTYOCAULUS

Trois espèces :

1º **D. filaria**. — Trachée et bronches des petits Ruminants.

Ver blanc, filiforme, mesurant 5-8 centimètres sur 1 millimètre (ressemblant à une Filaire, d'où son nom spécifique) ; sept paires de côtes latérales, quatre et cinq étant soudées presque jusqu'au bout ; spicules alvéolés-ailés.

Evolution mal connue. — On suppose qu'elle se fait ainsi : au moment de la ponte, les œufs renferment déjà un embryon caractérisé par la présence d'un bouton céphalique saillant et d'une queue mousse, non appendiculée. Ces embryons éclosent sur place, dans les bronches ; puis, entraînés par les mucosités trachéales, ils remontent l'arbre respiratoire jusqu'au larynx et au pharynx ; une fois là, ou bien ils sont rejetés au dehors par la toux et le jetage nasal, ou bien ils sont déglutis avec le mucus ; ils descendent alors le tube digestif pour être expulsés avec les excréments.

Vingt-quatre à quarante-huit heures après leur arrivée dans le monde extérieur, ceux qui sont tombés dans un milieu suffisamment humide subissent une mue qui les transforme en *première larve*, restant emboitée dans la cuticule embryonnaire ; puis 10 jours après, deuxième mue, donnant une *deuxième larve*, encore enfermée dans la peau de la première, de sorte qu'elle est enkystée dans un double étui protecteur, ce qui lui permet de rester vivante pendant des mois.

Si, surtout en grimpant sur les brins d'herbes mouillée, ces deuxièmes larves parviennent à se faire ingérer par un hôte convenable, elles perforent la paroi intestinale pour passer dans ses veinules portes, d'où, par le foie, le cœur et la petite circulation, elles gagnent le poumon, puis les bronches, où elles s'installent pour donner des vers parfaits (1) ; quarante jours après l'ingestion

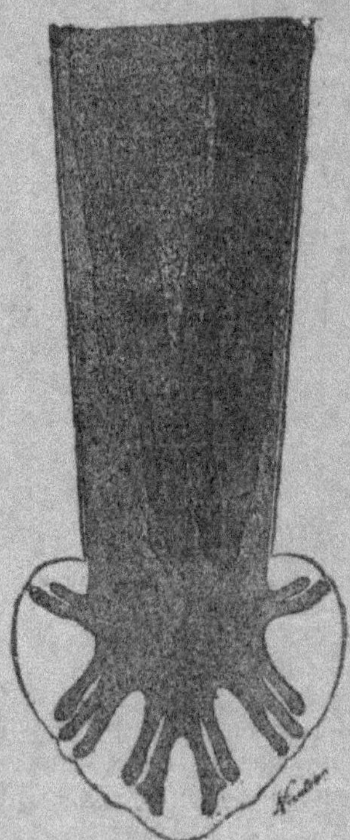

Fig. 66. — Dictyocaulus Arnfieldi (Raillet).

expérimentale des larves, de nouveaux embryons apparaîtraient dans les excréments (?).

(1) Toutefois, quelques-unes peuvent revenir au cœur gauche, être lancées dans la grande circulation et même traverser le placenta, pour arriver au fœtus, d'où des infestations congénitales. Effectivement on a plusieurs fois trouvé des vers *adultes* dans les bronches de fœtus provenant de brebis infectées, et cela ne peut s'expliquer que

Rôle pathogène : *bronchite vermineuse ovine.*

2° **D. Arnfieldi**. — Bronches des Équidés. Espèce de 3-5 centimètres, différant de la précédente parce que les côtes 4 et 5 sont à peine soudées jusqu'au milieu de leur longueur. Rares et d'ordinaire trop peu abondants pour causer des bronchites, ces vers provoquent simplement, quand ils siègent dans les bronchioles, la formation de *tuberculo-nodules* dits *péri-bronchiques*, qui sont souvent pris pour des altérations morveuses ; or c'est là une erreur regrettable, car les neuf dixièmes des tubercules pulmonaires du cheval sont d'origine vermineuse (au surplus variable : Spirures, Dictyocaules, Strongylus) ; c'est donc bien à tort qu'on impose chaque fois aux propriétaires les pertes et les ennuis sanitaires prescrits contre la morve.

Le diagnostic différentiel des lésions vermineuses et bactériennes repose sur la présence, chez les premières, d'un nématode et surtout de nombreux éosinophiles, visibles sur frottis ou par grattage des lésions suspectes (1).

3° **D. viviparus**. — Bronches du Bœuf. — Six paires seulement de côtes latérales ; vulve au sixième postérieur. Évolution et rôle pathogène comparables à ceux de *D. filaria (bronchite vermineuse bovine).*

GENRE MÉTASTRONGYLUS

Espèce principale : **M. apri**. — Bronches du Porc (exceptionnellement de l'homme).

Nématode de 2-3 centimètres, pourvu de spicules décuples du diamètre corporel ; bourse grande, à côtes

par l'existence de larves dans le sang maternel. Certaines larves peuvent aussi pénétrer dans les lymphatiques intestinaux, qui les emmènent rejoindre les autres, dans la veine cave.

(1) La méthode de déviation du complément, sur laquelle on avait fondé des espoirs, ne peut être utilisée dans la pratique.

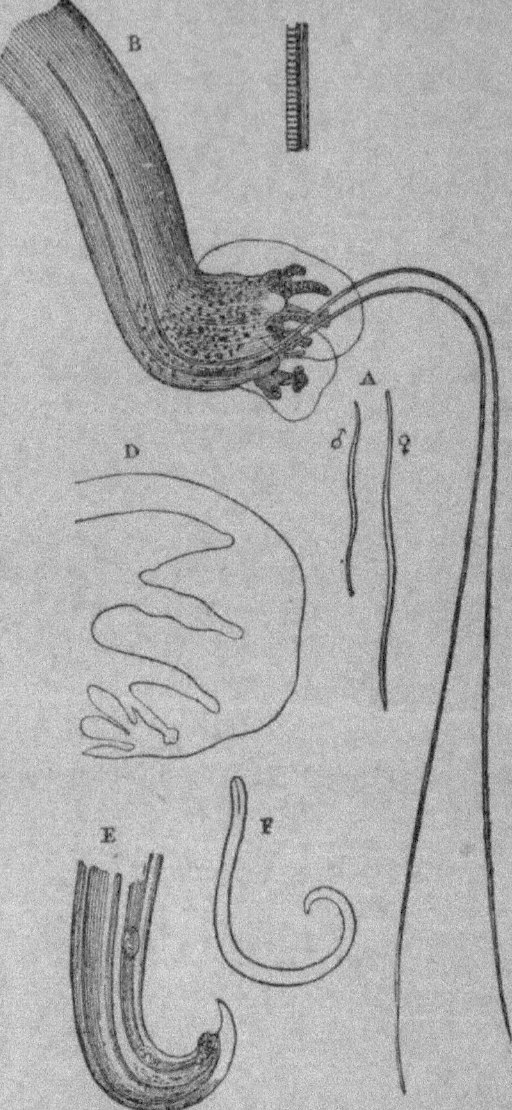

Fig. 67. — *Metastrongylus apri* (Railliet).
A, mâle et femelle, grandeur naturelle ; B, queue d'un mâle ; C,
fragment de spicule ; D, un lobe de la bourse caudale ; E, queue
d'une femelle ; F. embryon.

refoulées au bout. *Evolution inconnue.* Provoque la *bronchite vermineuse porcine.*

Autre espèce = *M. brevivaginatus* : Bronches du porc, comme le précédent, auquel il est généralement mélangé ; il en diffère par ses spicules et son vagin moitié plus courts, ainsi que par ses côtes non refoulées au bout.

GENRE SYNTHETOCAULUS

Spicules ordinairement moyens et pectinés (quelquefois simplement striés ou dentés en scie), suivis de *deux petits organes chitineux accessoires* ; bourse réduite, précédée d'arcs transversaux ; côte médiane subcarrée ; vulve préanale.

Quatre espèces principales :

1° **S. rufescens.** — Bronchioles des petits Ruminants.

Ver filiforme, roussâtre (par son intestin), long de 2 à 3 centimètres, pourvu de spicules pectinés doubles du diamètre corporel, et d'organes accessoires lyriformes, portant chacun trois ou quatre dents sur la convexité de leur extrémité inférieure, recourbée en crochet ; cinq paires seulement de côtes latérales.

Evolution inconnue. — Les œufs ne sont qu'en morula au moment de la ponte, mais ils évoluent sur place, dans les bronches, donnant des embryons qui

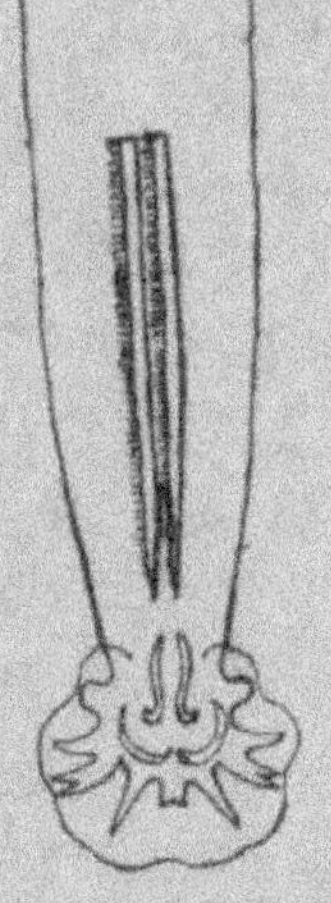

Fig. 68. — S. rufescens (Marotel).

éclosent, de sorte qu'on peut les trouver mélangés à ceux des Dictyocaules ; ils s'en distinguent par l'absence de bouton céphalique et par l'existence d'un appendice caudal onduleux. Ces embryons sont évidemment rejetés au dehors soit par la toux (avec le mucus trachéal), soit avec les excréments, après déglutition ; la suite du développement donne lieu aux mêmes hypothèses que pour les genres précédents.

2° **S. capillaris**. — Poumon des petits Ruminants. Espèce quasi microscopique (15-20 millimètres sur 40-50 μ), à corps capillaire, incolore ; mâles à queue vrillée, avec spicules bifurqués en fourchette, pectinés dans la moitié supérieure, denticulés dans l'inférieure ; bourse presque nulle.

3° **S. abstrusus.** — Poumon du chat (ver de 5 à 10 millimètres).

4° **S. commutatus**. — Poumon des Léporidés ; ressemble à *S. rufescens*, sauf que ses spicules sont simplement striés.

Trois autres espèces vivent encore dans le poumon des petits ruminants ; ce sont : **S. uncipborus** (= S. rufescens à organes accessoires non denticulés et à six paires de côtes latérales, 1 et 2 n'étant distinctes qu'au bout) ; **S. ocreatus** (ver de 4-6 centimètres, à spicules pectinés et bifides, quadruples du diamètre corporel ; organes accessoires en forme de botte) ; **S. linearis** (7 à 10 millimètres, spicules linéaires et inégaux).

Rôle pathogène des Synthetocaulus : pneumonie vermineuse.

BRONCHO-PNEUMONIE VERMINEUSE

Les Métastrongylinés respiratoires provoquent, suivant leur siège (bronches ou poumon), des *bronchites*, des *pneumonies* et quand diverses espèces sont associées, ce qui est fréquent, des *broncho-pneumonies* dites *vermineuses*. Ces affections, communes en France dans les régions humides, pluvieuses, sujettes à brouillard et à rosée matinale, s'observent surtout chez le bœuf et le mouton, plus rarement chez le porc, le chat, le lapin.

Symptômes. — Ce sont d'abord ceux de la bronchopneumonie chronique ordinaire : toux grasse et quinteuse, jetage nasal peu abondant, accélération de la respiration, râles muqueux, submatité. Mais en plus, on constate un signe spécial : l'existence d'*accès de suffocation* ; la respiration est par moments si difficile que le malade, menacé d'étouffer, allonge le cou et respire la bouche ouverte. Ces accidents sont dus à l'obstruction des grosses bronches par des paquets de vers enrobés de mucus, paquets qui, empêchant l'arrivée de l'air, amènent infailliblement l'asphyxie si une quinte de toux ne parvient pas à les déplacer rapidement.

Les malades maigrissent de plus en plus, et finissent souvent par mourir.

Lésions. — *a*) **Macroscopiques.** — En plus de celles de l'anémie (parfois poussée jusqu'à la cachexie), et de la bronchite ordinaire (mucus abondant, spumeux, purulent ; muqueuse enflammée, rouge, épaissie, etc.), il existe des altérations particulières.

Dans la trachée et les bronches, on voit des parasites, parfois au nombre de plusieurs centaines, les uns isolés, les autres enchevêtrés en paquets obstruant plus ou moins les conduits respiratoires.

Dans le poumon, il y a 4 lésions :

1º *Présence à la surface pulmonaire de placards polygonaux*, larges de 1 à 3 centimètres, tranchant nettement sur le tissu voisin parce qu'ils sont grisâtres, durs et saillants ; chacun d'eux représente un îlot de pneumonie lobulaire, au niveau duquel le parenchyme hépatisé ne s'affaisse plus. La constitution de ces placards est due à une irritation du poumon causée à la fois par des vers adultes, des œufs et des embryons, contenus par milliers dans les bronchioles et les vésicules malades.

2º *Tubercules* gris jaunâtres, gros comme une tête d'épingle ou un pois, aisément perceptibles en passant la main à plat sur l'organe ; ils correspondent à autant de Synthetocaulus adultes, pelotonnés et enkystés.

3º *Emphysème pulmonaire*, dû à ce que l'air ne pouvant plus être expulsé par les bronchioles bouchées, il se produit dans les alvéoles une augmentation de pression suffisante pour les faire éclater, d'où pénétration du gaz dans le parenchyme ; les embryons peuvent même se répandre par ces brèches dans le tissu, ce qui augmente encore la pneumonie.

4° *Splénisation* de certains lobules entiers, dont les bronches sont obstruées par un bouchon parasitaire.

b) **Microscopiques.** — Ce sont celles de la bronchite et de la pneumonie ordinaires, avec en plus présence, sur les coupes, d'œufs, d'embryons et de vers adultes (1).

Diagnostic. — 1° **Ante mortem.** — L'existence de la maladie doit être soupçonnée cliniquement quand on constate des symptômes de broncho-pneumonie chronique (toux, jetage, dyspnée, râles muqueux, submatité), avec en plus, des accès de suffocation et une allure épizootique. Mais elle ne peut être certifiée que par le microscope : l'examen du jetage nasal (ou des excréments, ou encore du mucus pharyngien recueilli par goupillonnage de l'arrière-bouche avec un tampon d'ouate) montre des embryons vivants. Chez le mouton, ceux-ci peuvent être de deux sortes : Dictyocaulus et Synthétocaulus ; si les premiers existent seuls, il s'agit seulement de bronchite ; si ce sont les seconds, on a affaire à une pneumonie ; si les deux types sont mélangés, c'est qu'il y a bronchopneumonie.

Le *diagnostic différentiel* devra être établi : 1° avec la *broncho-pneumonie simple* (celle-ci est sporadique) ; 2° avec les *broncho-pneumonies infectieuses* (notamment, chez le porc, avec celle due au *Bacillus suisepticus*) ; 3° enfin, chez le bœuf, avec la *tuberculose* et la *péripneumonie*. Dans tous ces cas, le microscope seul peut trancher à coup sûr (2).

2° **D. post mortem.** — Il est facile, d'abord par l'incision longitudinale de l'arbre respiratoire, qui met en évidence les parasites adultes ; mais aussi (et même plus rapidement) par l'examen microscopique du mucus trachéo-

(1) On a signalé aussi des lésions d'*entérite*, dues aux perforations intestinales causées par les larves infectantes, au moment de leur pénétration dans les veinules portes.

(2) L'intradermoréaction (en partant d'un antigène préparé au moyen du jetage nasal) donnerait aussi des résultats, surtout chez le porc.

bronchique, ou du produit de raclage des lésions pneumoniques : dans le premier cas, on voit des embryons, tandis que dans le second, on aperçoit un mélange d'embryons et d'œufs à tous les stades, (puisque le développement de ces derniers se fait sur place.

Pronostic. — Extrêmement sombre, car les infestations intenses se terminent toujours par la mort ; celle-ci peut survenir subitement, par asphyxie, au cours d'un accès suffocant, ou au contraire lentement, en cinq-six mois, par anémie et amaigrissement progressifs.

La gravité est d'autant plus élevée qu'il s'agit d'une affection *épizootique*, faisant couramment 50 p. 100 de victimes dans les troupeaux de moutons et de vaches, d'où des pertes pécuniaires considérables.

Toutefois, le danger varie *avec l'âge* des malades (les jeunes étant plus lourdement frappés, parce que plus infestés et moins résistants) ; 2º avec l'existence de complications microbiennes secondaires, suppuratives, qui ajoutent leurs effets à ceux de l'helminthose.

Traitement. — Trois indications : *arrêter l'infestation, expulser les parasites, rétablir les malades* (voir p. 17 et 26).

I. — **Arrêter l'infestation.** — Retirer les animaux des terrains infestés pour les mettre sur un sol *très sec* ; défendre d'envoyer le bétail au pâturage quand l'herbe est mouillée (notamment tant que n'est pas disparue la rosée matinale) (1) ; empêcher la souillure des abreuvoirs par les excréments (les vers ne pouvant vivre que dans l'eau sale, fécale, et non dans l'eau pure) ; éparpiller les « bouses » de vache pour qu'elles se dessèchent plus vite (entières, elles restent suffisamment humides pour permettre le développement des embryons).

II. — **Expulser les parasites.** — Contre ceux du poumon, il n'y a rien à faire, car ils sont trop profonds pour que les médicaments puissent les atteindre ; aussi est-on

(I) Qui permet l'ascension des larves sur les brins d'herbe.

désarmé quand il s'agit des *pneumonies* vermineuses du chat et du lapin.

Par contre, on peut intervenir avec chances de succès vis-à-vis des *bronchites*, en envoyant des médicaments vermicides dans la trachée, au contact des nématodes.

Trois procédés sont recommandés : fumigations, injections, pulvérisations.

a) **Les fumigations** se réalisent avec des vapeurs variées : goudron, genièvre, huile empyreumatique, solutions antiseptiques (phéniquées ou créosotées) ; ces vapeurs font tousser et par suite expulser quelques vers, mais c'est là une vieille méthode, tout à fait insuffisante.

b) **Les injections** se font dans la trachée, à l'aide d'une seringue Pravaz et d'huiles diverses : thérébentinées-créosotées, thérébentinées-phéniquées, thérébentinées-iodées ou encore de benzine iodée.

Voici une bonne formule :

Essence de térébenthine ..... }
Solution iodo-iodurée .... } àà 5 à 8 grammes
Huile .... } par mouton

c) **Les pulvérisations** constituent la méthode de choix ; elles se réalisent généralement avec la *créosote*, qui peut être utilisée sous trois formes : solution hydro-alcoolique au centième (pour un bœuf, 100 grammes par jour, en trois fois), huile créosotée, ou mieux encore *glycérine créosotée* ; ce dernier produit est le moins irritant.

On se sert de l'appareil Malkmus (spray-apparat), comprenant un trocart courbe (dont la canule, introduite dans la trachée, est munie d'œillères pour pouvoir être maintenue en place, à demeure, en liant des ficelles autour du cou), et un vaporisateur avec soufflerie de Richardson assez puissante pour pulvériser la glycérine.

Aujourd'hui on préconise surtout le *chloroforme*, donné jusqu'à subanesthésie (3 centimètres cubes par mouton, 10 à 12 centimètres cubes par veau), sur des tampons d'ouate enfoncés dans les narines, trois fois de suite, à cinq jours d'intervalle ; les vers endormis se détacheraient et seraient ensuite expulsés naturellement par la toux (ou déglutis) : cette thérapeutique serait la meilleure.

A noter que : 1º chez le bœuf, les pulvérisations sont plus faciles que chez le mouton, où les injections sont à peu près seules possibles ; 2º chez le porc, en raison de son indocilité et de l'épaisseur de la peau, doublée de lard, le traitement serait si difficile que le mieux est d'envoyer le malade à la boucherie, aussitôt le diagnostic fait et sans lui laisser le temps de maigrir.

Prophylaxie. — Quand on est dans un pays contaminé, outre les mesures précédemment indiquées pour arrêter l'infestation (notamment la défense d'aller au pâturage tant que l'herbe est mouillée), il faut : 1º détruire le plus possible d'embryons, en désinfectant les excréments, fumiers et locaux parasités, ainsi que les organes malades (incinération, ébullition, cuve à acide sulfurique) ; 2º dessécher les pâturages marécageux et les stériliser par un chaulage-sulfatage de *printemps* (avant la mise au parc, car les larves enkystées sont si résistantes qu'elles se conservent un an vivantes, de sorte que les animaux peuvent s'infester dès le printemps, en reprenant les embryons déposés l'année précédente). C'est pourquoi, contrairement à l'anémie distomienne, l'anémie métastrongylinienne est une maladie d'*été*, et non d'hiver ; 3º enfin il est bon d'*isoler les malades*, puisqu'on soupçonne une évolution directe, avec contagion à longue échéance (15 jours).

GENRE HEMOSTRONGYLUS

Une seule espèce : **H. vasorum,** du cœur droit et de l'artère pulmonaire du chien.

Ver de 15-20 millimètres, à spicules moyens et linéaires, striés transversalement.

Evolution *inconnue* ; la femelle pond sur place, dans

le sang de son hôte, des œufs non segmentés, qui sont entraînés par le courant veineux au poumon, où ils progressent jusqu'à ce qu'ils arrivent dans une artériole trop étroite pour les laisser continuer ; dès lors, ils sont bloqués.

Mais là ils évoluent, donnant des embryons qui éclosent, traversent la paroi vasculaire, puis le parenchyme pulmonaire, de façon à tomber dans les vésicules ; ils remontent alors l'arbre respiratoire jusqu'au pharynx, et ils sont expulsés au dehors avec le mucus trachéal, soit par la toux et le jetage nasal, soit par les excréments.

Le reste du développement est ignoré.

Rôle pathogène. — Assez fréquent dans le Midi de la France, ce nématode provoque une maladie, l'**hémostrongylose cardio-pulmonaire**, qui est surtout caractérisée par l'apparition, dans le poumon, *d'innombrables tubercules ;* chacun d'eux est développé autour d'un œuf immobilisé.

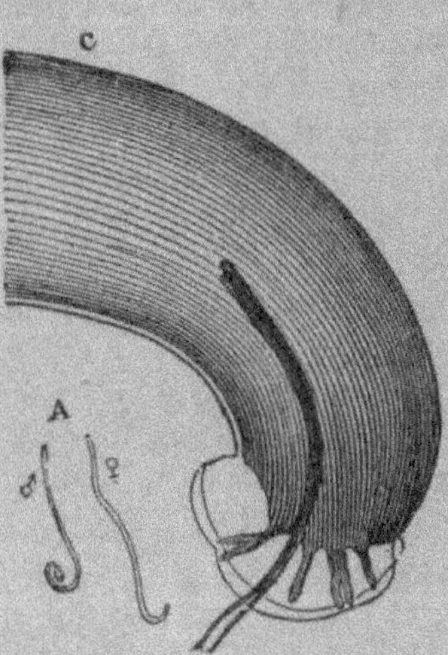

Fig. 69. — Hemostrongylus vasorum.
A, mâle et femelle grandeur naturelle ; *c*, queue d'un mâle (Railliet).

Le diagnostic *ante mortem* est impossible par la clinique (car il n'y a pas de symptôme caractéristique) ; toutefois, il pourrait se faire par le microscope : l'examen du mucus nasal (ou pharyngien, recueilli par goupillonnage, ou encore des excréments), montre en effet des embryons. Mais on pense rarement à pratiquer cet examen, de sorte que le plus souvent l'hémostrongylose n'est découverte qu'à l'autopsie. Ici, le diagnostic est au contraire facile, car le microscope décèle des œufs dans les tubercules dilacérés, et surtout des embryons dans le mucus trachéobronchique ; l'attention étant éveillée, on trouve ensuite aisément, à l'œil nu, les vers adultes contenus dans le sang veineux cardio-pulmonaire.

Le diagnostic différentiel devra surtout être établi vis-à-vis de la tuberculose, dont les lésions sont si ressemblantes qu'on donne aussi à la maladie le nom de *pseudotuberculose hémostrongylienne* : le microscope tranchera.

Pronostic. — Maladie mortelle en quelques mois.

Traitement et prophylaxie inconnus (essayer les parasiticides du sang : arsénobenzènes, émétique, etc.).

TRICHOSTRONGYLINÉS

Strongylidés munis d'une bouche non capsulée (1), de deux spicules, d'une bourse à côtes et d'un embryon rhabditiforme. *Parasites du tube digestif* (surtout de l'estomac et de l'intestin grêle), *leur évolution est directe*.

Les femelles pondent des œufs ellipsoïdes, à coque mince, contenant une morula. Ceux qui tombent dans un milieu suffisamment humide et chaud (par exemple, en été, dans les pâturages marécageux, les excréments, la boue, l'eau fangeuse ou fécale des mares stagnantes), donnent en dix-quinze jours, un *embryon rhabditiforme*, qui éclot et mène une période de vie libre, au cours de laquelle il subit trois mues métamorphiques le faisant passer d'abord par deux stades larvaires successifs ; mais la deuxième larve reste fréquemment engainée dans la peau de la première. Pour continuer son développement, il faut qu'elle pénètre chez l'hôte convenable, le plus souvent par voie digestive, à la faveur de l'eau de boisson impure ou

---

(1) Quelques espèces (*Nematodirus, Cooperia, Ostertagia*) ont cependant une ébauche capsulaire, visible seulement au fort grossissement, de sorte qu'elles font passage entre les Trichostrongylinés et les Strongylinés.

des végétaux verts et crus (herbe mouillée, etc.) ; elle se débarrasse alors de sa gaine et, par une troisième mue,

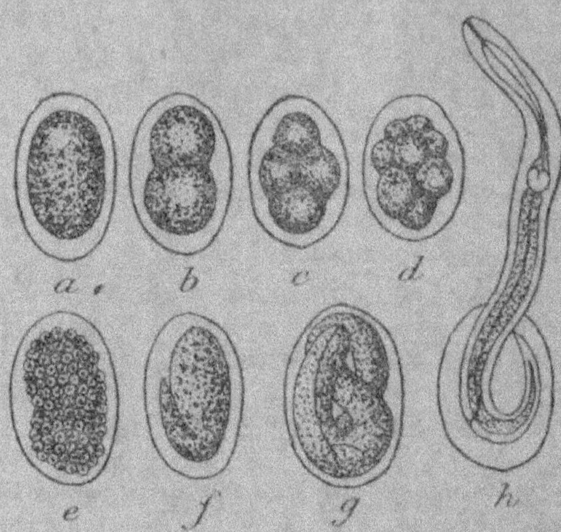

Fig. 70. — Œufs de Strongylidés à divers stades évolutifs.
(*a* à *d*, dans les matières fécales ; *e* à *h*, en culture : *h*, larve rhabdisiforme sortant de l'œuf.)

donne un *ver parfait*. Quelquefois la réinfestation se fait par œufs embryonnés.

Classification. — *Cinq genres principaux* :

Bourse caudale munie d'un lobule asymétrique.. *Hemonchus*

Pas de lobule asymétrique :

— Des arêtes cuticulaires ; pas de gubernaculum ; côte 1 non isolée :

  — Spicules longs et grêles........... *Nématodirus*

  — Spicules courts et épais :

    — Côtes 1 et 2 divergentes. *Cooperia*

    — Côtes 1 et 2 convergentes.... *Ostertagia*

— Pas d'arêtes cuticulaires ; 1 gubernaculum ; côte 1 isolée......... *Trichostrongylus*.

G. Hemonchus. — **H. contortus :** estomac des Ruminants. Ver de 2-3 centimètres, à bourse caudale grande, profondément bilobée, le lobe droit portant un lobule triangulaire asymétrique soutenu par une côte bifurquée en Y ; vulve recouverte d'une languette tégumentaire ;

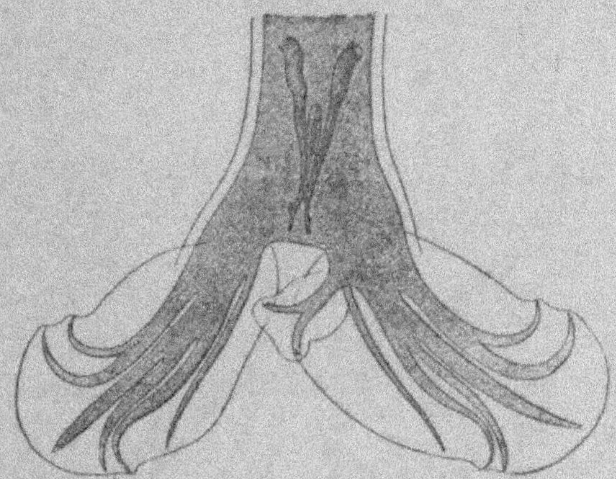

Fig. 71. — Hemonchus contortus (Railliet).

cordons sexuels blanchâtres, contournés en spirale autour de l'intestin, qui est brunâtre ; spicules courts et coniques.

Autre espèce. — *H. longistipes*, du dromadaire : côte postérieure bifurquée vers ses deux tiers, (au lieu du milieu).

G. Nematodirus. — *Deux espèces principales* :
1º **N. filicollis :** duodénum des ruminants.
Ver de 15-20 millimètres, à spicules filiformes, sextuples du diamètre corporel ; cou effilé ; sept paires de côtes latérales, sans côte médiane ; femelle à queue obtuse, mucronée ; tête renflée.
2) **N. strigosus :** estomac des lapins et des lièvres.
Même taille que le précédent, mais teinte rougeâtre

(preuve d'hématophagie) ; spicules linéaires, quadruples
du diamètre corporel, et terminés en pinceau ; une côte
médiane ; tête non renflée ; arêtes cuticulaires particulièrement apparentes.

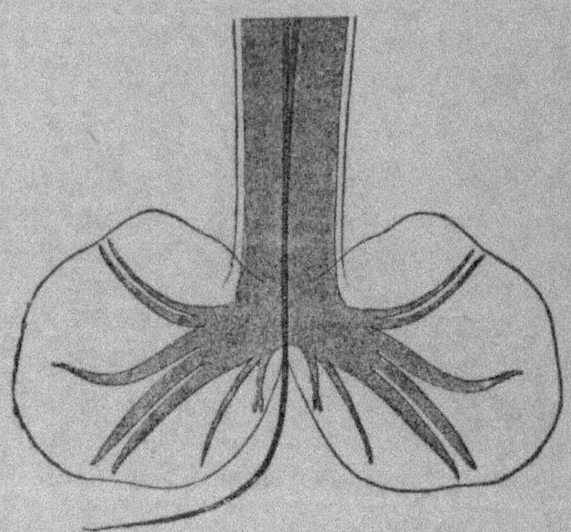

Fig. 72. — N. filicollis (Railliet).

Autres espèces : *N. spatiger*, du bœuf et du dromadaire ; (=fili-
collis à spicules spatulés au bout, au lieu de pointus) ; *N. digita-
tus*, du bœuf, à Sumatra ; *N. fordi* (bœuf et porc asiatiques).

G. Cooperia. — Un renflement céphalique énorme
progressivement atténué en arrière.

Espèce principale : **C. oncophora** : duodénum du bœuf
et du mouton.

Ver de 6-10 millimètres, à spicules coniques, en plantoir, refoulés au bout ; vulve entourée d'un épaississement;
côte médiane deux fois bifurquée, vers son milieu chaque
fois.

Autres espèces. — *C. punctata* : duodénum du bœuf (ver de 5-6 millimètres, à spicules incisés-cambrés, bourse ponctuée, côte médiane quadrifurquée vers son milieu, les branches externes étant plus courtes et souvent enroulées) ; *C. Curticei*, du mouton (diffère du précédent par sa bourse lisse et ses dimensions doubles pour la taille, les spicules et les œufs) ; *C. pectinata*, des bovidés américains ; etc..

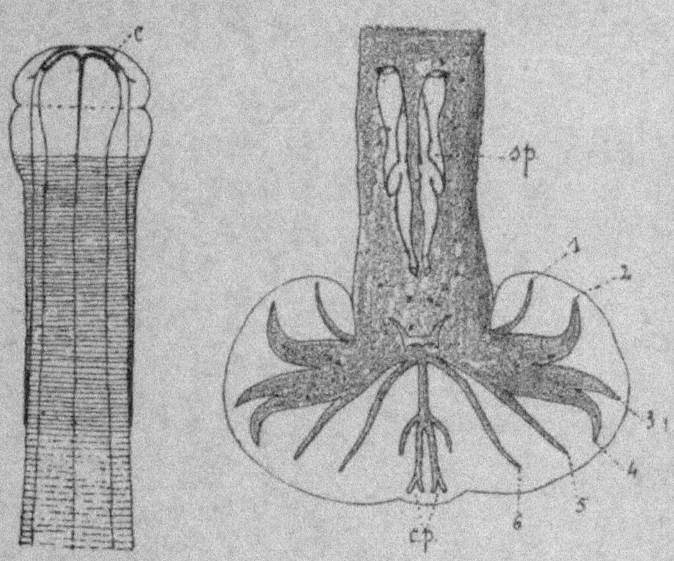

Fig. 73. — Tête et queue de Cooperia (Marotel).

G. Ostertagia. — Un renflement céphalique peu marqué et brusquement délimité en arrière par un étranglement transversal ; un lobule cloacal accessoire, placé à l'intérieur de la bourse caudale ; queue des femelles souvent striée circulairement.

Espèce principale : **O. Ostertagi** : caillette des ruminants.

Nématode de 8-10 millimètres, à spicules cylindriques, une fois et demi plus longs que le diamètre corporel, et bifurqués aux quatre cinquièmes postérieurs ; côte postérieure deux fois bifurquée, la première fois vers son mi-

lieu ; vulve généralement recouverte d'une manchette cuticulaire.

Jeune, il est enfoncé dans la muqueuse stomacale (probablement dans les tubes glandulaires), provoquant la

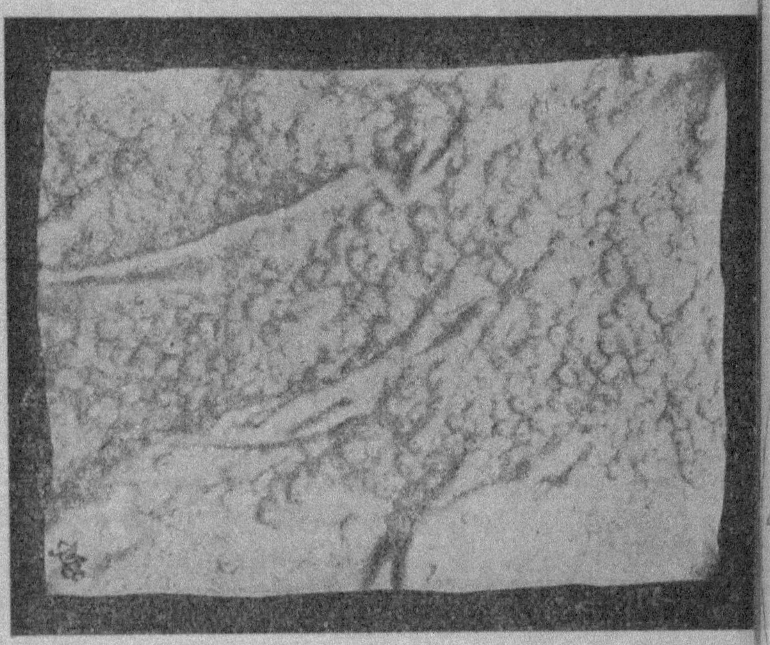

Fig. 74. — Nodules ostertagiens de la caillette (Marotel).

formation de nodules pisiformes percés d'un orifice central,
qui laisse souvent passer un bout du ver ; il en résulte une
ostertagiose nodulaire comportant fréquemment des centaines de lésions et entraînant une suppression plus ou
moins importante des glandes, ainsi que de la digestion
gastriques. Mais une fois adulte, le parasite s'échappe de
la paroi pour aller vivre à la surface, comme les autres
Trichostrongylinés.

Autres espèces : *O. circumcincta* : caillette du mouton et de la chèvre (diffère du précédent par ses spicules doubles du diamètre corporel, avec branches pointues au bout, au lieu d'être refou-

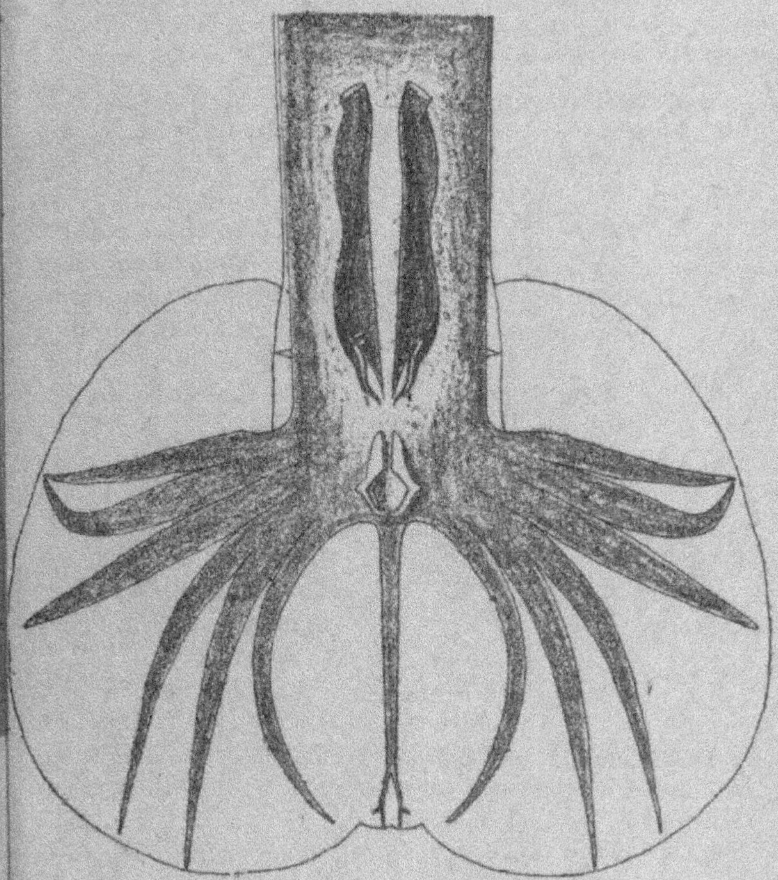

Fig. 75. — *Ostertagia tricuspis* (Marotel).

lées) ; *O. mentulata* : caillette et duodénum du mouton, du dromadaire (ver de 8-10 millimètres, à spicules quadruples du diamètre corporel et rayés de stries transversales arborescentes) ; *O. tricuspis* : caillette et duodénum du mouton (12 à 15 millimètres, spicules égaux au diamètre corporel, et trifurqués vers le quart postérieur en branches pointues, dont les deux externes sont sinueuses) ; *O. trifida* : caillette du mouton (= *O. tricuspis* à spicules ramifiés vers leur milieu en trois branches, dont l'interne seule est pointue, les deux externes étant refoulées au bout) ; *O. rubida* : estomac du porc (spicules coniques, égaux au diamètre corporel), cause une *gastrite porcine* ; *O. trifurcata, O. occidentalis, O. marshalli, O. bullosa*, tous du mouton, etc..

G. Trichostrongylus. — Une douzaine d'espèces, fines comme des cheveux et mesurant à peine 4-5 millimètres de long.

Les principales sont :

1° **T. instabilis :** estomac et duodénum des ruminants (quelquefois du] dromadaire et de l'homme). Spicules tordus et terminés en sabots ; six paires de côtes latérales, divergentes et d'épaisseur décroissante ; côte médiane courte et deux fois bifurquée.

2° **T. retorteformis :** duodénum des Rongeurs (voisin du précédent).

3° **T. axei :** estomac des Équidés (et des bovidés).

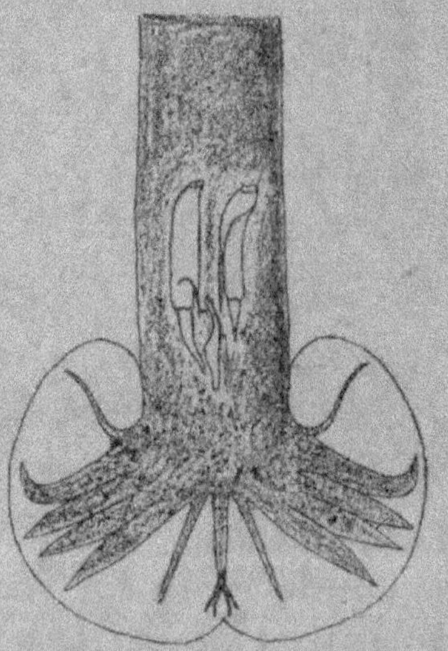

Fig. 76. — Trich. axei (Marotel).

Spicules inégaux ; côtes 2-3-4-5 semblables et accolées en un faisceau tétraradié caractéristique ; côte 6 longue et rectiligne ; côte médiane grande et mince, courtement bifurquée deux fois de suite (d'où une apparence fréquemment quadrifurquée).

Comme *O. Ostertagi*, il s'enfonce souvent dans la muqueuse, dont il amène l'hypertrophie avec sclérose des glandes et diminution de la digestion stomacale (*gastrite hypertrophiante*, adénome vermineux diffus du sac droit) (1).

(1) Mais il n'est pas la cause exclusive de cette altération, car on observe souvent des lésions sans vers et des vers sans lésions.

Autres espèces. — a) *des Mammifères* : *T. probolurus*, duodénum des petits ruminants, du dromadaire et de l'homme (spicules très bruns et très tordus, à contour profondément échancrés ; côte impaire courte, deux fois bifurquée ; côte cinq et six réduites, cinq étant recourbée en hameçon pour embrasser l'extrémité de six) ; *T. vitrinus* : duodénum des petits ruminants (spicules en plantoir, côte médiane longue et grêle, courtement bifurquée, côte cinq longue et droite, tandis que la sixième est courte, falciforme) ; *T. pergracilis* et *T. capricola*, tous deux des petits ruminants ; *T. falculatus* (chèvres de l'Afrique orientale portugaise) ; *T. calcaratus* (lapins des Etats-Unis).

b) *des Oiseaux* : *T. tenuis* (cœcums des gallinacés et palmipèdes) ; *T. quadriradiatus* (intestin du pigeon ; gubernaculum à quatre rayons) ; *T. douglassi* : estomac de l'autruche (pullule souvent au point de nuire à l'élevage); etc..

ROLE PATHOGÈNE

Les Trichostrongylinés produisent une maladie, la **trichostrongylinose**, qui se traduit surtout par une **gastro-entérite chronique**.

Les symptômes sont : *diarrhée* abondante, séreuse, fétide, rejetée violemment et loin derrière les malades ; *anémie* et amaigrissement progressifs, allant jusqu'à une *cachexie* analogue à celle de la distomose (œdèmes, etc) ; finalement la mort survient par épuisement, au bout de trois-quatre mois.

Les lésions sont celles de la gastro-entérite et de la cachexie : au début, muqueuse digestive rouge et tuméfiée, avec glandes enflammées (d'où hypersecrétion) ; plus tard, destruction et sclérose glandulaires. On peut ainsi

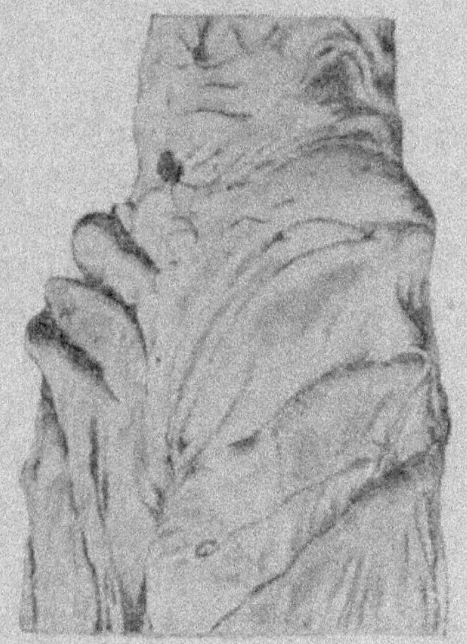

Fig. 77. — Œdème de la caillette (Schnyder).

assister à la suppression quasi totale des glandes, et par suite, de la digestion gastro-intestinale : les malades ne peuvent plus se nourrir. En plus des altérations habituelles de la cachexie, on note souvent des œdèmes sous-muqueux, spécialement accusés sur les plis de la caillette.

Enfin, on enregistre une hypertrophie de la chaîne des ganglions mésentériques, chaque fois qu'une action inoculatrice a surajouté des bactéries aux parasites.

Géographie, fréquence. — Maladie cosmopolite, la trichostrongylinose existe communément en France, surtout chez les ruminants et les rongeurs ; mais elle est spéciale aux endroits marécageux, riches en eaux stagnantes. Cela tient à ce que l'infestation se fait le plus s u vent par les mares et les flaques d'eau échelonnées le long des chemins que suivent les troupeaux, pour se rendre au pâturage. En été, les animaux assoiffés s'y arrêtent constamment pour boire ; mais beaucoup en profitent aussi pour évacuer des excréments chargés d'œufs qui, huit à quinze jours plus tard, seront embryonnés, et par suite susceptibles d'être repris par tout individu venant s'abreuver de la même façon.

L'affection est beaucoup plus répandue au cours des années pluvieuses, précisément parce qu'elles décuplent les flaques d'eau, c'est-à-dire les endroits favorables à l'évolution des vers ; elles causent ainsi des infestations massives et des épizooties.

Diagnostic. — 1° *Ante mortem*, les symptômes permettent de reconnaître l'existence d'une gastro-entérite chronique, mais son origine vermineuse ne peut être établie que par l'examen microscopique des excréments : on aperçoit alors facilement les œufs caractéristiques, car il y en a parfois jusqu'à cinq-dix par préparation. La maladie doit être distinguée des autres gastro-entérites et cachexies, spécialement de la distomose : c'est la coprologie qui renseigne, les œufs n'étant pas les mêmes.

2º *Post mortem* : il est aisé par l'autopsie du tube digestif, surtout de l'estomac et du duodénum. On voit de suite
les vers des grandes espèces (2-3 centimètres), qui sont
macroscopiques ; mais ceux des petites espèces (4-5 millimètres), ne peuvent être découverts qu'avec une loupe ou
un microscope (à 20-30 diamètres). Toutefois, les parasites sont généralement commodes à trouver, car ils existent d'ordinaire par centaines, souvent par milliers (1).

Pronostic. — *Très grave*, parce que souvent une moitié
des animaux meurt, et ceux de l'autre moitié deviennent
tellement cachectiques que leur valeur diminue de 50 p.
100 : fréquemment même, ils sont saisis pour maigreur
à la boucherie, si bien qu'au total, soit par mort, soit par
amaigrissement, les éleveurs perdent, chiffrés en argent,
les trois quarts de leur capital bétail.

Le pronostic est encore assombri par ce fait que l'affection est contagieuse, *épizootique* ; l'évolution étant directe,
la transmission est en effet facile, d'où une dissémination
rapide sur tout l'effectif d'un village.

Toutefois la gravité varie : 1º *avec l'abondance* des parasites ; quelques unités sont compatibles avec la santé, ce
qui explique qu'on en trouve souvent aux abattoirs chez
des animaux gras, bien portants, et ce qui avait fait nier
leur danger. La vérité est que les Trichostrongylinés ne
deviennent pathogènes qu'à partir d'un certain nombre :
mais cette condition est habituellement remplie, puisque
d'ordinaire ils abondent.

2º Suivant qu'il y a — ou non — coexistence d'une
autre maladie, parasitaire ou bactérienne. Nous avons
déjà dit que l'humidité des années pluvieuses favorisait
la pullulation de beaucoup de parasites, et non d'un seul ;
aussi trouve-t-on souvent une vingtaine d'espèces associées, si bien qu'en fait, la cachexie est ordinairement
d'origine polyparasitaire. D'un autre côté, beaucoup de

(1) Ils appartiennent d'ordinaire à diverses espèces, coexistentes
et mélangées.

Trichostrongylinés entament l'épithélium gastro-intestinal, certains mêmes s'enfonçant dans la muqueuse (Ostertagia, Nematodirus, etc.) ; comme pour tous les vers vulnérants, les microbes viennent donc souvent aggraver la trichostrongylinose en cours de route, et donner le coup de grâce aux malades.

3° *Avec l'espèce-hôte*, la trichostrongylinose étant plus redoutable pour celles qui vivent en troupeau (notamment le mouton), car l'introduction d'un seul malade suffit pour communiquer l'affection à tous les autres.

4° *Avec l'âge des individus*, les jeunes étant plus sensibles, parce que plus fortement infestés.

Traitement. — Trois indications : 1° *arrêter l'infestation*, en enlevant les animaux des pâturages infestés, pour les mettre sur des endroits secs (pré ou étable), où ils seront nourris avec des fourrages secs et de l'eau pure ; 2° *chasser les parasites*, par la triade habituelle : diète, vermifuge, purgatif ; les vermifuges à préférer sont : noix d'arec, fougère mâle, thymol, chénopode, sulfate de cuivre (1), essence de térébenthine, sulfure et surtout tétrachlorure de carbone. Ce dernier est le meilleur antistrongylidien (2).

Quelle que soit la thérapeutique choisie, on l'appliquera

(1) Pour un mouton, 50 à 100 centimètres cubes d'une solution au centième, administrés une fois par mois, de mai à octobre, avec un tube de caoutchouc adapté par un bout à une éprouvette (graduée à 50-100 centimètres cubes), et par l'autre, à une canule de bronze. Pour le bétail de parc et le gibier, utiliser SO^4Cu sous forme de pierres à lécher, disposées çà et là sur le sol.

(2) Mouton: 15 à 20 centimètres cubes dilués dans le quadruple d'huile de ricin et administrés à la sonde stomacale, après un jeune de trente-six heures; bœuf, 60 à 100 centimètres cubes; éviter les accidents d'inhalation.

Autres médicaments utilisables : picrate de potasse; semencontra; kousso; huile de cade + essence de térébenthine ââ; naphtol + créosote + coaltar ââ; petit lait fermenté un jour. Contre la diarrhée, employer les astringents et les sédatifs intestinaux (bismuth, opium, tanin, et surtout *salicylate d'alumine*). Contre l'anémie, on a recommandé l'hémothérapie (50 centimètres cubes de sang d'un parasité vigoureux, non malade, chargé d'antitoxines, sous la peau de chaque mouton).

par périodes de cinq jours, séparées par des interruptions d'égale durée, jusqu'à disparition des œufs dans les excréments.

Prophylaxie. — Analogue à celle de toutes les helminthoses gastro-intestinales à évolution directe (voir pages 17 et 29.)

1º *Isoler les malades*, triés par un diagnostic précoce, et les garder sur un sol sec (étable ou prairie), de telle façon que les œufs ne puissent s'embryonner ; 2º *détruire le plus d'œufs possible*, en désinfectant hebdomadairement les locaux, excréments et fumiers contaminés ; en enterrant le tube digestif rempli de vers de tous les morts et malades abattus ; 3º *empêcher le développement des œufs restants*, en supprimant l'humidité : assèchement des prairies marécageuses (drainage, rigoles d'écoulement pour les eaux, comblement des bas-fonds, etc.) ; éviter l'établissement de parcs dans des prairies trop basses ; 4º *tuer les embryons* qui, malgré les précautions précédentes, auraient néanmoins réussi à se développer (stérilisation des pâturages et chemins contaminés, par la chaux, le SO^4Fe, le purin) ; 5º *faire boire de l'eau propre* (courante, de source si possible) ; sinon, la purifier avec du sulfate de cuivre (1 p. 1.000). Si ces moyens sont inapplicables ou insuffisants pour éteindre l'épizootie, il faudra se résoudre à abandonner, en tant que verdure et pendant un an (durée de vie des germes), les pâturages contaminés ; ils seront récoltés en foin sec et parfois même on sera obligé de les mettre en culture (1).

STRONGYLINÉS

Strongylidés pourvus d'une capsule buccale bien visible, ordinairement armée de dents ; œufs et développement comparables à ceux des Trichostrongylinés (sauf que l'évolution est quelquefois semi-directe).

(1) Ne repeupler qu'avec des animaux microscopiquement reconnus sains.

Classification. — *Cinq genres principaux* :

Capsule buccale hémi-sphéroïde	Bouche lisse	Des dents capsulaires antérieures et crochues........	*Ankylostomum*
		Dents capsulaires toutes postérieures...........	*Syngamus.*
	Bouche denticulée.........		*Strongylus.*
Capsule buccale cylin-droïde.	Bouche lisse, cou renflé......		*Œsophagostomum*
	Bouche denticulée, cou non renflé...................		*Cylicostomum.*

GENRE ANKYLOSTOMUM

Capsule buccale hémisphéroïde, un peu plus profonde que large, armée de dents *crochues* antéro-ventrales, aux-

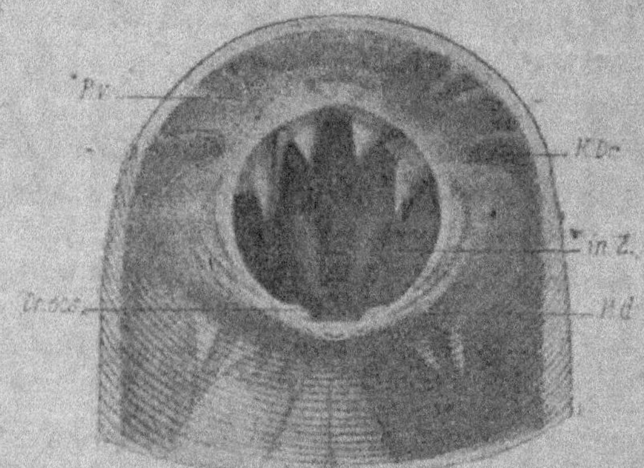

Fig. 78. — Bouche crochue d'ankylostome (Loos).
Or. œs, dents antéro-dorsales.

quelles s'en ajoutent d'autres, aplaties, dont deux antéro-dorsales, arrondies au bout, et deux postérieures, pointues (lancettes) ; extrémité céphalique recourbée vers la face dorsale, de sorte que la bouche s'ouvre obliquement en avant et en haut ; vulve au tiers postérieur.

Deux espèces principales :

1° **A. caninum**. — Intestin grêle du chien et du chat.

Ver de 15-20 millimètres, reconnaissable à l'existence de *six dents crochues* (trois de chaque côté), et d'une côte médiane bifurquée vers ses trois-quarts postérieurs.

Evolution directe. — Toutefois, pour que l'œuf (généralement pondu à quatre blastomères), s'embryonne bien, il faut que le milieu réalise des conditions d'humidité un peu spéciales : il doit être *assez chaud* (20-30°), et plutôt demi-solide, *pâteux*, que franchement liquide ; c'est pourquoi, en pays tempéré, le développement se fait surtout, d'une part, dans la boue, les excréments, et d'autre part, *en été*.

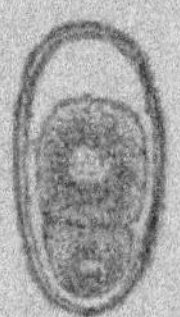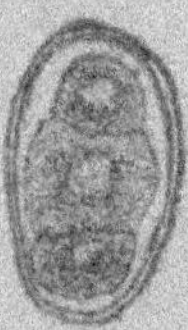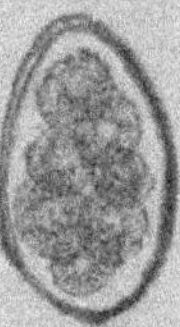

Fig. 79. — Œufs d'ankylostomes.

Les œufs donnent alors un *embryon rhabditiforme* d'un demi-millimètre, qui éclot, mène un certain temps de vie libre, puis subit des mues correspondant à *trois stades larvaires* successifs. La première larve, longue d'un millimètre, est dite *trichostrongyliforme* (parce qu'elle est munie d'une bouche et d'un œsophage inermes, comme les Trichostrongylus). La deuxième larve lui ressemble, sauf qu'elle est *encapsulée* et même incrustée de matières minérales. Cette larve tombe en vie latente, et elle peut rester un an dans la vase ou l'eau boueuse, sans mourir. Pour qu'elle reprenne son développement, il faut qu'elle pénètre chez un carnassier ; cette réintégration se fait par deux voies : buccale ou cutanée.

1° **Par voie buccale,** l'infestation se réalise surtout à la faveur de l'eau de boisson impure, fangeuse, des fossés, flaques, mares, étangs, que les chiens assoiffés rencontrent en été sur leur chemin. Le fuseau minéral est alors dissous par les sucs digestifs, et la larve mise en liberté dans l'intestin grêle ; elle y revient à la vie active, puis mue en une troisième larve, longue de 2 millimètres. Celle-ci est dite *ankylostomiforme*, parce qu'elle est munie d'une capsule buccale hémisphéroïde, comme celle des ankylostomes (sauf qu'elle est armée de quatre dents postérieures, sans dents antérieures) ; puis dernière mue, donnant un jeune *ver parfait*, de 2-3 millimètres, pourvu d'une capsule identique à celle de l'adulte.

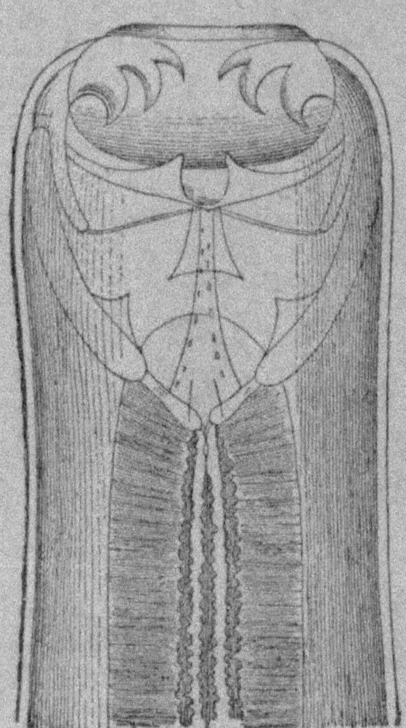

Fig. 80. — Tête d'Ankylostoma caninum (Railliet).

2° **Par voie cutanée.** — Quand les larves encapsulées sont déposées sur la peau d'un chien, elles peuvent, par les extrémités pointues et piquantes de leur fuseau minéral, la percer et s'y enfoncer (notamment au niveau des follicules pileux). Plusieurs tombent ainsi dans une veinule cutanée, dont le courant sanguin les conduit au cœur droit, puis au poumon, qu'elles traversent, pour remonter l'arbre broncho-trachéal jusqu'au pharynx, où elles sont dégluties, ce qui les amène encore à l'intestin (1).

(1) Les larves introduites par voie bucco-intestinale effectue-

Dans la pratique, les larves parviennent au contact de la peau chaque fois que les chiens marchent dans une boue, ou se baignent dans une eau précédemment infectées par des excréments parasités. En résumé, *développement direct, sans migration, mais avec mues métamorphiques*.

Rôle pathogène. — L'ankylostome produit une redoutable maladie, **l'ankylostomose,** qui se présente sous l'aspect d'une *entérite chronique anémiante*.

Les *symptômes* sont d'abord ceux de l'entérite chronique et de l'anémie progressive, sauf toutefois que la diarrhée est ordinairement *sanguinolente* ; cela tient à ce que chaque morsure donne lieu à une hémorragie particulièrement abondante, résultant de ce que les vers secrètent une salive anticoagulante, qui retarde la formation du caillot et par suite, l'arrêt de l'écoulement sanguin.

Mais, en plus, il existe des *épistaxis* (d'où le nom vulgaire de *saignement de nez* donné par les chasseurs à l'affection) et souvent une *hypertrophie ganglionnaire*, surtout décelable aux ganglions préscapulaires, inguinaux et prépubiens.

L'amaigrissement et l'anémie augmentant progressivement, la cachexie survient, avec des *œdèmes*, de l'engorgement des membres ; puis les malades, squelettiques, meurent d'épuisement, dans le coma, au bout de deux-quatre mois (2).

Lésions. — Outre celles de l'entérite et de l'anémie, on note des *hémorragies intestinales* et des *adénites*.

1º L'intestin montre un piqueté rouge et brun ; le rouge correspond à des morsures ankylostomiennes récentes, avec gouttelette de sang coagulé sur chacune d'elles, et le brun à des piqûres anciennes, en voie de

raient aussi, comme les cutanées, un circuit sang-cœur-poumon, pour revenir ensuite à l'intestin.

(2) On observe aussi quelquefois une dermite pseudo-galeuse, quand les larves qui perforent la peau sont nombreuses.

cicatrisation, où l'hémoglobine du sang épanché est en cours de transformation chimique (hématoïdine). Quelquefois même on trouve des caillots dans l'intestin ; c'est lorsque les hémorragies ont été spécialement abondantes.

2° Quand une infection bactérienne est surajoutée, on observe une *hypertrophie ganglionnaire généralisée*, déjà visible avant la mort sur les ganglions superficiels, mais qui est surtout nette à l'autopsie, sur les ganglions mésentériques et bronchiques.

Enfin, l'*éosinophilie* est particulièrement intense : 50 à 75 p. 100.

Diagnostic. — 1° *sur un malade*, l'affection doit être soupçonnée chaque fois qu'on constate les quatre symptômes suivants : dysenterie, épistaxis, amaigrissement progressif, adénite. Mais la preuve de l'origine ankylostomienne ne pourra être fournie que par l'examen coprologique, montrant des œufs caractéristiques ; malheureusement, ceux-ci sont d'ordinaire en petit nombre (un à cinq par préparation), de sorte que la chose est assez délicate.

L'affection doit être distinguée d'abord des autres entérites et anémies, puis de la linguatulose (qui s'accompagne aussi d'épistaxis), de la capillariose nasale et de la tuberculose : c'est le microscope qui tranche.

2° Le diagnostic *post mortem* se fait par l'autopsie de l'intestin grêle, qui dévoile, surtout dans le duodénum, la présence des vers ; mais ceux-ci sont difficiles à trouver, car ils sont petits et généralement peu abondants (une douzaine au plus dans les cas mortels) ; on est toujours surpris par la disproportion qui existe entre l'importance des troubles et le chiffre réduit des helminthes.

Pronostic *très grave*, parce que la maladie est meurtrière dans les trois quarts des cas, et parce qu'elle est contagieuse, *épizootique*, l'évolution étant directe.

Elle s'observe surtout : 1° dans les pays chauds, et dans les régions tempérées, en été, parce que l'incubation des œufs exige une température élevée ; 2° chez les *chiens de chasse*, particulièrement les chiens courants (d'où l'expression synonyme d'*anémie des meutes*). Cela tient à ce que, quand ces chiens sont échauffés par une longue course, ils se désaltèrent, et même se roulent pour se rafraîchir, dans l'eau boueuse des mares et des fossés qu'ils rencontrent sur leur trajet : ils ont donc plus de chances de s'infecter que les autres, d'autant qu'ils vivent en groupe, d'où une contagion facile.

Traitement et prophylaxie semblables à ceux de toutes les helminthoses intestinales à évolution directe (voir pages 17, 26, 156).

On arrêtera d'abord l'infestation, en enlevant les animaux du chenil parasité (1), pour les mettre sur un sol sec, élevé, perméable, sableux, et en ne leur donnant que de l'eau de boisson pure, non fangeuse, voire même bouillie ou filtrée. On chassera ensuite les vers ; dans ce but, six anthelminthiques surtout sont recommandés : fougère mâle, thymol, eucalyptol, goménol, essence de chénopode, tétrachlorure de carbone (ce dernier est le meilleur).

Voici quelques formules :

A	Extrait éthéré de fougère mâle ..	3 à	6	grammes
	Chloroforme	2 à	3	—
	Huile de ricin	40	—	
	(ou glycérine)	25	—	

B. — Même ordonnance pour l'eucalyptol (3 grammes) ou le goménol (3 grammes), venant en remplacement de la fougère, et qui seraient moins dangereux.

C. —	Thymol	3 à 5 grammes
	Poudre de séné	10 grammes
	Calomel	50 centigrammes

Fragmentez en quatre paquets, administrés à une heure d'intervalle ; cette préparation convient pour tous les nématodes canins.

D.—Tétrachlorure de carbone : 3 à 5 centimètres cubes (en capsules ou dans l'eau), suivis d'un purgatif salin (SO^4Na^2) ; ou encore : CCl^4, 3 centimètres cubes + chénopode, 1 centimètre cube (pour un gros chien) ; ou encore CCl^4 + ascaridol (2).

(1) Qui sera desséché et désinfecté à plusieurs reprises.
(2) Le CCl^4 produit quelquefois des altérations hépatiques, avec jaunisse ; dose pour le chat : 1/2 cc.

Le traitement sera appliqué une fois par semaine, jusqu'à disparition des œufs dans les excréments, et en **tout** cas pendant au moins trois semaines ; on le complétera par une désinfection intestinale (médication lactique).

Prophylaxie. — Isoler les malades ; récolter, désinfecter et enfouir leurs déjections ; éviter tout contact des sujets sains avec la boue ou l'eau fangeuse risquant d'avoir été souillées par des excréments parasités ; faire boire de l'eau pure, renouvelée journellement, dans des ustensiles propres ; avant d'admettre un nouvel animal dans une meute, s'assurer qu'il n'est pas contaminé ; nettoyer les chiens retour de chasse.

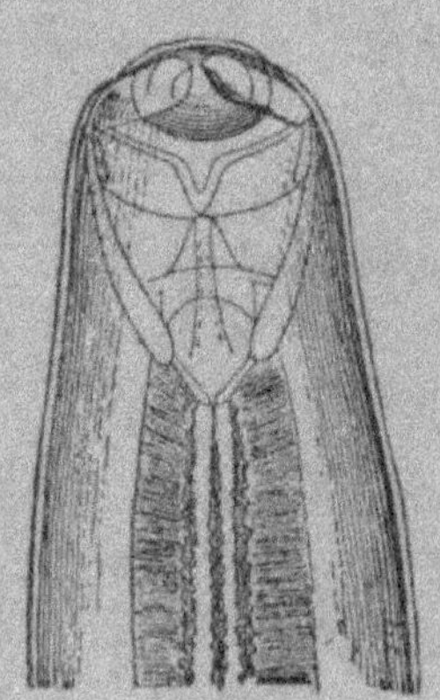

Fig. 81. — Ank. stenocephalum (Raillet).

2° **A. stenocephalum**. — Intestin grêle des carnassiers, comme le précédent, dont il se distingue par la taille plus petite (7-10 millimètres), par la présence de *deux crochets buccaux* (un de chaque côté), enfin par la côte médiane bifurquée vers son milieu, chaque branche étant elle-même trifurquée.

Histoire analogue à celle de l'*Ankyl. caninum*, auquel il est d'ailleurs souvent associé.

Autres espèces. — *A. brasiliensis* (= *A. ceylanicum*), des carnassiers brésiliens et ceylaniens (ne diffère de *A. stenocephalum* que par sa côte médiane, bifurquée vers le quart postérieur) ; *A. duodenale*, de l'homme (produit l'ankylostomose humaine, ou anémie des mineurs, cachexie aqueuse des nègres, etc.).

Genres voisins. — 1° Bunostomum : Ankylostomes sans crochets buccaux (la capsule étant simplement armée de deux dents antéro-dorsales arrondies en lame de couteau, et de trois ou cinq lancettes postérieures, dont une dorsale plus forte) ; vulve submédiane ; bourse caudale asymétrique (les deux côtes six naissant à des niveaux différents sur la côte impaire). *B. phlebotomum* : intestin grêle du bœuf (15 à 20 millimètres, cinq

lancettes, spicules filiformes) ; *B. trigonocephalum* : intestin grêle
des petits ruminants (trois lancettes, spicules courts et épais).
Rôle pathogène analogue à celui des
ankylostomes, mais moins accusé.

2º **G. Necator** : Bunostomes sans
côte médiane impaire. *N. suillus* (7
à 10 millimè-
tres) : intes-
tin grêle des
porcs améri-
cains et aus-
traliens ; *N.
americanus*
(intestin grê-
le de l'hom-
me).

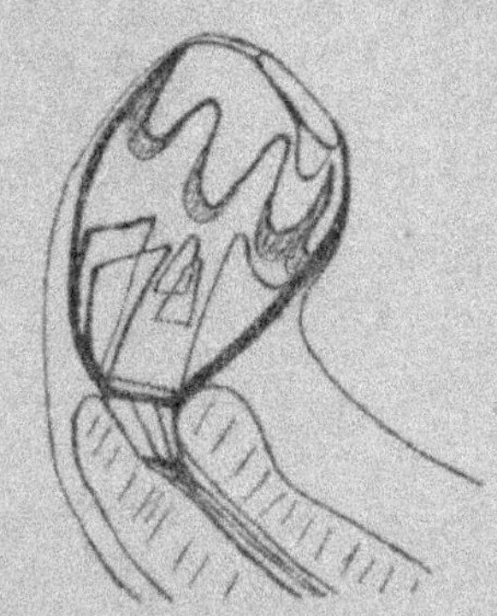

Fig. 82. — Tête de Bunos-
tomum phlebotomum
(Marotel).

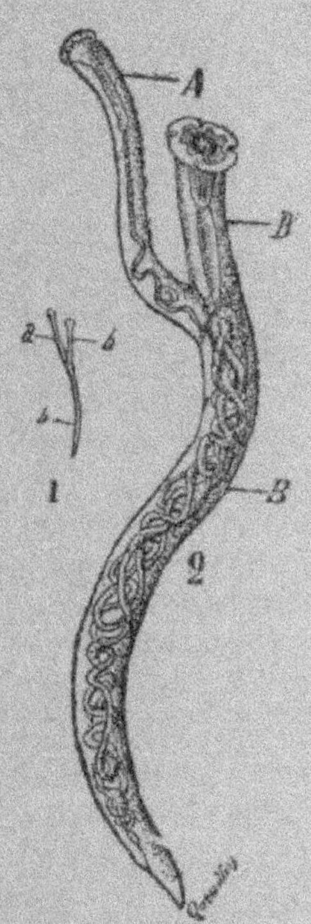

Fig. 83. — Syngamus
trachealis.
1 : *a*, mâle ; *b*, femelle
(grandeur naturelle).
2 : A, mâle ; B, fe-
melle (grossis).

Genre Syngamus. — Capsule
buccale uniquement munie de dents
postérieures, au nombre de six-huit,
et disposées en rayonnant autour de
l'orifice œsophagien ; parasites de l'appareil respiratoire. *Espèce principale :*

S. trachealis. — Trachée et bronches des Gallinacés. Ver rouge, mesurant 5 millimètres pour le mâle, 15
à 20 millimètres pour la femelle,
possédant une capsule cupuliforme
renforcée par six ou huit côtes méridiennes. L'accouplement de ces nématodes est à peu près permanent
(d'où leur nom), de sorte qu'ils sont
généralement recueillis par paires, le
mâle étant encore fixé sur la femelle

au niveau de la vulve ; or comme celle-ci est située vers
le tiers antérieur du corps, il s'en suit que le couple a l'aspect d'un ver fourchu, en Y, ou encore d'un ver à deux têtes.

L'évolution est probablement directe. — Les œufs, pondus au stade morula, sont remontés par le mucus broncho-trachéal jusqu'au pharynx, où ils sont déglutis ; ils redescendent alors le tube digestif et sont rejetés au dehors avec les excréments. Dans un milieu humide et chaud, ils donnent des embryons, qui éclosent ou n'éclosent pas, car la réintégration peut se faire indifféremment sous forme d'œufs embryonnés ou d'embryons libres ; lesdits embryons gagnent ensuite l'appareil respiratoire par une voie sans doute comparable à celle des Métastrongylinés. Toutefois on a affirmé récemment que le développement était indirect, les nématodes passant par les *vers de terre*, friandise connue des volailles, qui s'infesteraient en mangeant ceux-ci.

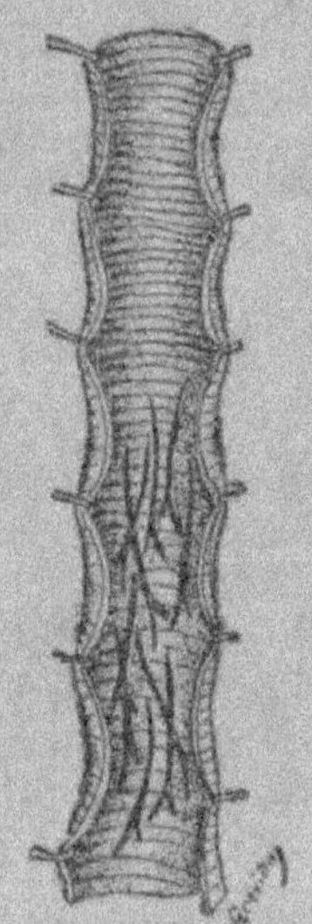

Fig. 84.
Trachée ouverte montrant un groupe de syngames.

Rôle pathogène. — Les syngames provoquent une maladie, la *syngamose*, qui se traduit par une *trachéo-bronchite vermineuse*, analogue à celle des mammifères. Ses principaux symptômes sont : toux, éternuements, difficulté de la respiration se manifestant par des accès de suffocation, des menaces d'asphyxie, et surtout par de fréquents *bâillements* des oiseaux, qui restent souvent le cou tendu et la bouche ouverte.

Diagnostic. — La suspicion de syngamose, éveillée par la dyspnée, sera confirmée par l'examen microscopique du mucus pharyngien ou des excréments : l'un et l'autre renferment des œufs. De plus, l'inspection directe de la trachée (faite par transparence en face d'une lumière), permet souvent d'apercevoir les vers adultes, d'autant plus visibles qu'ils sont rouges et fréquemment englobés dans un gros paquet de mucus, formant tache sombre. A distinguer de la diphtérie, de la spirurose, de la capillariose œsophagienne, de la pépie, du githagisme et de la rhino-pharyngite dermanyssique.

Pronostic grave, parce qu'il s'agit d'une maladie épizootique et meurtrière, tuant parfois 80 p. 100 des poussins et des faisandeaux.

Traitement. — Injections trachéales, à la seringue Pravaz, d'un centimètre cube de solutions créosotées, térébenthinées ou salicylées (salicylate de soude à 5 p. 100) ; on peut encore (mais avec moins de chances de succès) : *a)* injecter par le bec 1 centimètre cube de sulfate de soude à 4 p. 100 ; *b)* mélanger à la pâtée de la poudre de sabine, (50 centigrammes par jour et par poussin), de l'ail, de l'asa fœtida, de la gentiane ; *c)* utiliser des fumigations de soufre, tabac, goudron, créosote.

Prophylaxie. — 1° Abandonner les parcs, cours, locaux infestés, et les stériliser à la chaux, qui détruit, en même temps que les œufs et embryons de parasites, les vers de terre ; 2° faire l'élevage sur un terrain sec, sableux, en saillie, et non dans un bas-fond ; 3° ne donner que de l'eau de boisson propre, changée journellement, et additionnée d'acide salicylique (1 gramme par litre).

Malheureusement, les mesures qu'on peut prendre ne sont que d'une efficacité relative, car les Syngames sont excessivement fréquents chez plusieurs oiseaux sauvages (gallinacés, passereaux, etc.), de sorte que ces hôtes (intraitables puisque inacessibles), constituent un réservoir de parasites, rendant impossible l'extinction absolue de la maladie, et capable de la faire apparaître subitement dans un pays où elle était inconnue.

Autres espèces. — *S. bronchialis* : larynx, trachée, bronches et poumons des palmipèdes (ver de 10-25 millimètres, à capsule buccale profonde, privée de côtes méridiennes) ; *S. laryngeus* : larynx des bœufs asiatiques ; *S. nasicola* : cavités nasales des chèvres, au Cameroun.

Genres voisins. — 1° **Characostomum** : capsule buccale munie de côtes méridiennes et portant à son fond deux lancettes ; pas de dents antérieures. *Ch. longemucronatum* (intestin grêle du porc).

2° **Gaigeria** : bourse caudale munie d'un lobe médian énorme, soutenue par une côte très épaisse ; *G. pachyscelis* (intestin des ruminants indiens et congolais).

GENRE STRONGYLUS

Capsule buccale hémisphéroïde et bouche munie de deux couronnes de denticules (coronules), dont une antérieure, cuticulaire, et une postérieure, capsulaire ; vulve au tiers postérieur.

Trois espèces principales :

I. **S. vulgaris.** — Gros intestin (notamment cœcum), des Équidés.

Ver de 15 à 25 millimètres sur 1, relativement épais, gris brunâtre, rectiligne et rigide, à capsule buccale pourvue de deux dents postérieures arrondies au bout, en forme d'oreille.

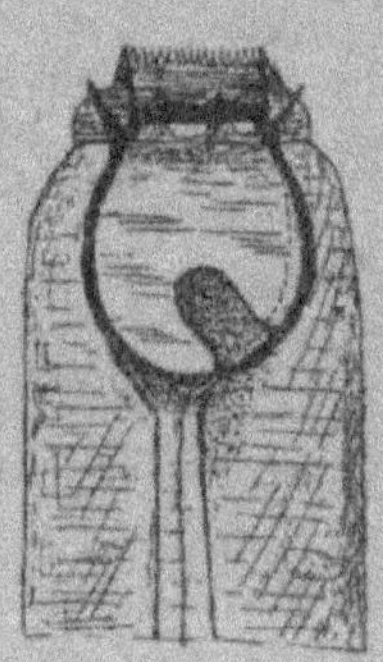

Fig. 85. — Strongylus vulgaris (Marotel).

Évolution *semi-directe*. — Les œufs, pondus en morula, donnent, en deux-huit jours (suivant la température plus ou moins élevée) des embryons rhabditiformes (un demi-millimètre), qui éclosent (on peut donc en trouver dans les autopsies tardives et les envois postaux de crottins). Viennent alors deux à trois mois de vie libre, au cours desquels des mues successives font passer ces embryons à l'état de *premières larves, trichostrongyliformes* (2 millimètres), à queue effilée presque aussi longue que le corps, — puis de *deuxièmes larves, encapsulées* et à queue courte. Celles-ci ne peuvent continuer leur développement qu'à la condition d'être ingérées par un cheval; si, par l'intermédiaire de végétaux verts et surtout d'eaux de boisson descendant de pâturages marécageux parasités, cette ingestion vient à se produire, les larves arrivent dans l'intestin grêle, où elles se débarrassent de leur gaine : mais au lieu de continuer leur chemin jusqu'au cœcum, elles s'enfoncent dans la paroi intestinale, de façon à pénétrer dans une de ses veinules (1). Le courant sanguin les entraîne alors successivement dans la veine-porte, le foie (qu'elles traversent), la veine cave, le cœur droit, l'artère pulmonaire, le poumon (qu'elles traversent aussi), les veines pulmonaires, le cœur gauche, l'aorte et le système artériel, qui les disperse dans l'organisme entier. On peut ainsi les trouver dans toutes les artères, mais elles ont une prédilection marquée pour le *tronc droit de la grande mésentérique* ; c'est là que les neuf dixièmes s'arrêtent, en se fixant sur la paroi vasculaire à l'aide de leur bouche, qui fait ventouse.

Elles y restent cinq mois, durant lesquels elles grandissent et subissent deux nouvelles mues. La première, qui survient quand elles mesurent 3-4 millimètres, les fait passer à l'état de *troisièmes larves*, reconnaissables à leur bouche lisse et inerme, mais entourée d'*une rosace* festonnée. Puis, quand les larves atteignent 7-10 millimètres, une seconde métamorphose les amène à l'*état parfait*, avec bouche denticulée et capsule buccale bidentée.

Aussitôt nés, ces jeunes Strongles se détachent de la paroi artérielle et se laissent entraîner par le courant circulatoire : ils n'ont donc pas le temps de devenir adultes dans l'artère et c'est pourquoi on n'y trouve jamais que des *immatures*.

Le sang les emmène alors pour la plupart dans le cœcum et le colon, étant donné que le tronc droit de la grande mésentérique fournit précisément les artères cœcales et coliques. Là, nouvelle halte d'un mois, dans l'épaisseur de la paroi intestinale, sous la muqueuse, où chaque ver forme un abcès gros comme un pois ou une noisette ; puis, à un moment donné, le nématode perce la paroi du nodule et passe dans la cavité cœcale, où il devient adulte.

Comme on le voit, il s'agit là d'un *développement semi-direct*, comportant *des métamorphoses* (qui donnent notam-

(1) Parfois dans un lymphatique.

ment les larves à rosette buccale) et *une migration* entre deux organes différents du même hôte, puisque les *larves sont intra-vasculaires*, tandis que les *adultes sont intra-cœcaux*.

Géographie, fréquence, abondance. — Cosmopolite, le Strongle vulgaire est le plus commun de tous les vers équins ; les trois quarts de nos chevaux sont infestés, le plus souvent par des centaines d'individus. On en récolte toute l'année dans le cœcum, mais on n'en trouve guère dans les artères qu'en hiver.

Cela tient à ce que l'infestation se fait surtout par l'intermédiaire des pâturages, c'est-à-dire en été ; durant toute cette période, les eaux de pluie et de source entraînent les embryons et les larves développées dans les excréments parasités, et les accumulent, par les rigoles, dans les fontaines et les flaques d'eau situées en contre-bas des parcs d'élevage, de sorte que les animaux les absorbent chaque fois qu'ils vont boire.

Les parasites passent donc le semestre d'hiver dans le sang, qu'ils quittent au printemps pour se trouver en avril-mai dans les abcès intestinaux et, à partir de juin, dans la cavité cœcale.

Rôle pathogène. — Les Strongles sont dangereux à l'état parfait et à l'état larvaire.

I. *A l'état parfait*, ils exercent une quadruple action, mécanique, inoculatrice, spoliatrice et toxique. Les autopsies faites à chaud les montrent solidement fixés par leur bouche sur la paroi cœcale, parce qu'ils en aspirent un bourgeon muqueux pédiculé (l'orifice de la capsule étant plus étroit que sa cavité).

Ils créent ainsi des centaines de morsures qui sont autant de brèches percées dans la barrière épithéliale, autant de portes d'entrées ouvertes aux bactéries de l'intestin : les strongles exercent donc déjà une double action, mécanique et inoculatrice.

Mais en outre, ils fabriquent des secrétions et excrétions

toxiques, capables de produire un empoisonnement chronique et de dissoudre les hématies, d'où une certaine *anémie* ; enfin, leur couleur rouge brune prouve assez qu'ils sont hématophages, autre cause d'anémie.

Bref, de cette quadruple action peut résulter une maladie, la *strongylose intestinale*, qui revêt les apparences d'une *entérite chronique anémiante* (diarrhée, etc.).

II. **Les larves,** plus dangereuses encore que les adultes, provoquent deux sortes de lésions : des anévrysmes et des tubercules.

A. — **Anévrysmes.** — En se collant par leur bouche sur la face interne des artères, les parasites causent des *endartérites* locales, qui entraînent la formation de petits caillots fibrineux ; ceux-ci grossissent peu à peu, à tel point que quand il existe plusieurs vers voisins l'un de l'autre, ils arrivent à se toucher et à se fusionner en un gros caillot, obstruant plus ou moins la lumière du vaisseau (1).

Ce caillot est un *thrombus*, et l'obstruction, une *thrombose*. La circulation étant évidemment gênée dans le vaisseau bouché, il en résulte une augmentation de pression sanguine en amont et au niveau de l'obstacle, augmentation qui entraîne la dilatation progressive de l'artère, c'est-à-dire la production d'un *anévrysme vermineux*.

Ces anévrysmes se rencontrent quelquefois *partout* (*strongylose artérielle généralisée*), mais le plus souvent, ils siègent sur les ramifications de l'aorte postérieure, et spécialement sur le tronc droit de la grande mésentérique, puisque c'est l'habitat de prédilection des vers.

L'*anévrysme mésentérique* se présente sous l'aspect d'une dilatation fusiforme, mesurant 8-10 centimètres de long sur 3-4 de large (alors que l'artère normale n'a qu'un centimètre de diamètre) ; si on l'incise, on trouve sa paroi

---

(1) Pour certains, les vers commenceraient par s'enfoncer dans la paroi artérielle, qui s'enflamme et s'épaissit ; ce n'est que deux à trois mois plus tard qu'ils perforeraient l'endartère pour passer dans la cavité vasculaire.

épaisse de 3 à 5 millimètres, scléro-calcifiée, et son intérieur presque entièrement rempli de caillots fibrineux grenus, au milieu desquels s'aperçoivent dix, vingt, trente vers

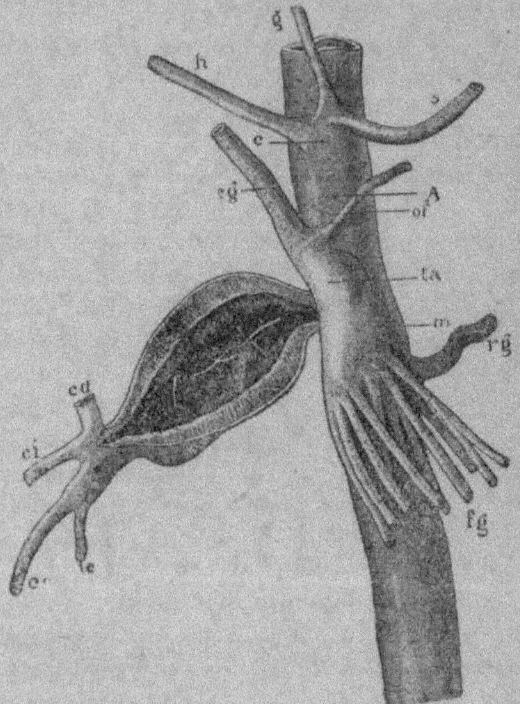

Fig. 86. — Anévrysme mésentérique. — *a*, aorte ; *c*, tronc cœliaque ; *ta*, tronc antérieur de la grande mésentérique ; *td*, tronc droit siège d'un anévrysme incisé longitudinalement ; *cd*, artère colique ; *ci* et *ca*, artères cœcales ; *fg*, faisceau gauche de la grande mésentérique (Railliet).

rougeâtres, mesurant 5 à 15 millimètres. Ceux-ci sont de trois sortes : les plus petits sont des larves à rosette buccale, les plus grands des vers parfaits immatures, et les moyens des larves en voie de métamorphose, contenant des strongles encore emboîtés dans leur cuticule.

Les accidents auxquels exposent les anévrysmes vermineux sont multiples :

1° Il y a d'abord la rupture, aboutissant à une hémorragie péritonéale et à la mort subite : mais elle est rare (1).

(1) Elle peut se produire au cours de coliques violentes, à la suite de chute brusque sur le sol.

2° Plus souvent, le caillot se désagrège, sous l'influence du courant sanguin qui le lèche ; de temps à autre, un fragment est détaché, puis entraîné jusqu'à ce qu'il arrive dans une artériole assez étroite pour l'empêcher de passer ; le vaisseau se trouve dès lors bouché : cette obstruction s'appelle une *embolie*. L'anse intestinale correspondante est ischémiée, et son péristaltisme atténué, tandis qu'il est exalté dans les voisines ; cela peut aboutir à l'*invagination*, au *volvulus*, à la *congestion* et même à la *rupture* (par fermentation gazeuse dans la portion anémiée). Tous ces accidents se traduisent par des *coliques* violentes, dites *thrombo-emboliques*, souvent mortelles (tranchées rouges).

3° Quand l'anévrysme siège dans une artère testiculaire, il produit une *orchite* ; quand il est sur une artère iliaque, on observe des *boiteries intermittentes, à chaud* (dues à ce que le vaisseau oblitéré ne laisse plus passer suffisamment de sang pour le membre, quand il est soumis à un exercice énergique ; elles disparaissent à froid, après un temps de repos).

B. — **Tubercules.** — Au cours de leur promenade dans l'appareil circulatoire, les larves sont obligées de traverser les filtres hépatique et pulmonaire : or ceux-ci en arrêtent beaucoup, car elles sont relativement volumineuses (1) ; elles s'y enkystent, produisant des tuberculo-nodules de 1-2 millimètres, d'abord translucides, puis plus tard caséocalcaires. Or ces tubercules, pulmonaires et hépatiques, doivent être (comme ceux des Dyctyocaules et des Spirures), distingués des tubercules morveux.

Ainsi que nous l'avons dit déjà, le diagnostic différentiel est facile, étant donné que souvent on aperçoit encore l'embryon de nématode en leur centre et que, d'autre

---

(1) De même les ganglions mésentériques en arrêtent, parmi ceux qui ont pénétré dans la voie lymphatique.

part, le tubercule vermineux est éosinophile, tandis que le morveux est neutrophile.

Symptômes. — Ce sont ceux des divers accidents précités, c'est-à-dire : 1° pour la forme intestinale, ceux de l'entérite vermineuse (diarrhée chronique, amaigrissement progressif, anémie, cachexie), quelquefois mort en trois-quatre mois ; 2° pour la forme artérielle, ceux des coliques congestionnelles à répétition (survenant chaque fois qu'un caillot se détache), des boiteries intermittentes, des orchites, etc..

Les lésions sont encore celles des entérites vermineuses, avec adénites mésentériques fréquentes, et en plus :

1° Innombrables plaies circulaires d'un millimètre de diamètre, correspondant aux morsures des vers sur la muqueuse cœcale ; 2° présence d'anévrysmes vermineux ; 3° existence de nodules intestinaux sous-muqueux, remplis de pus au milieu duquel nage un ver parfait mais immature de 10-15 millimètres (à condition toutefois que le nodule ne soit pas percé d'un orifice central indiquant que déjà le ver s'est échappé) ; 4° tubercules vermineux, hépatiques et pulmonaires.

Diagnostic. — 1° *Ante mortem.* — La coexistence, sur un cheval, de diarrhée chronique, d'amaigrissement et d'anémie progressive, de coliques répétées, doit faire soupçonner la strongylose ; cette suspicion sera transformée en certitude par l'étude microscopique des excréments : on y trouve des œufs généralement abondants ; souvent même l'examen à l'œil nu des matières fécales montre des vers entiers.

L'affection doit être différenciée *des autres anémies*, notamment de l'anémie infectieuse (celle-ci est inoculable et évolue plus vite).

2° *D. post mortem* facile, par la découverte, à l'autopsie, de vers dans le gros intestin et dans les anévrysmes.

Pronostic grave, spécialement en année pluvieuse et
dans les pays d'élevage humides ; l'affection cause alors
des mortalités de 25 p. 100, frappant surtout les poulains

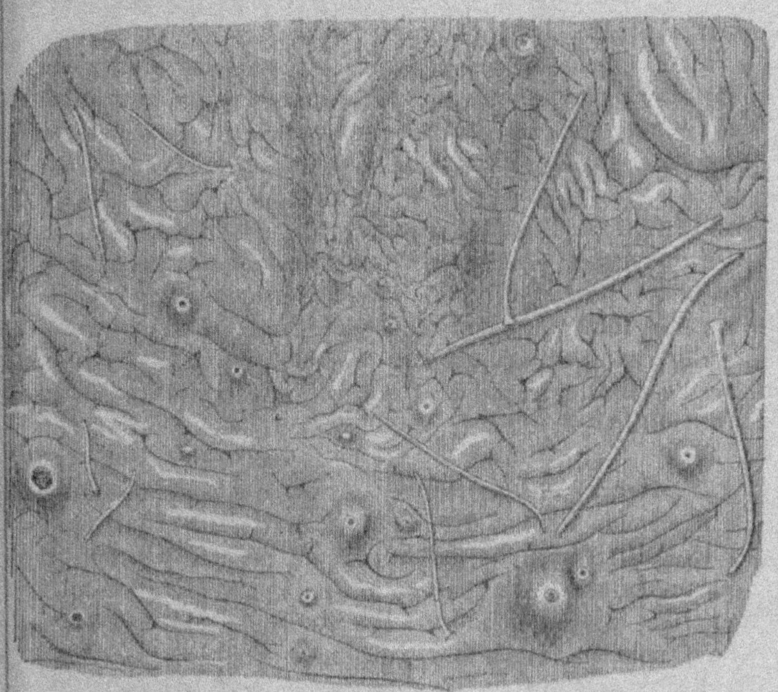

Fig. 87. — Paroi cœcale montrant : 1) des strongles de diverses
espèces, fixés en place (2 sont encore accouplés) ; 2) des morsures et des nodules strongyliens sous-muqueux abcédés (Railliet).

de parc. A cette perte s'ajoute encore celle qui résulte de
l'amaigrissement et du défaut de croissance des malades
qui ne meurent pas, mais qui ne grandissent pas.

Traitement. — *a*) Contre les larves intra-vasculaires, il
n'y a rien à faire (1).

(1) Essayer les vermifuges du sang (émétique, arsénobenzènes,
atoxyl, etc.).

b) Contre les adultes intra-cœcaux, thérapeutique **habituelle** des helminthoses digestives (page 26) ; les vermifuges les plus recommandables sont : d'abord CCl⁴ (1), puis CS², acide arsénieux, essence de térébenthine· thymol, huile de chénopode, noix d'arec, calomel, émétique.

Mais l'expulsion des strongles est peu commode parce que, d'une part, les médicaments n'arrivent que très dilués à leur contact (en raison de l'éloignement du cœcum et de la grande quantité de matières qu'il contient), et que, d'autre part, les vers sont fixés si solidement à la paroi qu'il est difficile de les en détacher.

Prophylaxie. — Identique à celle des helminthoses digestives à évolution directe (page 29). A remarquer que la maladie étant spéciale aux Équidés, les pâturages contaminés restent utilisables pour des bovins. D'autre part, en cas d'épizootie, ne pas hésiter à recommander l'eau filtrée ou bouillie.

II. Strongylus equinus. — Cœcum des Équidés, comme le précédent, dont il diffère : 1° par sa taille double (35 à 45 millimètres) ; 2° par sa capsule buccale pourvue de quatre dents postérieures pointues ; 3° par ses larves qui, au lieu d'être intra-vasculaires, sont intra-viscérales (foie, poumon, et surtout pancréas).

Moins commun que *S. vulgaris*, — auquel il est généralement mélangé, — il produit comme lui, à l'état parfait, une *strongylose intestinale*, tandis que ses larves causent parfois une pancréatite avec kystes séro-sanguinolents.

III. Strongylus edentatus. — Cœcum des Équidés. Espèce de 25-35 millimètres, caractérisée par sa capsule buccale édentée, et par ses larves qui sont erratiques, mais

---

(1) 10 centigrammes par kilogramme d'animal, soit 20 à 50 grammes dilués dans le triple de ricin et administrés à la seringue, après un jeûne de trente-six heures.

le plus souvent sous-péritonéales (surtout dans le flanc droit). Elles gagnent le cœcum en rampant sous le péritoine pariétal, de façon à rejoindre la racine du mésentère, entre les deux lames duquel elles grimpent ensuite jusqu'à la paroi intestinale où elles s'arrêtent un mois, formant des nodules comparables à ceux de *S. vulgaris* (1). Généralement inoffensifs, ces nématodes causent pourtant quelquefois une péritonite mortelle, avec coliques spéciales (les malades regardent souvent leurs flancs, et tordent, presque à chaque pas, le train postérieur à droite). L'autopsie montre, outre un exsudat et des fausses membranes, des taches péritonéales rougeâtres, larges de 1-5 centimètres, correspondant chacune à un nodule

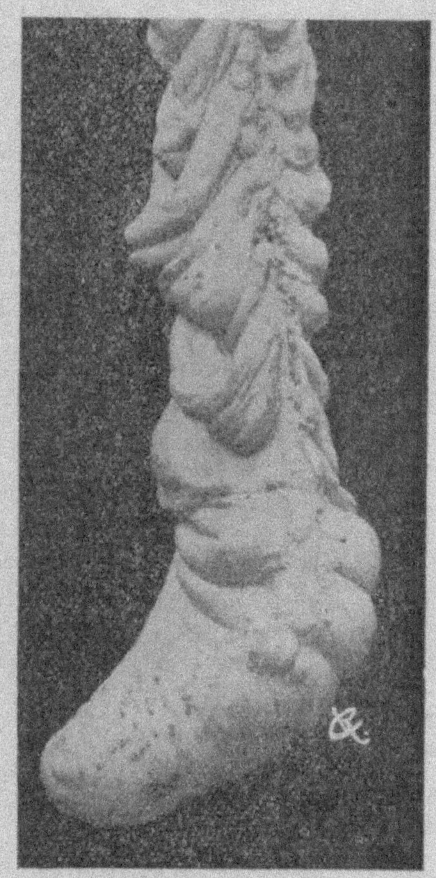

Fig. 88. — Cœcum farci de nodules strongyliens sous-séreux.

sous-séreux rempli de sérosité sanguinolente et contenant un strongle larvaire ou immature de 10-20 millimètres.

(1) Sauf qu'ils sont sous-séreux, au lieu de sous-muqueux.

On en trouve aussi quelquefois dans les testicules des chevaux cryptorchides, ce qui a fait penser à la possibilité d'une castration parasitaire.

Autres espèces. — *Strongylus pinguicola* : tissu conjonctivo-adipeux abdominal (surtout périurinaire, rarement foie) des

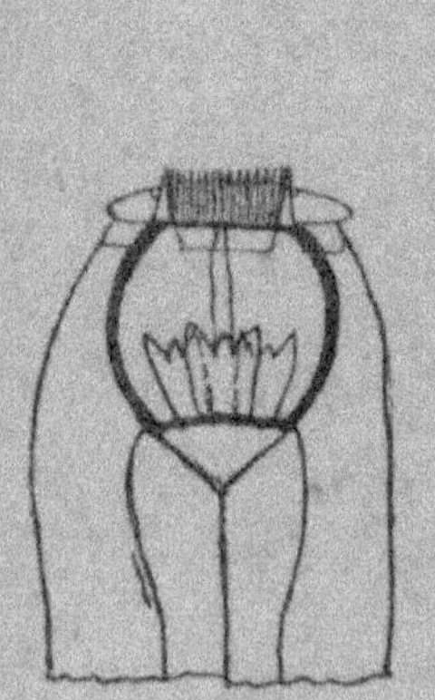

Fig. 89. — Triodonto-
phorus (Marotel).

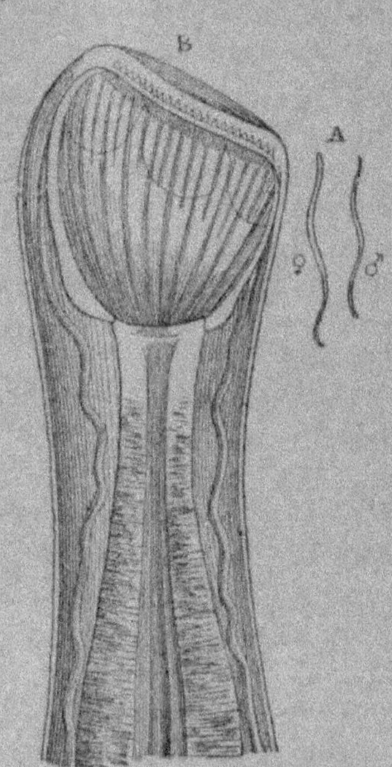

Fig. 90. — Chabertia (Railliet).

porcs extra-européens qui, en certains pays (Australie, etc.), sont parasités dans la proportion de 40 p. 100. Ver de 3-4 centimètres, rouge, à capsule buccale en urne un peu plus haute que large, armée de trois dents profondes ; bourse caudale très petite ; neuf paires de côtes latérales, sans côte médiane ; spicules courts et minces ; vulve aux quatre cinquièmes postérieurs. L'infestation se fait par voie buccale (donnant alors des parasites hépatiques), et surtout par voie cutanée. *S. struthionis* (Autruche).

S. asini : ânes de Zanzibar (3 à 4 centimètres, capsule biden-tée) ; *S. additicius* (15 à 25 millimètres) : éléphant.

Genres voisins. — 1° **Triodontophorus** : Strongles à vulve préanale et à capsule buccale munie de trois dents profondes, divergentes et déchiquetées à leur bord libre ; bouche armée d'une seule couronne de denticules.

T. serratus (ver de 15 à 20 millimètres, gris cendré) et *T. minor*, tous deux du gros intestin, chez les solipèdes ; *T. deminutus* (gros intestin des nègres).

2° **Œsophagodontus** : Triodontophorus à capsule buccale cupuliforme, munie de deux coronules et de trois dents *œsophagiennes*. *O. robustus* (15 à 20 millimètres) : gros intestin des équidés indiens.

3° **Gyalocephalus** : Triodontophorus à capsule édentée, encastrée dans l'œsophage, et munie de quatre ou cinq côtes méridiennes ; trois coronules. *G. capitatus* : gros intestin des équidés (ver brun de 7-10 millimètres).

4° **Chabertia** : Capsule buccale asymétrique, zygomorphe, la paroi ventrale étant plus courte et moins bombée que la dorsale, de sorte que la bouche s'ouvre obliquement en bas ; pas de dents capsulaires, mais une quinzaine de côtes méridiennes. **Ch. ovina** : gros intestin des ruminants. Ver blanc, de 15 à 20 millimètres ; évolution directe ; provoque quelquefois une *chabertiose* épizootique, analogue à la strongylose intestinale.

Genre Œsophagostomum. — Capsule buccale annulaire (trois ou quatre fois plus large que haute) ; cou portant un renflement cuticulaire brusquement limité en arrière et du côté ventral, par une fente transverse ; bouche lisse, séparée de la capsule buccale par un intervalle appelé *vestibule oral* ; une côte médiane. Surtout parasites des ruminants.

Deux groupes, suivant que le vestibule oral est — ou n'est pas — pourvu de lamelles longitudinales convergentes, insérées sur des denticules capsulaires.

A. — **Œsophagostomes sans lamelles.**

1° **Œsoph. biramosum.** — Gros intestin du bœuf.

Espèce de 15-20 millimètres, caractérisée par : l'extrémité antérieure incurvée en crosse, le renflement cervical étranglé vers ses deux tiers postérieurs, la côte médiane bifurquée, chaque branche fournissant deux rameaux accessoires externes (deux papilles cervicales au milieu de l'œsophage).

Évolution semi-directe. — L'infestation se fait par des *embryons rhabditiformes*, qui donnent d'abord une larve *trichostrongyliforme* d'un millimètre, puis une larve *ankylostomiforme*, de 2-4 millimètres (à capsule buccale hémisphéroïde, bouche lisse, bourrelet cuticulaire cervico-ven-

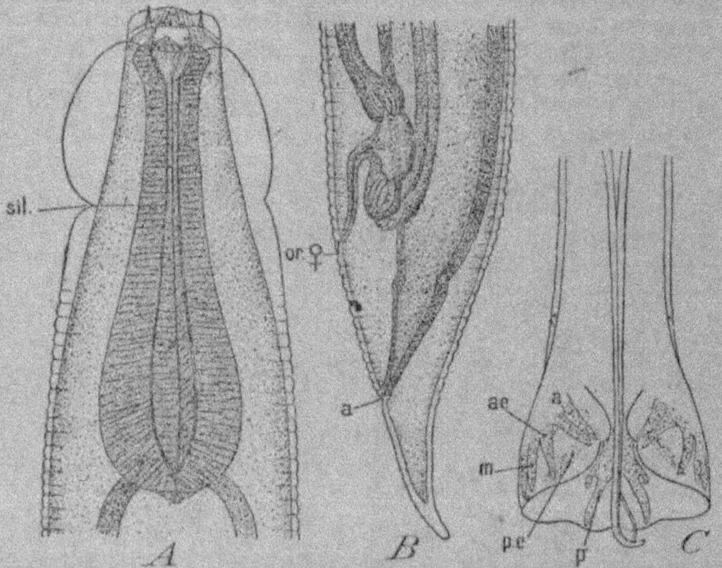

Fig. 91. — A, tête ; B, queue d'une femelle ; C, queue d'un mâle. (Railliet et Henry).

tral et une dent capsulaire profonde) ; enfin celle-ci produit le *ver parfait*.

Or, tandis que les adultes vivent *dans la cavité* de l'intestin, les larves siègent *dans sa paroi, sous la muqueuse*, de sorte qu'une petite migration s'impose entre ces deux habitats : le développement est donc semi-direct.

Rôle pathogène. — Pour l'état parfait, il est comparable à celui des autres strongylidés intestinaux ; en outre, les larves, beaucoup plus dangereuses, causent une grave maladie, l'*œsophagostomose larvaire bovine*, qui est répandue sur les bêtes de parc des endroits humides, surtout en année pluvieuse. En effet, chacune d'elles provoque la formation, dans la paroi intestinale, d'un *nodule sous-muqueux*, d'abord petit et noir (1 millimètre), mais qui grossit peu à peu, en même temps qu'il subit une transformation purulente centrifuge ; aussi le voit-on donner naissance à un nodule de 2 millimètres, blanc au centre et noir à la périphérie, puis plus tard à un nodule de 3 millimètres, entièrement blanc, qui est un véritable abcès : chaque nodule noir renferme une larve trichostrongyliforme, tandis que les nodules blancs et mixtes contiennent des larves ankylostomiformes. A un moment donné, les abcès s'ouvrent dans la cavité intestinale, livrant ainsi passage au nématode qui, une fois dans l'intestin, se métamorphose en ver parfait.

Or ces nodules existent fréquemment par milliers, disséminés sur la moitié postérieure de l'intestin grêle et la moitié antérieure du gros intestin, surtout sur le cœcum ; ils causent alors une *entérite*, avec diarrhée chronique, amaigrissement progressif, anémie, cachexie et mort en deux-trois mois, par épuisement, dans le coma.

Le diagnostic ante mortem est impossible, cliniquement aussi bien que microscopiquement, puisqu'il s'agit de larves, c'est-à-dire de vers encore asexués, n'émettant pas d'œufs, de sorte que l'examen des excréments ne pourrait rien donner ; la maladie

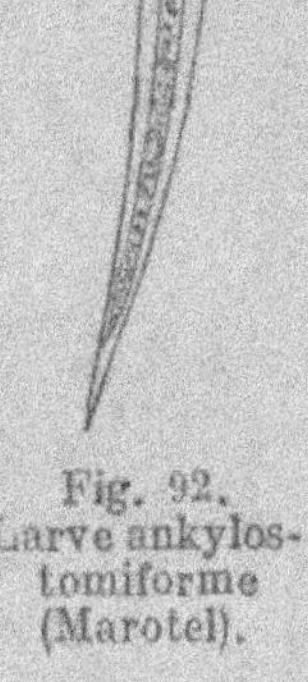

Fig. 92.
Larve ankylostomiforme (Marotel).

reste donc le plus souvent méconnue. Par contre, le diagnostic *post mortem* est facile, car l'autopsie fait immédiatement sauter aux yeux les innombrables nodules qui criblent l'intestin.

Pronostic très grave. — L'entérite œsophagostomienne

est l'une des plus redoutables entérites vermineuses bovines, parce que d'abord sa mortalité est élevée (50 p. 100), surtout pour les jeunes de 1-2 ans ; parce qu'ensuite elle est contagieuse, épizootique, et qu'enfin elle rend les intestins inutilisables pour la boyauderie, car ils sont farcis de perforations.

Cependant, il faut savoir que les infestations moyennes peuvent guérir naturellement, par l'évacuation des larves qui, à un moment donné, sont obligées par leur cycle évolutif de quitter la paroi de l'intestin pour

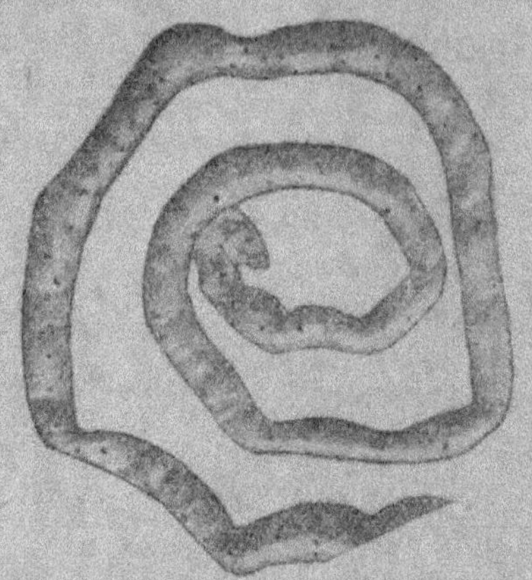

Fig. 93. — Intestin criblé de nodules œsophagostomiens.

passer dans sa cavité, d'où un traitement peut ensuite les expulser. Par contre, le pronostic est aggravé quand il y a

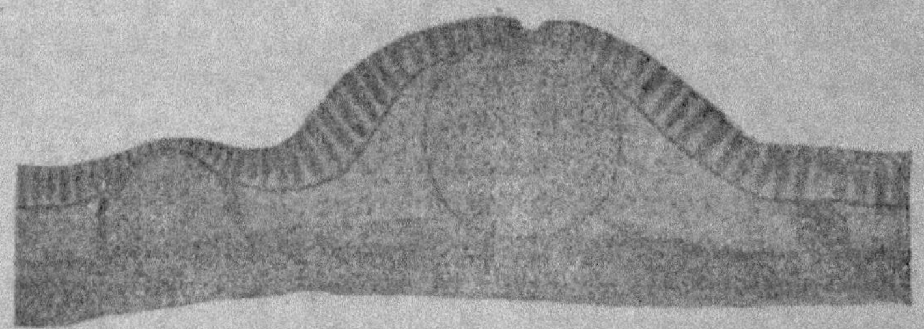

Fig. 94.— Coupe de paroi intestinale montrant trois nodules œsophagostomiens (noir, mixte et blanc) (Marotel).

association — fréquente en année pluvieuse, — avec d'autres maladies parasitaires (distomose, trichostrongylinose, etc.), ou microbiennes : la mortalité frappe alors les deux tiers de l'effectif ; quant à l'autre tiers, il est tellement amaigri qu'il est presque réduit à l'état de non-valeur économique.

Traitement nul contre les larves intra-nodulaires, les vermifuges ne pouvant les atteindre (essayer la gazoline : 15-25 grammes) ; contre les adultes, thérapeutique habituelle des vers intestinaux.

Prophylaxie identique à celle de la strongylose équine noter que si, à la faveur d'une première autopsie, on a pu poser un diagnostic précoce, il est possible d'arrêter l'infestation, et par suite, d'éviter les cas graves, à peu près seuls mortels, ce qui limite les pertes. La maladie étant spéciale aux bovins, utiliser les pâturages contaminés en y mettant des chevaux.

Autres espèces. — *O. columbianum* : gros intestin des moutons extra-européens.

Voisin d'*O. biramosum* (dont il se sépare par les papilles cervicales situées au tiers de l'œsophage), ce parasite provoque l'*Œsophagostomose larvaire ovine*, comparable à la bovine.

O. dentatum : intestin du porc. Diffère des précédents par sa bouche légèrement denticulée (exception à la règle), par la présence de quatre papilles céphaliques très saillantes, et par son renflement cervical faible (1) ; il détermine quelquefois une *œsophagostomose larvaire porcine*.

B. — Œsophagostomes à lamelles.

1° **Œsoph. radiatum** : gros intestin du bœuf, comme *O. biramosum*, dont il se sépare par sa tête droite, ses lamelles au nombre d'une quinzaine (insérées sur autant de denticules capsulaires), son renflement cervical vésiculeux, sa côte impaire à rameau accessoire unique.

Evolution directe, sans stade intra-nodulaire, de sorte que ce nématode est *peu pathogène*.

2° **Œsoph. venulosum** : gros intestin des petits ruminants. Analogue au précédent, sauf que ses spicules sont quadruples du diamètre corporel (au lieu d'être doubles).

____

(1) Fait passage aux Cylicostomes.

Genre Cylicostomum. — Capsule buccale cylindroïde (quelquefois tronconique), et bouche denticulée, sans renflement cervical. La capsule buccale est elle-même généralement denticulée à son bord libre, d'où l'existence de *deux coronules* : une externe, cuticulaire, et une interne, capsulaire. Pas de côte médiane impaire (toutes étant latérales) ; six papilles céphaliques, dont quatre souvent plus longues, ressemblent à *quatre épines* hérissant la tête. Couleur fréquemment rouge sang, indiquant l'hématophagie.

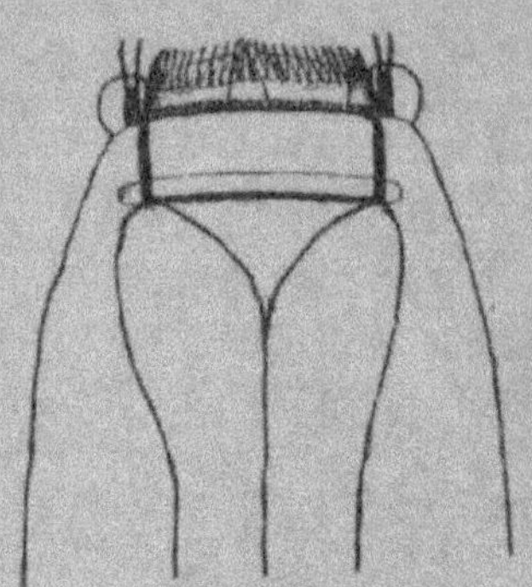

Fig. 95. — Tête de Cylicstome (Marotel).

Classification. — Le genre Cylicostome comprend une trentaine d'espèces, toutes parasites du gros intestin, chez les Equidés (voir tableau p. suivante).

Evolution semi-directe, comme celle des Œsophagostomes, sauf que les larves sont *intra-muqueuses*.

L'infestation se fait par des *embryons rhabditiformes* qui, aussitôt parvenus dans l'intestin, s'enfoncent dans la muqueuse, où ils s'enroulent sur eux-mêmes et grandissent peu à peu ; quand ils atteignent 1 millimètre, ils subissent une première mue, les transformant en *larves trichostrongyliformes* qui, à leur tour, quand elles mesurent 2 millimètres, passent à l'état de *larves œsophagostomiformes*, caractérisées par leur bouche lisse et leur capsule buccale annulaire (un peu plus large que haute).

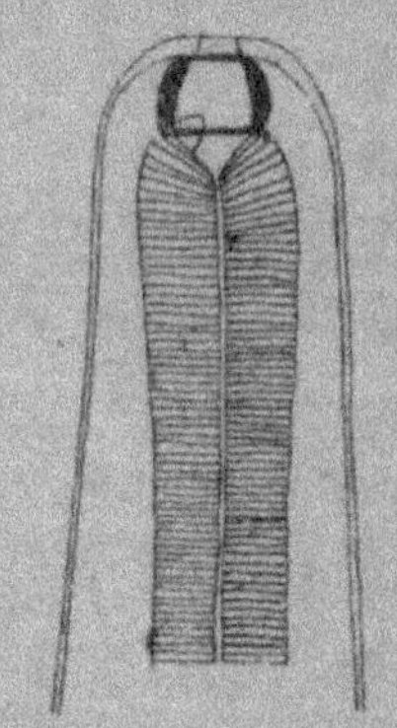

Fig. 96. — Larve intra-kystique (Marotel).

Les principales espèces se séparent ainsi :

Une seule coronule (cuticulaire) : vers de 10 à 15 millimètres .... = **C. unicoronatum.**

deux coronules

espacées, l'interne étant

plus petite que l'externe
— tête sans oreille (12 à 15 millimètres) .... = **C. tetracanthum.**
— tête munie de deux oreilles (15 à 20 mill.). = **C. auriculatum.**

plus grande que l'externe
— capsule tronconique, denticules internes tous égaux (15 à 20 millimètres) .... = **C. bicoronatum.**
— capsule cylindrique, six denticules internes doubles des autres (15 à 20 millimètres) . = **C. imparidentatum.**

contiguës, formant une cheminée implantée sur

le tiers supérieur de la capsule, qui est

cylindrique
— deux fois plus large que haute (8 millimètres)................. = **C. labratum.**
— isodiamétrale (12 millimètres) = *C. alveatum.*
— bourse à lobe médian double des latéraux (6 millimètres)... = *C. longibursatum.*

Tronconique (9 millimètres).......... = *C. catinatum.*

le bord antérieur de la capsule, qui est cylindrique et isodiamétrale (5 $\frac{m}{m}$).............................. = **C. minutum.**

Ces larves amènent autour d'elles la formation de *kystes* qui, à un moment donné, s'ouvrent dans la cavité intestinale ; les parasites y passent, et c'est là qu'un peu plus tard (quand ils atteignent 5-10 millimètres), ils se métamorphosent en vers parfaits ; les *larves sont donc intra-muqueuses, tandis que les adultes sont intra-cœcaux*.

Rôle pathogène. — Ces nématodes, qui existent communément par centaines, produisent une entérite chronique anémiante : la *cylicostomose*, due aux vers parfaits et surtout aux larves.

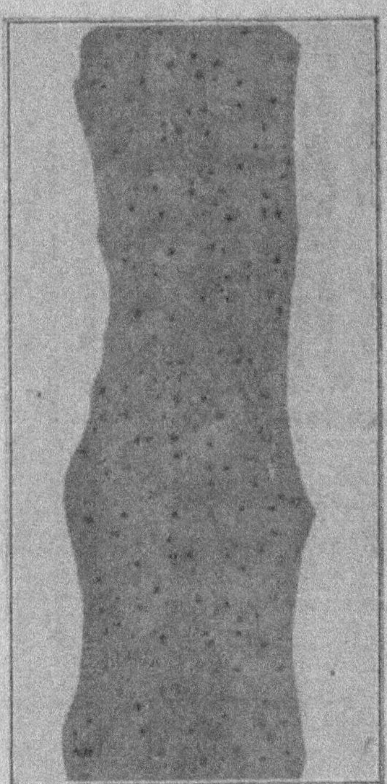

Fig. 97. — Intestin criblé de kystes cylicostomiens (Marotel).

Le danger des premiers est comparable à celui des strongles, auxquels ils sont du reste généralement mélangés. Quant aux secondes, elles provoquent une *cylicostomose larvaire*, analogue à l'œsophagostomose. Son *diagnostic*, difficile sur le malade (1), est par contre aisé sur autopsie : la muqueuse intestinale (surtout la cœcale), est criblée par des milliers de points foncés, parfois au nombre de vingt-trente par centimètre carré. Chacun d'eux correspond à un kyste intra-muqueux large de 1-2 millimètres, et con-

(1) Un signe pourrait mettre sur la voie : présence fréquente, dans les crottins, de quelques Cylicostomes larvaires rouges et longs de 5-10 millimètres.

tenant une larve enroulée, rouge ou brune, avec intestin
noirâtre (pigment hématoïdique) (1).

Pronostic très grave, car la cylicostomose cause, dans
les pâturages humides et en année pluvieuse, des épizooties dont la mortalité atteint 60 p. 100, surtout sur les
poulains de parc. Elle est de beaucoup la plus redoutable
des entérites vermineuses équines, comme c'était le cas
pour l'œsophagostomose parmi les bovines ; par malheur,
ces deux affections restent le plus souvent méconnues.

Traitement : Essence de térébenthine, CCl⁴, ou mieux
chénopode ; mais les larves intra-muqueuses étant inaccessibles aux drogues, il faut renouveler la médication
chaque mois, pendant trois mois, pour les chasser de l'intestin à mesure qu'elles y passent.

Prophylaxie identique à celle de la strongylose ; remplacer, dans les pâturages infestés, les chevaux par des
bovins, qui ne peuvent héberger le parasite ; administrer
un vermifuge préventif de printemps.

Strongylinés rares ou peu connus.

1° *Ollulanus tricuspis* : muqueuse stomacale du chat. Ver
d'un millimètre, possédant une capsule buccale en forme d'urne ;
femelle à queue trifurquée.

2° *Amidostomum anseris* : gésier, ventricule succenturié (et
même œsophage) des Palmipèdes, notamment de l'oie. Ver de
15-20 millimètres, à capsule buccale globuleuse, armée de deux
lancettes profondes ; vulve aux neuf dixièmes postérieurs. Plus
ou moins engagé dans la muqueuse, sous l'épithélium, il existe
parfois en quantité colossale, causant une sévère mortalité.

EUSTRONGYLINÉS

Strongylidés munis d'une bourse caudale sans côtes, et
d'un seul spicule. *Une espèce importante :*

(1) Selon Railliet, *C. tetracanthum* seul serait rouge, hématophage
et sérieusement pathogène.

Eustrongylus renalis, qui vit d'ordinaire dans le rein des mammifères piscivores sauvages (loutre, phoque), mais qu'on rencontre quelquefois chez les animaux domestiques, notamment le chien. C'est le géant des nématodes, car si le mâle mesure déjà 20-30 centimètres, la femelle atteint couramment 50-80 centimètres de long sur 5-8 millimètres de large ; sa couleur est rouge, et sa bouche est entourée par six papilles contiguës dessinant un fin bourrelet circulaire ; vulve antérieure.

Evolution inconnue. — Les œufs, reconnaissables à leur coque ellipsoïde, épaisse, brunâtre et alvéolée, sont pondus au stade morula ; dans un milieu humide, ils s'embryonnent, puis on ne sait ce qu'ils deviennent. Probablement doivent-ils aller d'abord chez un premier hôte intermédiaire, qui serait un *invertébré aquatique* (mollusque, crustacé, larve d'insecte ou annélide), susceptible de devenir la proie d'un *poisson* ; celui-ci représenterait alors un deuxième hôte intermédiaire, passant à son tour le parasite à un *mammifère ichtyophage*, hôte définitif.

Rôle pathogène. — Rare en France, mais assez commun dans les pays chauds lacustres, l'Eustrongle produit (quoiqu'il soit habituellement solitaire), une redoutable affection : l'*eustrongylose*. Quand il est logé dans le bassi-

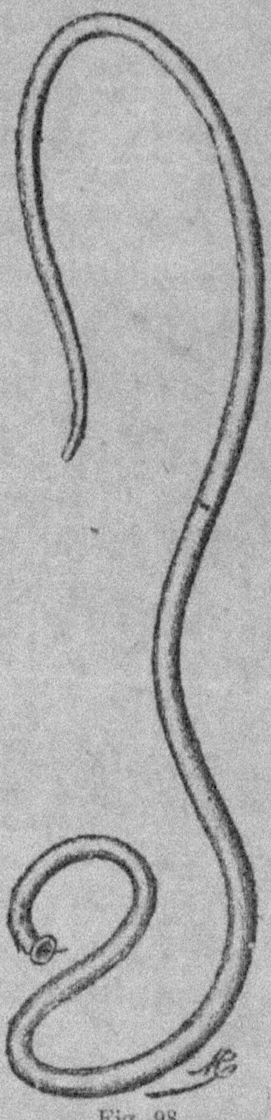

Fig. 98.
Eustrongle mâle.

net, il détruit peu à peu le parenchyme de l'organe, si bien
que finalement le rein se trouve réduit à son enveloppe
fibreuse.

Mais quelquefois le ver se rencontre ailleurs ; du bassi-

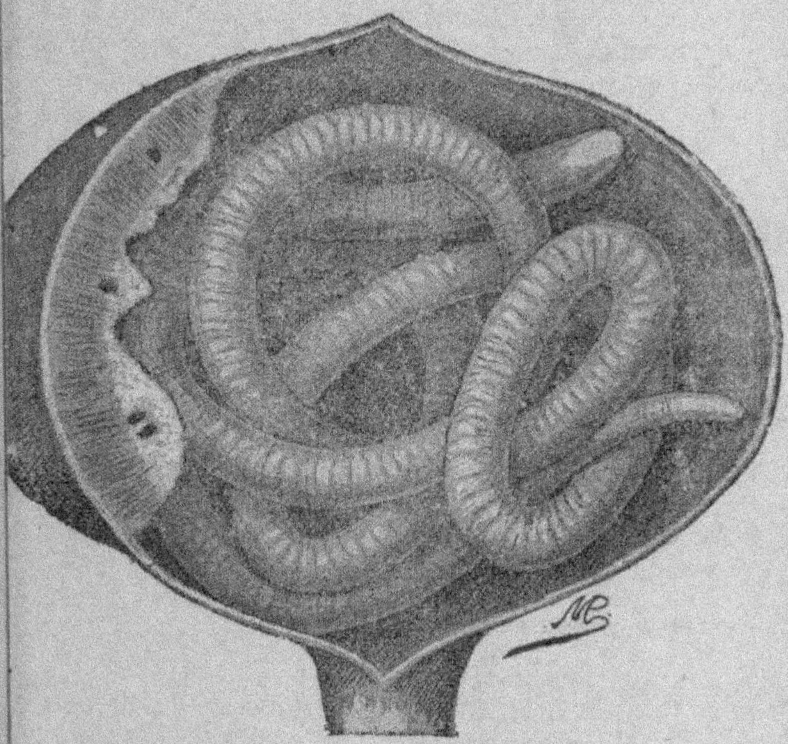

Fig. 99. — Rein détruit par un Eustrongle (Raillet).

net, il peut descendre dans *l'uretère*, la *vessie* et *l'urèthre*
occasionnant alors une obstruction de ce canal, avec toutes ses conséquences : urémie, rupture, mort ; de même
il peut perforer la paroi rénale amincie et tomber dans la
cavité abdominale, où on le trouve en liberté : s'il s'agit
d'une femelle, la dispersion des œufs dans le péritoine provoque une *péritonite pseudo-tuberculeuse*.

Le plus souvent, **le diagnostic** peut se faire par l'examen des urines, qui sont sanguinolentes et montrent, au microscope, les œufs caractéristiques (à condition toutefois qu'il ne s'agisse pas d'un mâle) ; la maladie est ainsi distinguée des autres hématuries et des calculs.

Traitement. — Contre les parasites rénaux, extirpation du rein ; contre ceux de l'urèthre, uréthrotomie.

Genres voisins : 1º **Eustrongylidés** (Eustrongle à vulve préanale) ; *E. elegans* (2 à 3 centimètres) : tubercules gastro-œsophagiens du canard. 2º **Hystrichis** (Eustrongylide à partie antérieure épineuse) ; *H. tricolor* (2 à 3 centimètres) : ventricule succenturié du canard ; *H. pachycephalus* : estomac du cygne.

TRICHURIDÉS

Nématodes privés de bourse caudale, et dont le corps, inégalement calibré, est beaucoup plus mince à un bout qu'à l'autre.

Quatre genres principaux :

1 spicule ; ovipares ; extrémité amincie : — antérieure ; œufs ellipsoïdes, à deux bouchons polaires : globuleux = *Trichuris.* — aplatis… *Capillaria.* — postérieure ; œufs asymétriques avec un seul bouchon polaire… *Oxyurus.*

Pas de spicule ; vivipares …………………… *Trichina.*

TRICHURES (1)

Vers de 5-6 centimètres, formés de deux portions distinctes, une antérieure, filiforme, trois fois plus longue et

(1) = Trichocéphales.

plus mince que la postérieure, qui est brusquement renflée au point d'atteindre 1 millimètre d'épaisseur.

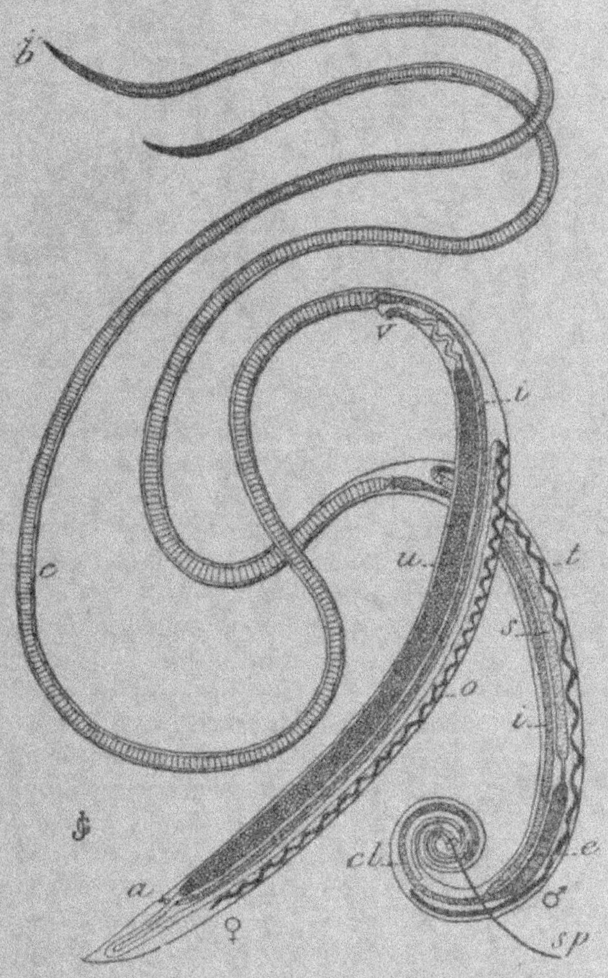

Fig. 100. — Trichures : ♂ mâle ; ♀ femelle (Guiart).
sp, spicule ; *u*, utérus ; *œ*, œsophage ; *i*, intestin.

Cette extrémité postérieure varie d'aspect suivant les
sexes ; chez les femelles, elle est simplement arquée, tan-

dis que chez les mâles, elle est spiralée et terminée par un

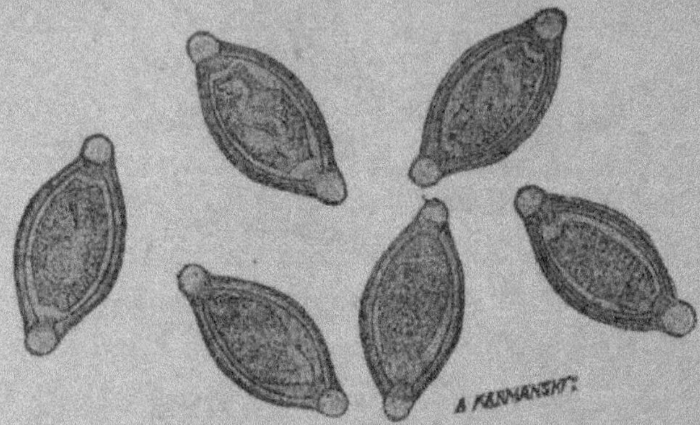

Fig. 101. — Œufs (Letulle).

grand spicule linéaire, entouré d'une gaine membraneuse.

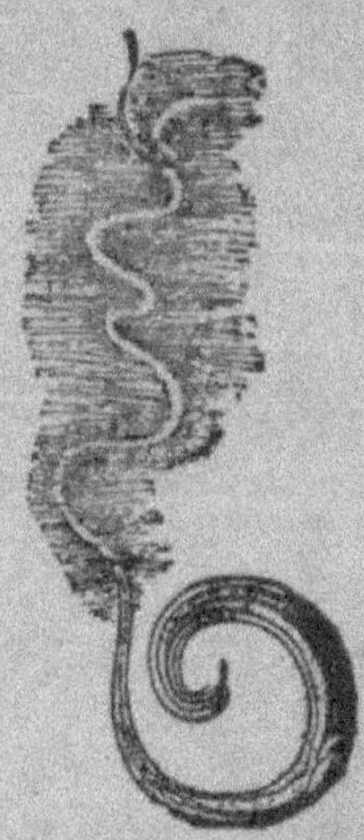

Fig. 102. — Trichure enfoncé dans la muqueuse (Leuckart).

Parasites du gros intestin — (surtout du cœcum) — leur *évolution est directe*, sans métamorphose ni migration. Les femelles pondent des œufs non segmentés, à coque ellipsoïde, épaisse, jaune brune, percée à chaque pôle d'un goulot ferm par un bouchon incolore, à tête globuleuse. Ces œufs sont entraînés au dehors avec les excréments, et ceux d'entre eux qui tombent dans un endroit humide et chaud s'embryonnent en un-deux mois. Si, par l'intermédiaire des eaux de boisson ou des aliments végétaux crus, ces œufs embryonnés viennent à être avalés par un hôte convenable, ils éclosent dans le tube digestif, et les embryons gagnent le gros intestin, où ils deviennent adultes en un mois.

Classification. — Une demi-douzaine d'espèces, réparties entre les divers mammifères domestiques qui (à l'exception des Equidés), peuvent tous en héberger une ; mais elles sont si voisines les unes des autres que, macroscopiquement, il est impossible de les distinguer.

Les principales se séparent ainsi :
Manchon spiculaire en cloche : *T. crenatus*, du porc.

Manchon spiculaire cylindrique :
- épineux dans le tiers antérieur : *T. depreciusculus*, du chien.
- épineux sur toute sa longueur :
  - épines petites, ponctiformes : *T. unguiculatus*, des Léporidés.
  - épines grandes, aiguës : *T. affinis*, des ruminants.

Autres espèces : *T. serratus*, du chat ; *T. trichuris*, de l'homme.

Rôle pathogène. — Cosmopolites et communs, ces vers causent une maladie, **la trichuriose,** due surtout à leur action inoculatrice. Effectivement, pour se fixer en place, ils enfoncent dans la muqueuse leur portion effilée, parfois de toute sa longueur ; comme elle est évidemment souillée de matières intestinales chargées de microbes, ils réalisent ainsi une inoculation directe, à la manière d'une lancette ; aussi provoquent-ils beaucoup d'*entérites infectieuses* (appendicites, typhlites, fièvres typhoïdes, etc.).

Les symptômes de la trichuriose sont ceux des affections précitées : fièvre, diarrhée, coliques, amaigrissement progressif, quelquefois mort.

Le diagnostic s'établit par l'examen microscopique des déjections : on y voit les œufs caractéristiques.

Traitement et prophylaxie identiques à ceux des helminthoses digestives à évolution directe (voir page 26) ; les vermifuges les plus recommandés sont : thymol, semencontra, noix d'arec. A noter qu'en raison de leur coque épaisse, les œufs sont particulièrement résistants à la désinfection, à la dessiccation et à la putréfaction ; c'est pourquoi, dans le milieu extérieur, ils restent un an vivants.

CAPILLAIRES (1)

Ils diffèrent des Trichures par : leur taille plus petite

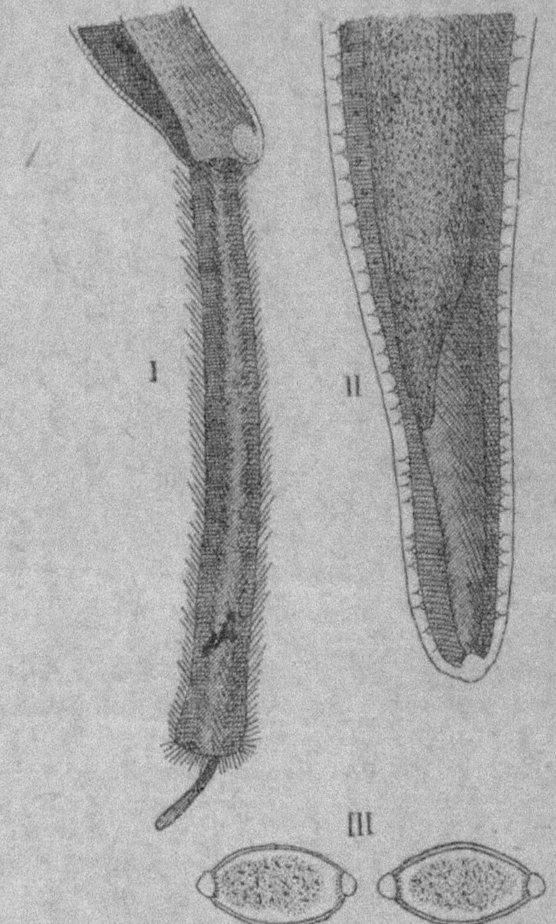

Fig. 103. — *Capillaria contorta.*
Queues d'un mâle et d'une femelle ; œufs (Railliet).

(15 à 20 millimètres sur un demi), leur partie postérieure

(1) = Trichosomes.

faiblement et progressivement renflée, leurs œufs dont les bouchons polaires sont aplatis et dépourvus de tête globuleuse. *Evolution directe*.

Une dizaine d'espèces, surtout parasites des Oiseaux. Les principales se classent ainsi :

Manchon spiculaire

lisse
— deux lobes caudaux chez les mâles : *C. retusum* (cœcums des gallinacés) ;
— pas de lobes caudaux : *C. anatis* (cœcums de l'oie).

— strié transversalement : *C. columbæ* (cœcums du pigeon) ;
— épineux : *C. contorta* (œsophage du canard) ;
— granulo-épineux, ver de 2 à 3 centimètres : *C. aerophila* (nez, larynx et trachée des carnassiers).

Autres espèces. — *C. strumosa*, du faisan ; *C. collare* et *C. annulatum*, de la poule ; *C. papillosum* (5 centimètres) : intestin du mouton ; *C. plica* (vessie du chien) ; *C. felis cati* (vessie du chat).

Rôle pathogène. — Parasites communs, les Capillaires produisent souvent une affection épizootique, la **capillariose**, qui peut être *intestinale, œsophagienne ou nasale*.

A. — **La capillariose intestinale**, surtout fréquente chez la poule et le pigeon, est analogue à la trichuriose, sauf deux différences : elle est plus meurtrière, et son diagnostic *post mortem* ne peut se faire que par l'examen microscopique (à 20-40 D.) du contenu cœcal (car les vers sont si petits qu'à l'œil nu, ils passent inaperçus au milieu des matières intestinales).

B. — **La capillariose œsophagienne** s'observe chez le canard et le faisan ; elle amène d'abord une inflammation de la muqueuse, mais celle-ci s'étend ensuite à la musculeuse, d'où une semi-paralysie telle que les aliments ne peuvent plus être bien déglutis : ils s'accumulent souvent dans l'œsophage, produisant alors sa dilatation progressive, puis son obstruction (*indigestion ingluviale*) (1).

C. — **Quant à la capillariose nasale**, elle n'est pas très rare, sur-

______

(1) A distinguer de la syngamose, de la spirurose, de la diphtérie, de la pépie et du githagisme.

tout chez le chat, mais elle n'est qu'exceptionnellement reconnue. Ses symptômes sont ceux d'une *rhino-laryngo-trachéite*, parfois hémorragique (épistaxis), ce qui la fait confondre avec la linguatulose et l'ankylostomose ; le *diagnostic* différentiel s'établit par l'examen microscopique du jetage, qui décèle les œufs caractéristiques.

Pronostic grave, l'affection étant souvent mortelle.

Traitement : Injecter dans les narines et la trachée un mélange ââ d'essence de térébenthine et d'huile de sésame ; contre les hémorragies, utiliser la solution physiologique (par voie hypodermique).

OXYURES

Trichuridés à partie effilée postérieure ; en outre, ils sont pourvus d'un bulbe œsophagien tridenté et d'œufs ellipsoïdes asymétriques.

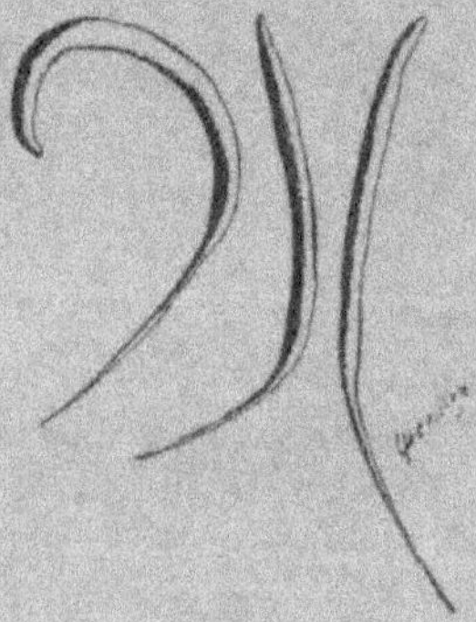
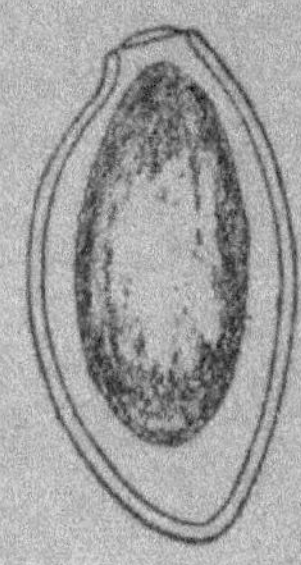

Fig. 104.
Trois Oxyures femelles.

Fig. 105. — Œuf.
(Marotel).

Espèce principale. — **Oxyurus curvula** : gros intestin des Equidés.

Les femelles sont grises, courbées, et constituées par deux parties inégalement épaisses : une antérieure, mesurant 2-3 centimètres sur 1-2 millimètres, et une postérieure, filiforme, dont la longueur augmente avec l'âge, au point de varier entre 1 et 10 centimètres.

Quant aux mâles, très différents, ils sont blancs, droits, uniformément calibrés, longs de 10 à 15 millimètres, et munis d'une ébauche de bourse caudale soutenue par quatre papilles ; ils ressemblent donc aux Strongylidés plutôt qu'aux Trichuridés. Mais ils sont si rares que, quatre-vingt-dix neuf fois sur cent, on ne voit que des femelles ; c'est pourquoi, au point de vue détermination pratique, il y a intérêt à placer les oxyures à côté des trichures, avec lesquels ils ont d'ailleurs encore d'autres analogies (un spicule, œufs à coque épaisse, évolution directe, etc.).

Les œufs sont pourvus d'une coque ellipsoïde, asymétrique, incolore, épaisse, obliquement trouée à l'un des pôles (et non aux deux).

Evolution directe, sans migration, mais avec métamorphose. Effectivement, elle comporte le passage par un stade *larvaire*, qui vit dans le gros intestin, et qui est représenté par des vers de 3 à 10 millimètres, munis d'une capsule buccale cupuliforme, d'un œsophage bulbeux, ainsi que d'une extrémité postérieure appendiculée.

Rôle pathogène. — L'oxyure est un parasite commun, mais peu dangereux (car il se nourrit des résidus contenus dans l'intestin, plutôt que des aliments ou des tissus de son hôte ; c'est donc moins un parasite qu'un commensal). Cependant, il produit quelquefois une *oxyurose*, justiciable des mêmes mesures que les autres helminthoses digestives à évolution directe.

Les vers sont parfois retenus par leur queue entre les replis muqueux de l'anus, où ils pendent extérieurement en paquets ; il en résulte du prurit anal, des efforts de défécation répétés et inutiles, des grattages sous l'action desquels la queue se hérisse et se dépile (d'où une confusion possible avec la gale psoroptique ; la différenciation est aisée : il suffit de soulever la queue pour voir les nématodes). La région irritée peut devenir le siège d'une dermite suintante, et les œufs, trouvant là un milieu chaud et humide, éclosent sur place ; ils provoquent ainsi une *oxyurose cutanée*, qui disparaît par des lavages antiseptiques.

Prophylaxie. — Empêcher les chevaux de manger toute litière souillée de crottins infestés ; enfouir ceux-ci, car l'œuf étant embryonné, l'auto-infestation immédiate est possible.

Autres espèces. — 1° **O. ambigua** : gros intestin des lapins et des lièvres. Ver de 5 à 10 millimètres, avec queue filiforme dans les deux sexes ; une capsule buccale ; deux renflements œsophagiens rapprochés, le dernier étant tridenté.

2° *O. vermicularis* : intestin de l'homme.

3° *O. compar* : intestin des chats (et des chiens) américains. Femelle seule décrite, voisine d'*O. vermicularis*.

TRICHINES

Une seule espèce : **Trichina spiralis,** qui peut vivre dans l'intestin de tous les mammifères et oiseaux, mais qu'on trouve surtout chez le rat, le porc et l'homme.

Remarquable par sa petitesse (2 à 3 millimètres de long sur un quart de millimètre de large), elle ne peut être vue dans les matières intestinales qu'avec un microscope (1).

Evolution. — Les adultes siègent et s'accouplent dans l'intestin, mais aussitôt fécondées, les femelles s'enfoncent dans la muqueuse, pour y aller pondre leurs embryons. La plupart de ceux-ci cheminent alors dans la paroi digestive, jusqu'à ce qu'ils pénètrent dans un de ses vaisseaux lymphatiques, dont le courant liquide les mène au canal thoracique ; les autres franchissent complètement l'intestin et tombent dans le péritoine, d'où ils gagnent encore le canal thoracique ; mais aucun ne paraît emprunter les veinules portes, de sorte que, contrairement aux autres vers embryonnaires, ils ne traversent pas le foie.

Du canal thoracique, ils vont successivement dans la veine cave, le cœur droit, la petite circulation, le cœur gauche, puis la grande circulation, qui les disperse dans l'organisme ; mais seuls, ceux qui ont été conduits dans les

---

(1) Les mâles, privés de spicule, possèdent deux lobes cuticulaires caudaux, ébauche de bourse copulatrice (passage aux Strongylidés).

muscles peuvent se développer. Ils sortent des artérioles pour ramper un certain temps *entre les fibres musculaires* (1). Puis, à un moment donné, ils s'arrêtent sur place, deviennent immobiles, et s'enroulent progressivement sur eux-mêmes jusqu'à former deux ou trois tours de spirale, d'où le nom de l'espèce. Ils tombent alors en vie latente, et le développement s'interrompt : ce stade d'arrêt s'appelle une *larve* (2).

Pendant son sommeil, le parasite exerce une action irritative sur le tissu conjonctif ambiant qui forme autour du nématode un *kyste conjonctivo-fibreux*, ellipsoïde, microscopique (un tiers de millimètre), renfermant un ver d'un millimètre, diversement enroulé sur lui-même. La chair est ainsi parsemée de kystes logés entre les fibres musculaires écartées à leur niveau, mais ils n'existent pas partout avec la même abondance. Ils sont d'abord plus nombreux dans les muscles les plus

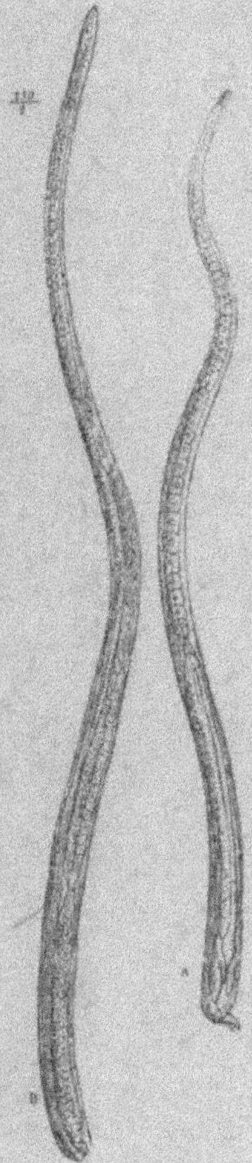

Fig. 106. — Trichines adultes ; A, mâle ; B, femelle (Guiart).

---

(1) Certains auteurs prétendent qu'ils pénètrent dans les cellules musculaires pour se nourrir de substance striée myoplasmique, mais que, la cellule étant bientôt détruite, ils ne tarderaient pas à devenir extra-cellulaires.

(2) Toutefois, ces prétendues larves n'ont aucun caractère morphologique propre, les séparant des vers parfaits ; aussi, plusieurs les considèrent-elles simplement comme des immatures. On continue néanmoins à dire *larves*, parce qu'elles correspondent à un temps d'arrêt, et qu'elles ne montrent pas encore d'organes sexuels.

vascularisés (parce que les plus actifs), ce qu'explique le
mode de dissémination des embryons par le sang artériel :
plus un muscle reçoit de sang, plus il reçoit de parasites ;
d'autre part, ils sont encore relativement plus abondants

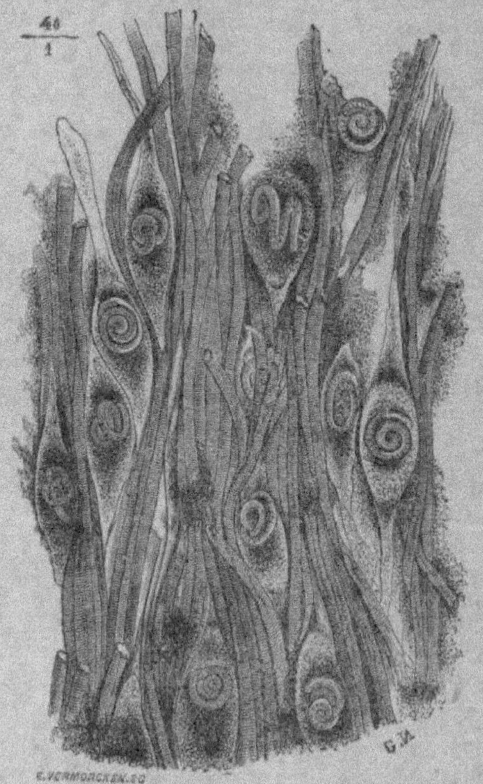

Fig. 107. — Trichines musculaires enkystées (Guiart).

dans la chair qui avoisine les tissus denses et résistants
(os, tendons, cartilages, aponévroses), parce que ceux-ci
ont formé une barrière contre laquelle s'arrêtaient et s'ac-
cumulaient les embryons.

Pour ce double motif, les trichines ont des *sièges de*

prédilection, surtout représentés par certains muscles respiratoires : piliers du diaphragme, intercostaux, laryngiens, c'est-à-dire les muscles qui, non seulement fonctionnent constamment, sans arrêt, vingt-quatre heures sur vingt-quatre (et sont, par suite, les mieux irrigués), mais qui, de plus, sont entourés de tendons ou de cartilages infranchissables ; l'abondance des kystes y est quelquefois telle qu'ils se touchent, et qu'il n'y a presque plus trace de tissu musculaire (1).

Pour que les larves enkystées puissent reprendre leur développement, il faut qu'elles soient ingérées par un mammifère ; de plus, cette ingestion doit se produire avant qu'elles ne meurent, c'est-à-dire avant un an ; en effet, au bout de ce temps, les parasites succombent et subissent la dégénérescence caséo-calcaire : ils constituent alors autant de grains blancs, pierreux, ponctiformes, effervescents avec les acides.

Si une chair parasitée vient à être mangée à temps, les kystes sont digérés dans l'estomac du mammifère, et les larves mises en liberté ; elles retournent à la vie active, passent dans l'intestin grêle, où elles deviennent adultes et s'accouplent si rapidement, que trois ou quatre jours après l'absorption de viande trichinée, les femelles commencent déjà leur ponte ; celle-ci dure une vingtaine de jours, et aboutit au chiffre total d'environ dix mille embryons par individu.

L'exposé de ce mode de développement montre qu'il s'agit : 1º d'un parasitisme permanent, ne comportant aucune phase de vie libre dans le monde extérieur ; 2º d'une *évolution semi-directe*, sans métamorphose, mais avec une migration entre deux organes différents d'un même hôte, puisque le ver parfait vit dans l'intestin, et la larve dans les muscles du même individu.

(1) Parfois, il existe deux ou trois larves dans un même kyste : c'est qu'il s'agit d'un kyste unique, formé autour de plusieurs vers arrêtés au même point ; chez les rats, les muscles masticateurs, très actifs, comptent également parmi les plus infestés.

Evolutivement parlant, il y a donc deux sortes de trichines : les unes, *musculaires*, ce sont des larves, et les autres, *intestinales*, ce sont des adultes.

Rôle pathogène. — Les trichines provoquent une redoutable maladie, la **trichinose**, qui s'observe surtout sur les rats, mais quelquefois aussi sur les porcs, l'homme, le chat, le chien.

Les rats sont les hôtes habituels du Nématode et son réservoir de virus, parce qu'en se dévorant entre eux, ils entretiennent sa persistance dans une région. Les porcs s'infestent en mangeant des cadavres de rats, qui abondent dans beaucoup de porcheries ; l'homme se parasite en consommant, crue ou insuffisamment cuite, de la chair de porc trichiné ; quant aux chiens et aux chats, ils se contaminent en mangeant, soit de la viande porcine crue qu'ils ont dérobée, soit des souris et des rats trichinés.

Symptômes. — La maladie comporte *deux formes successives :* l'une, intestinale et l'autre, musculaire.

I. — **La trichinose intestinale** correspond à la période durant laquelle les vers vivent dans l'intestin, et elle va du cinquième au vingtième jours qui suivent l'ingestion de viande parasitée ; elle est due à l'action inoculatrice des femelles et des embryons qui, par centaines de mille, perforent la paroi digestive, alors qu'elles sont souillées de matières intestinales et de bactéries. Elles amènent ainsi une *entéro-péritonite*, avec infection microbienne du sang, quelquefois même septicémie mortelle. A cette phase, on note de la diarrhée, des coliques, du péritonisme, associés à une forte fièvre et à une stupéfaction profonde.

II. — **La trichinose musculaire** coïncide avec la période de dissémination des embryons dans les muscles, et elle va du dixième au trentième jours ; elle chevauche donc un peu la première. Elle est causée par l'action irritative des myriades d'embryons qui se promènent dans la chair ; il se produit alors de la *myosite aiguë généralisée*, avec dou-

leurs musculaires, raideur des mouvements, impotence
locomotrice.

Lésions. — A la première période, ce sont celles de l'*entérite aiguë* et de la *péritonite* ; à la seconde, celles de la *myosite*, avec dégénérescence musculaire, et en plus, *présence de kystes interfasciculaires*, vivants ou déjà morts, caséocalcaires.

Distribution géographique et fréquence. — La maladie s'observe surtout dans les pays où, par habitude, on mange beaucoup de porc cru, sous forme de jambons, saucisses, andouilles, etc. ; c'est ainsi qu'elle est assez fréquente dans le Nord de l'Europe et de l'Amérique. Aux Etats-Unis, 1 p. 1 000 des porcs sont infestés (1).

En France, elle est exceptionnelle (un seul cas humain). Elle se manifeste d'ordinaire par petites épidémies locales, atteignant seulement les quelques personnes qui ont eu le malheur de se partager la chair d'un même porc infesté, c'est-à-dire la clientèle d'un boucher ou les membres d'une famille.

Diagnostic. — A. — **Ante mortem,** la trichinose devrait être soupçonnée chaque fois qu'il y a coexistence d'entéropéritonite, de fièvre et de myosite ; la preuve pourrait alors être fournie par l'examen microscopique d'un fragment de chair provenant du porc suspect (quand il en reste) ou, en cas contraire, du malade lui-même (sur lequel on effectue un prélèvement par *harponage*, avec un trocart à encoche coupante). Mais il faut convenir que, dans la pratique, le diagnostic n'est qu'exceptionnellement posé avant la mort ; l'affection est généralement prise pour une entérite typhoïde (dont d'ailleurs elle ne diffère cliniquement que par l'addition de douleurs musculaires).

B. — **Le diagnostic post-mortem** est au contraire facile par l'examen microscopique, à la première période, *de l'intestin*, et à la deuxième, *de la chair*.

(1) Statistique personnelle faite sur les porcs congelés importés pendant la guerre 1914-1918.

Pour pratiquer ce dernier, il faut prélever sur le cadavre trois ou quatre parcelles musculaires grosses comme un pois, et coupées avec des ciseaux courbes, dans le sens des fibres, en côte de melon. Elles seront prises de préférence aux sièges de prédilection des parasites (piliers du diaphragme, muscles laryngiens, intercostaux, masticateurs), et au contact des os, cartilages, tendons : les kystes étant plus abondants en ces points y sont évidemment plus faciles à trouver. Ces prélèvements sont ensuite éclaircis, cinq minutes, dans un bain d'acide acétique, puis portés entre deux lames, où ils sont écrasés et amincis à l'aide de pinces comprimantes, placées à chaque bout de la préparation ; examiner ensuite à vingt-trente diamètres. Les kystes caséo-calcaires doivent être distingués des cysticerques dégénérés (ceux-ci sont plus gros), et surtout des sarcocystes (présence de spores).

Pronostic *très grave*, parce que : 1° la maladie est mortelle chaque fois que l'infestation est un peu intense (1) ; les formes légères seules guérissent, mais alors naturellement, au bout d'un an, par mort des larves musculaires ; 2° la *trichinose porcine est transmissible à l'homme,* de sorte que ce danger entraîne la saisie totale des porcs, même faiblement parasités, d'où, pour le propriétaire, une perte pécuniaire équivalant à la mort de son animal.

Traitement : thymol ; mais ne pouvant atteindre les femelles et les embryons intramuqueux, la drogue n'agit qu'imparfaitement, sur les quelques vers restés dans la lumière intestinale. Quant aux trichines musculaires, elles sont totalement invulnérables.

Prophylaxie. — Dans les pays à trichinose, il faut *empêcher, d'une part, l'infestation du porc, et d'autre part, celle de l'homme.*

I. — Le porc se contamine en mangeant les rats des

---

(1) La terminaison fatale peut se produire, soit à la première période (par entéro-péritonite), soit à la deuxième (par myosite généralisée et cachexie progressive).

porcheries : il faut donc, autant que possible, *détruire ces rongeurs*. On y parvient par trois procédés : *mécaniques, toxiques, microbiens*.

A. — **Mécaniques.** — *Emploi* : 1° *de pièges* (désodorisés à l'eau bouillante après chaque capture), de fusils ou de *carnassiers* domestiques (chiens rattiers, chats) ; 2° *d'éponge frite* (en passant dans la friture, l'éponge se resserre et s'imprègne de graisse ; mais une fois avalée par le rat, elle se distend et l'étouffe) ; 3° *de plâtre et de farine*. On remplit des augettes avec le mélange suivant : plâtre de Paris 6, farine 2, sucre pulvérisé 1, et on les dispose dans tous les passages fréquentés par les rats ; à côté, dans de vieilles boîtes de conserves (de sardines par exemple, car l'odeur du poisson attire les rats), on renouvelle de l'eau tous les jours : les rats assoiffés par la farine, boivent cette eau, et sous son action, le plâtre fait prise dans le tube digestif de l'animal, qui meurt par coprostase.

B. — **Toxiques.** — Ils peuvent être *gazeux* ou *pâteux*.

a) Les premiers consistent à introduire des *gaz asphyxiants* dans la demeure des rongeurs (trous, égoûts), demeures qui sont hermétiquement bouchées pour opérer en vase clos ; on peut utiliser le *sulfure de carbone* (en ce cas, éviter toute flamme, même celle d'une allumette de fumeur, car elle causerait une explosion) ; l'*anhydride sulfureux* (obtenu en brûlant du soufre dans les trous) ; l'*oxyde de carbone*, l'*acétylène* (1), ou encore la *chloropicrine*. (2).

b) **Les toxiques pâteux** (vulgo *mort aux rats*) peuvent être à base d'*acide arsénieux*, de *phosphore*, de *noix vomique* ou de *scille*. Les poisons sont mélangés à des appâts affectionnés des rats (lait sucré, tartines de fromage ou de graisse de porc, accolés en sandwich) ; mais il faut avoir soin de créer des centres d'attraction plusieurs jours à l'avance, en disposant d'abord aux endroits fréquentés par les rongeurs les mêmes appâts non empoisonnés ; puis tout à coup, on leur substitue l'appât toxique (3).

(1) Faire tomber dans le trou quelques morceaux de carbure de calcium ; fermer avec de la terre, puis verser un peu d'eau qui pénètre dans la galerie et, au contact du carbure, dégage de l'acétylène.

(2) La chloropicrine, gaz lourd, paraît être l'agent le plus efficace dans la lutte contre les rats ; à son défaut, utiliser le soufre nitré (soufre 40 gr., sel de nitre, 2 gr., pour 1 mc. de local).

(3) Voici quelques formules :

a) Suif 2, huile blanche 20, arsenic 13, scille 33, fenouil 2 ;

b) Noix vomique 30, anis et fenouil 2. (Les Ombellifères attirent les Muridés, tandis que le phosphore a l'inconvénient de les éloigner, car il luit la nuit) ; *(Suite au dos.)*

c) **Microbiens.** — Les toxiques ont l'inconvénient d'être dangereux pour les enfants, les mammifères et les oiseaux domestiques, d'où des accidents. Aussi a-t-on cherché une maladie bactérienne qui serait spéciale aux rats, très contagieuse et très meurtrière pour eux, mais rien que pour eux. On a abouti ainsi à la découverte d'un *virus raticide* (ou *ratine*), inoffensif pour l'homme et les animaux domestiques.

II. — Empêcher l'infestation de l'homme. — Celui-ci prend la trichine en mangeant du porc contaminé.

Or on peut éviter cette ingestion en appliquant deux mesures, chaque fois qu'il s'agit de cochons suspects, provenant par exemple de pays connus comme infestés (Amérique, Allemagne, etc.).

a) *Ne manger que des animaux préalablement inspectés*, pour être sûr que tous les parasités ont été saisis au passage. Cette inspection peut déjà se faire par l'examen microscopique de prélèvements pris sur chaque porc, comme il est dit précédemment.

Mais ce procédé, qui permet à peine cinquante porcs à l'heure, est trop lent lorsqu'on doit examiner rapidement un grand nombre d'animaux, comme c'est le cas dans les grands abattoirs, et surtout dans les ports de mer, où débarquent quotidiennement des milliers de cochons congelés. En ces circonstances, il faut recourir à la *trichinoscopie*, qui consiste à comprimer entre deux grandes plaques de verre de 40 centimètres sur 5, quadrillées en

---

(*Suite*). — *c*) Pâte de mélasse *phosphorée* (au centième), en tartine ou en imbibant des bouts de paille de 15 centimètres, déposés dans les trous : quand les rongeurs passent pour sortir, la paille leur colle aux poils et en cherchant à l'arracher, ils lèchent forcément la mélasse ;

d) Carbonate de baryte, 4 + eau, 6 ;

e) Fromage d'Italie 2, poudre de scille 1. (Cette pâte n'est dangereuse que pour les Muridés, et pas pour les autres animaux.)

Les tartines, découpées en morceaux de 2 centimètres de côté, sont placées le soir, aux endroits fréquentés par les rats, puis relevées chaque matin et gardées sous clef jusqu'au soir suivant ; les morts seront jetés au feu pour que chiens, chats et porcs ne puissent s'empoisonner en les mangeant.

vingt cases numérotées (par un trait au diamant) et serrées aux bouts par des vis, les prélèvements de vingt porcs à la fois ; on passe ensuite la préparation devant un appareil à projection. Les tissus prélevés défilent ainsi, projetés sur un écran, dans l'ordre d'un numérotage préalablement répété à l'encre sur les porcs qui les ont fournis, de sorte que les infestés peuvent être immédiatement retrouvés. La trichinoscopie, couramment utilisée en Allemagne, permet à un seul vétérinaire d'inspecter une centaine d'animaux par heure.

Tous les porcs reconnus trichinés doivent être saisis et détruits, aucun des procédés actuels de stérilisation n'étant considéré comme donnant une garantie absolue.

Toutefois, à ce point de vue, les viandes trichinées donnent lieu aux mêmes réflexions que les viandes ladres : une saisie provisoire, suivie de stérilisation officielle (par ébullition ou congélation), serait suffisante. En effet, une température de — 10° pendant dix jours (et même trois jours, selon certains), tue les trichines ; comme ces conditions sont forcément réalisées pour la congélation des viandes, il s'ensuit que celles-ci sont sûrement inoffensives. Mais tant que cette question ne sera pas tranchée, il y a lieu, pour éviter l'introduction en France de la trichinose, — qui nous empoisonnerait pour longtemps — d'appliquer formellement et à la lettre les règlements présents : *tout animal trichiné doit être saisi et détruit.*

b) **Deuxième mesure.** — Quand on est obligé de consommer du porc *suspect*, mais *non inspecté* (comme c'est le cas dans les campagnes, par exemple), il ne faut le manger que *suffisamment cuit* pour que ses parasites possibles aient été tués par la chaleur ; à cet effet, une température de 60° est nécessaire ; or pour qu'elle pénètre au centre des gros morceaux, il faut qu'en surface, elle atteigne au moins 70°. Sera prohibé le *porc cru* sous toutes ses formes (jambon, saucisson, andouillette, lard et salaisons).

Les Américains, il est vrai, prétendent imposer actuellement, pour la préparation de leurs saucisses et jambons crus, plusieurs moyens capables de tuer sûrement les trichines et par suite d'enlever toute crainte. Ce sont : 1° congélation à — 15°, pendant vingt jours ; 2° salaison (à 3 p. 100 de sel), suivie de fumage (six heures à 35°) et de séchage (dix jours à 5°) ; en outre, des injections de saumure à 20 p. 100 sont poussées dans les jambons. Néanmoins, la prudence commande de pratiquer, aux lieux d'importation, un examen trichinoscopique de toutes les viandes porcines étrangères, avant de les livrer au commerce libre.

FILARIDÉS

Nématodes filiformes (environ cent fois plus longs que larges), dont les mâles, privés de bourse caudale, ont la *queue crillée*, tire-bouchonnée, pourvue de deux spicules, ainsi que de papilles caudales, dont quatre paires au moins sont préanales.

Parasites des tissus ou des cavités closes, ils sont généralement *vivipares*, à vulve antérieure et évolution indirecte, nécessitant le passage par un Arthropode.

Trois genres principaux :

Cuticule sans bagues :	Tête lisse......................	*Filaria.*
	Tête ornée de saillies.........	*Setaria.*
Cuticule pourvue de bagues spiroïdes		*Onchocerca.*

FILAIRES

Deux groupes, suivant que les spicules sont *subégaux* ou au contraire profondément *inégaux*, et que la queue est simple ou trifurquée.

A. — Filaires à spicules subégaux et queue sim-

ple. — *Espèce principale* : **Filaria immitis** : cœur droit et artère pulmonaire du chien (1).

Ver mesurant 20-30 centimètres de long sur moins d'un millimètre de large ; mâles à queue cinq ou six fois tirebouchonnée, portant onze paires de papilles, dont cinq plus grosses (quatre étant préanales et une postanale) ; petit spicule égal au diamètre corporel, l'autre étant deux fois plus long et plus mince ; vulve céphalique.

Evolution. — Les femelles pondent sur place, dans le cœur droit et l'artère pulmonaire, des embryons reconnaissables à leur queue longuement effilée ; la plupart d'entre eux, se laissant entraîner par le courant sanguin, envahissent les artérioles pulmonaires ; mais quelques-uns remontent ce courant et pénètrent par les veines caves jusque dans les veinules périphériques, ce qui explique qu'on en trouve dans le sang obtenu par piqûre de la peau (2).

Ils ne peuvent continuer leur développement qu'à la condition de passer *chez un moustique* (de la

(1) A titre exceptionnel, on en trouve un peu partout, dans le système veineux et même lymphatique, ainsi que dans le tissu conjonctif, surtout sous-cutané.

(2) Ceux qui sont pondus dans le tissu conjonctif gagnent d'abord le système lymphatique, d'où ils rejoignent les autres, dans l'appareil circulatoire.

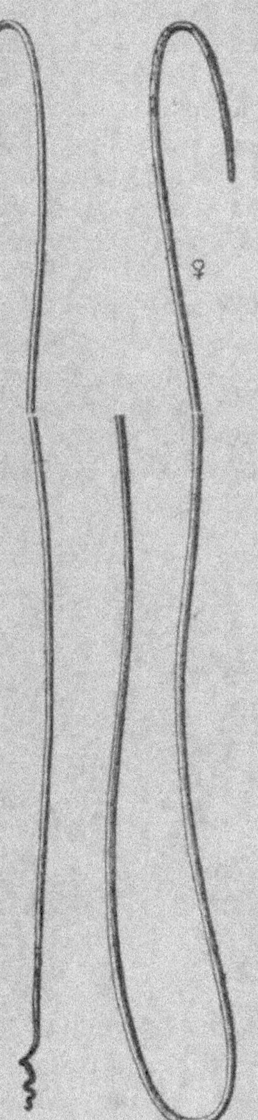

Fig. 108. — Filaridés,
mâle et femelle.
(Railliet).

tribu des Culicinés ou des Anophélinés) ; mais ce passage a
grande chance de se faire, étant donné que ces insectes sont
naturellement sanguisugues : quand l'un d'eux vient piquer
un chien infesté, il ingère donc, en même temps que le
sang, les parasites qu'il contient. Ceux-
ci descendent l'appareil digestif de
l'Arthropode, jusqu'aux *tubes de Malpighi*, où ils s'arrêtent une douzaine
de jours, durant lesquels ils subissent
des mues de croissance, qui les transforment en *larves* d'un millimètre.
Ces larves quittent alors le tube de
Malpighi, en traversant sa paroi pour
tomber dans la cavité abdominale ;
or, chez les insectes, celle-ci fait par-

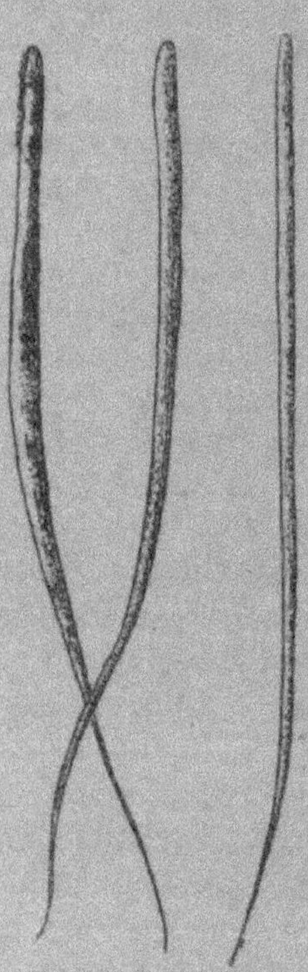

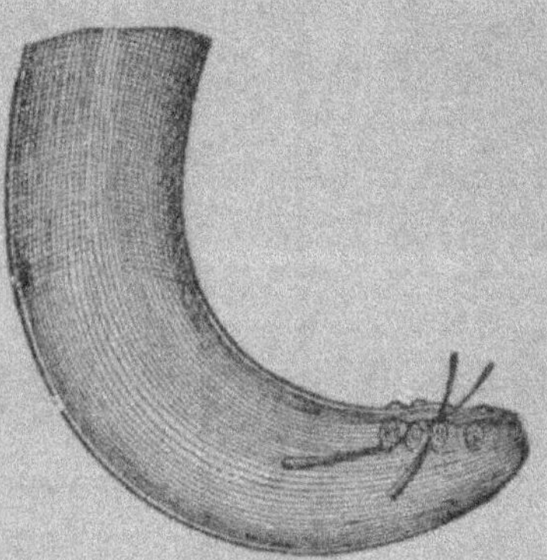

Fig. 109. — Queue d'un mâle
(Raillet).

Fig. 110. — Embryons
de Filaire (Raillet).

tie du trajet du sang ; le courant circulatoire les entraîne
donc successivement dans le vaisseau dorsal, l'aorte, la
tête et enfin la trompe du moustique, de sorte qu'à chacune de ses piqûres, ce dernier inocule dans la peau des
larves de filaires. Celles-ci pénètrent dans un des vaisseaux
cutanés (veineux ou lympathique), et le courant liquide les

entraîne, par les veines caves, dans le cœur droit et l'artère pulmonaire, qui représente leur habitat définitif. Comme on le voit, il s'agit là d'une *évolution indirecte*, comportant le passage par deux hôtes successifs : un pour le ver parfait, c'est le chien ; l'autre pour sa larve, c'est le moustique.

Distribution géographique et fréquence. — La *Filaria immitis* est rare en France ; par contre, elle est commune dans les *pays chauds* — parce que pays à moustiques — et principalement dans le Pacifique : la Chine et le Japon sont infestés à tel point que presque tous leurs chiens sont atteints, parfois par une centaine de vers (le fait s'observe surtout dans les régions marécageuses, plus riches en Culicidés).

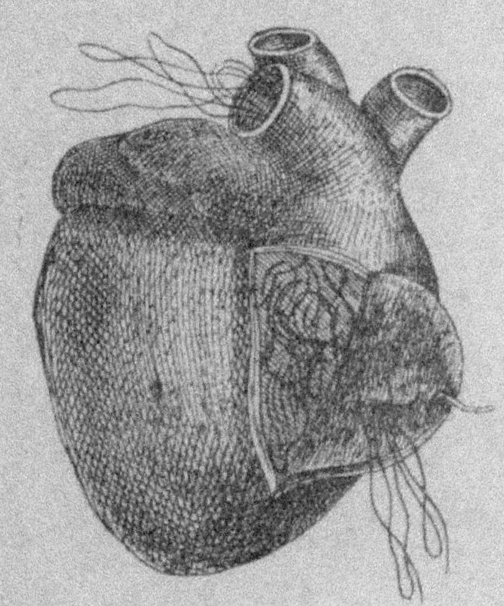

Fig. 111. — Cœur contenant des Filaires.

Rôle pathogène. — Ces nématodes provoquent une grave maladie, la *filariose cardio-pulmonaire*, qui consiste essentiellement en une *inflammation du cœur droit et de l'artère pulmonaire*, avec formation de caillots énormes, englobant les parasites et gênant la circulation sanguine, d'où stase, augmentation de pression et dilatation des veines ascendantes. Il en résulte une congestion passive des viscères et tissus situés en amont de l'obstacle, notamment du foie et des reins.

D'autre part, les embryons sont arrêtés par le filtre

pulmonaire, causant des obstructions artérioliques, ce
qui amène encore une accumulation du sang dans le poumon, c'est-à-dire une congestion passive de cet organe.

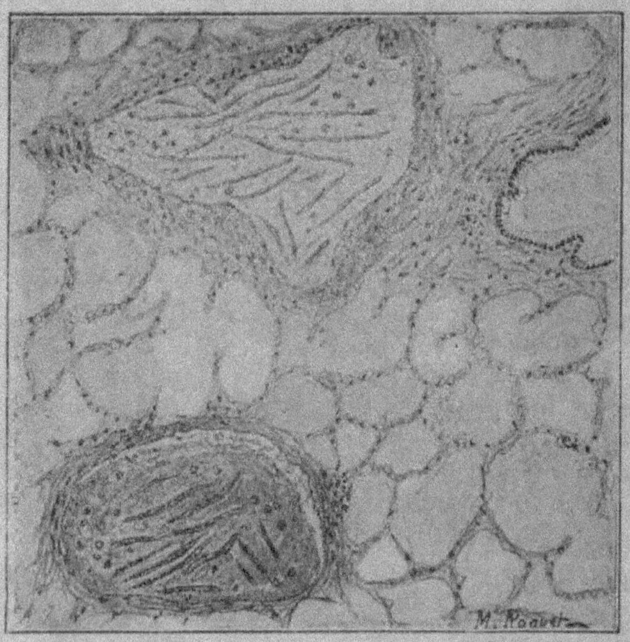

Fig. 112. — Coupe de poumon atteint de filariose (Roquet).
En haut, un rameau de l'artère pulmonaire montre de nombreux *embryons*. En bas, une autre artériole est le siège d'une
thrombose ; la fibrine du thrombus englobe les parasites.

Symptômes et lésions. — Ce sont ceux des endocardites
et des congestions pulmonaire, hépatique, rénale.

Ainsi on observe : 1º de l'essoufflement et des troubles
asphyxiques après la moindre course, de la toux, des épistaxis ; 2º des épanchements séreux variés (ascite, œdèmes
des parties déclives : membres, fourreau) ; 3º de l'amaigrissement progressif.

Diagnostic. — 1° *Ante mortem*, l'affection sera distinguée des autres maladies de cœur par l'examen d'une goutte de sang périphérique, prise par piqûre de l'oreille, surtout la nuit (1) : il montre les embryons à queue effilée caractéristique, et qui sont d'autant plus visibles qu'ils nagent dans la préparation.

2° *Le diagnostic postmortem* se fait par la mise en évidence, à l'autopsie, des filaires adultes logées dans le cœur ou l'artère pulmonaire.

Pronostic *très grave*, la mort étant la terminaison habituelle de cette maladie (par anémie, embolie ou asphyxie).

Traitement nul, aucune intervention ne pouvant être tentée contre les vers situés dans le cœur (vermifuges du sang ?)

Prophylaxie. — Elle vise, quand on habite un pays à filariose, à empêcher d'une part l'infestation de l'hôte définitif, le chien, et d'autre part, celle de l'hôte intermédiaire, le moustique.

Celle du chien se fait par piqûres d'insectes : on les évitera d'abord en en détruisant le plus grand nombre possible, puis en utilisant des chenils grillagés à mailles assez fines (1 millimètre de côté), pour les empêcher de passer et d'entrer en contact avec les chiens.

b) On rendra impossible la contamination des moustiques en isolant les chiens parasités dans un chenil grillagé : ainsi les Arthropodes ne pourront plus aller les piquer et par suite s'infecter.

Autres espèces. — **F. repens** : conjonctif sous-cutané du chien (embryons sanguicoles) ; **F. Bancrofti** : vaisseaux lymphatiques de l'homme (embryons sanguicoles et nocturnes, évoluant encore chez les moustiques ; provoque des lymphangites, varices lymphatiques, lymphorragies, chylurie, hydrocèle chyleuse, éléphantiasis) ; *F. auquieri* : chiens algériens (embryons sanguicoles seuls connus), etc..

(1) De jour, les embryons sont moins abondants dans les vaisseaux superficiels, car ils semblent se retirer dans les profonds.

B. — Filaires à spicules nettement inégaux et à queue trifurquée. — **F. recondita :** conjonctif sous péritonéal (notamment périrénal) du chien ; nématode de 3 centimètres, possédant aussi des embryons sanguicoles qui évoluent chez les moustiques, les puces et les tiques.

Autres espèces. — *F. grassii* (séreuses et conjonctif sous-cutané du chien ; embryons non sanguicoles) ; *F. dracunculoïdes* (3 à 5 centimètres, péritoine des chiens africains) ; *F. Evansi* (sang du chameau) ; *F. conjunctivæ* : chambre antérieure de l'œil, chez les Equidés et l'homme (ver de 10 centimètres, à tête lisse, sans papilles ni anneau prébuccal ; = forme jeune ? de *S. equina*) ; *F. loa* : conjonctif sous-cutané des nègres africains (cuticule bosselée, embryons diurnes, hôte intermédiaire : Chrysops) ; *F. persans* (mésentère de l'homme, en Afrique) ; etc..

SÉTAIRES

Tête hérissée de saillies diverses (anneau prébuccal, papilles, verrues ou écusson).

Trois espèces principales :

1° **S. equina**. — Péritoine, exceptionnellement chambre antérieure de l'œil, chez les Equidés.

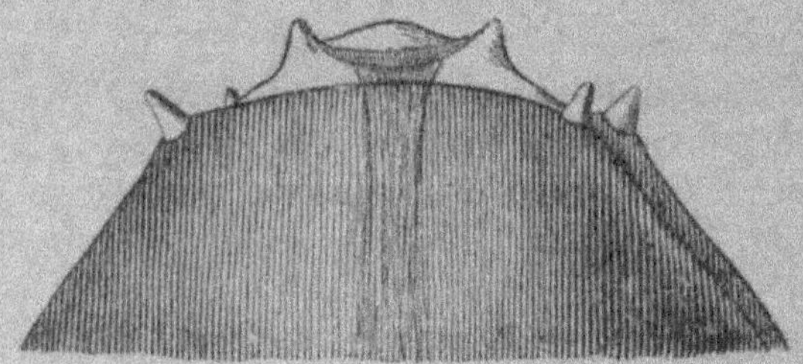

Fig. 113.

Elle est caractérisée par sa taille (8-10 centimètres sur 1 millimètre), par sa tête munie d'un anneau prébuccal saillant, à bord libre relevé par deux papilles médianes, une dorsale et une ventrale, en arrière desquelles s'en trouvent quatre autres, plus petites ; enfin par sa queue trifurquée.

Evolution inconnue ; mais par analogie avec l'espèce suivante, on suppose qu'elle comporte le passage d'embryons sanguicoles par un insecte hématophage, tel que taon ou stomoxe.

Rôle pathogène. — Fréquent en nos régions, ce nématode est inoffensif quand il siège dans le péritoine ; par contre, lorsqu'il est dans l'œil, il cause une *ophtalmie vermineuse* dont le diagnostic est aisé au début, tant que l'œil reste clair, car on peut y apercevoir la Sétaire qui se déplace constamment ; mais quelques jours plus tard, le globe oculaire se brouille, devient opaque et on observe de la photophobie, du larmoiement, de la conjonctivite, de la kératite, de l'ophtalmie interne, puis finalement la perte de l'organe (1).

Le traitement consiste à extirper le ver, après anesthésie à la cocaïne, et par une ponction faite à la partie inférieure de la cornée : le parasite, entraîné par l'humeur aqueuse, s'échappe naturellement (2).

2° **S. labiato-papillosa :** Péritoine et chambre antérieure de l'œil, chez le bœuf.

Ne diffère de la précédente que par sa tête, dont l'anneau prébuccal porte seulement deux papilles médianes, d'ailleurs échancrées (sans papilles latérales), et par la queue trifurquée des femelles, dont la pointe moyenne est denticulée.

Evolution indirecte, exigeant le passage des embryons (qui sont sanguicoles), par les *Stomoxes*. **Rôle pathogène :** *ophtalmie vermineuse bovine.*

---

(1) A distinguer des conjonctivites et kératites banales, ou par corps étrangers.

(2) Faire la ponction parallèlement à l'iris, puis donner un quart de tour à l'instrument tranchant pour écarter les lèvres de la plaie ; lavages astringents quotidiens ; guérison en 3 mois.

3° **S. hemorragica :** tissu conjonctif sous-cutané
et intermusculaire des Equidés. Espèce de 3-5 centimètres, reconnaissable à sa tête portant une centaine de verrues, à sa queue simple,
et à son oviparité (exceptionnelle dans le groupe).

Evolution inconnue,
mais comportant proba-
blement le passage par
un diptère sanguisugue.

Rare en France, ce
parasite est au contraire
fréquent dans l'Europe
orientale (Hongrie, Rus-
sie).

Il cause la **filariose
hémorragique,** se traduisant par des boutons
cutanés, gros comme un

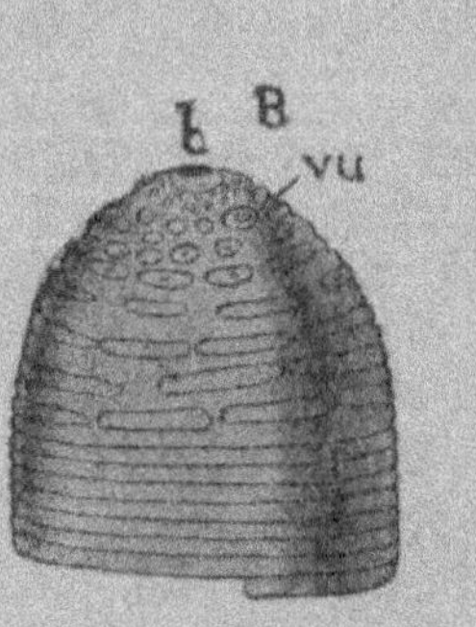

Fig. 114.
A, ver entier ; B, tête (*b*, bouche ;
ou, vulve).

pois ou une noisette, qui se constituent en quelques heures
et se percent au sommet pour laisser couler quelques
gouttes de sang (d'où le nom spécifique). Puis le bouton
s'efface, tandis qu'un autre se forme,
le lendemain, à quelques centimètres du précédent, et ainsi de suite,
à mesure que le parasite avance
sous la peau.

Fait curieux, ces lésions sont
saisonnières : elles apparaissent au
printemps, durent tout l'été, et
disparaissent à l'automne, pour revenir l'année suivante. Les choses

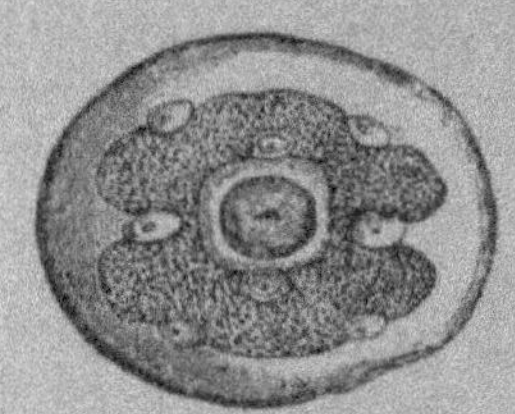

Fig. 115. — *Set. medin.*
tête vue de face (Leuc-
kart).

se passent donc comme si la sétaire se retirait pour l'hiver
dans les profondeurs du corps, et de fait, on l'a trouvée
dans la moelle épinière.

Pronostic bénin : les boutons guérissent spontanément,

sans traitement, et ils suppurent rarement ; leur seul inconvénient est d'être malpropres et de gêner les harnais.

Autres espèces. — **S. Bernardi** : péritoine du porc (à Hué) ;
S. medinensis : conjonctif sous-cutané de l'homme, plus rarement de divers mammifères (chien, che-
val, bœuf, etc.) ; Filaridé muni d'un grand
écusson péribuccal, encadré par des papilles ; mâle relativement petit (5 à 10
centimètres), par rapport à la femelle,
qui mesure 1 mètre de long sur un millimètre de large seulement ; pas de vulve.
Hôte intermédiaire : Cyclopes (petits crustacés d'eau douce).

*Setaria medinensis, spéciale aux pays
chauds*, est endémique en deux régions :
l'Asie occidentale (surtout région de Mé-
dine), et l'Afrique tropicale ; elle semble,
en outre, avoir été importée en Amérique.

Elle donne naissance à des tumeurs sous-
cutanées grosses comme une noix, dans
lesquelles les vers sont pelotonnés en
écheveau. C'est précisément pour dévider
ces écheveaux que les indigènes retirent
les parasites en les enroulant progressivement sur un bout de bois fendu à l'extrémité, et qu'ils font tourner un peu chaque
jour. Mais par ce procédé, le nématode
se rupture fréquemment, et les embryons
se répandent dans la plaie, d'où des complications de gangrène. Aussi vaut-il mieux

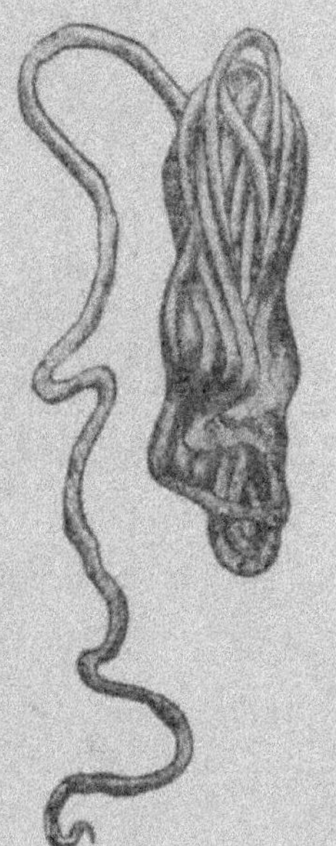

Fig. 116. — Sétaire
pelotonnée en éche-
veau.

enlever chirurgicalement la tumeur, après y avoir injecté du
sublimé au millième, pour tuer les embryons qui pourraient
s'échapper.

Prophylaxie. — En pays infesté, il ne faut boire que de l'eau
dépourvue de cyclopes, c'est-à-dire filtrée ou bouillie.

Genre voisin. — **Gongylonema** : diffère de *Setaria* par la vulve,
qui est *caudale* (au lieu de céphalique), et par la tête, qui porte
de nombreux petits *écussons*, ainsi que deux dépressions semi-
lunaires ventousiformes.

Gongylonema scutatum : ver de 5-8 centimètres, à spicule gauche filiforme et long de la moitié du corps. Commun en Algérie

et aux Indes, il vit dans l'épithélium œsophago-stomacal des
bovidés (quelquefois des équidés).

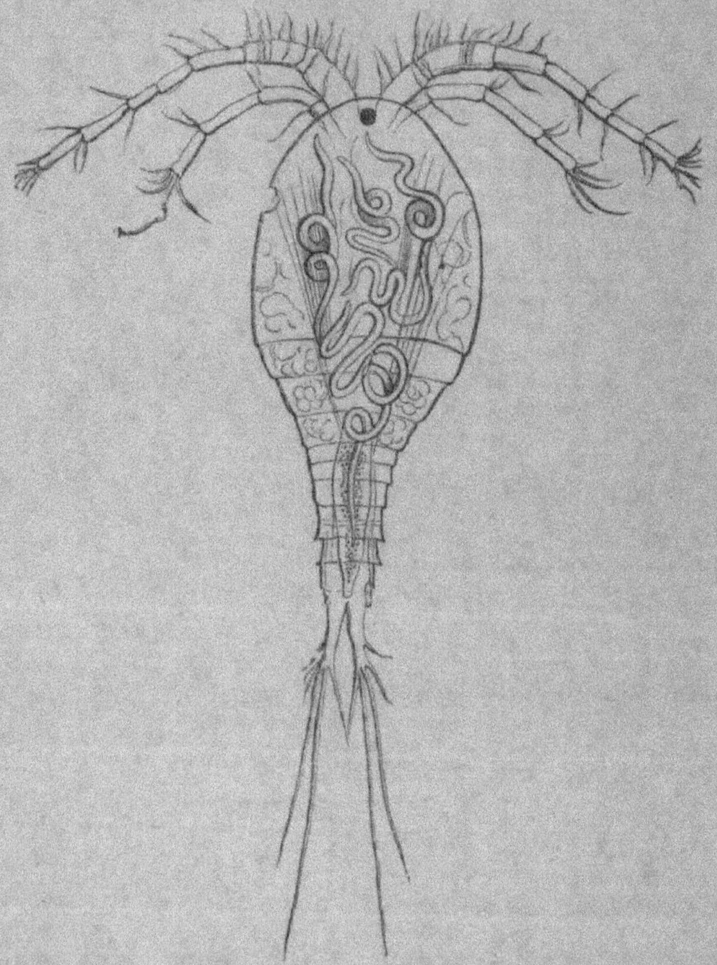

Fig. 117. — Cyclope parasité par des embryons (Fedschenko).

G. verrucosum, du mouton et du zébu ; *G. Ransomi* et *G. pulchrum*,
du sanglier et du porc ; *G. ingluvicola*, jabot de la poule (Washington);
G. neoplasticum, du rat (produit des cancers gastriques).

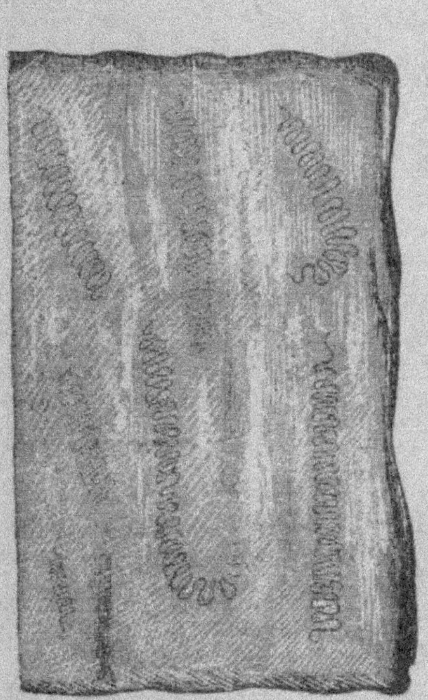

Fig. 118. — Muqueuse envahie par des
Gongylonèmes. (Neumann).

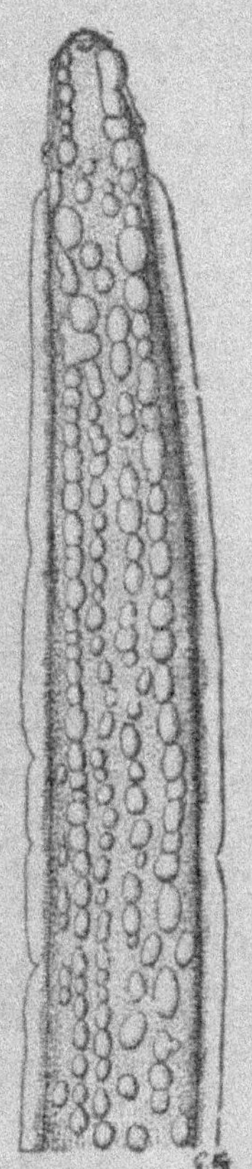

Fig. 119. — Tête
de Gongylonème
(Neumann).

ONCHOCERQUES

Filaridés à cuticule hétérogène, parcourue dans son épais-
seur par des stries annulaires, et à sa surface par des bagues
spiroïdes.

Espèce principale : **Onchocerca reticulata :** ligament suspenseur du boulet, tendons et tissu conjonctif

sous-cutané de la région inférieure des membres, chez le cheval.

Cette espèce, longue de 25 centimètres pour le mâle, de 60 à 80 centimètres pour la femelle (sur 1 millimètre de large), est caractérisée par ses bagues aussi nombreuses que les stries.

Le mâle possède dix papilles caudales à gauche, sept à droite, et des spicules inégaux, dans le rapport de 1 à 2. La femelle a des stries cuticulaires bifurquées au niveau des lignes latérales, et les extrémités de ces branches s'engrènent les unes dans les autres, ce qui dessine un aspect réticulé particulier.

Évolution inconnue.

Rôle pathogène : Onchocercose des tendons, qui est commune en Provence, où elle se traduit par des *boiteries* dues soit à une tendinite chronique (quand les vers sont logés à l'intérieur même des tendons,

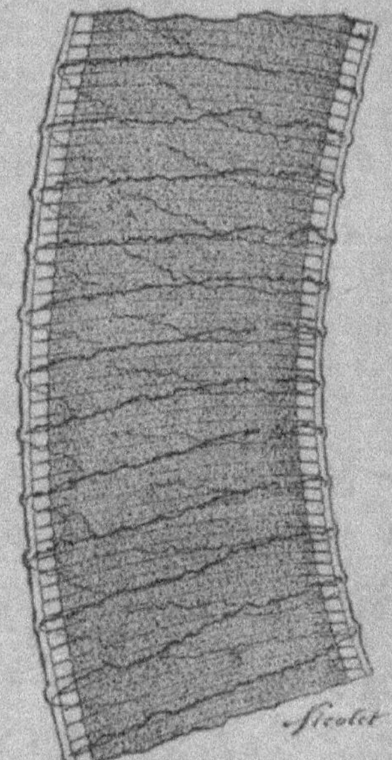

Fig. 120.
Onchocerque (Railliet).

qui sont alors douloureux à la palpation et gonflés jusqu'à doubler d'épaisseur), soit à une compression des nerfs plantaires par des fibromes gros comme une noisette développés à leur contact, autour de vers pelotonnés dans le conjonctif sous-cutané.

Diagnostic. — Les tendinites parasitaires sont difficiles à séparer, sur le vivant, des tendinites simples (efforts de tendons) ; elles auraient l'inconvénient de rendre les tendons moins résistants et de favoriser ainsi leur rupture ; mais ce danger a dû être exagéré, car les nerfs-férures ne sont guère plus nombreuses chez les chevaux parasités que chez les autres. Cependant, en pays contaminé, toute tendinite *postérieure* doit faire penser à l'onchocercose.

Traitement. — Nul contre les tendinites, il doit se borner à l'extraction des fibromes sous-cutanés ; mais celle-ci est même peu utile, car ils disparaissent spontanément, au bout d'un an ou deux, par mort du nématode.

Autres espèces. — **O. cervicalis** : ligament cervical du cheval. Parasite inoffensif, voisin du précédent, sauf qu'il existe une bague chaque trois ou quatre stries, et que les spicules sont dans le rapport de un à trois.

O. gutturosa : ligaments (cervical, articulaires, fémoro-tibiaux) et tissu conjonctif sous-cutané ou inter-musculaire du *bœuf* et du zébu. Mâles de 5 centimètres, à cou renflé ; femelles de 50 centimètres, avec bague chaque trois-cinq stries. Cause en France, mais surtout en Afrique et en Océanie, le développement de fibromes souvent caséo-calcifiés, gros comme une pomme, qui apparaissent surtout sur les

Fig. 121. — Onchocerque dans un tendon (Cadéac).

bêtes de parc et aux endroits qui touchent terre quand elles sont couchées (rotule, coude, sternum, fesse) : il en résulte, quand il siège au voisinage des articulations, des boiteries, et dans les muscles (notamment sternaux), d'importantes pertes de viande par saisie des régions parasitées.

O. Pœli : aorte des buffles et des bœufs asiatiques (ver de 5 à 20 centimètres, dont la tête, piquée dans la paroi artérielle — alors que le corps flotte dans le sang, — provoque la formation de nodules gros comme une noisette) ; *O. armillata* : tunique moyenne de l'aorte, chez les bovinés indiens (voisin d'*O. gutturosa*) ; *O. fasciata* : fibromes hypodermiques du dromadaire (Punjab) ; *O. volvulus* : fibromes sous-cutanés, chez l'homme (Afrique) ; *O. capræ* : muscles linguaux de la chèvre (Turkestan).

Filaridés rares ou peu connus. — *Filaria clava* : tissu conjonctif sous-cutané du cou, chez le pigeon (10 à 20 millimètres, deux spicules égaux) ; *Filaria Mazzantii* : même habitat, embryons sanguicoles ; *Filaria spicularia* : tissu conjonctif sous-péritonéal de l'autruche, au Cap (mâle : 20 centimètres ; femelle : 1 mètre sur 1-2 millimètres) ; *Filaria osleri* (ver de 5-15 millimètres, à *vulve préanale* : produit des tubercules dans la muqueuse trachéo-bronchique du chien) ; *F. bauchei* (poumon du porc, à Hué) ; *F. Seguini* (poule tonkinoise ; embryons sanguicoles seuls connus).

ASCARIDÉS

Nématodes uniformément calibrés et relativement épais (seulement 20 à 30 fois plus longs que larges) ; *à bouche non*

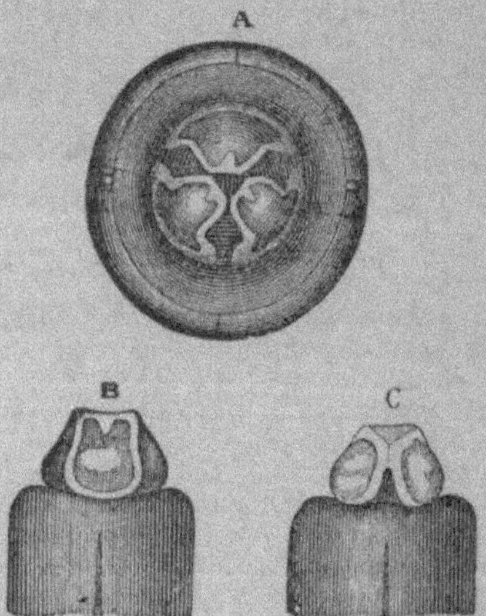

Fig. 122. — Tête d'Ascaris (A, de face ; B et C, de profil, ventral et dorsal) (Neumann).

capsulée, mais entourée de trois fortes lèvres ; à queue droite ou simplement crochue (jamais spiralée ni vrillée, ni munie

*d'une bourse) ; à œufs dont la coque est épaisse,
homogène et le contenu peu ou pas segmenté (stades*

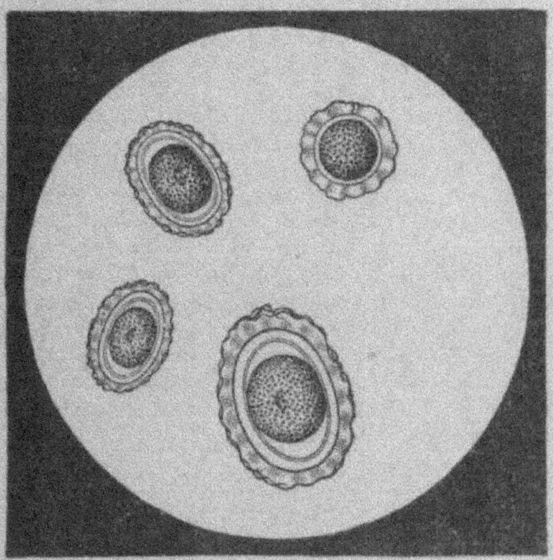

Fig. 123. — Œufs d'Ascaridés : ronds = Ascaris ;
elliptiques = Heterakis.

1-2). Parasites de l'intestin, leur **évolution est directe.**

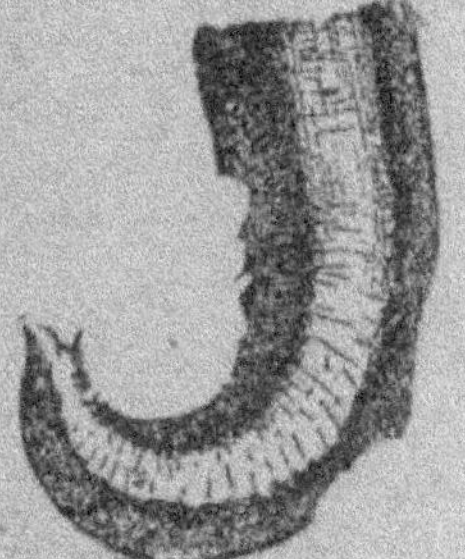

Fig. 124. — Queue cro-
chue d'un mâle (spi-
cules évaginés). Leuc-
kart.

Toutefois, pour la plupart
des espèces, elle comporte
une particularité. Les femelles pondent des œufs qui sont
entraînés par le courant alimentaire et rejetés au dehors
avec les excréments. Une fois
là, ceux d'entre eux qui ont
eu la chance de tomber dans
un milieu suffisamment humide et chaud s'embryonnent
en dix-vingt jours (suivant
la température) : si ces œufs

Fig. 125.—As
caride femelle
(Guiart) :
a, anus ;
b, bouche ;
v, vulve.

embryonnés viennent, à la faveur de l'eau de boisson ou des aliments végétaux crus (herbe, salade, légumes, fruits), à être ingérés par un hôte convenable, les embryons éclosent dans l'intestin ; mais au lieu de rester en cet endroit — qui représente pourtant leur habitat d'adulte — et d'y achever sur place leur développement, ils vont se promener durant une dizaine de jours dans les appareils circulatoire et respiratoire.

Effectivement, ils s'enfoncent dans la paroi intestinale jusqu'à ce qu'ils tombent dans un de ses vaisseaux veineux (ou lymphatiques) ; le courant sanguin les entraîne successivement dans le foie (qu'ils traversent), puis dans la veine cave, le cœur droit, l'artère pulmonaire et le poumon, qu'ils traversent également, en passant des artérioles pulmonaires dans les vésicules ; ils remontent alors l'arbre trachéo-bronchique jusqu'au larynx et au pharynx, où ils sont déglutis, de sorte qu'ils redescendent à nouveau le tube digestif ; parvenus pour la deuxième fois dans l'intestin, ils s'y arrêtent, grandissent peu à peu, deviennent adultes et s'accouplent ; les femelles fécondées pondent bientôt des œufs identiques à ceux dont nous sommes partis : le cycle évolutif est fermé ; il a duré environ trois mois.

Classification. — *Trois genres importants* :

Pas de ventouse précloacale ; œufs subglobuleux.	Tête sans ailes	*Ascaris.*
	Tête ailée.	*Belascaris.*
Une ventouse précloacale ; œufs ellipsoïdes . .		*Heterakis.*

ASCARIDES

Quatre espèces, toutes parasites de l'intestin grêle, chez les mammifères herbivores.

1° **A. equorum,** des Equidés ; il est caractérisé par sa grande taille (15 à 25 centimètres sur 4 à 5 millimètres), et par sa tête beaucoup plus large que le cou.

2° **A. suum,** des porcs : 10 à 15 centimètres sur 3-4 millimètres ; rosé à frais ; tête relativement petite ; vulve au tiers antérieur ; lèvres papillifères.

3° **A. vitulorum,** des bœufs : diffère du précédent par

sa teinte blanche, sa vulve au sixième antérieur, l'absence
de papilles labiales et postanales.

Ce ver s'observe parfois chez des veaux encore à la mamelle,
exclusivement nourris de lait, et qui par suite semblent se trouver
en dehors des conditions habituelles d'infestation. Cette singula-
rité s'explique ainsi : quand les bovins adultes d'une étable sont parasités, ils répandent sur les mangeoires, le sol et la litière, des excréments chargés d'œufs qui, à la température tiède de l'écurie, s'embryonnent en quelques jours ; les veaux
peuvent donc les ingérer dès la naissance, quand ils lèchent ces divers objets.

4° **A. ovis,** des moutons : il se
distingue des trois autres par sa
petitesse (8-10 centimètres sur 2-3
millimètres).

Autres espèces. — *A. lumbricoïdes,* de
l'homme ; *A. crassa,* du canard (2 à 3
centimètres sur 1 millimètre, vulve dans
la moitié postérieure). (1).

BÉLASCARIDES

Ascaridés à tête munie de deux
ailes cuticulaires latérales, lui donnant, quand elle est vue de face, un
aspect triangulaire de fer de lance.
Trois espèces, tou es parasites de
l'intestin grêle, chez les mammifères carnivores, et qui se séparent
ainsi :

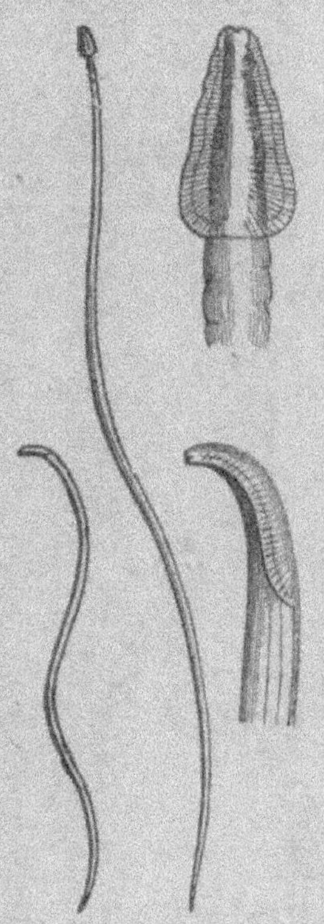

Fig. 126. — Bélascaris
(de face et de profil).

a) *Mâles à queue terminée par un cône surajouté, deux spicules
ailés ; œufs à coque alvéolée :* **B. marginata,** du chien (8-10 centi-

(1) Chez les autres Ascarides, elle est vers le 1/4 antérieur.

mètres sur 1-2 millimètres, spicules doubles du diamètre corporel) ;
B. mystax, du chat (4-5 centimètres, spicules quadruples du diamètre corporel.).

b) Mâles à queue dépourvue de cône surajouté ; spicules non ailés ; œufs à coque lisse : **B. limbata**, du chien, du chat (et de l'homme) ; taille intermédiaire aux deux autres (5 à 8 centimètres).

HETERAKIS

Ascaridés reconnaissables à l'existence, sur la queue des mâles, d'une ventouse copulatrice dite *précloacale* (parce qu'elle est située en avant du cloaque), et de deux ailes cuticulaires latérales soutenues par des papilles. Parasites des Oiseaux.

Trois espèces principales, formant *deux groupes*, suivant qu'il existe, ou non, un *bulbe œsophagien* tridenté.

A. — **H. à bulbe.** *H. vesculairis* : cœcums des Gallinacés. Ver d'un centimètre, à spicules très inégaux (1 à 3).

B. — **H. sans bulbe.** — 1° *H. perspicillum* : intestin grêle des Gallinacés (5-10 centimètres sur 1-2 millimètres, spicules subégaux entre eux et au diamètre corporel.) Cet helminthe se rencontre parfois à l'intérieur des œufs (ainsi d'ailleurs que d'autres parasites de l'intestin, de l'oviducte ou de la bourse de Fabricius : Trématodes, coccidies, champignons, etc.) ; cela tient à ce qu'ils descendent quelquefois le tube digestif jusqu'au cloaque,

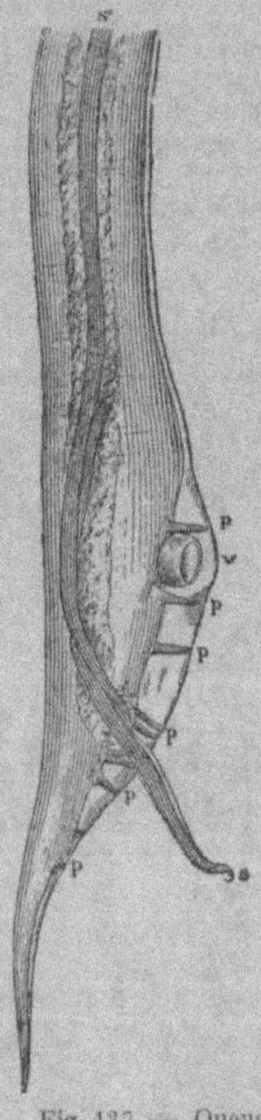

Fig. 127. — Queue d'un Hétérakis mâle (profil). *v*, ventouse ; *s*, spicules ; *p*, papilles (Neumann).

d'où, au lieu d'être expulsés, ils remontent l'oviducte et gagnent la chambre albuminipare ; ils sont dès lors mêlés à l'albumine de l'œuf, et par suite englobés avec elle, quand la coque se forme.

2° *H. maculosa* : intestin grêle des pigeons. Diffère du précédent par sa taille plus petite (3 à 4 centimètres), ses spicules plus longs et ses papilles cloacales plus nombreuses.

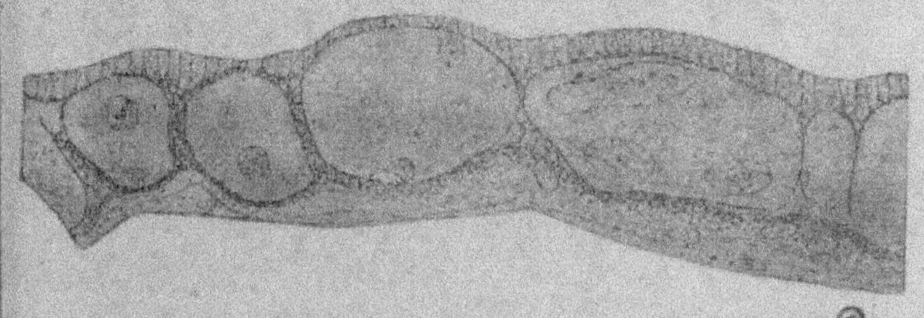

Fig. 128. — Coupe de paroi cœcale montrant 6 nodules hétérakiens (Marotel et Letulle).

Autres espèces. *H. dispar* : cœcums des palmipèdes (= *H. vesicularis* à spicules courts et égaux) ; *H. isolonche* : cœcums du faisan (diffère surtout du précédent par son évolution ; une fois arrivés dans les cœcums, les embryons pénètrent dans leurs parois, où ils restent jusqu'à l'âge adulte, provoquant la formation d'innombrables nodules = *hétérakiose nodulaire ou verruqueuse*) ; *H. papillosa*, de la poule (= *H. vesicularis* à spicules munis d'une pièce accessoire et à ventouse dépourvue d'anneau corné) ; *H. differens*, des poules exotiques, *H. parisi* (Nandou), etc..

ROLE PATHOGÈNE

Les Ascaridés sont des parasites cosmopolites et communs, surtout chez les jeunes (25 p. 100 de nos poulains, veaux, chiots, porcelets, poussins, etc., sont infestés souvent par des centaines de vers). Ils provoquent alors une maladie, l'*ascaridose*, qui peut se manifester sous deux formes, l'une ordinaire et l'autre exceptionnelle.

A. — **La forme ordinaire** se traduit par *trois sortes de troubles* : 1° **convulsions épileptiformes**, spécialement accusées chez les chiens, chats et porcs ; 2° **entérite chronique,** avec diarrhée légère et coliques sourdes, intermit-

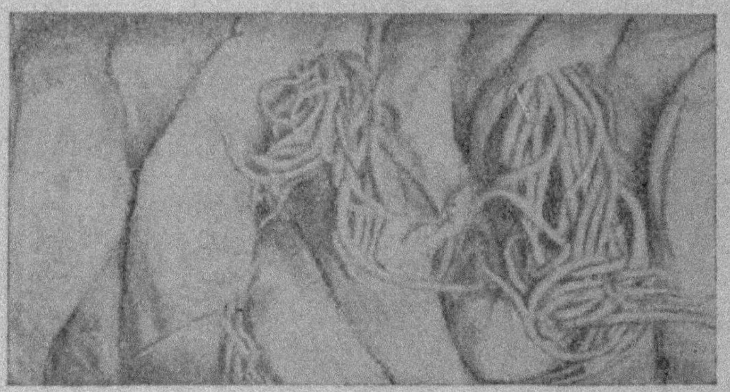

Fig. 129. — Intestin bourré d'Ascarides (Marotel).

tentes ; 3° **anémie et amaigrissement progressifs** : les malades deviennent d'abord faibles, nonchalants, mous, avec poil terne, piqué ; ils ne profitent pas de leur nourriture et les jeunes poussent si mal que souvent ils ne sont pas plus gros que leurs camarades moins âgés qu'eux d'un an ; puis ils maigrissent de plus en plus, jusqu'à devenir squelettiques et parfois mourir. En outre, quand les embryons sont nombreux, leur passage à travers le poumon provoque une congestion ou même une inflammation de l'organe *(pneumonie ascaridienne).*

B. — **La forme exceptionnelle** comporte des *obstructions* et des *perforations.*

1° **Les obstructions** peuvent siéger en divers points :

sur l'*intestin grêle* d'abord, qui, dans certaines autopsies, se montre bourré de vers réunis en faisceaux si serrés qu'il semblait devoir en résulter un obstacle complet au passage des aliments. Mais ce n'est sans doute là qu'une apparence, car on ne constate pas les signes habituels des obstructions, ni avant le décès (coliques violentes), ni après (gangrène et déchirure intestinales, stase alimentaire, péritonite par corps étrangers). Aussi est-il probable qu'un tel rassemblement des parasites ne se fait qu'au moment de la mort, de sorte qu'en fait, les *obstructions intestinales* d'origine ascaridienne sont discutables.

Par contre, la possibilité *d'obstructions cholédoques ou pancréatiques* n'est pas douteuse.

Effectivement, les Ascaridés sont, non pas fixés en place, piqués par leur tête sur un point de la muqueuse, mais au contraire libres et mobiles dans la cavité intestinale, à l'intérieur de laquelle ils se déplacent constamment. Or, leur mobilité s'accroît, s'exalte par la chaleur des fièvres élevées, comme s'ils cherchaient à s'enfuir d'un intestin surchauffé où ils cuisent ; aussi les voit-on, pendant les maladies fébriles, au plus fort de l'hyperthermie, s'agiter plus activement encore que de coutume, au point de remonter dans l'estomac (où l'autopsie en montre fréquemment), et même dans l'œsophage, pour être ensuite évacués par la bouche ; il arrive aussi qu'étant dans le pharynx, certains passent dans le larynx, la trachée, le poumon, causant des accès de suffocation et une broncho-pneumonie mortelle.

Les vers qui cherchent de la sorte à s'échapper de l'intestin, buttent çà et là leur tête contre la paroi ; c'est ce qui leur permet quelquefois de trouver les orifices des canaux cholédoque ou pancréatique, et de s'y engager : étant donné leur calibre, ils en amènent forcément l'obstruction complète, qui est mortelle.

2° *Il peut survenir aussi des* **perforations.**

En effet, quelques cas ont été relatés où la paroi digestive était percée d'un trou circulaire exactement moulé sur un ascaride de même largeur, qui y était engagé, d'où l'impression que la perforation était l'œuvre du ver. Mais cette manière de voir a fait l'objet de grosses discussions.

La plupart des parasitologues, considérant que les Ascaridés ne se fixent pas à demeure, que, de plus, ils sont dépourvus d'armature buccale chitineuse capable de percer, leur dénient le pouvoir de perforer les parois intestinales ; toutefois ils peuvent incontestablement mordiller, brouter la muqueuse, à l'aide de leurs trois grosses lèvres musculeuses et souvent denticulées ; ils causent ainsi de petites blessures épithéliales susceptibles de s'infecter, de se nécroser ou de se transformer en abcès. Si ceux-ci s'ouvrent du côté de la face externe, séreuse, c'est-à-dire dans la cavité abdominale, ils créent à travers la paroi digestive un passage que les vers réussissent parfois à trouver et à franchir, pour tomber dans le péritoine, d'où une péritonite mortelle. D'après cette interprétation, les perforations intestinales (dont la réalité est un fait), seraient donc bien la conséquence des Ascaridés, mais une conséquence indirecte, et non directe.

Les symptômes et les lésions de l'ascaridose sont ceux des divers accidents précités : entérite, convulsions, anémie, obstructions, perforations. En outre : chez le chien, on observe quelquefois des *vomissements*, indiquant alors que des vers sont remontés dans l'estomac, qu'ils irritent ; chez le veau, on sent une odeur éthérée de beurre rance, perceptible en ouvrant la bouche du malade, car elle est exhalée par l'air expiré, voire même par l'urine et la viande, qui en devient inconsommable.

Diagnostic. — 1° *Ante mortem*, la maladie doit être soupçonnée quand on constate une coexistence d'entérite, de convulsions et d'anémie.

La suspicion étant éveillée, on vérifie son bien fondé, d'abord par la recherche des vers adultes dans les excréments (ainsi que de l'odeur butyrique, s'il s'agit de veaux), mais surtout par le *diagnostic microscopique* : l'examen des fèces décèle les œufs caractéristiques (globuleux ou ellipsoïdes, à coque épaisse et homogène, à contenu peu ou pas segmenté). L'affection devra être distinguée des autres épilepsies, entérites, anémies, tétanos, coliques, etc..

2º *Le diagnostic post mortem* est des plus simples, car l'autopsie de l'intestin montre immédiatement les nématodes adultes, si volumineux qu'ils ne peuvent échapper à la vue. Quant à l'ascaridose pulmonaire, elle se reconnaît à la présence, dans le mucus trachéo-bronchique, de larves mesurant déjà un millimètre.

Pronostic *assez grave*, quoique la mort ne survienne guère qu'à la suite d'obstructions ou de perforations, plutôt rares. Mais même dans les cas non mortels, l'ascaridose est dangereuse, parce qu'elle entraîne un amaigrissement et une anémie si intenses qu'il en résulte une notable diminution de valeur des animaux.

En outre, la gravité s'accroît encore du fait qu'en raison de l'évolution directe, l'affection est *contagieuse*, fait tache d'huile, et s'étend ordinairement à tout l'effectif, ce qui augmente le nombre des victimes et le chiffre des pertes.

Traitement et prophylaxie identiques à ceux des helminthoses digestives à évolution directe (voir page 26).

Les anthelminthiques les plus recommandés sont :

a) *Pour les carnivores.* — Thymol (2 à 4 grammes) ; semen-contra (2 à 10 grammes, ou santonine : 10 à 20 centigrammes) ; CCl⁴ ; *essence de chénopode* (c'est le meilleur) ;

b) *Pour le cheval.* — Essence de térébenthine (50 à 80 grammes, dans 500 grammes d'huile ordinaire) ; acide arsénieux (3 grammes par jour, pendant quinze jours, mais il a donné des accidents) ; sulfure ou tétrachlorure de carbone ; essence de chénopode (15 à 20 grammes) ; thymol (10 grammes) ; calomel (2 à 4 grammes) ; émétique (2 à 4 grammes).

Formule réputée :

  Acide arsénieux .... 3 grammes
  Fougère mâle 5   —
  Baies de genièvre 3   —
  Charbon végétal 2   —

Le tout pulvérisé et mélangé, pour un paquet par jour, pendant cinq jours.

c) *Pour le veau et le porc.* — Semen-contra + noix d'arec ââ 15 grammes ; essence de térébenthine 8 grammes (mais à condition que l'animal ne soit pas destiné à la boucherie avant trois semaines, en raison de l'odeur donnée à la viande) ; CCl^4 ; chénopode (4 cc. dans 60 cc. de ricin).

d) *Pour les oiseaux.* — Thymol (50 centigrammes) ; essence de térébenthine (une cuillerée à soupe pour six volailles) ; tabac en poudre (1).

Ces diverses thérapeutiques répétées à dix jours d'intervalle, jusqu'à guérison, donnent des résultats contre les vers de l'intestin grêle, mais pas contre ceux des cœcums, trop inaccessibles aux médicaments buccaux ; en ce cas, il faudrait essayer des lavements au tétrachlorure de carbone (2 à 10 centimètres cubes) ou mieux à l'essence de chénopode (quatre à huit dixièmes de centimètre cube dans 5 centimètres cubes d'huile : pour un oiseau).

Nota. — 1º Traiter tout l'effectif (surtout les parents qui, sans paraître malades, sont souvent les porte-germes responsables de l'infestation de leurs enfants).

2º Pour les veaux, outre les mesures préventives habituelles, il faut leur mettre une muselière les empêchant de lécher mangeoires, sol et murs.

3º En cas d'hétérakiose épizootique, on devra isoler les poussins des adultes (qui sont les porte-germes coupables), faire des incubations artificielles, éviter les volailles

---

(1) Mélanger dans la proportion de 2 % à des aliments secs, pendant un mois ; purger au calomel (5 cgr. par tête, dans une boulette de pain), ou au sulfate de magnésie (10 gr. par poule, arrosant les grains).

parasitées (en mangeant ou en vendant celles qui le sont et en n'en introduisant pas d'autres sans un examen d'achat préalable) ; donner la nourriture non sur le sol (qui risque d'être humide et souillé d'excréments), mais dans des ustensiles nettoyés chaque jour, ou mieux, sur un plancher de 1 mètre carré, surélevé de 10 centimètres au-dessus de terre ; nettoyer, désinfecter et blanchir les locaux ; racler, stériliser et enfouir hebdomadairement les couches superficielles de la basse-cour, car elles sont imprégnées de déjections chargées d'œufs.

SPIRURIDÉS

Nématodes uniformément calibrés et relativement épais, à bouche non trilabiée, mais suivie d'une capsule ; mâles à

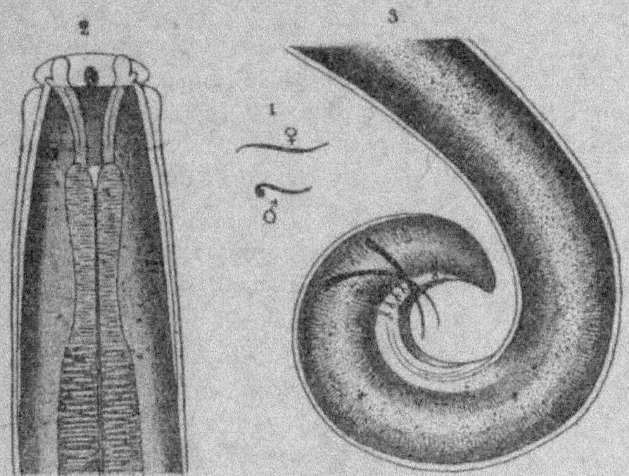

Fig. 130. — Sp. megastoma : tête et queue d'un mâle (Raillet).

queue généralement spiralée deux ou trois fois dans un plan, ainsi que munie de deux ailes cuticulaires latérales, soutenues par des papilles ; œufs embryonnés. La plupart sont parasites de l'estomac ou de l'œsophage et leur *évolution est indirecte*, l'hôte intermédiaire étant un invertébré (insecte, etc.).

Classification. — *Trois genres* :

Mâles à queue spiralée ailée ; quatre paires de papilles préanales.

    Pas de cordons cutanés antérieurs.......... *Spirura*.

    Quatre cordons cutanés antérieurs....... *Acuaria*.

Mâles à queue crochue, sans ailes latérales ;
dix paires au moins de papilles préanales .. *Thelazia*.

SPIRURES (1)

Quatre espèces principales :

1° **S. megastoma :** paroi stomacale des Equidés. Espèce de 10-15 millimètres, se séparant de toutes les autres par sa tête, qui est isolée du corps par un étranglement cervical ; capsule buccale infundibuliforme.

Evolution indirecte. — La femelle pond des œufs embryonnés, subcylindroïdes, qui éclosent dans l'intestin de l'hôte, de sorte que les excréments de ce dernier contiennent déjà des embryons. Pour se développer, ceux-ci doivent être ingérés par les *larves (ou asticots) de la mouche domestique* (coprophage, comme on sait).

Dès lors, ils envahissent ses tubes de Malpighi, et ils y restent jusqu'au stade d'insecte ailé, résistant à toutes les métamorphoses, car la larve les transmet à la nymphe et celle-ci à l'imago.

Durant ce séjour, l'embryon subit aussi des mues qui l'amènent finalement à l'état de *larve*, longue de 2 à 3 millimètres, pourvue d'une capsule buccale, et d'un bouton caudal épineux.

(1) = Spiroptères, Habronèmes (proparte).

Cette larve quitte les tubes de Malpighi de la mouche, en traversant leurs parois pour passer dans la cavité abdominale, puis elle gagne la tête et la trompe, de sorte que quand l'insecte va se poser sur les lèvres d'un cheval pour en sucer l'humidité, il y laisse tomber les larves contenues dans sa trompe ; ces larves sont alors ingérées et passent dans l'estomac, où elles deviennent adultes.

Telle est l'évolution normale ; mais à côté d'elle, il s'en produit souvent d'autres, accidentelles. En effet, les mouches sont attirées non seulement par la sécrétion des lèvres, mais par toutes les sécrétions du corps, notamment par celles des plaies cutanées, des yeux, des naseaux ; elles y déposent donc aussi des larves, qui seront évidemment incapables de gagner l'estomac et par suite d'achever leur développement, mais qui, par contre, sont les plus redoutables.

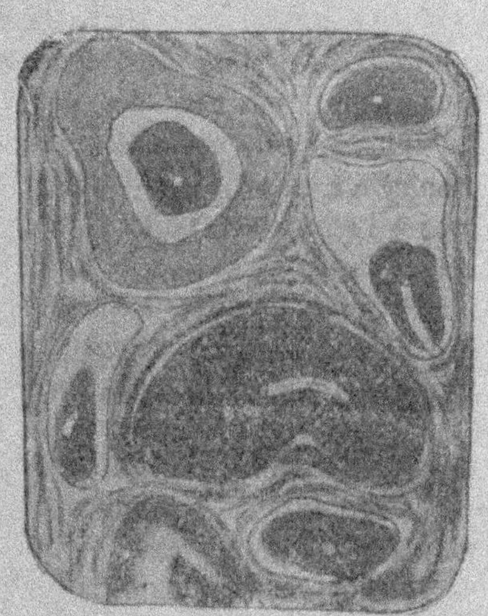

Fig. 131. — Coupe de plaie d'été, avec granulations et larves centrales (Laulanié).

Rôle pathogène. — 1° **A l'état parfait,** ce nématode provoque l'apparition de tumeurs stomacales grosses comme une noix, situées sous la muqueuse du sac droit ; elles sont creusées de galeries qui sont remplies de vers, et qui s'ouvrent dans la cavité gastrique par un ou plusieurs orifices livrant souvent passage aux extrémités des helminthes, ce qui facilite le diagnostic.

Ces tumeurs, bien que troublant la sécrétion glandulaire, sont peu dangereuses, sauf quand elle siègent près du pylore, auquel cas elles gênent le passage des aliments.

2° **A l'état larvaire**, le parasite cause une **spirurose** qui peut être *cutanée, conjonctivale* ou *pulmonaire*.

a) **Spirurose cutanée.** — Quand une larve est déposée sur une plaie tégumentaire, elle s'y enfonce, produisant en quelques jours une granulation jaunâtre, grosse comme une tête d'épingle, d'abord caséeuse, puis calcaire ; certaines lésions sont ainsi littéralement tapissées de granules, d'où leur nom de *plaies granuleuses*.

On les appelle encore *plaies d'été*, car cette complication n'apparaît qu'en été, — saison des mouches — (et surtout à la suite des jours orageux, plus favorables à l'agitation des insectes).

Or, ces altérations sont une véritable terreur pour les vétérinaires, car elles sont absolument rebelles à la cicatrisation ; par suite de la présence des larves, qui grouillent dans leur épaisseur, les plaies sont le siège d'un prurit insupportable, qui oblige les animaux à se gratter constamment, ce qui les écorche, les fait saigner à tout moment et les empêche de guérir.

Diagnostic. — L'aspect granuleux, le prurit et la saison suffisent pour l'assurer.

Pronostic. — Assez grave, à cause de la ténacité des lésions et de la longue indisponibilité qu'elles entraînent.

Traitement. — 1° Enlever par curetage toutes les granulations (et par suite, toutes les larves irritantes) de la plaie ; 2° empêcher la réinfestation de celle-ci en la mettant à l'abri des mouches, par un pansement couvert, un manchon de toile ou au moins une couche de vaseline antiseptique (à base de thymol, huile de cade, sulfure de carbone, naphtaline, iodure mercurique, novarsénobenzol au quarantième) ; à défaut, la badigeonner avec une solution d'acides picrique ou salicylique au dixième (1).

(1) On prétend : 1° que les plaies granuleuses ne s'entretiennent que grâce à des infestations répétées, et que dès qu'on arrête ces dernières (par la protection), la guérison survient naturellement,

Prophylaxie. — Détruire le plus de mouches possible (voir insectes), empêcher les autres de se poser sur les plaies simples, en les recouvrant comme il est dit ci-dessus ; débarrasser les chevaux de leurs spirures adultes, stomacaux, par des vermifuges préventifs (sulfure et tétrachlorure de carbone, SO^4Cu au 1/1000e, essence de chénopode) ; désinfecter les crottins (1).

b) **Spiruroses conjonctivale et pulmonaire.** — Les larves qui sont déposées sur les yeux et les paupières s'introduisent dans la conjonctive, causant une *conjonctivite granuleuse*, analogue à la dermite de même nom. Quant à celles qui tombent sur les naseaux, elles descendent l'appareil respiratoire jusqu'au poumon, où elles produisent des *nodules péribronchiques*, dits vulgairement *boutons de chaleur*, parce qu'ils s'observent surtout en été, saison des mouches.

Parfois nombreux et gros comme un pois ou une noisette, ils sont constitués : 1° par une bronchiole centrale, remplie d'un bouchon fibrineux jaune, au sein duquel siège une larve de 2 millimètres ; 2° par une zone plus ou moins épaisse de sclérose péribronchique. Bien entendu, ces lésions doivent, comme celles des Dictyocaules et des Strongles, être distinguées de la morve.

2° **Sp. muscae :** estomac des Equidés. Espèce de 15-25 mil-

sans curetage ; 2° que l'injection hypodermique d'eau bouillie, au-dessous de la plaie, supprime le prurit, principal obstacle à la cicatrisation.

La protection des plaies simples par une pommade aux essences (afrol, salvol, sapoforme) écarte bien les mouches (salvol = thymol + eugénol + terpinol + bornéol + salviol, etc.).

(1) La nature exclusivement spirurienne des plaies d'été est encore contestée, car le Ver ne peut guère être mis en évidence, par dissociation des granules, qu'une ou deux fois sur dix ; mais les coupes montrent que chez les jeunes lésions, sa présence est constante ; en tous cas, les prétendus Cryptocoques incriminés par certains étaient simplement des leucocytes éosinophiles.

L'*esponja* des chevaux brésiliens, ainsi que le *Bursatee* des chevaux et bœufs indiens (fibromes cutanés ulcérés et parsemés de grains jaunes), se rapporteraient également à la Spirurose larvaire.

limètres à tête non isolée du corps, à capsule buccale cylindro-cupuliforme, et à spicules très inégaux, le grand étant filiforme et sextuple du diamètre corporel. Évolution semblable à la précédente, sauf que l'embryon s'installe dans le tissu adipeux des asticots (au lieu des tubes malpighiens).

Rôle pathogène. — A l'état larvaire, même danger que *S. mégastoma* ; mais à l'état parfait, comme il vit à la surface de la muqueuse (et non dans son épaisseur), il peut tout au plus en causer une légère inflammation.

3° **Sp. microstoma.** — Estomac des équidés, comme le précédent, dont il diffère surtout par son grand spicule, épais et double seulement du diamètre corporel. Il évolue dans le tissu adipeux des Stomoxes.

Rôle pathogène. — Probablement analogue à celui de *Sp. muscæ*.

4° **Sp. sanguinolenta.** — Parois stomacale, œso-

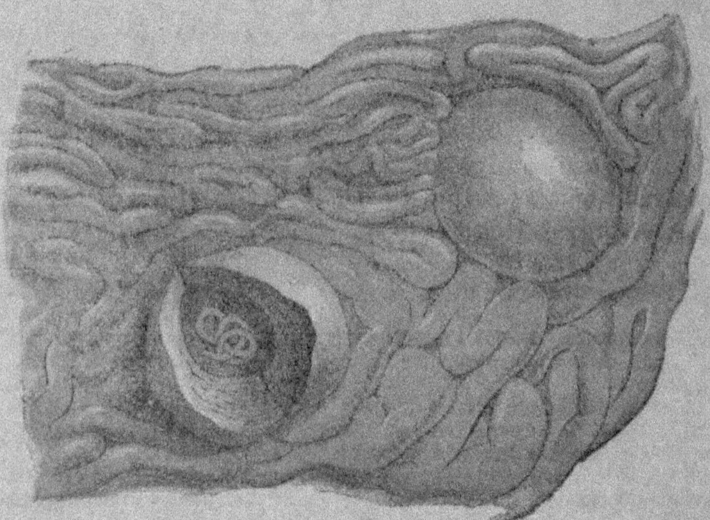

Fig. 132. — Deux tumeurs stomacales à Sp. sanguinolenta (Railliet).

phagienne ou aortique (plus rarement ganglions lymphatiques et poumon) du chien, quelquefois du chat.

Ver de 4-5 centimètres sur 1-2 millimètres, rouge comme s'il était sanguinolent (1), généralement spiralé sur toute son étendue, muni d'une capsule buccale infundibuliforme, à bord libre recourbé en dedans.

Évolution encore indirecte. — L'embryon passe d'abord chez divers insectes coprophages (surtout les bousiers), qui sont ensuite mangés par un grand nombre de vertébrés insectivores de toutes classes, mais notamment par des oiseaux ; en effet, le plus souvent, c'est en ingérant les viscères digestifs de volailles (dans la paroi desquels les larves de spirures sont enkystées), que les carnassiers s'infestent.

La larve, mise en liberté dans l'estomac du chien, pénètre dans ses tuniques et y reste ; ou bien au contraire, elle s'introduit dans une de ses veinules, gagne ainsi le cœur, la petite circulation, puis l'aorte, dans la paroi duquel elle s'enfonce, et où, six semaines plus tard, elle redonne un ver parfait (2).

Rôle pathogène. — Ce parasite produit la **spirurose canine,** caractérisée par le développement de tumeurs grosses comme une noix, creusées de logettes pleines de pus et de vers, parfois au nombre de plusieurs dizaines.

Les troubles varient avec le siège des lésions. Lorsque celles-ci obstruent l'œsophage, il y a ptyalisme et dysphagie ; quand elles sont dans l'estomac, on observe de la gastrite, avec nausées, vomissements, accès rabiformes ; si elles résident dans l'appareil circulatoire, on constate de la dyspnée, de la suffocation, des syncopes, de la paraplégie et parfois des hémorragies internes mortelles (par déchirure de l'aorte au niveau d'une tumeur) (3).

(1) Tous les autres spirures sont blancs.

(2) Les spécimens aortiques répandent leurs œufs dans la circulation générale, où on peut les trouver ; ceux de l'artère pulmonaire envoient ainsi des œufs dans le poumon, d'où une pseudo-tuberculose spirurienne, analogue à l'hémostrongyllienne.

(3) Les tumeurs gastro-œsophagiennes s'ouvrent quelquefois dans la plèvre, d'où pleurésie purulente, avec vers en liberté dans la séreuse.

Diagnostic *difficile* ; on peut confondre la spirurose gastrique avec la gastrite aiguë et la rage ; la spirurose aortique avec la bronchite chronique et la tuberculose : la découverte des œufs (ou des embryons) dans les excréments, les expectorations ou le sang, permet seule de se prononcer (1).

Pronostic grave, car la mort est une terminaison fréquente de la maladie. Heureusement l'affection est rare en France ; par contre, elle est commune dans les pays chauds, spécialement dans nos colonies nord-africaines.

Traitement nul, les vers logés dans les parois stomacales ou aortiques étant inaccessibles. **Prophylaxie :** en pays infesté, empêcher les chiens de manger des tripailles d'oiseaux et des insectes coprophages.

Autres espèces. — **Sp. gastrophila** : estomac du chat. Ver de 2-3 centimètres, blanc, présentant une capsule buccale cylindrique, ainsi qu'une couture et un bourrelet cervicaux. Assez rare, ce nématode peut causer une gastrite avec accidents rabiformes ; ses hôtes intermédiaires sont les blattes, mangées par les souris qui, à leur tour, le sont par les chats.

Sp. pectinifera : gésier des Gallinacés (poule, pintade, etc.). Ver de 5 à 8 millimètres, muni d'une capsule buccale cylindrique et courte, à paroi plus épaisse que sa cavité, et de deux papilles cervicales pectinées. Il provoque parfois une gastrite chronique anémiante, avec mortalité de 20 p. 100. L'autopsie montre alors des ulcérations et des parasites, les uns sous-cuticulaires, les autres implantés dans la muqueuse en nombre tel que celle-ci en est revêtue d'un enduit brunâtre épais de 2 à 3 millimètres *(spirurose aviaire)*.

Diagnostic. — Basé sur l'allure épizootique et sur la présence, dans les excréments, d'œufs embryonnés, ainsi que de grains entiers, non digérés (par suite d'inertie fonctionnelle du gésier).

Traitement nul, en raison de la situation sous-cuticulaire des parasites, protégés contre les drogues.

Prophylaxie. — Recherche et sacrifice des infestés (par le contrôle microscopique des fèces) ; désinfection des poulaillers, etc..

Genre voisin : Arduenna. — Capsule buccale cylindri-

(1) L'éosinophilie, souvent marquée, peut faire soupçonner une vérose.

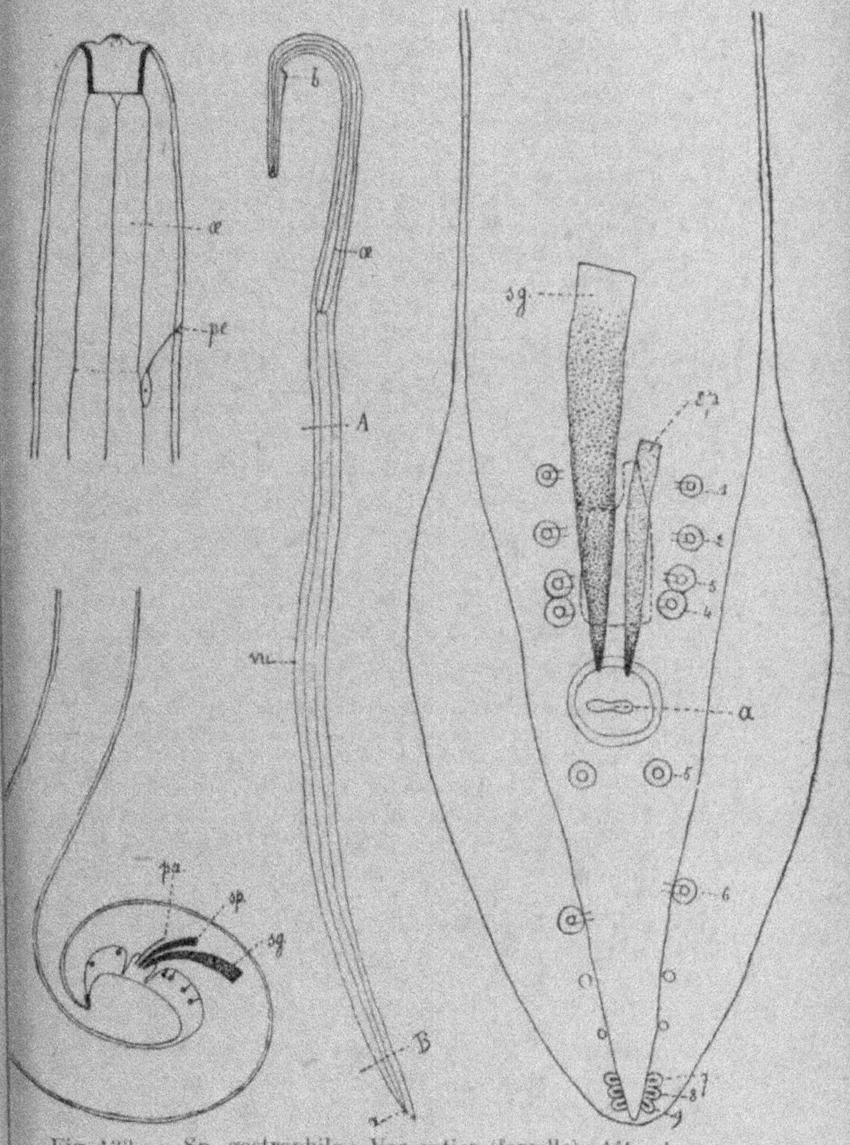

Fig. 133. — Sp. gastrophila : Ver entier (femelle) ; tête et queue
d'un mâle (profil et face) (Marotel).

que et profonde, striée transversalement ou obliquement ; bouche à deux lèvres latérales trilobées.

Trois espèces principales, parasites de l'estomac du porc.

1° **A. strongylina** : ver de 12 à 15 millimètres, muni d'une capsule striée obliquement, de deux dents buccales et d'un arc péricloacal denté en scie.

2° **A. dentata** : se sépare du précédent par sa taille triple et sa couronne péricloacale formant un cercle presque complet.

3° **A. sexalata** : ni dents buccales ni couronne péricloacale ; une capsule striée transversalement ; six ailes cuticulaires longitudinales sur le tiers antérieur du corps (s'observe aussi quelquefois chez le dromadaire et l'âne).

Autre espèce. — **A. cristata** : caillette du dromadaire algérien ; diffère de *sexalata* par l'existence de quatre ailes cuticulaires seulement.

G. Acuaria. — Spiruridés à tête munie de quatre cordons cutanés s'étendant d'avant en arrière, avec extrémités postérieures parfois repliées en avant (*récurrentes*), ou anastomosées deux à deux. Bouche bilabiée, suivie d'une capsule buccale longue et cylindrique, ordinairement striée en travers ; œsophage nettement divisé en deux parties, l'antérieure étant plus étroite que la postérieure.

Une demi-douzaine d'espèces parasites de l'estomac (quelquefois de l'œsophage), *chez les oiseaux.*

a) **Cordons récurrents et libres.** — **A. nasuta** : ver de 6 à 10 millimètres, qui vit chez les Gallinacés, parfois avec une telle abondance que la muqueuse offre un aspect villeux et qu'il provoque (par dysphagie et amaigrissement progressif), une mortalité de 90 p. 100 ; *A. spiralis* : assez fréquent chez les gallinacés (1).

b) **Cordons récurrents et anastomosés.** — *A. laticeps* : de la poule.

c) **Cordons non récurrents et libres.** — *A. hamulosa* (15 à 20 millimètres), de la poule.

d) **Cordons non récurrents et anastomosés.** — *A. uncinata* : tubercules de la paroi digestive chez les palmipèdes (espèce de 1-2 centimètres, munie sur chaque côté d'une double rangée d'épines ; elle évolue chez les daphnies) ; *A. reticulata* : tumeur pharyngienne du cheval.

G. Thelazia. — Mâles à queue simplement crochue et dépourvue d'ailes latérales, mais présentant au moins dix paires de papilles préanales ; vulve antérieure. Ces vers,

(1) Les spiruridoses aviaires doivent être distinguées de la syngamose, de la capillariose, de la diphtérie, de la pépie et du githagisme.

longs de 1 à 2 centimètres, habitent chez les mammifères, dans les conduits excréteurs des glandes lacrymales ; mais ils s'en échappent souvent pour venir se promener sous les paupières et même à la surface de l'œil : ils produisent alors des **conjonctivites vermineuses,** se traduisant par les symptômes habituels de la conjonctivite (paupières gonflées et fermées, photophobie, larmoiement, muqueuse rouge). La nature parasitaire de l'affection ne peut être établie que par un examen minutieux de l'œil, mais la sensibilité est si vive que pour le pratiquer, on doit recourir à la cocaïne : on aperçoit alors les vers cachés dans les replis de la muqueuse.

Pronostic grave ; si la conjonctivite n'est pas soignée à temps, elle se complique de kératite ulcéreuse et parfois d'ophtalmie purulente, avec perte de l'œil.

Le traitement consiste à enlever les parasites, après cocaïnisation, soit par des injections d'eau stérilisée tiède (qui entraîne mécaniquement les vers), soit avec un pinceau, une épingle à cheveux ou une plume très propres. On lave ensuite pendant quelques jours avec une solution de crésyl au centième, ou de sublimé à 1 p. 2000, afin de faire disparaître les nématodes qui seraient restés dans les plis de la conjonctive.

Principales espèces. — **Th. lacrymalis,** du cheval. Tégument finement strié ; capsule buccale en entonnoir renversé ; spicules courts et subégaux ; dix paires de papilles préanales ; **Th. rhodesi** (striation transversale forte, donnant un aspect denticulé ; capsule buccale ayant son maximum de diamètre au milieu de la hauteur ; quatorze paires de papilles préanales ; *spicules très inégaux*) ; **Th. gulosa** (tégument finement strié, capsule buccale évasée en coupe) ; **Th. alfortensis** (capsule buccale cylindrique) : toutes trois sont du bœuf ; **T. callipœda,** du chien (à Lahore) ; **T. leesi** : corps clignotant et humeur vitrée du chameau.

Genres voisins. — 1° **Oxyspirura** : Thélazies à vulve postérieure.

O. Mansoni : ver de 12 à 15 millimètres, vivant sous les paupières et la membrane nyctitante de divers *gallinacés exotiques* (poule, dindon, paon), en Chine, au Brésil, à la Réunion ; il provoque une grave *conjonctivite vermineuse.*

O. parvorum : sous la membrane nyctitante de la poule, au Queensland.

2° **Physaloptera** : Nématodes à bouche munie de deux lèvres tridentées, mais sans capsule, et à queue spiralée-ailée (intermédiaire entre les Spirures et les Ascarides).

Ph. preputialis : estomac et intestin du chat. Espèce de 2 à 3 centimètres ; cuticule formant, dans la seconde moitié du corps, un repli en prépuce, où le ver peut s'invaginer et se retirer plus ou moins ; mâles à queue tronquée.

Ph. gemina (estomac et intestin des chats égyptiens) ; *Ph. truncata* (gésier des poules brésiliennes) ; *Ph. caucasica* et *Ph. mordens*, de l'homme (Caucase, Afrique).

3° **Gnathostoma** : Physaloptères recouverts (totalement ou partiellement) d'épines à pointes multiples.

G. hispidum : estomac du porc et du bœuf (Hongrie, Congo, Turkestan) : tête globuleuse, garnie de piquants ; *G. siamense* : estomac des chats indiens (9 millimètres).

4° **Tropisurus** : Nématodes caractérisés par leur dimorphisme sexuel, les mâles étant filiformes, et les femelles subglobuleuses. *T. fissispinis* : paroi du ventricule succenturié, chez le canard.

5° **Simondsia** : femelles pourvues, à la partie postérieure du corps, d'une excroissance en forme de rosette renfermant l'utérus, ainsi qu'un prolongement de l'intestin ; capsule buccale annelée transversalement.

S. paradoxa : les mâles vivent librement dans l'estomac du porc, tandis que les femelles sont enkystées dans la paroi.

6° **Rictularia** (2 rangées latérales d'épines) ; *R. cahirensis* (carnivores).

ANGUILLULIDÉS

Nématodes uniformément calibrés et relativement épais, sans bourse caudale, à bouche non trilabiée, mais suivie d'une capsule tubuleuse (deux à cinq fois plus longue que large), et d'un œsophage denté en Y.

La plupart mènent une vie libre, dans l'eau, la terre humide ou les matières organiques ; mais quelques-uns sont parasites.

Ils appartiennent à *trois genres*, différenciés comme suit :

Digenèses	*Strongyloïdes.*
Monogenèses { des organes cervicaux!	*Probsmayria.*
{ pas d'organes cervicaux ..	*Rhabditis.*

G. Strongyloïdes. — Anguillulidés *digenèses*, se reproduisant par deux sortes de générations qui alternent, l'une étant sexuée et l'autre parthénogénétique ; or la deuxième seule est parasite (la première restant libre), et elle ne comprend que des femelles, sans mâles.

Effectivement, tous les exemplaires offrent le même aspect, savoir : vers de 2-4 millimètres, à bouche subinerme (à peine une petite capsule annulaire, jamais tubuleuse), œsophage non denté et très long (le tiers du corps), vulve au tiers postérieur, utérus moniliformes, ne renfermant chacun que cinq à dix œufs disposés en chapelet.

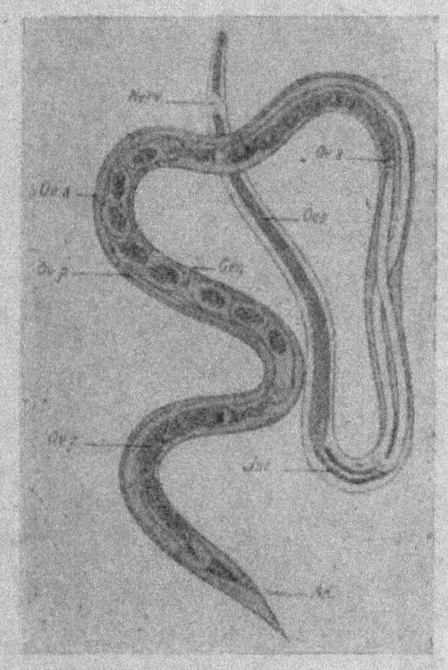

Fig. 134. — Anguillule intestinale, × 70 (d'après Looss).

An., anus ; *Gen.*, vulve ; *Int.*, intestin ; *Œs.*, œsophage ; *Ov. a.*, ovaire antérieur ; *Ov. p.*, ovaire postérieur ; *Nerv.*, système nerveux.

Comme on le voit, ces parasites ressemblent plus à des *Trichostrongylinés* femelles qu'à des Anguillulidés, d'où le nom de *Strongyloïdes* qui leur a été donné. Beaucoup d'individus sont d'ailleurs immatures ; cela tient à ce que la plupart des femelles ne restent dans la cavité intestinale que pendant leur jeunesse ; dès qu'elles sont prêtes à pondre, elles la quittent pour s'enfoncer dans la muqueuse, au sein de laquelle chacune creuse un tunnel où elle dépose ses œufs. Plus tard, ceux-ci sont expulsés avec les excréments, dans le milieu extérieur. Or là, ils donnent,

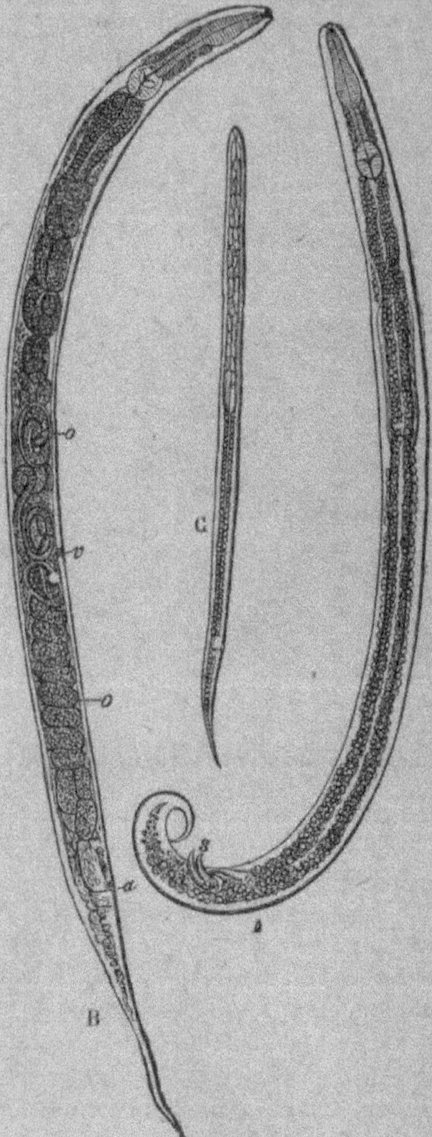

Fig. 135. — Strongyloïde (forme libre, unisexuée). A, mâle ; B, femelle ; C, larve
(Perroncito).

non pas de nouveaux Strongyloïdes, mais *des Anguillulidés typiques* (capsule buccale tubuleuse, bulbe œsophagien), et *unisexués*, mâles ou femelles.

Ces vers ne sont jamais parasites ; ils restent en liberté dans les matières fécales, où ils s'accouplent et pondent des œufs qui donnent des embryons, puis des larves ; celles-ci doivent alors pénétrer chez un hôte favorable, où elles se transforment toutes en femelles strongyloïdes, sans mâles.

Le fait que ces femelles peuvent donner des œufs sans le concours de mâles, et par conséquent sans fécondation préalable, fait dire qu'elles sont *parthénogénétiques* (enfantement par des vierges). Toutefois (surtout quand la température est un peu élevée), la génération unisexuée, libre, peut être sautée, et l'évolution devient alors *directe*, comme celle des Trichostrongylinés. La pénétration des larves chez l'hôte se fait par voie buccale (alimentation), et surtout par voie cutanée (comme pour les ankylostomes, les strongles du porc, etc.). Chez les jeunes, le cordon ombilical, plus tendre, se laisse plus facilement perforer que la peau ordinaire.

Espèce principale. — Strongyloïdes suis : intestin grêle du porc, où il existe parfois par dizaines de milliers, produisant une redoutable maladie, l'**anguillulidose porcine**. Elle est constituée par une *entérite diarrhéique anémiante*, surtout due aux innombrables sillons qui labourent la muqueuse et la détruisent. A cette action mécanique s'ajoutent évidemment des actions toxique et inoculatrice, car toutes les perforations produites par des vers infectés constituent autant de portes d'entrée ouvertes aux bactéries.

Les symptômes et les lésions sont ceux de toutes les entérites vermineuses (diarrhée chronique, douleurs intestinales, amaigrissement progressif, anémie, cachexie, etc.).

Le diagnostic ante mortem se fait par l'examen microscopique des excréments : on y trouve des œufs caractéristiques, à coque ellipsoïde et mince, à contenu grisâtre généralement coupé en deux par un sillon diagonal en écharpe.

Le diagnostic post mortem est des plus simples, par l'examen microscopique (à trente diamètres) du contenu intestinal prélevé dans les régions enflammées : les helminthes sont si abondants que chaque préparation en renferme d'ordinaire plusieurs.

Pronostic très grave, parce que la maladie, généralement mortelle, est en outre épizootique, le développement étant quelquefois direct et la contagion se réalisant aisément, puisque les porcs sont habituellement élevés en groupe dans un même local.

Traitement et prophylaxie analogues à ceux des autres helminthoses digestives à évolution directe. Les vermifuges les plus recommandés sont : *chénopode*, extrait éthéré de fougère mâle (3 à 5 grammes, une fois par semaine, pendant trois semaines) ; thymol (2 à 3 grammes par jour, durant trois jours consécutifs) ; noix d'arec fraîche ou semen-contra (3 à 10 grammes par jour, pendant six jours). On procédera aussi à l'isolement des malades (reconnus par un diagnostic précoce), à la désinfection hebdomadaire des excréments parasités et des locaux infestés, etc.

Autres espèces. — *Str. stercoralis* : intestin grêle de l'homme, (anguillulidose humaine) ; *S. papillosus* (mouton et lapin) ; *S. vituli* (veau).

G. Probsmayria : Anguillulidés monogenèses, pourvus d'organes cervicaux au niveau du bulbe œsophagien, qui est séparé de l'œsophage par un sillon circulaire.
P. vivipara : gros intestin des Equidés. Espèce de 2-3 millimètres, à femelles vivipares (ne contenant qu'un seul embryon à la fois, mais il est énorme). Ces helminthes existent souvent par milliers, en liberté dans les matières intestinales ; mais ils sont inoffensifs, paraissant être des commensaux plutôt que des parasites.

G. Rhabditis : pas d'organes cervicaux ; bulbe séparé de l'œsophage par un rétrécissement progressif.
Normalement, ces vers vivent en liberté dans la nature ; **R. stercoralis**, par exemple, se rencontre couramment dans les crottins vieux de plus de cinq jours, de sorte qu'on peut le trouver dans les envois suffisamment anciens : il faut alors éviter de le prendre pour un parasite, agent de la maladie.
Mais quelques-uns peuvent devenir *parasites accidentels de la peau et même des viscères*. Ainsi on a signalé, chez le cheval, une *pseudo-tuberculose rénale* causée par des Rhabditis larvaires ; de plus, c'est vraisemblablement encore à des Rhabditis qu'il faut rapporter les observations de *dermatite vermineuse*, dans lesquelles on a trouvé des nématodes larvaires d'un demi-millimètre. Par contre, celles où les vers n'atteignaient qu'un quart de millimètre, se rattachent plutôt à des embryons sanguicoles de filaires (chez le chien, *F. immitis* ou *F. recondita*) : ces parasites étaient parvenus, à la faveur d'hémorragies dues aux grattages, dans des lésions cutanées préexistantes (galeuses ou autres), développées sur des animaux porteurs de filaires ; mais ils n'étaient pour rien dans la production de la dermatose.

ACANTHOCÉPHALES

———

Némathelminthes privés de tube digestif, mais munis d'une trompe céphalique garnie de crochets et qui est rétractile dans une poche interne dénommée *réceptacle*.

Deux genres :

Réceptacle {
à paroi simple .... *Gigantorhynchus.*
à paroi double .... *Echinorhynchus.*

Principales espèces. — 1° **Gigantorhynchus hirudinaceus :** intestin du porc. Corps blanchâtre, irrégulièrement annelé, mesurant 10-20 centimètres sur 6-8 millimètres ; trompe en massue, armée de cinq ou six rangs de crochets coniques recourbés en arrière ; œufs oblongs, pourvus de trois enveloppes et contenant un *embryon tétracanthe.*

Evolution indirecte, nécessitant le passage par les larves de divers Coléoptères (hanneton, cétoine, etc.).

Rôle pathogène. — Cet acanthocéphale, qui est commun, paraît peu dangereux ; sa trompe, profondément implantée dans la paroi intestinale, amène bien la

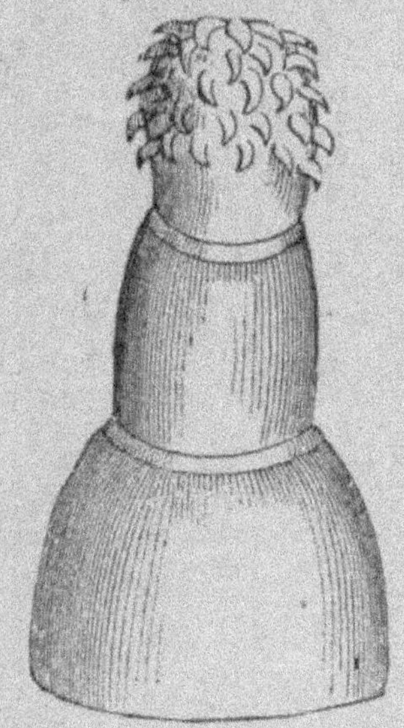

Fig. 136. — Trompe d'Acanthocéphale (Guiart).

formation de nodules pisiformes, parfois visibles de la face séreuse, mais ils n'aboutissent qu'exceptionnellement à une perforation. Cependant les plaies qui en résultent peuvent évidemment servir de porte d'entrée aux microbes, d'où parfois une entérite, surtout grave pour les porcelets.

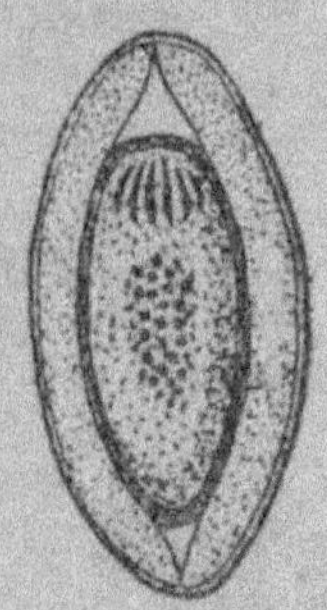

Fig. 137. — Œuf (Guiart).

Prophylaxie. — Détruire les hannetons ; ne pas mettre de fumier de porc dans les endroits où ces animaux pâturent (car les insectes larvaires pourraient s'y infester).

2° **Echinorhynchus polymorphus** : intestin des palmipèdes. Espèce de 1-2 centimètres, jaunâtre, à trompe cylindroïde et glandes prostatiques tubuliformes ; son hôte intermédiaire est la *crevette d'eau douce*, et elle produit une *échinorhynchose* qui décime parfois les élevages.

Autres espèces. — Ech. filicolis : intestin des palmipèdes, comme le précédent, dont il diffère par sa couleur blanche, sa trompe globuleuse, son cou grêle et ses glandes prostatiques ovalaires ; **Ech. cuniculi** : intestin grêle des lapins irlandais.

GORDIACÉS

Némathelminthes qui, à l'âge adulte, ont la partie antérieure de l'appareil digestif atrophiée

Filiformes, brunâtres et très longs (20 à 50 centimètres sur 1 millimètre), souvent enchevêtrés d'inextricable façon (nœud gordien), ces vers vivent librement dans l'eau, de sorte qu'ils peuvent être avalés accidentellement avec les boissons. Ex. : *Gordius aquaticus*.

SANGSUES

Vers hémicylindriques, annelés, possédant une ventouse à chaque bout, ainsi qu'une chaîne ventrale de ganglions nerveux.

Normalement, tous mènent une vie libre, surtout dans les eaux stagnantes : aucun n'est parasite. Néanmoins, ils sont utiles à connaître pour trois motifs :

1° Les sangsues peuvent être avalées accidentellement par les animaux qui vont boire dans les mares ; elles se fixent alors sur la partie antérieure des appareils digestif ou respiratoire (bouche, pharynx, larynx), causant d'abord une gêne considérable, puis une inflammation locale, et même parfois une menace d'asphyxie, nécessitant la laryngotomie ou la trachéotomie.

Les deux espèces les plus fréquemment incriminées, chez les Mammifères, sont *Hirudo medicinalis* et *Limnatis nilotica*.

Chez les Palmipèdes (nez, pharynx, trachée), on observe quelquefois des sangsues plus petites (*Glossosiphonia tessellata*), qui causent dans les élevages une assez grande mortalité.

2° Certaines espèces sont employées en thérapeutique humaine pour faire des saignées (*Hirudo troctina*, *H. medicinalis*) ;

3° Il en est enfin qui servent d'hôte intermédiaire à divers parasites d'animaux utiles : Cestodes et Trématodes d'oiseaux, Flagellés sanguicoles de poissons.

Principales espèces. — A. — Bouche armée de trois mâchoires. — Hirudo medicinalis : sangsue de 8 à 12 centimètres sur 1-2, à dos gris verdâtre, présentant six bandes longitudinales rousses ; mâchoires portant chacune une rangée de cinquante à cent dents.

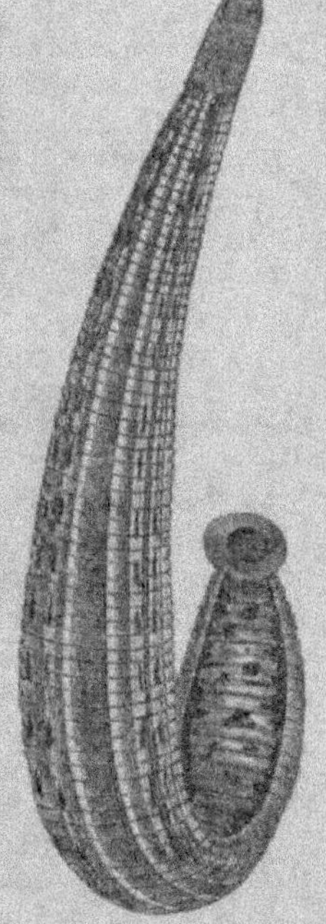

Fig. 139.
H. medicinalis.

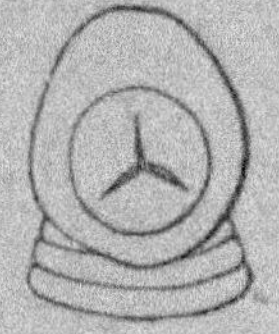

Fig. 138.
Ventouse antérieure, avec la bouche étoilée et ses 3 mâchoires (Guiart).

H. troctina (sangsue truitée) : diffère de la précédente par son dos, présentant six rangs de taches noires bordées d'orange qui rappellent les taches de truite.

Limnatis nilotica (sangsue de cheval) : espèce de 8-10 centimètres sur 1, foncée, à mâchoires armées de plus de cent dents, et dont le corps reste mou, sans pouvoir se contracter en olive (contrairement aux Hirudos).

Hemadipsa ceylanica (sangsue terrestre de 2-3 centimètres, commune sur l'herbe, à Ceylan, où elle mord l'homme et les animaux).

B. — **Bouche munie d'une trompe protractile (Rhynchobdelles).** — Ex. : *Placobdella catenigera* (Europe méridionale).

HELMINTHOSE CHRONIQUE MIXTE

Les espèces parasitaires précédemment étudiées s'observent souvent sous forme d'un mélange, où chacune est représentée seulement par quelques individus, trop peu nombreux pour produire la maladie qui leur est propre, mais suffisants au total pour causer à eux tous, et à la longue, un *mauvais état général* : c'est ce qu'on appelle l'*Helminthose chronique mixte* (1). Assez fréquente sur les bêtes d'élevage, spécialement chez les jeunes chevaux, cette affection se traduit par trois sortes de symptômes : *digestifs, généraux, nerveux.*

a) Les premiers sont ceux d'une *gastro-entérite chronique* : appétit capricieux, dyspepsie, fermentations gazeuses, météorisme, borborygmes, coliques sourdes, alternatives de constipation et de diarrhée.

b) *Troubles généraux* : poil terne, piqué ; état subfébrile, affaiblissement, *anémie* et amaigrissement progressifs, adynamie, palpitations cardiaques, essoufflement rapide, sudation exagérée (disproportionnée avec l'effort produit), œdèmes.

c) *Troubles nerveux* : caractère difficile, vertige, convulsions, épilepsie vermineuse, zones d'hypersensibilité réflexe.

Le **diagnostic** peut se faire par l'examen microscopique des excréments, car il montre un mélange d'œufs appartenant à des espèces variées.

Traitement. — Employer d'abord le *sulfure* ou le *tétrachlorure de carbone,* qui agissent sur la moitié antérieure du tube digestif (estomac, duodénum), puis huit jours après, l'*essence de térébenthine* ou *l'essence de chénopode* qui débarrassent la moitié postérieure (cœcum et côlon compris).

(1) Souvent en outre, il y a coexistence d'Œstridés larvaires et de Protozoaires.

ARTHROPODES

Animaux pluricellulaires à symétrie bilatérale, segmentés transversalement en anneaux, comme certains Vers, dont ils se séparent : 1° *par la présence de* **membres articulés** (c'est-à-dire formés de segments mobiles les uns sur les autres, ainsi que sur le corps) ; 2° par leur peau revêtue d'une couche de *chitine* beaucoup plus épaisse, au point qu'elle forme un *étui corné rigide*, sur la face interne duquel s'insèrent les muscles, comme sur un squelette ; 3° par la dissemblance de leurs anneaux (métamérisation hétéronome).

Les principales espèces parasites appartiennent à *deux classes*, ainsi différenciées :

Quatre paires de pattes ; corps formé d'une ou deux parties ; pas d'antennes ni d'ailes .... } *Arachnides.*

Trois paires de pattes ; corps formé de trois parties ; une paire d'antennes et généralement des ailes .... } *Insectes.*

ARACHNIDES

Arthropodes octopodes, constitués tantôt par une seule, tantôt par deux parties distinctes ; en ce cas, l'antérieure porte le nom de *céphalothorax*, et la postérieure celui d'*abdomen*. Il n'y a pas de tête, et pourtant il semble souvent qu'il en existe une, d'où confusion possible avec les Insectes. Cela tient à ce que la bouche est entourée de pièces buccales

parfois si volumineuses qu'elles forment, à l'extrémité antérieure du corps, un renflement distinct ressemblant à une
tête. Mais ce renflement, dénommé *rostre*, ne montre jamais
de centres nerveux ni d'organes des sens (yeux, antennes), preuve qu'il s'agit simplement d'une pseudo-tête.

Deux ordres :

Pas de membres .... *Linguatuliens*.
Des membres .... *Acariens*.

LINGUATULIENS

Une seule espèce importante : **Linguatula rhinaria**,
qui siège dans les cavités nasales du chien, entre les cornets
ou entre les volutes ethmoïdales (1).

Morphologie. — Corps aplati, lancéolé, blanc grisâtre,
mesurant 8-10 centimètres sur 1 pour la femelle, 2 à
3 centimètres sur 3-4 millimètres pour le mâle. Il est
divisé en quatre-vingt-dix anneaux, *mais il ne montre pas
de membres*.

Or cette absence d'appendices locomoteurs, jointe à
l'aspect rubané-segmenté, donne au premier abord l'impression d'un Ver, d'un Ténia, bien plus que celle d'un
Arthropode ; mais nous allons voir que, s'il n'y a plus de
pattes normales, il en existe encore des rudiments.

Effectivement, *la bouche*, percée sur la face ventrale du
troisième anneau, est flanquée de chaque côté par *deux
crochets biarticulés* (chacun d'eux comprenant un segment
basal, cylindrique, et un segment terminal, crochu) ; la
nature de ces crochets est discutée : pour certains, ce sont
des vestiges d'appendices buccaux, tandis que d'autres
les considèrent comme les restes d'appendices locomoteurs,

---

(1) On la rencontre aussi quelquefois dans des régions voisines,
(pharynx, larynx, sinus frontaux), ainsi que chez des hôtes un peu
différents (chat, homme, mammifères herbivores).

c'est-à-dire comme des pattes atrophiées, par suite d'un défaut d'usage.

Mais quelle que soit l'interprétation, la présence d'appendices articulés est indiscutable : les linguatules doivent donc être classées, non parmi les Vers (malgré leur apparence ténoïde), mais dans les Arthropodes, au seuil de ce groupe, puisqu'il s'agit d'une forme intermédiaire entre les deux embranchements.

Evolution. — Les femelles pondent, dans les cavités nasales du chien, des œufs à coque ellipsoïde, épaisse, brunâtre, contenant un embryon tétracanthe. Ces œufs sont rejetés dans le milieu extérieur avec le mucus nasal, parce que les parasites chatouillent la pituitaire et provoquent ainsi des éternuements (1).

Pour pouvoir se développer, il faut qu'ils soient absorbés par un herbivore ; cette ingestion se fait généralement par l'intermédiaire

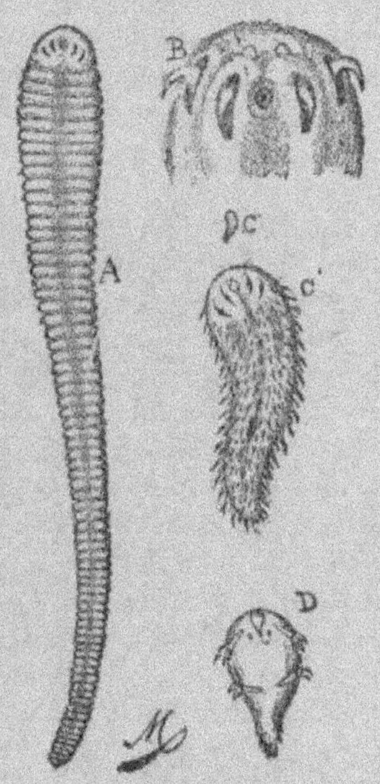

Fig. 140.

A, femelle adulte ; B, tête ; C, larve ; D, embryon (Mégnin).

d'aliments végétaux (herbes, etc.), sur lesquels du jetage aurait été préalablement projeté par un chien malade.

Ils éclosent alors dans l'intestin, donnant des *embryons* munis de deux paires de pattes (ce sont les quatre crochets de l'œuf), d'une queue frangée et d'un appareil perforateur antérieur, à l'aide duquel ils s'enfoncent dans la

(1) Quelques-uns sont déglutis et évacués avec les excréments.

paroi intestinale ; quelques-uns s'y arrêtent, mais la plupart y cheminent jusqu'à ce qu'ils tombent dans un de ses vaisseaux, veineux ou lymphatiques. Les premiers les emmènent, par la veine porte, *dans le foie*, où ils s'installent ; par les seconds, ils arrivent aux *ganglions mésentériques*, où plusieurs d'entre eux restent encore, tandis que les autres les traversent, passent dans le canal thoracique, et de là dans la circulation veineuse, qui les conduit au cœur droit, puis au poumon. De sorte qu'en définitive, ces embryons sont immobilisés en quatre endroits différents : intestin, foie, ganglions mésentériques, poumon. Ils y séjournent une dizaine de mois, durant lesquels ils se transforment en *larves*, puis s'enkystent,

Ces larves ressemblent déjà aux adultes, car elles sont comme eux lancéolées-segmentées et pourvues de quatre crochets péribuccaux ; mais elles en diffèrent par leur couleur blanche, leur taille plus petite (5 millimètres sur 1), la présence d'une couronne de denticules à chaque anneau, enfin par l'absence d'organes génitaux (1).

Pour pouvoir continuer leur évolution, les larves doivent être ingérées par un carnivore.

Cette ingestion a du reste chance de se produire, étant donné qu'on a presque partout l'habitude de jeter aux chiens les viscères malades d'animaux de boucherie.

Dès lors, le kyste est digéré dans l'estomac, et les larves mises en liberté. De là, au moyen de leurs crochets et de leur revêtement épineux, elles remontent lentement, par reptation, l'œsophage et le pharynx, pour gagner les cavités nasales, où elles passent à l'*état parfait*.

Comme on le voit, il s'agit là d'une *évolution indirecte*, comportant métamorphose et migration.

Rôle pathogène. — Les Linguatules sont rares en France,

(1) Certaines larves, rompant leur prison, émigrent des viscères pour tomber, soit dans les bronches, soit dans les cavités séreuses (péritoine, plèvre) ; la surface des organes est dès lors percée de perforations larges de 1 millimètre, faites comme à l'emporte-pièce, et fréquemment entourées d'une tache hémorragique.

mais communes en d'autres pays (exemple : Afrique du
Nord).

A. — **A l'état parfait,** elles provoquent la **linguatulose
nasale,** qui se traduit par une inflammation de la pituitaire (*rhinite*), avec ses symptômes habituels : jetage, éternuements, respiration ronflante ; mais en outre, on note
des épistaxis et un signe particulier, dû au prurit nasal :

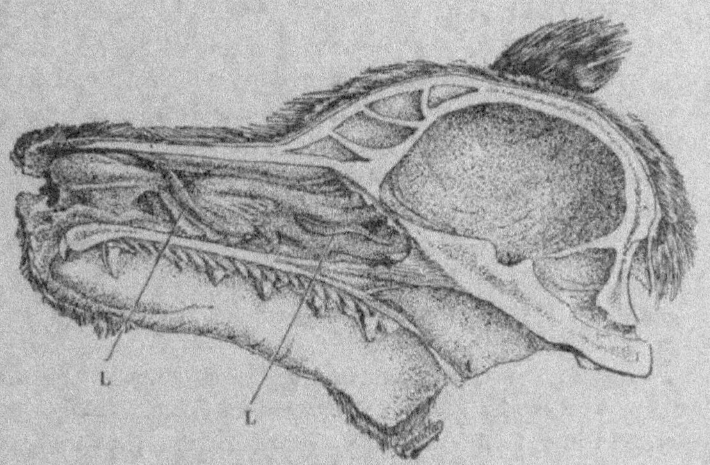

Fig. 141. — Tête de chien montrant deux linguatules]
dans les cavités nasales (Cadéac).

les chiens se grattent le bout du nez avec leurs pattes,
comme s'ils voulaient se débarrasser d'un corps étranger ;
quelquefois même, on observe des crises épileptiformes ou
rabiformes.

Sur le malade, le **diagnostic** se fait par l'examen microscopique du mucus nasal ou des excréments : tous deux
contiennent des œufs ; l'affection doit être distinguée du
coryza, puis surtout de l'ankylostomose et de la capillariose, qui se traduisent aussi par des saignements de nez :
le microscope renseigne.

Le *diagnostic post mortem* est facile par l'autopsie des

cavités nasales, qui montrent les linguatules, parfois au nombre de cinq-dix.

Traitement. — Injections nasales d'eau tiède, qui a chance de décoller les parasites et de les entraîner, quand elle retombe.

Prophylaxie. — Empêcher les chiens de manger des viscères d'herbivores contaminés.

B. — **La linguatulose larvaire** est plus grave. Lorsque l'infestation est massive, les nombreux tunnels creusés dans les organes causent des pneumonies et des hépatites hémorragiques meurtrières. Plust tard — quand elles sont arrêtées dans l'intestin, le foie, le poumon ou les ganglions mésentériques — les larves, en s'enkystant, produisent parfois des centaines de *nodules* épais de 2 à 3 millimètres.

Le diagnostic ante mortem est impossible ; par contre, le diagnostic post mortem est aisé, car on trouve facilement les parasites, par dilacération des nodules.

La linguatulose larvaire intestinale ne peut être confondue qu'avec l'*œsophagostomose larvaire*.

Pronostic *grave*, la maladie aboutissant souvent à une cachexie mortelle. Elle est spécialement fréquente chez les moutons et les chèvres, parce qu'ils vivent, plus que les bœufs, en promiscuité avec les chiens de troupeau : ils ont donc plus de chance d'ingérer les œufs de parasites éternués par ceux-ci.

Traitement : nul.

Prophylaxie. — Éviter tout contact, toute cohabitation, entre les chiens parasités et les herbivores.

Genre voisin. — **Porocephalus :** Linguatuliens cylindroïdes et moniliformes, parasites des serpents à l'état parfait, mais de l'homme, des singes *et du chien*, à l'état larvaire (Afrique, Asie). Ex. : *P. armillatus*, *P. moniliformis*.

ACARIENS

Arachnides pourvus de pattes normales et d'un *rostre*

énorme, comprenant deux mandibules, deux mâchoires (munies chacune d'un palpe maxillaire) et une lèvre inférieure ; mais le plus souvent, mâchoires et lèvre inférieure sont soudées en une pièce unique, dite *maxillo-labiale* ou *hypostome*.

Les pattes sont articulées sur la peau, tantôt directement, tantôt par l'intermédiaire de plaques chitineuses dénommées *épimères*. La respiration, *cutanée* chez les formes inférieures, est *trachéenne* chez les autres ; dans ce cas, on observe deux ou quatre *stigmates*, ordinairement percés dans des épaississements tégumentaires (*péritrèmes*).

L'évolution est généralement *directe*, sans migration ni hôte intermédiaire ; mais elle comporte deux métamorphoses, correspondant à deux stades appelés *larve hexapode* (six pattes) et *nymphe octopode*, cette dernière possédant huit pattes, comme l'*état parfait*, dont elle ne diffère que par l'absence d'organes et d'orifices sexuels.

La plupart des Acariens sont *parasites de la peau*, qu'ils piquent avec leur rostre pour en sucer le sang ou les humeurs ; beaucoup d'entre eux déterminent ainsi de graves *acarioses* cutanées dites vulgairement **gales**.

Classification. — *Cinq familles principales*, ainsi différenciées :

Pattes à trois articles .... *Démodécidés*.

Pattes à 5-6 articles :
- Respiration cutanée, pas de stigmates. .... *Sarcoptidés*.
- Respiration trachéenne ; deux stigmates :
  - postérieurs ; pas d'épimères.
    - Rostre en pointe = *Gamasidés*.
    - Rostre en harpon = *Ixodidés*.
  - antérieurs ; des épimères............ *Trombididés*.

DÉMODÉCIDÉS

Une seule espèce importante :

Demodex folliculorum, qui vit dans les follicules pileux et les glandes sébacées du chien, plus rarement des autres mammifères.

Morphologie. — Acarien allongé, microscopique (un quart de millimètre), formé de deux parties, l'antérieure (céphalo-thorax) étant un tiers plus courte que la postérieure (abdomen) (1).

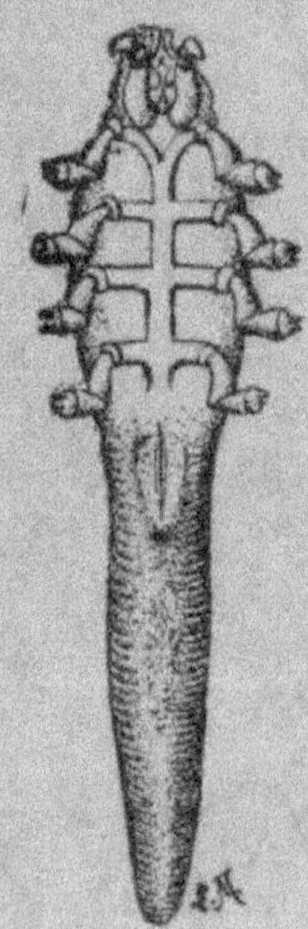

Fig. 142.

Le *céphalo-thorax* porte, à son sommet, un *rostre* subcarré, en forme d'urne, et sur les côtés, *quatre paires de pattes extrêmement courtes, à trois articles* seulement, insérées sur des épimères transversaux arqués, réunis entre eux par une pièce longitudinale médiane. *L'abdomen*, strié transversalement, montre, à l'origine de sa face ventrale, l'orifice sexuel (2).

Evolution. — La femelle pond, dans le follicule pileux ou la glande sébacée où elle vit, des œufs qui sont fusiformes et amincis aux pôles ; ils donnent sur place une *larve hexapode*, munie de six tubercules latéraux, rudiments de membres. Cette larve se transforme en *nymphe octopode*, pourvue de huit tubercules, puis celle-ci se change, par une dernière métamorphose, en *acarien parfait*, mâle ou femelle.

(1) Toutefois chez les Démodex du porc, du bœuf et de la chèvre, le céphalothorax égale l'abdomen, ce qui permet de les distinguer de ceux du chien, et ce qui conduit à en faire des espèces particulières (*D. bovis*, du bœuf ; *D. phylloides*, du porc).

(2) L'organisation est très simple, car le microscope ne décèle guère qu'une ou deux glandes génitales noirâtres, centro-abdominales, et parfois un œuf énorme.

Comme on le voit, il s'agit là d'une *évolution directe*, avec métamorphoses, mais sans migration ; elle est même remarquable par ce fait qu'elle s'accomplit tout entière sur place, dans la crypte cutanée : c'est la raison pour laquelle il suffit d'une seule femelle fécondée dans un follicule, pour que ce dernier renferme, trois mois plus tard, des centaines de parasites.

Rôle pathogène. — Les Démodex provoquent une maladie, la **gale démodécique** (ou *folliculaire*), qui est fréquente chez le chien, alors que chez les autres mammifères, elle est exceptionnelle (1).

Symptômes. — Elle débute ordinairement par une ou quelques dépilations circulaires larges de 2-10 millimètres, surtout céphaliques, périoculaires (lunettes démodéciques)

(1) Le démodex existe presque chez tous les chiens jeunes, mais il n'est pas toujours pathogène : c'est seulement sa pullulation qui donne une maladie ; or, cette pullulation ne semble possible que dans les peaux grasses ou enflammées, produisant assez de sébum et d'exsudat pour alimenter abondamment les parasites et les microbes qu'ils inoculent. C'est pour ce motif que la maladie s'observe surtout chez certains chiens (les jeunes),

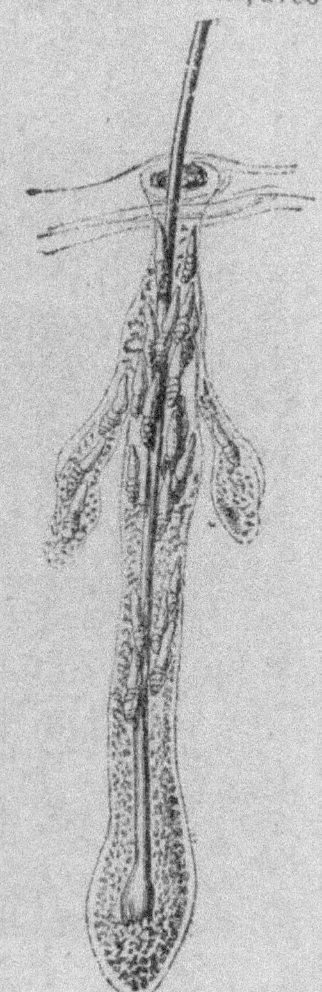

Fig. 143. — Follicule pileux et glandes sébacées envahis par quelques Demodex (Gruby).

et en certains endroits (tête).

ou péribuccales, parce que c'est là que la peau est particulièrement sébacée ; chacune d'elle correspond à une

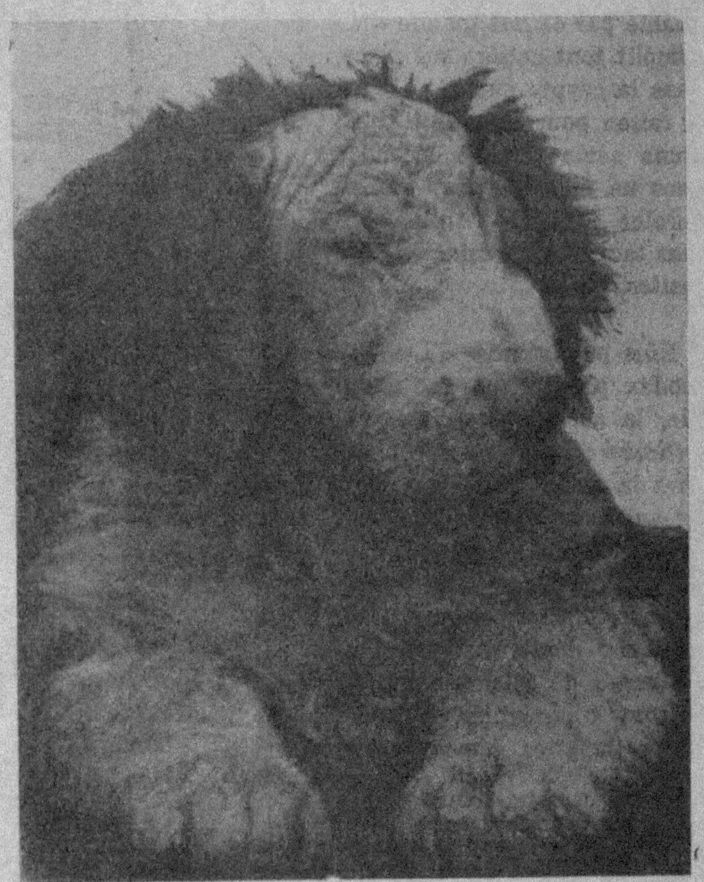

Fig. 144. — Chien à gale démodécique (tête et pattes).

colonie parasitaire encore peu fournie, issue du ou des
quelques démodex précédemment déposés en ce point
par la contagion ; les acariens sont alors disséminés dans
les follicules (à raison de cinq-dix par crypte), mais

comme ils sont peu nombreux, ils ne produisent qu'une *inflammation légère*, subaiguë, néanmoins suffisante pour entraîner la chute du poil (d'où les dépilations) (1) ; l'épiderme environnant est bientôt envahi, d'où une surproduction de cellules cornées, recouvrant la peau, — jusque là normale et nue, — sous forme de pellicules farineuses.

Cet état initial constitue la *forme circinée*, et il dure environ *un mois*.

Mais les parasites se multiplient dans leurs follicules, et quelques-uns passent, en rampant avec leurs courtes pattes, dans les follicules voisins ; il en résulte que les dépilations (tout en restant rondes) s'étendent progressivement par la périphérie ; en outre, simultanément, leur nombre augmente, (par auto-inoculation), et elles arrivent ainsi à se rejoindre, donnant des plaques furfuracées irrégulières de plus en plus grandes ; ce deuxième stade représente la *forme squameuse*.

L'affection peut rester sous cet aspect et gagner petit à petit, d'avant en arrière, d'abord les pattes antérieures (2), puis le reste du corps. Pourtant, le plus souvent, au bout de deux à trois mois, elle devient *pustuleuse*, c'est-à-dire qu'on voit apparaître sur les dépilations des boutons violacés, pisiformes, remplis de pus sanguinolent.

Cela tient à ce que les démodex arrivent à pulluler dans les invaginations cutanées, au point de s'y compter par centaines ; ils envahissent alors les glandes sébacées et ils produisent une inflammation aiguë des follicules et de leurs glandes, d'où secrétion d'un exsudat assez abondant pour servir de milieu de culture aux microbes (staphylocoques pyogènes blancs) (3), que, par leurs piqûres, les acariens inoculent dans les tissus. Ainsi apparaît une *adéno-*

(1) Le poil tombe entouré de ses gaînes épidermiques contenant quelques parasites (forme à manchon pilaire).

(2) Ce qu'explique le mode de décubitus canin, et le grattage de la tête par les pattes.

(3) D'où un essai de traitement par vaccin antistaphylococcique jusqu'ici peu efficace.

folliculite suppurée, transformant chaque crypte cutanée en un petit abcès, en une *pustule*, grosse comme une tête d'épingle ou un pois.

A un moment donné, ces abcès s'ouvrent, surtout sous l'action des grattages, et le pus s'écoule sur la surface cutanée, qu'il irrite. La peau montre alors des plaques dépilées irrégulières de plus en plus grandes, au niveau desquelles elle est enflammée, épaissie, suintante, couverte de croûtes grisâtres (mélange d'exsudat et de pus desséché) ; de plus, elle dégage une odeur infecte de beurre rance (due à la fermentation du sébum hypersecrété par les glandes phlogosées). Les pustules deviennent de plus en plus nombreuses, et finalement, vers les cinquième ou sixième mois, le corps tout entier en est couvert. Souvent même, plusieurs fusionnent ensemble, formant des clapiers purulents qui percent le derme et gagnent le conjonctif sous-cutané, où ils amènent de vastes décollements, avec îlots de nécrose tégumentaire. Les grattages dus à l'action irritante du pus peuvent même déterminer (par inoculations microbiennes), des lymphangites et des phlegmons. A ce stade, on a affaire à la *gale pustuleuse généralisée* ; la peau, complètement dépilée, couverte de boutons et de croûtes, suintante, épaissie, plissée, éléphantiaque, présente un aspect repoussant, hideux, nauséabond. L'appétit, jusque-là conservé, disparaît ; le malade, — empoisonné par la résorption quotidienne du pus, ainsi que par la suppression des fonctions cutanées — s'affaiblit progressivement, maigrit de plus en plus, puis succombe dans le marasme huit à douze mois après le début de l'affection. La gale démodécique peut donc se présenter sous trois formes, qui d'ailleurs se succèdent généralement : *circinée, squameuse, pustuleuse.*

Fait important : cette gale, surtout quand elle est squameuse, n'est presque pas prurigineuse ; de plus, elle est à peu près spéciale aux jeunes (six à vingt-quatre mois) ; à partir de la troisième année, elle s'atténue naturellement, parfois au point de guérir seule (influence probable de la peau qui devient moins grasse).

Lésions. — Ce sont celles de l'*adéno-folliculite* aiguë, *suppurée*, dans la forme pustuleuse ; subaiguë ou *chronique* dans la forme squameuse, avec en plus, dans les deux cas, de l'*épidermite*.

Diagnostic. — *a*) **Forme pustuleuse.** — La présence, sur un jeune chien, de pustules cutanées ayant débuté par la tête, doit faire songer aux démodex ; la preuve sera fournie par l'examen microscopique d'une goutte de pus : les acariens y fourmillent, à tous les stades de développements, et souvent au point de se toucher.

b) **Formes squameuse et circinée.** — L'existence de dépilations complètes, nues ou furfuracées, peu ou pas prurigineuses, — surtout si elles sont subcirculaires, — doit aussi faire penser à la gale démodécique : avec un peu de patience, le microscope montre quelques parasites clairsemés dans le produit de raclage des lésions épidermiques (préalablement éclairci par la potasse à 30 p. 100, ou par le lacto-phénol).

Diagnostic différentiel. — La forme pustuleuse peut être confondue avec *l'acné folliculaire* et la *nécro-bacillose* (deux affections qui ont les mêmes abcès, mais sans Démodex, et localisées aux endroits saillants du corps, spécialement aux membres).

Quant aux formes circinée et squameuse, elles doivent être distinguées d'abord de toutes les dépilations sans démangeaisons : *teigne* (1), *alopécie ;* puis des dépilations prurigineuses : *gale sarcoptique* (grattages violents et fréquents) ; *phtiriose* (présence de poux, de puces et de lentes) ; *eczéma sec* (région dorso-lombaire, vieux chiens, prurit

---

(1) La teigne se traduit aussi par les mêmes taches arrondies non prurigineuses, nues ou squameuses, mais elles sont régulièrement circulaires, placées n'importe où sur le corps, et souvent enflammées, saillantes, suintantes.

intense) ; érythème simple. Le microscope seul peut renseigner à coup sûr.

Pronostic. — Extrêmement grave pour la forme pustuleuse (qui, généralisée, est à peu près incurable), il est au contraire assez bénin pour la forme squameuse ; toutefois le danger de cette affection est atténué du fait que la contagiosité est faible entre animaux de même espèce, et qu'elle est même nulle entre animaux d'espèces différentes ; les pattes, réduites à des moignons, et la situation profonde, ne permettent guère aux démodex de venir se promener à la surface de la peau, condition nécessaire des contagions faciles ; c'est pourquoi une cohabitation même prolongée n'est pas toujours suivie de transmission (surtout pour les chiens de plus de 2 ans et à poils longs, qui empêchent les acariens rampants d'aller jusqu'à la peau).

Traitement. — *Trois indications* : détruire les parasites, arrêter l'infestation, soutenir les malades.

I. — *Détruire les parasites.* — La première chose à faire est de couper les poils sur les régions envahies, en les débordant de 1 centimètre, pour bien mettre à nu toutes les lésions et favoriser la pénétration des drogues dans la peau ; la tonte générale serait même préférable.

L'intervention varie ensuite, suivant qu'on a affaire à telle ou telle forme.

A. — *Dans la gale démodécique pustuleuse*, les acariens étant profondément enfouis dans une cavité close, à 2 ou 3 millimètres en dessous de la surface cutanée, il faut, de toute nécessité, porter le médicament à leur contact. Dans ce but, deux tentatives ont été conseillées :

1° *Introduire la drogue dans le tégument*, par divers procédés : grattage jusqu'au sang, scarifications, frictions, ponction des pustules.

2° *Prendre des produits pénétrants*, capables de mouiller la peau et de dissoudre le sébum protecteur des parasites. Une vingtaine de substances ont été recommandées :

alcool, acétone, éther (simple ou iodé au centième), xylol, benzine, pétrole, essences non irritantes (1), baume du Pérou, sulfure de carbone (soufré à saturation, ou en pommade au tiers), sulfitone et sulfuration gazeuse (une séance de vingt minutes pendant quatre jours consécutifs, puis une par semaine, jusqu'à guérison), teinture d'iode (simple ou chloralée phéniquée), glycérine (iodée ou phéniquée), crésyl, lanoline sulfo-crésylée (lanoline 20, K^2S 20, crésyl 3, essence de carvi 3, acide salicylique 1), bain arsenical de Teissier (dix minutes à 38°, chaque cinq jours ; museler le chien jusqu'à ce qu'il soit sec), bain astringent (alun à 4 °/o), etc..

Bonnes formules. — Alcool-éther benzino-baumé (benzine 1, chloroforme 1, alcool 2, éther 4, baume du Pérou 2, huile de ricin 4). Ou : éther 100 centimètres cubes, acide salicylique 1 gramme, thymol 25 centigrammes (l'éther dissout bien le sébum).

En cas de gale pustuleuse localisée, la méthode la plus sûre consiste à prendre, *chaque jour*, toutes les pustules, une à une, pour leur appliquer la double opération suivante : *ponction, stérilisation.*

La ponction, faite au bistouri ou avec une lancette emmanchée, sera suivie de compression entre les doigts, de façon à vider l'abcès de son pus et, par conséquent, de la plupart de ses parasites ; ce pus est soigneusement recueilli avec le dos du bistouri, qu'on essuie sur un papier jeté au feu, aussitôt le pansement terminé.

Les démodex restés dans la pustule sont ensuite tués par la stérilisation, à l'aide d'un tampon d'ouate gros

(1) Essence de carvi 1, alcool à 95° 2, huile de ricin 15 (excellent). Autres essences : salviol, afrol, sapoforme, genièvre.

Autres produits. — a) huile de cade + lanoline + vaseline ãã ; b) huile sulfo-alunée (soufre 1, alun calciné 1, essence de térébenthine 2, huile 2 ; faites digérer l'alun et le soufre dans l'huile au bain-marie, une heure et demie ; laissez refroidir et ajoutez l'essence) ; c) pommade d'Alibour (sulfate de cuivre + sulfate de zinc + oxyde de zinc + talc ãã) : agit comme les bains astringents, en désenflammant et dégraissant la peau.

comme un pois, roulé au bout du manche de la lancette, puis trempé dans l'alcool à 95° ; on l'introduit dans l'abcès en le tournant dans tous les sens, de façon à toucher toutes les anfractuosités de la poche (1).

Quand tous les boutons ont été ainsi stérilisés, on lave la région malade avec l'alcool à 80°, pour tuer les démodex contenus dans le pus qui, à la faveur des ponctions, s'est étalé à la surface de la peau ; on saupoudre ensuite avec du tanin, qui se dissout dans l'exsudat inflammatoire suintant des pustules, et forme une solution astringente à la fois acaricide et calmante pour la peau enflammée. Le lendemain, on recommence pour les pustules apparues depuis la veille, et ainsi de suite jusqu'à guérison. Chaque fois que cette thérapeutique est appliquée avec minutie, elle assure le succès ; malheureusement, elle exige tellement de conscience, de temps et de travail (plusieurs heures par jour, pendant des mois) qu'un propriétaire affectionnant son chien est à peu près seul capable de l'utiliser.

C'est la raison pour laquelle on s'en tient généralement à des *frictions énergiques*, faite avec une brosse assez dure pour écorcher et ouvrir les pustules ; mais elles procurent rarement un résultat heureux, car le parasiticide n'est pas enfoncé assez profondément. Parfois, au bout de deux à trois mois, surtout en été, les malades paraissent guéris ; mais le plus souvent, tant que le chien n'a pas quatre ans, l'affection reprend en hiver, ce qui prouve qu'en réalité, elle n'était que blanchie.

La vérité est que, dans la pratique, les formes pustuleuses généralisées sont à peu près incurables, si bien qu'économiquement (hormis le cas d'animaux particulièrement intéressants), il vaut mieux sacrifier les malades, plutôt que d'entreprendre un traitement qui serait

---

(1) On peut encore désinfecter les pustules avec du chlorure de zinc à 2 p. 100, du formol à 4 p. 100, ou avec un crayon de nitrate d'argent.

long, coûteux et fort aléatoire (1). Ne soigner qu'un tiers du corps à la fois (2).

B. — **Formes squameuse et circinée.** — Elles guérissent plus facilement que la pustuleuse, les Démodex étant surtout épidermiques, c'est-à-dire plus superficiels et par suite plus accessibles aux médicaments. Une bonne méthode est la suivante :

1º Tonte des régions malades, en les débordant ;

2º Chaque matin, bain (sulfo-crésylé à 2 p. 100, ou sublimé à 1 p. 1000), chaud et prolongé (dix-quinze minutes à 35-38º) ;

3º Chaque soir, mouiller les plaques avec l'alcool à 80º, sauf deux fois par semaine, où on utilisera le mélange alcool éther benzino-baumé, ou encore : la teinture d'iode, le sulfure de carbone, l'essence de carvi, la lanoline sulfo-crésylée, l'huile soufrée, etc..

Traiter la tête (notamment les paupières) à part, par l'alcool, l'éther, le baume du Pérou (3), la lanoline, la pommade mercurielle, etc. Recommandation formelle : proscrire les irritants cutanés (pétrole, teinture d'iode quotidienne, etc.), car ils aggravent la démodexose, amenant une inflammation avec surproduction de sébum, d'exsudat, pullulation parasitaire et poussée pustuleuse (coup de fouet).

Pour le même motif, détruire puces et poux (qui, en outre, colportent et inoculent les démodex) (4).

II. — *Arrêter l'infestation et empêcher la réinfestation*, en changeant chaque semaine l'animal de local et de litière, ceux-ci étant désinfectés (il ne servirait effectivement à

(1) C'est en raison du peu de chances de succès qu'on conseille quelquefois de recourir, tout au début, à l'excision du lambeau cutané.

(2) L'auto-vaccination, l'auto-pyothérapie et l'hémothérapie ont été essayés, avec des succès parfois encourageants.

(3) En solution alcoolique au 1/4.

(4) Les bains, susceptibles dit-on, d'amener une généralisation, devraient aussi être proscrits ; toutefois ils sont spécialement recommandables contre la gale des pattes.

rien de détruire les acariens sur le corps, si on remet ensuite le chien dans un endroit parasité) ; en désenflammant la peau par des astringents (bains, pommades).

III. — *Rétablir le malade* par une alimentation copieuse et nutritive, carnée autant que possible, cette indication étant ici de première importance ; l'exercice en plein air, la vie à la campagne, les bains astringents ou de rivière (en désenflammant et dégraissant la peau), sont, en été, du plus heureux effet.

Prophylaxie. — Deux mesures :

1º *Isolement des malades*, quoique l'affection soit peu contagieuse, mais parce qu'elle ne peut évidemment procéder que d'une contamination.

2º *Désinfection* de tout ce qu'ils ont pu toucher (locaux, litières, sol, etc.) ; cette stérilisation s'obtiendra d'abord par des lavages à l'eau bouillante, puis à une solution crésylée, formolée ou sulfurique, et elle se terminera par un badigeonnage à la chaux.

Gale démodécique chez les autres mammifères. — Exceptionnelle, c'est à peine si quelques cas ont été signalés chez le porc, le bœuf, la chèvre, le cheval (boutons gros comme une noisette) ; elle y est surtout grave économiquement, parce que la peau, percée d'un trou au niveau de chaque pustule, perd un cinquième de sa valeur pour le commerce des cuirs. Chose curieuse, chez l'homme, le parasite est commun, mais à peu près inoffensif (comédons de la face, cancer ? lèpre ?)

SARCOPTIDÉS

Acariens astigmatiques et munis de pattes normales, à cinq-six articles.

Morphologie. — Corps généralement arrondi, plan convexe, semblable à celui d'une tortue, et montrant :

1º à l'extrémité antérieure, un *rostre* qui comprend deux mandibules didactyles (en pince d'écrevisse), un hypos-

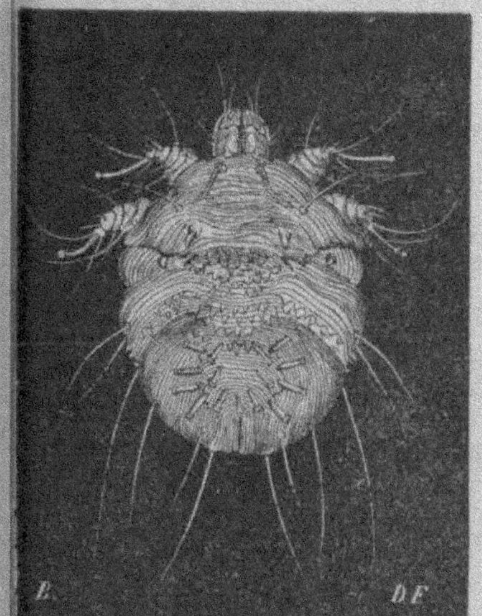

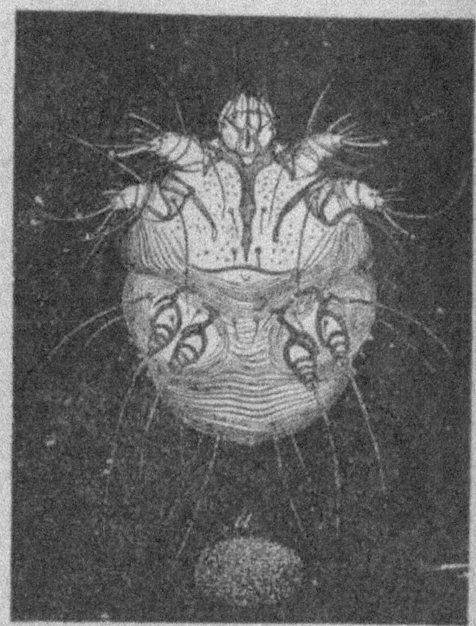

Fig. 145. — Sarcoptes femelles, faces dorsale et ventrale (Guiart).
a, œuf.

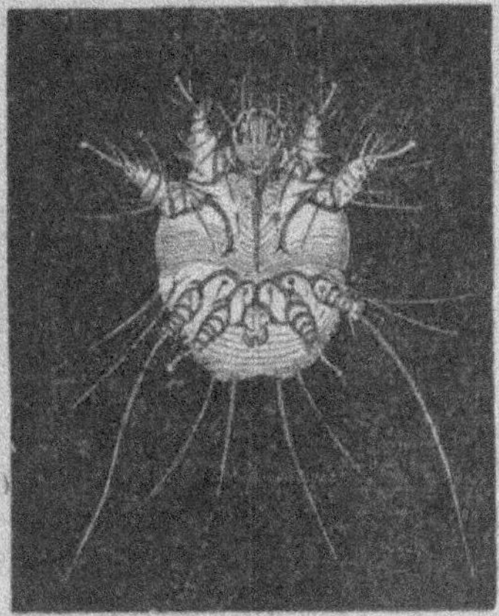

Fig. 146. — Sarcopte mâle, face ventrale (Guiart).

tome médian et deux palpes latéraux, coniques et adhé
rents (alors que dans les familles suivantes, ils sont libres

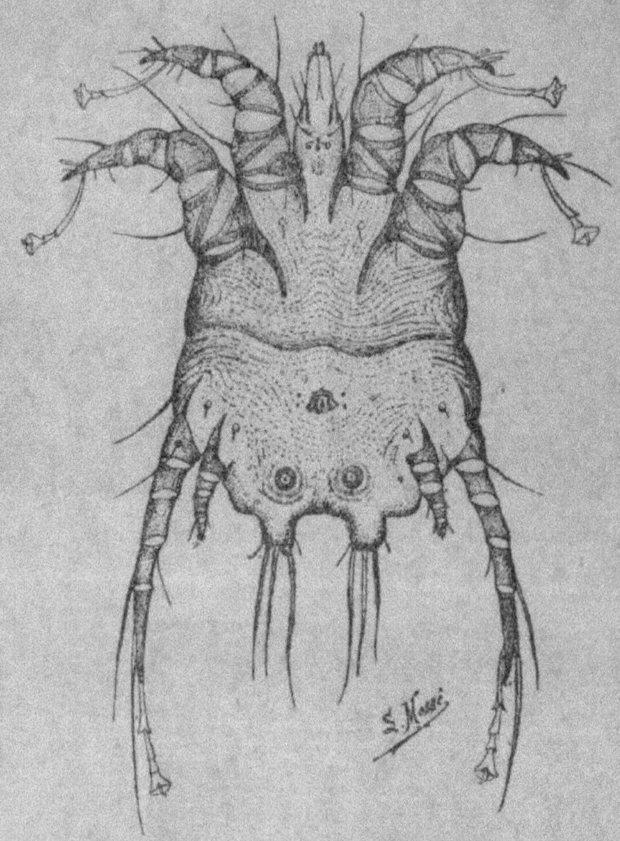

Fig. 147. — Psoropte mâle (Cadéac).

et distants) ; 2° sur le pourtour ventral, quatre paires de
pattes disposées en deux groupes (deux paires antérieures
et deux paires postérieures), insérées sur des épimères
linéaires, et terminées tantôt par une soie, tantôt par une
ventouse ambulacraire.

Classification. — *Trois genres principaux*, distingués les uns des autres par le rostre, les pattes et les ventouses.

1° **G. Sarcoptes :** rostre subcarré ; pattes courtes, les antérieures dépassant à peine le rostre et les postérieures ne débordant pas l'abdomen ; ventouses ambulacraires à pédicules longs et simples, égaux aux pattes.

2° **G. Psoroptes :** rostre deux fois plus long que large ; pattes longues, les antérieures dépassant nettement la pointe du rostre et les postérieures débordant considérablement l'abdomen ; ventouses ambulacraires à pédicules longs et triarticulés.

3° **G. Chorioptes :** rostre isodiamétral, comme celui des sarcoptes, mais conique ; pattes longues (comme celles des psoroptes), dépassant fortement la pointe du rostre et le bord de l'abdomen ; ventouses ambulacraires subsessiles (à pédicules presque nuls). Enfin, un quatrième caractère, absent chez les sarcoptes, les isole des psoroptes et des chorioptes, auxquels il est commun : c'est l'existence, à l'extrémité postérieure des mâles, de deux *lobes abdominaux*, précédés de deux *ventouses copulatrices*.

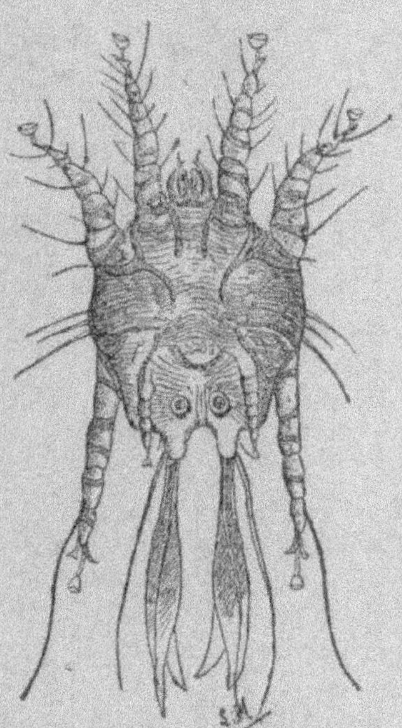

Fig. 148. — Choriopte mâle (Railliet).

SARCOPTES

Quatre espèces, toutes microscopiques (un quart de millimètre de diamètre), et différenciées comme suit :

| Des écailles et des épines dorsales ; femelles ovipares, munies de ventouses ambulacraires. | Ecailles dorsales triangulai-laires et pointues, en rangs transversaux ; trois paires d'épines antérieures et sept de postérieures ; anus terminal. | *S. scabiei.* |
| | Ecailles dorsales semi-circulaires, en cercles concentriques ; quatre paires d'épines antérieures et six de postérieures ; anus dorsal. | *S. minor.* |

| Pas d'écailles ni d'épines dorsales ; un rectangle chitineux post-rostral ; femelles vivipares et dépourvues de ventouses ambulacraires. | Dos mamelonné. | *S. mutans.* |
| | Dos lisse ...... | *S. lœvis.* |

I. — **Sarcoptes scabiei**. — Peau de tous les mammifères domestiques.

La femelle vit dans la *couche cornée* de l'épiderme, où elle
creuse un tunnel sinueux, long de 3-4 millimètres,
appelé *sillon* ; elle y pond une quinzaine d'œufs ellipsoïdes, à coque linéaire, à contenu non segmenté.

Ils évoluent sur place, donnant en huit jours des *larves
hexapodes*, qui percent aussitôt le plafond de la galerie
pour aller vivre à la surface cutanée ; là, des métamorpho-

ses successives les transforment d'abord en *nymphes
octopodes*, puis en *acariens parfaits*, mâles ou femelles.

Les premiers se distinguent des secondes : par la situation des
orifices génitaux, le mâle étant placé ventralement, entre les

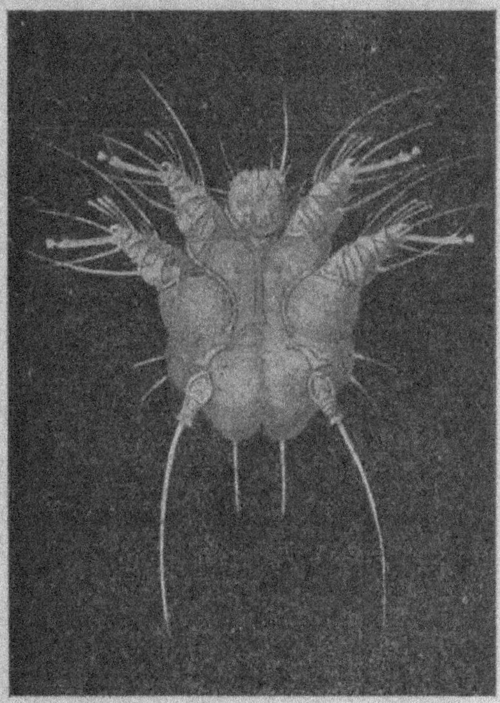

Fig. 149. — Larve hexapode (Guiart).

pattes de la quatrième paire (où il est encadré d'une armure en
accent circonflexe), tandis que la vulve est au contraire située
à l'extrémité postérieure du dos, juste en avant de l'anus ; 2° par
les pattes de la quatrième paire terminées chez les mâles par une
ventouse et chez les femelles par une soie.

L'accouplement se produit, mais au lieu de se mettre à
pondre, la femelle fécondée subit une nouvelle métamor-

phose, la transformant en une autre femelle qui diffère
de la première par sa vulve, *centroventrale* (au lieu de rétro-
dorsale). Il y a donc deux sortes de femelles : la première
s'appelle *femelle pubère*, parce qu'elle est capable seule-

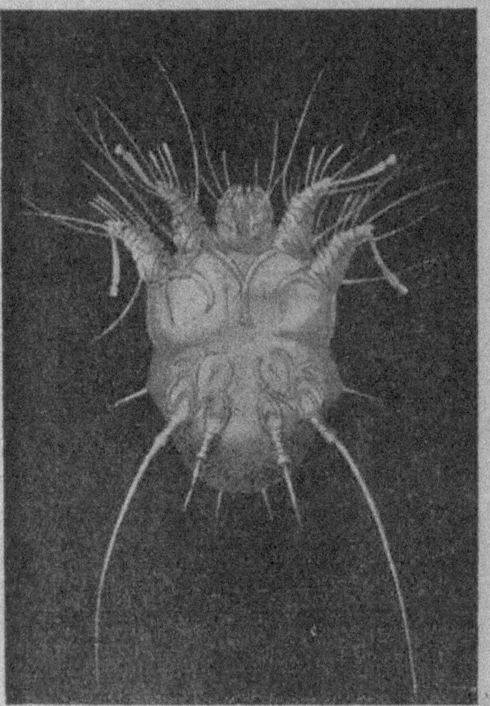

Fig. 150. — Nymphe octopode (Guiart).

ment de s'accoupler, tandis que la seconde est une *femelle
ovigère*, chargée de la ponte.

Aussitôt nées, les femelles ovigères quittent la surface
cutanée pour s'enfoncer dans la couche cornée de l'épiderme, jusqu'au contact du corps muqueux ; et elles y
cheminent lentement en creusant un *sillon* où elles pondent leurs œufs qu'elles déposent derrière elles, un à un, à

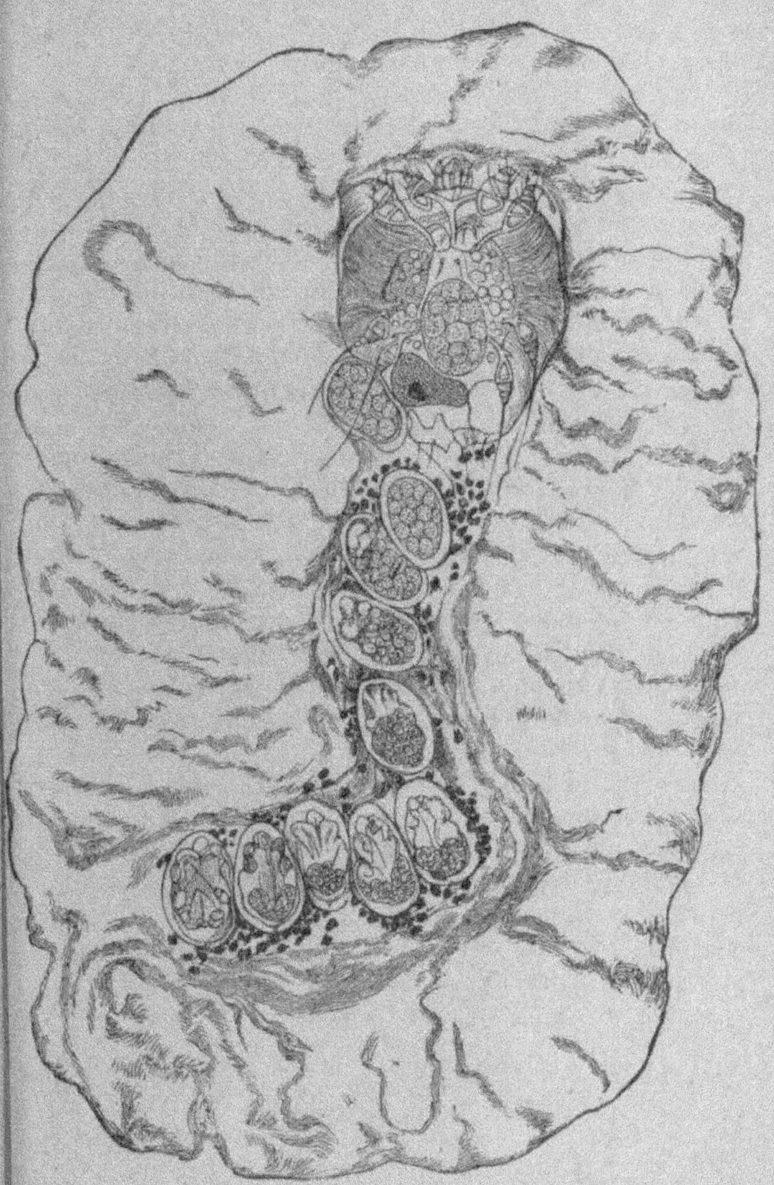

Fig. 151. — Sillon renfermant un Sarcopte femelle et derrière lui, une série
d'œufs de plus en plus développés. Les points noirs sont les excréments du
parasite (Hebra).

mesure qu'elles avancent. Le cycle évolutif est fermé : il a duré un mois, à raison d'une semaine par stade.

Comme on le voit, il s'agit là d'une évolution rigoureusement *directe*, puisqu'elle s'effectue tout entière sur place, non seulement chez le même hôte, mais encore dans le même organe.

Par contre, le développement comporte, suivant le sexe, *deux ou trois métamorphoses*, correspondant aux stades de larve hexapode, nymphe octopode et femelle pubère.

Rôle pathogène. — Ce parasite produit une **gale sarcoptique**, surtout fréquente chez le cheval et le chien, et dont les trois principaux symptômes sont : prurit, dépilations, croûtes.

1° **Le prurit**, premier signe qui attire l'attention, est dû à une double action : mécanique (correspondant au sillon creusé), et surtout toxique, celle-ci résultant de ce que les acariens déposent dans les galeries une salive extrêmement venimeuse, irritante et caustique. Il en découle un besoin de grattage continuel, irrésistible, forcé, augmentant avec la chaleur (du soleil, du feu, du lit, de la marche). Par sa violence et sa fréquence, ce prurit est véritablement la signature de la gale sarcoptique, car s'il existe aussi dans d'autres dermatites, nulle part il n'est aussi intense (1). Les démangeaisons sont si exagérées que les malades se grattent avec frénésie, *jusqu'au sang*, et de toutes les manières possibles : avec les pattes et les dents (en mordant les parties du corps qu'ils peuvent atteindre, au prix des contorsions les plus extraordinaires), en se frottant contre tout ce qui est à leur portée (murs, bât-flancs, mangeoires, voire même individus voisins).

Si, à ce moment, on passe la main sur la région pruri-

(1) Le prurit a plusieurs causes : peaux *sales* (poussières, sueur), *enflammées* (eczéma), ou *parasitées*, surtout par des acares ou des poux (seules, deux dermatoses parasitaires, la démodexose et la teigne, ne sont pas prurigineuses) : mais il varie beaucoup, au point de vue fréquence et violence, d'où trois degrés de manifestation : poils simplement usés, poils arrachés, plaies.

gineuse, on peut constater la présence de **boutons** gros comme une tête d'épingle, et qui sont autant de *vésicules* développées autour d'une femelle, sous l'action de sa salive ; mais chez les grands mammifères ongulés, à cause de l'épaisseur de la fourrure et du tégument, ces boutons sont beaucoup moins perceptibles que chez les onguiculés, à peau fine et peu velue (chien, homme). D'autre part, ils n'ont qu'une existence éphémère, car sous l'action des grattages, ils sont rapidement écorchés et disparaissent ; toutefois ils laissent des traces, la sérosité qui s'en écoule se desséchant sur place et formant une *croûtelle* jaunâtre, large de 1 à 2 millimètres.

2º **Dépilations.** — Non seulement les grattages écorchent les boutons, mais encore ils arrachent les poils qui les recouvrent, et cela d'autant plus facilement que, par extension de l'épidermite, ces poils finissent par être atteints de folliculite, et par suite moins solidement implantés. Il en résulte des dépilations circulaires, d'abord larges de 2 à 3 millimètres (comme les boutons entamés), et visibles seulement à rebrousse-poil, mais qui s'étendent par la périphérie à mesure que la femelle initiale se multiplie, produisant une colonie de plus en plus peuplée. En même temps qu'elles s'accroissent d'étendue, les dépilations augmentent de nombre, car les sarcoptes *sont peu sociables* ; les femelles fécondées émigrent volontiers pour aller plus loin fonder des colonies nouvelles, si bien qu'au bout d'un mois ou deux, le point primitivement parasité est entouré de dix, vingt, trente *mouchetures*, larges de 5-10 millimètres.

3º **Croûtes.** — Les dépilations se couvrent peu à peu de croûtes brunâtres et adhérentes, finissant parfois par dépasser 3 à 4 millimètres d'épaisseur ; elles ont une double origine : 1º inflammation cutanée, produisant une hyperformation de cellules cornées (d'où des pellicules), et un épanchement d'exsudat ; 2º écoulement de sang, dû aux écorchures provoquées par les grattages ; c'est le mélange des squames épidermiques, de l'exsudat inflammatoire et du sang épanché qui, en se desséchant, constitue les croûtes, et celles-ci sont foncées, parce que hémorragiques.

Les dépilations continuant à s'étendre et à se

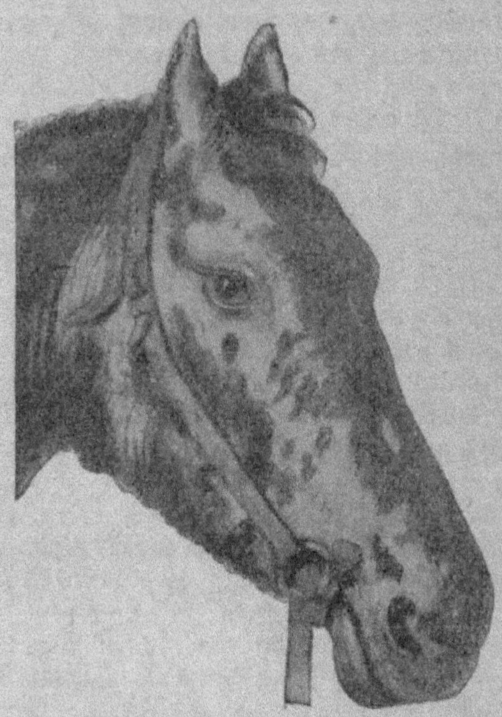

Fig. 152. — Gale sarcoptique de la tête (Cadéac).

multiplier, elles arrivent à se toucher, à se rejoindre, produisant alors des *plaques irrégulières* de plus en plus spacieuses, qui finissent par envahir tout le corps, *sauf aux endroits couverts de crins*. C'est ainsi que vers les cinquième ou sixième mois, la peau est entièrement dénudée, croûteuse, épaissie et plissée, ressemblant à une peau d'éléphant et

dégageant une odeur infecte de souris (1) : cet aspect caractérise la *gale généralisée*, le *grand galeux*. L'affection aboutit à l'amaigrissement progressif, à la cachexie et à la
mort, par intoxication (urémie, non fonctionnement de la

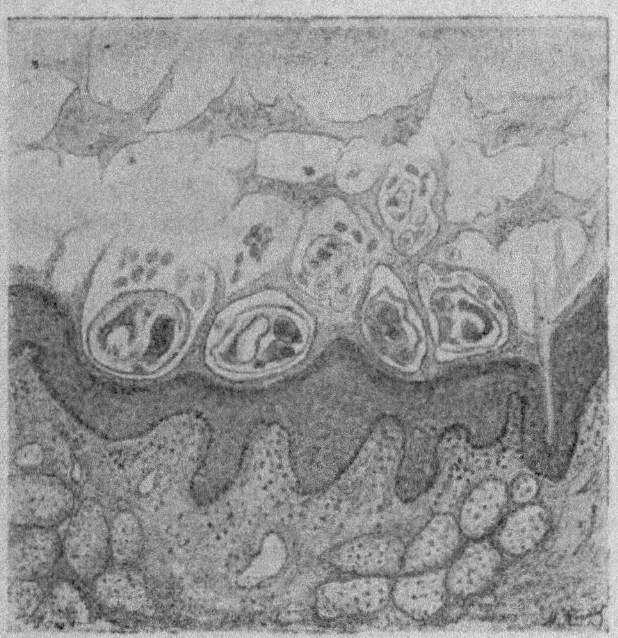

Fig. 153. — Coupe de peau galeuse : 4 sillons s'aperçoivent au contact du corps muqueux (Ball).

peau) et insomnie (les malades n'ayant plus de repos, en
raison des démangeaisons continuelles). Souvent en outre,
les grattages déterminent, par inoculations microbiennes,
des *lymphangites, des phlegmons et des décollements cutanés.*

Lésions. — Ce sont celles d'une *dermatite* intense et
complète (*épidermite, folliculite, dermite*) avec, en plus,

(1) Résultat d'hypersécrétion et de fermentation sébacées.

présence de sillons contenant, au fond, *une femelle* ovigère, derrière laquelle s'échelonnent : d'abord *des œufs*, à des états de développement de plus en plus avancés, proportionnés à leur âge (non segmentés, en morula ou embryonnés), puis des *coques vides* (restes d'œufs qui sont éclos, et dont les embryons ont quitté la galerie par des cheminées d'échappement), enfin des *excréments*, sous forme de grains noirs.

Diagnostic. — La gale sarcoptique peut être à peu près reconnue, *cliniquement*, par la constatation de ses trois symptômes cardinaux : prurit, dépilations, croûtes ; chaque fois que, sur un cheval notamment, on se trouve en présence de dépilations croûteuses, on doit penser à rechercher systématiquement le prurit, en grattant la peau malade avec les ciseaux ou les ongles : s'il s'agit de gale sarcoptique, l'animal témoigne aussitôt sa satisfaction par des mouvements de la tête, et surtout des lèvres, qui tremblotent, s'agitent et font dire que *l'animal rit* ; ce réflexe du rire peut être considéré comme caractéristique. Toutefois, il est prudent de confirmer le diagnostic clinique par un examen microscopique, effectué comme suit :

1° Recueillir des croûtes en grattant *jusqu'au sang* (pour être sûr qu'on a été jusqu'au corps muqueux, seul vasculaire, et que, par suite, on a enlevé les couches cornées profondes, siège des femelles ovigères et des œufs) ; 2° les placer sur une lame, dans une goutte de potasse à 30 p. 100 (ou de lacto-phénol), recouvrir d'une lamelle et chauffer jusqu'à dégagement de vapeur, sans aller jusqu'à l'ébullition (cette opération a pour effet de ramollir les croûtes et de les éclaircir) ; on presse alors légèrement sur la lamelle, pour écraser et amincir la préparation jusqu'à transparence. Examiner à grossissement moyen (100-200 D.) (1).

Diagnostic différentiel. — La dermatite sarcoptique peut surtout être confondue avec les autres dépilations

____

(1) Il faut souvent faire 2-3 préparations avant de trouver un élément parasitaire.

prurigineuses, et d'abord avec *les autres gales* : *psoroptique*, *chorioptique*, *dermannyssique*.

Les deux premières ont des sièges et des parasites différents ; quant à la gale dermannyssique, elle se traduit encore par de nombreuses mouchetures de 5 à 10 millimètres, mais elles apparaissent plus vite, au point qu'en une nuit, le corps peut en être couvert ; d'autre part, le voisinage de poules constitue un renseignement précieux.

2° *Avec la phtiriose* (dépilations irrégulières, incomplètes, les poils paraissant coupés ; présence de poux, de puces et de lentes)

3° *Avec l'eczéma sec*, qui est l'affection la plus ressemblante, car elle se traduit aussi par de vastes dépilations croûteuses et prurigineuses ; le microscope seul peut les distinguer à coup sûr. Toutefois, les lésions eczémateuses s'observent surtout sur les vieux chiens ; débutant à l'ars, à l'aine et sur les lombes, elles ne sont ni circulaires, ni complètes (quelques poils restent), ni contagieuses (1).

La sarcoptose doit aussi être distinguée :

a) *De diverses autres dermatoses*, peu ou pas prurigineuses : gale démodécique *squameuse* (dépilations pelliculeuses et claires plutôt que croûteuses et foncées) ; *teigne* (dépilations circulaires et claires) ;

Alopécie (ici, il n'y a ni prurit, ni croûtes, ni contagion ; la peau, simplement dépilée, reste normale, souple, non enflammée) ;

Pityriasis (épidermite pelliculeuse, sans dépilation ni prurit marqués ;

b) *Des Dermatites* : *toxique* (fagopyrisme), *nerveuse* (prurigo), *bactérienne* (acné, echtyma des lèvres, variole caprine, impétigo, nécrobacillose, etc.), *vermineuse* (rhabditis, etc.).

d) Des Piqûres de Trombididés ou d'Ixodidés.

Pronostic. — **Très grave**, 1° parce que l'affection est

(1) Le fond de la peau malade serait blanc dans la gale, rouge dans l'eczéma.

mortelle, quand elle est généralisée ; or, si on ne traite pas , la généralisation est certaine, à cause de l'extraordinaire prolificité des sarcoptes (une seule femelle fécondée produit, en trois mois, cent cinquante mille individus), et de leur insociabilité (qui les pousse à s'éloigner les uns des autres, à se disperser, pour aller fonder ailleurs de nouvelles colonies).

2° *Parce qu'elle est très contagieuse*, d'abord entre *mammifères de même espèce*, d'où des *épizooties* fréquentes chez les animaux qui vivent en agglomération, en troupeaux (chevaux militaires, moutons) ; un seul malade suffit alors pour contaminer tout l'effectif, ce qui centuple le chiffre des victimes.

Toutefois, la gale ne revêt guère cette forme que quand les animaux sont mal soignés, mal pansés, mal surveillés, de sorte qn'on ne s'aperçoit de son existence que longtemps après son début, quand elle a déjà fait beaucoup de dégâts ; c'est pourquoi dans l'armée, la gale épizootique équine n'est qu'une maladie *de guerre*, faisant partie du cortège des troupes en campagne.

b) Entre mammifères d'espèces différentes. — En principe, la gale sarcoptique d'un mammifère est susceptible de contagion à tous les autres ; mais en fait, la transmission ne survient guère que pour certaines espèces : chien, chat, cheval, homme ; toutefois, même pour celles-ci, elles ne produisent généralement que des affections bénignes, passagères, fugaces, guérissant facilement, parfois sans traitement : néanmoins, il est bon de prendre des précautions pour éviter la transmission.

La contagion peut se faire :

1° *Par un contact direct*, même de quelques instants : il suffit, en effet, pour permettre aux parasites superficiels (larves, nymphes, mâles et femelles pubères), de passer d'un individu malade sur un individu sain ; la transmission d'une seule femelle fécondée assure la contamination.

2° *Par un contact indirect*, à la faveur de locaux (1), couvertures, harnais, tapis de selle ou de sellette (2), instruments de pansage (brosse, étrille), précédemment souillés par un galeux ; toutefois cette contagion indirecte n'est à craindre que pendant une quinzaine de jours, durée de vie maxima des sarcoptes dans le milieu extérieur.

Traitement. — *Deux indications : détruire les parasites, empêcher la réinfestation.*

I. — **On détruit les parasites** par l'emploi de médicaments *acaricides* ou antipsoriques, capables de pénétrer dans l'épiderme, au contact des sarcoptes. Une vingtaine de produits ont été employés ; pour la plupart à base de soufre, on peut les classer en trois groupes : gazeux, solides, liquides.

1° **Acaricides gazeux.** — Il n'en existe qu'un, l'*anhydride sulfureux*, et son emploi constitue la *sulfuration*. Les animaux sont enfermés (sauf la tête), dans une chambre close contenant du gaz sulfureux obtenu, soit en brûlant du soufre, soit en partant de syphons remplis d'anhydride pur, sous pression. La température doit être de 30-35° et la concentration gazeuse doit osciller entre 3 et 5 p. 100 : pour cela, il faut brûler 100 grammes de soufre par mètre cube d'air (pratiquement on arrête l'arrivée du gaz quand s'éteint une bougie allumée dans la chambre). La tête est traitée à part (en insistant sur l'auge et les oreilles), par un antipsorique solide ou liquide.

Après chaque séance, mettre l'animal au grand air, dans un parc, ou au piquet dans un pré. Le traitement comporte deux ou trois séances d'une heure, à huit ou dix jours d'intervalle.

2) **Acaricides solides.** — Ce sont des *pommades* ; pour

---

(1) Ecuries d'auberge surtout, abreuvoirs communs, harnais interchangeables; pour les mangeoires, râteliers, remplacer le bois par des matières imperméables et lisses (fer, fonte, ciment lissé), seules stérilisables.

(2) Expliquant la fréquence du début au garrot.

qu'elles puissent arriver au contact des acariens, trois opérations successives sont nécessaires :

a) *Tonte générale*, pour découvrir toutes les dépilations, et pour permettre aux drogues d'arriver sur la peau, au lieu de rester dans les poils.

b) *Savonnage tiède* (au savon noir), pour enlever les croûtes, décaper le tégument et mettre à nu les parasites, car ces savonnages déchirent le plafond de la plupart des galeries ; quand les croûtes sont trop adhérentes pour pouvoir être détachées sans faire saigner, on les ramollit douze heures avant le savonnage, avec de l'huile, de la vaseline ou de l'huile de vaseline.

c) *Application d'une pommade acaricide*, qu'on fait pénétrer dans l'épiderme par des frictions énergiques ; à cette condition *sine quâ non*, toutes celles qui ont été préconisées guérissent (1).

Les principales sont : pommade d'Helmerich, pommade soufrée, pommade sulfo-pétrolée (suif ou vaseline 500 soufre 250, pétrole 125, carbonate de soude 125) (2). Le traitement dure huit jours : le premier jour, tonte générale et pommadage d'une moitié du corps, pour ne pas arrêter à la fois toutes les fonctions cutanées (pourtant certains font d'emblée une application générale) ; le deuxième jour, nouvelle frotte, pour faire rentrer la pommade dans la peau (car elle revient sur les poils sous forme d'un enduit jaunâtre) ; le troisième jour, pommadage de l'autre moitié ; le quatrième, friction générale pour rentrer la pommade sur tout le corps ; les cinquième, sixième, septième et huitième jours, bains et savonnages antigaleux.

3° **Acaricides liquides.** — Ce sont surtout des essences, des huiles ou des solutions aqueuses.

a) **Essences.** — Essence de térébenthine (efficace,

(1) En matière de gale, le choix du médicament importe moins que la façon de l'utiliser, et ce qu'il faut surtout, selon une expression triviale, mais juste, c'est de « l'huile de bras ».

(2) Autre formule : savon + soufre + goudron + carbonate de soude āā.

mouillante et d'un prix modique, mais trop irritante pour les animaux fins) ; *essence de carvi* (diluée à 5 p. 100 dans l'huile : bonne pour le lapin) ; baume du Pérou (recommandable pour la tête des chiens).

b) **Huiles.** — *Huile de cévadille* (1) (infaillible, mais coûteuse : huile 1.000, poudre de cévadille 100, fleur de soufre 60, alun calciné 40) ; *huile pétrolée-benzinée* ââ ; *huile crésylée* (au 1/10° et à 37°) ; *huile soufrée* (huile de lin + soufre en fleur + essence de térébenthine ââ) ; *huile sulfitée* (à 2 p. 100 d'anhydride sulfureux liquide) ; sulfoliquide ; sulfitone ; huile de cade, seule ou associée à d'autres substances, pour donner des médicaments composés appelés *charges* (exemple : benzine 100, huile de cade 100, coaltar 100, additionnés ou non d'essence de térébenthine 100, et de savon noir 100).

c) **Solutions aqueuses :** sulfureuse (sulfure de potassium ou de calcium à 2 p. 100) ; nicotinée (jus de tabac à 2 p. 100 : toxique pour les malades fortement écorchés) ; *crésylée* à 2 p. 100 (2) ; arsenicale à 1 p. 100 (acide arsénieux 1, sulfate de zinc, de fer ou d'alumine 10, eau 100 : toxique) ; *sulfuro-crésylée* à 2 p. 100 (sulfure de potassium 20, crésyl 20, acide arsénieux, 1, eau 1.000, carbonate de soude 10) ; sulfuro-nicotinée (sulfure de potasse 20, jus de tabac 10, arséniate de soude 2, eau 1.000) ; sulfo-calcique (3), ou sulfosodique (4) ; pétrolée (5).

Les liquides s'emploient en bains généraux tièdes (dix minutes à 35-38°), dans une cuve pour les petits animaux, dans une piscine pour les grands (fosse longue de 15 mètres sur 1 de large et 2 de haut, remplie de liquide antigaleux (ordinairement crésylé ou sulfuré), chauffé par des

(1) Préparée par macération à froid.
(2) Chauffée à 37°.
(3) = soufre, 24 ; chaux, 12 ; eau, 1000 ;
(4) = soufre, 14 ; fluorure de sodium, 5 ; savon, 50 ; eau, 1000.
(5) Eau 1.000, cristaux de soude 30, faire dissoudre dans un flacon et ajouter pétrole 300 : agiter pour émulsionner avant de s'en servir ; une friction par semaine, pendant six semaines.

tuyaux de vapeur ; les chevaux sont obligés de la traverser, un à un, à la nage) ; faire des savonnages et laisser sécher sur la peau (en été au soleil, en hiver près du feu).

Si les bains sont impossibles, opérer par *friction* à la brosse (le produit étant versé à la main), ou encore par *pulvérisation* (avec un pulvérisateur de vigne dont les soupapes sont en cuir). En cas d'essences, d'huiles ou de pommades, terminer par des bains et des savonnages, nettoyant, décapant la peau (eau carbonatée, eau de gaz ammoniacale).

Chaque méthode a des avantages et des inconvénients. Les bains généraux (liquides ou gazeux), contrairement aux frictions, donnent la certitude d'atteindre tous les points malades, sans risquer d'en oublier. En outre, la sulfuration évite la tonte, ce qui est important en hiver, car les tondus grelottent souvent de froid, au point de prendre des pneumonies ; elle permet de traiter les malades collectivement, en séries, car on fait des chambres à six-dix stalles, et ceci est essentiel quand il s'agit de gale généralisée et épizootique ; dans ce cas, en effet, le temps et le personnel manqueraient s'il fallait s'occuper individuellement de tous les animaux, par les moyens ordinaires.

Malheureusement, elle expose à des accidents d'intoxication chez les chevaux et chez leurs infirmiers, pendant l'entrée ou la sortie des chambres (mais on peut les éviter avec des masques à gaz) ; d'autre part, elle est, comme la piscine, très coûteuse, par les frais d'installation, ainsi que par les frais de déplacement des malades éloignés (car l'instrument n'étant pas transportable, force est d'aller à lui).

Les pommades n'exigent ni appareil spécial, ni déplacement dispendieux ; mais, étant appliquées par frictions, elles risquent de laisser des points non soignés, elles nécessitent la tonte, elles pénètrent moins que les liquides et les gaz ; enfin, elles provoquent souvent en hiver et chez les grands galeux cachectiques, une dermite médicamenteuse mortelle.

Conclusion. — Si on fait la balance des avantages et des inconvénients de chaque procédé, envisagé aux divers points de vue efficacité, prix de revient, etc., l'intervention à recommander est la suivante : chaque fois que cela vous sera possible, employez la sulfuration gazeuse ; en cas contraire, utilisez les frictions, en donnant la préférence à une pommade soufrée, à l'huile de cévadille, à l'huile crésylée ou sulfitée ; terminez par des savonnages et des bains crésylés.

Deuxième indication : empêcher la réinfestation, en enlevant le malade du local contaminé qu'il occupait, local qui sera désinfecté, ainsi que les harnais, couvertures, objets de pansage, etc., car la destruction des acares doit être poursuivie en même temps, simultanément, sur l'animal et dans le milieu où il vivait ; le galeux devra, au cours du traitement, changer de place chaque trois jours, pour être remis chaque fois dans un endroit stérile ; à défaut d'écurie suffisante, le mettre à un piquet mobile, dans un pré.

Remarques générales. — 1° *Se défier des traitements locaux*, toujours tentants quand la gale paraît localisée, mais qui laissent non soignés beaucoup de petites lésions restées inaperçues, parce que débutantes et cachées sous la fourrure ; l'expérience a prouvé qu'il y avait intérêt à recourir systématiquement et d'emblée au traitement général (sauf quand la gale est manifestement limitée).

2° *La chaleur* attire les parasites à la surface cutanée, où le médicament a plus facile de les tuer : il faut donc, autant que possible, l'adjoindre au traitement et opérer à chaud, plutôt qu'à froid ; dans ce but, on mettra préalablement le malade une heure ou deux au soleil (si c'est en été), ou dans un local chaud (si c'est en hiver) ; en outre, on utilisera les bains (gazeux ou liquides) *chauds* (35-38°) (1).

(1) Le pouvoir acaricide est décuplé par la chaleur, notamment pour le crésyl qui devient très actif.

3° *Faire durer le traitement au moins huit jours* ; l'incubation des œufs demandant ce délai, c'est donc seulement au bout de ce temps que tous sont éclos ; par suite l'intervention du huitième jour est nécessaire pour détruire les dernières larves nées (d'ailleurs moins résistantes que les adultes) (1).

4) L'observation montre que le traitement est mieux supporté : *a*) par les malades en bon état que par les cachectiques ; *b*) en été qu'en hiver ; *c*) chez les animaux qui travaillent que chez les immobilisés. Tout cela tient à ce qu'une influence bienfaisante est exercée par l'activité musculaire, les suées (qui nettoient la peau), le grand air, le soleil et la bonne nourriture. Cette action si heureuse a même fait prétendre qu'en été, il suffisait de mettre les galeux *au parc*, pour qu'ils guérissent tout seuls, sans médicament : c'est ce qu'on a appelé la *cure d'air antigaleuse* ; mais en réalité, le plus souvent, les malades ne sont que blanchis, car les sarcoptes se réveillent en hiver. Il n'en est pas moins vrai que le pansage, l'exercice modéré, la mise au vert, ont un effet utile indéniable : il y a donc lieu de les associer au traitement chimiothérapique.

Prophylaxie. — La gale étant très contagieuse, il faut procéder : 1° à l'*isolement* immédiat et rigoureux des malades ; 2° à la *désinfection* de tout ce qu'ils ont pu toucher ; les locaux seront stérilisés par combustion de soufre, ou mieux encore par l'eau crésylée maintenue bouillante (dix fois plus acaricide que la froide), puis blanchis à la chaux ; les couvertures, harnais, objets de pansage, seront mis dans la chambre à sulfuration, en même temps que le galeux, ou à défaut, dans un bain crésylé à 40° (sauf les harnais, qui durciraient : les frotter au pétrole).

Particularités propres à diverses espèces. — L'exposé précédent vise surtout le cheval.

(1) Chez les animaux, la présence des poils et l'épaisseur de l'épiderme s'opposent à une pénétration médicamenteuse suffisante pour tuer les œufs et guérir en quarante-huit heures, comme chez l'homme.

1º **Chez le chien**, les boutons sont perceptibles (car la peau est fine) ; de plus, il y a un symptôme supplémentaire : la frange de l'oreille (1) est granulo-croûteuse, et son malaxage détermine le *réflexe du grattage* de l'air avec une patte postérieure ; c'est là qu'il y a intérêt à chercher les parasites, car ils y sont plus abondants (malheureusement ce signe n'est pas spécial à la sarcoptose) (2).

2º **Chez le mouton, le lapin et le cobaye**, la gale débute

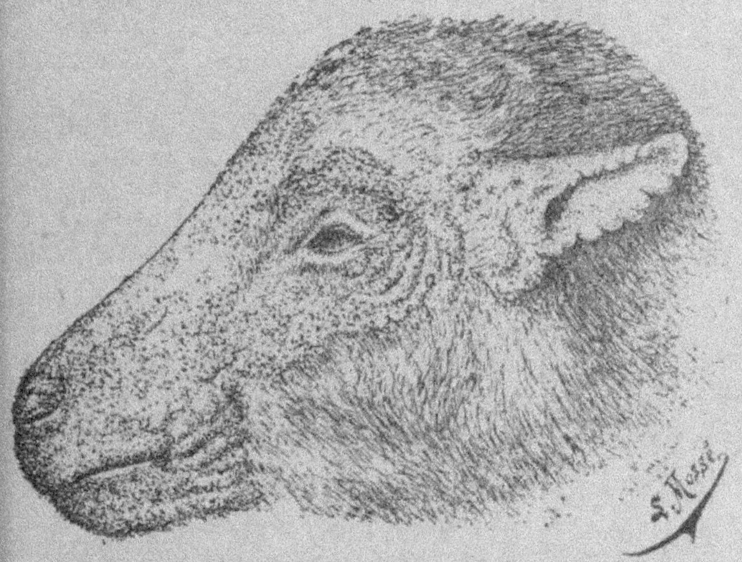

Fig. 154. — Gale sarcoptique du *mouton* (Mathis).

par *la tête et les pattes*, c'est-à-dire par les régions à poils courts ; la face des moutons, ordinairement blanche, est alors revêtue de croûtes si foncées que la maladie a reçu le nom vulgaire de *noir museau* ; elle doit être distinguée de l'*echtyma* (pustules croûteuses développées, en été, sur les

----

(1) Au voisinage de l'oreillon, jamais à la pointe.
(2) Chez le chiot, l'affection serait simplement squameuse, mais non dépilante.

lèvres et le nez, par suite, disent les bergers, de piqûres faites par les chaumes rigides, au moment du pâturage).

3º **Chez le porc,** l'affection est peu prurigineuse ; **chez le chat, le bœuf et la chèvre,** elle est exceptionnelle ; enfin, elle existe aussi chez le chameau et le furet.

II. — **Sarcoptes minor** (1). — Peau du chat et du lapin, chez lesquels il détermine une gale de la tête et des

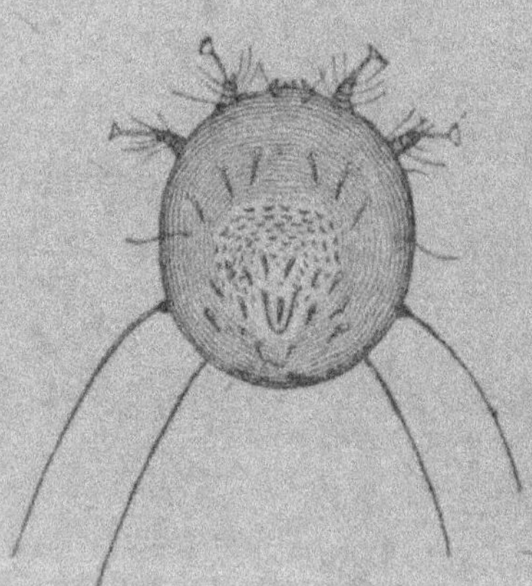

Fig. 155. — Sarcoptes minor (Railliet).

pattes, analogue à celle de *S. scabiei,* sauf quelques particularités : elle est plus fréquente et plus croûteuse (les lèvres sont souvent couvertes de croûtes épaisses de 1 centimètre, ce qui les rend rigides, incapables de remuer et de saisir les aliments, d'où une nutrition difficile et une mort plus rapide) ; 2º elle est moins prurigineuse et moins dépilante (2) (quoique les acariens soient infiniment plus abondants) ; 3º elle est *bien plus contagieuse,* d'abord de chat à chat (il suffit d'un galeux dans un quartier ou dans un village pour y amener rapidement une épizootie) ; mais aussi du chat à l'homme (surtout aux femmes et aux enfants qui jouent ou qui couchent avec leurs chats), et au chien (une partie des gales canines proviendrait de cette origine ; on observe alors quelquefois des comédons faisant penser aux Démodex).

Diagnostic facile, les parasites étant remarquablement nombreux.

(1) = *Notoedres cati.*
(2) Parce que la salive de *S. minor* est moins irritante.

Traitement. — Le chat ayant une répugnance marquée pour l'eau et étant très sensible aux médicaments, il faut proscrire les bains généraux (se contenter de savonnages

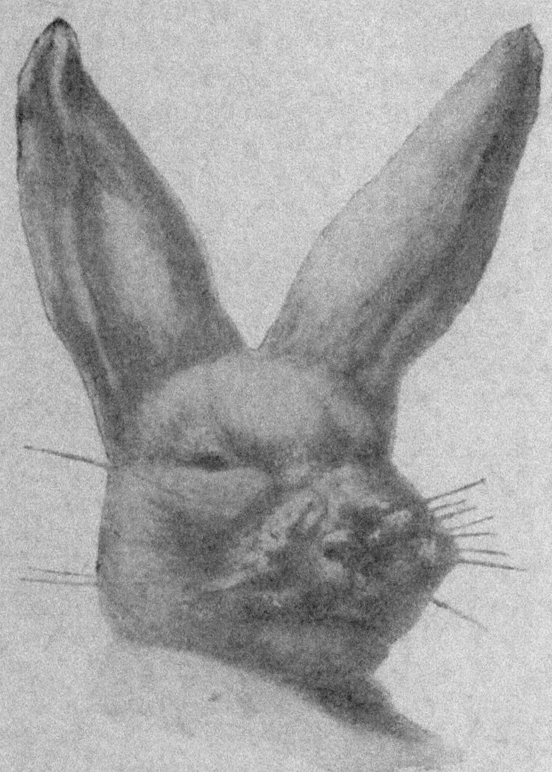

Fig. 156. — Gale sarcoptique du *lapin* (Cadéac).

locaux), et ne pas abuser des drogues (pour éviter un empoisonnement). Utiliser surtout la pommade d'Helmerich, l'huile crésylée ou sulfitonée, l'essence de carvi (à 5 p. 100 dans l'huile), le baume du Pérou (assez toxique) ; employer les bains de pattes.

Prophylaxie. — Éviter tout contact de l'homme et du chien avec un chat galeux.

III. — S. mutans (1) : produit *chez les oiseaux* (surtout poule et dindon), la *gale des pattes* ; le tarse est alors recouvert d'énormes croûtes écailleuses sous lesquelles pullulent les parasites. Il en résulte quelquefois des boiteries, fractures et arthrites, avec chute des doigts. A distinguer des bleimes (nodosités plantaires à pus caséeux).

Traitement. — Ramollir et enlever les croûtes ; employer ensuite un acaricide sous forme de pommade ou de bains de pattes.

IV. — S. lœvis : parasite des oiseaux, comme le précédent, dont il diffère non seulement par son dos lisse, mais encore par l'existence, chez les mâles, de deux petites ventouses copulatrices (il fait donc transition entre les

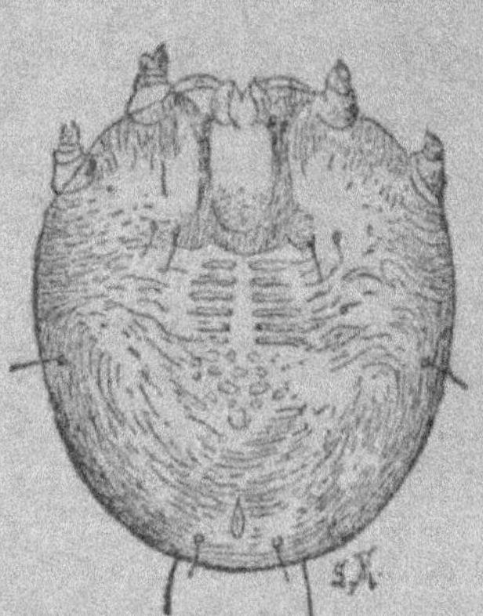

Fig. 157. — Sarcoptes mutans
(femelle) (Railliet).

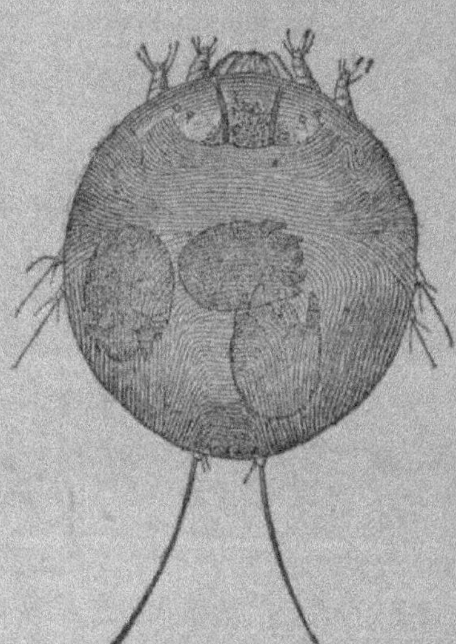

Fig. 158. — Sarcoptes lœvis
(Railliet).

sarcoptes et les psoroptes). Cet acarien cause, chez les gallinacés et les colombins, *une gale du corps*, se traduisant par la chute des petites plumes, les grandes pennes des ailes et de la queue restant seules ; les poules se piquent la peau à

(1) = *Cnemidocoptes mutans.*

coups de bec (*piquage* des aviculteurs), pour arracher les plumes malades, dont la base est entourée d'un manchon épidermique (folliculite) contenant des sarcoptes.

Traitement. — Bains antigaleux généraux (sulfuro-crésylés, sulfuro-nicotinés, sulfo-calciques ou sulfo-sodiqués) (1) ; saupoudrer la peau (préalablement mouillée) avec du pyrèthre ou de la fleur de soufre ; remplir quelques augets avec un mélange de sable, soufre et chaux : les poules se roulent dedans, ce qui éloigne les parasites. Nettoyer et désinfecter les locaux par combustion de soufre : 100 grammes par mètre cube ; laisser fermé six heures, et ne laisser rentrer les volailles qu'après le même temps d'aération.

Espèce voisine. — *S. prolificus*, gale du corps de l'oie.

PSOROPTES

Une seule espèce : **Psoroptes communis,** parasite du cheval, du bœuf, du mouton et du lapin. Outre leurs caractères génériques, ces acariens diffèrent encore des sarcoptes : 1° par leur *taille double* (un demi-millimètre) et leur *teinte foncée* (ce qui les rend juste visibles à l'œil nu) ; 2° par *leur habitat*, d'une part, dans les régions couvertes de poils *longs* (crins, laine), et d'autre part, à la surface cutanée ; pour ce dernier motif, ils provoquent un prurit moindre que les sarcoptes, et ils sont plus sensibles aux médicaments ; 3° par leur *sociabilité* : ils restent unis en colonie, de sorte que les lésions ne s'étendent que lentement par la périphérie (2), et que la généralisation est exceptionnelle ; 4° par leur *contagiosité faible* (ou même nulle) pour les mammifères d'espèces différentes, notamment pour l'homme.

(1) Utiliser aussi la sulfuration gazeuse (deux séances de vingt minutes, à huit jours d'intervalle, dans un exterminateur de fortune.

(2) A la façon d'une tache d'huile.

Rôle pathogène : Gale psoroptique.

A. — Chez le mouton, elle atteint les régions couvertes de laine, presque tout le corps par conséquent : elle

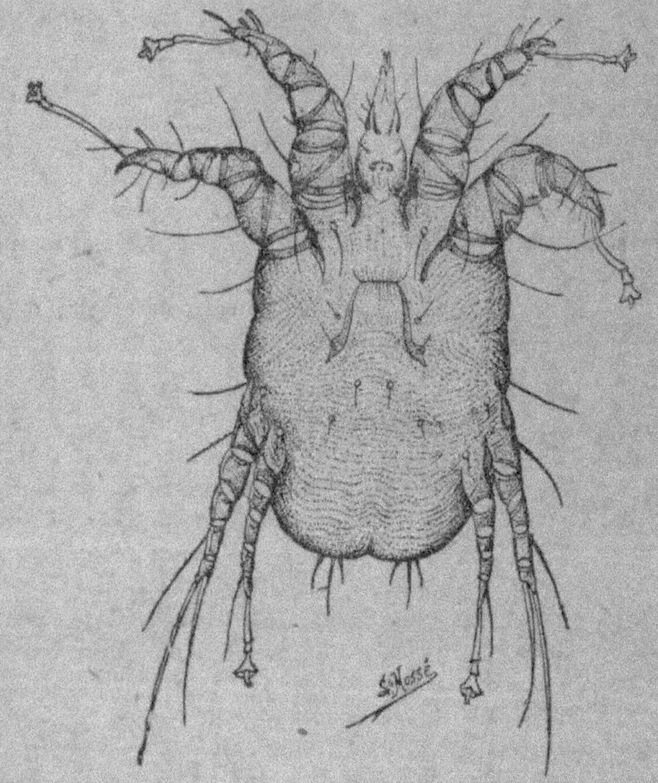

Fig. 159. — Psoropte femelle (Cadéac).

est donc la plus étendue, et par suite la plus grave, des gales ovines.

Ses premiers symptômes sont encore *prurit, dépilations, croûtes* ; mais en plus, au début, l'attention est attirée à distance sur les animaux malades d'un troupeau, car leur

laine est ébourriffée, salie par la boue des pieds qui ont
servi aux grattages ; plus tard, elle se déchire par-ci par-là,
formant des mèches pendantes, d'où un aspect déguenillé
caractéristique ; la toison s'arrache ainsi sur des surfaces
de plus en plus vastes, si bien que la dépilation finit par
être complète.

Le diagnostic est facile : outre les symptômes précités,

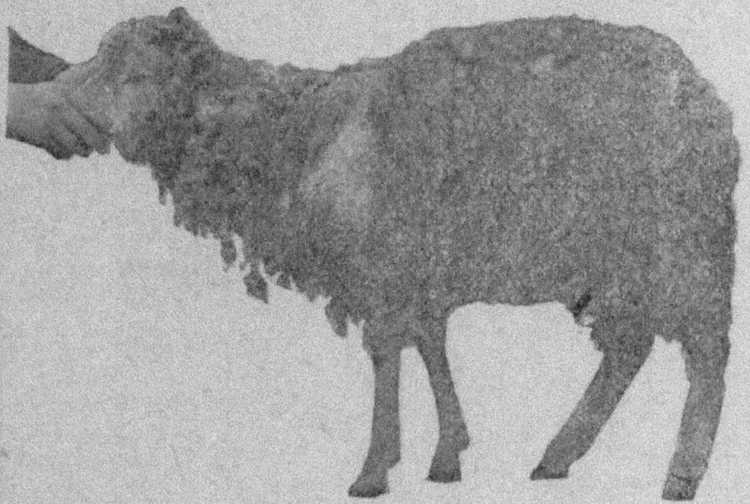

Fig. 160. — *Mouton* atteint de gale psoroptique (Cadéac).

on aperçoit aisément, dans les croûtes recueillies par raclage,
les psoropes qui sont déjà visibles à l'œil nu, mais mieux
encore au microscope.

Toutefois l'affection devra être différenciée : 1º *des
autres gales* (la sarcoptique siège dans les régions à poils
courts) ; 2º de la *phtiriose* (les poux et leurs œufs sont macroscopiques) ; 3º de la *folliculite (ou acné) sébacée* (celle-ci
a les mêmes symptômes, mais atténués ; en outre, les
croûtes, faites de suint, sont jaunes et non brunes). Dans
les cas douteux, le microscope tranche de suite.

Pronostic assez grave : 1º parce que la maladie fait

maigrir les moutons et déprécie leur laine, d'où une perte
moyenne évaluée à dix francs par tête ; quand elle est généralisée, elle peut même faire mourir, mais ceci est rare ;
2° parce qu'elle est très contagieuse entre moutons, de sorte

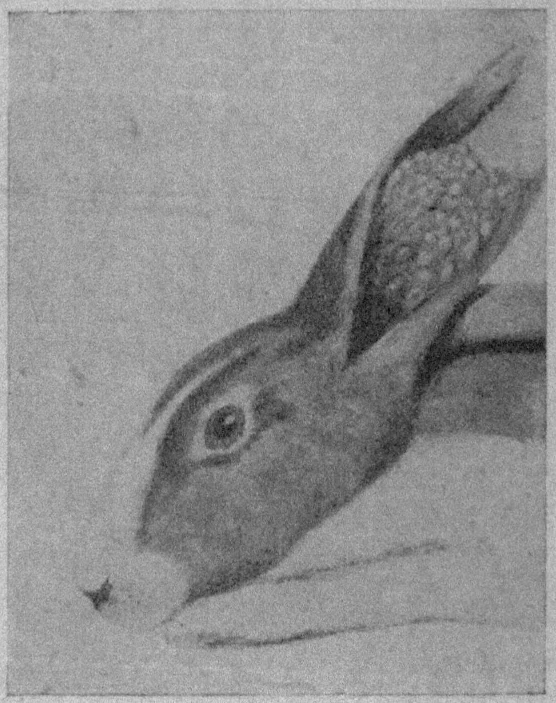

Fig. 161. — Gale auriculaire du *Lapin* (Cadéac).

qu'elle envahit à peu près certainement tout le troupeau.

Traitement. — Tonte, puis bain général antigaleux, qui
peut être : crésylé à 2 p. 100, sulfureux à 2 p. 100, arsenical à 1 p. 100, ou nicotiné (jus de tabac à 1 p. 80) ; les bergers emploient même le jus de tabac pur. Les bains seront
donnés tièdes, pendant cinq minutes, quatre heures après
le repas, dans une cuve (ou dans une piscine que les mou-

tons traversent à la nage : procédé américain) ; il est utile de les accompagner d'une bonne friction savonneuse.

B. — **Chez le cheval et le bœuf,** la gale psoroptique débute par le bord supérieur de l'encolure et la base de la queue, d'où elle s'étend ensuite lentement ; elle guérit facilement avec l'huile benzinée-pétrolée, le jus de tabac, la solution sulfo-crésylée, etc. (1).

C. — **Chez le lapin,** l'acarien pullule dans le conduit auditif externe, qu'il enflamme violemment, d'où une abondante hypersécrétion de cérumen qui, en se desséchant, forme des croûtes emboîtées les unes dans les autres, en cornets ; l'oreille finit par en être remplie et par devenir si lourde qu'elle retombe ; on note en outre du prurit auriculaire et souvent des crises épileptiformes, ainsi qu'une torsion de la tête.

Traitement. — 1° Ramollir les croûtes avec de l'huile laissée en place une nuit, puis les enlever à l'aide d'une curette ; 2° détruire les parasites en imbibant le fond de l'oreille, trois jours de suite, avec la *glycérine iodée*, l'*huile crésylée* ou *soufrée* ; recommencer huit jours après. Désinfecter les locaux.

Quelques cas d'otite psoroptique ont été signalés chez la chèvre et le chien : ils provenaient vraisemblablement d'une contagion du lapin.

CHORIOPTES

Sarcoptidés presque macroscopiques (un tiers de millimètre), et constituant *deux espèces* :

I. — **Ch. symbiotes.** — Peau du cheval et du bœuf (plus rarement du mouton, de la chèvre, et du lapin).

Mâles munis de soies postérieures foliacées ; femelles à quatrième paire de pattes normales. Ce parasite provoque

(1) S'observe aussi dans l'oreille.

une **gale chorioptique,** qui débute par la région inférieure des membres (d'où son nom de *gale du paturon*), mais qui remonte peu à peu jusqu'au ventre.

Chez le bœuf, elle commence aussi quelquefois par la

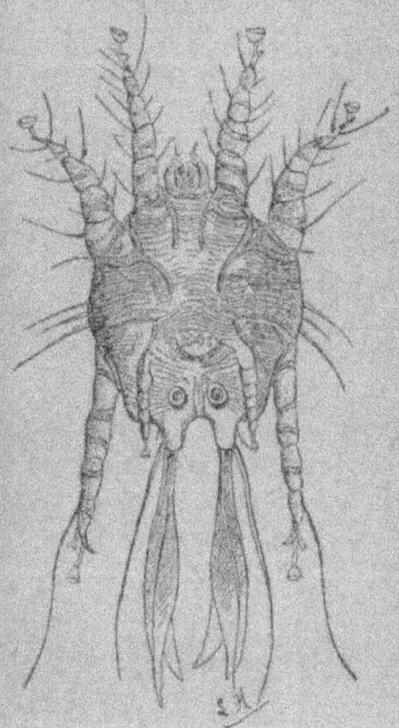

Fig. 162. — Chorioptes symbiotes mâles (Raillet).

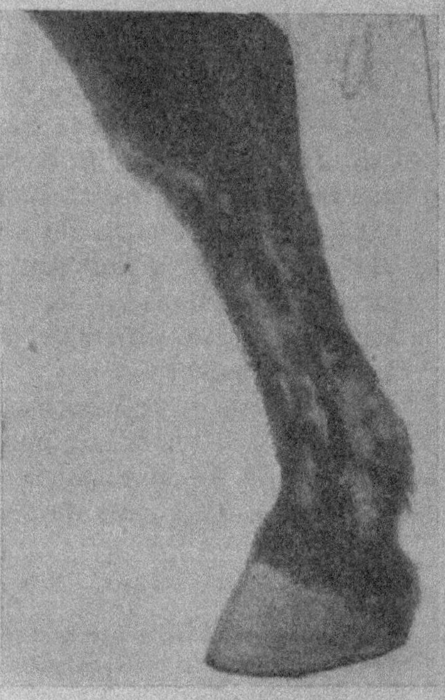

Fig. 163. — Gale des membres (Cadéac).

queue, donnant des croûtes fibroïdes épaisses de 1 centimètre.

Symptômes : prurit, dépilations, croûtes du paturon, quelquefois boiterie ; les chevaux frappent du pied pendant la nuit.

Diagnostic facile par la constatation des chorioptes ; à distinguer des crevasses, des eaux aux jambes, de la phtiriose et (chez le mouton) de la gale sarcoptique des extrémités.

Pronostic bénin, parce que : 1° cette gale s'étend lentement ; 2° elle est peu contagieuse et de guérison facile (les chorioptes étant superficiels, et par suite très vulnérables).

Traitement. — Tonte, savonnage, puis frictions ou bains de pieds acaricides.

II — Ch. auricularum (1). — Oreilles du chien, du chat (et du furet).

Mâles à soies postérieures toutes filiformes ; femelles à quatrième paire de pattes rudimentaire. Siégeant dans le conduit auditif externe, ce parasite produit une *otite acarienne* analogue à celle du lapin, sauf que les parasites sont moins nombreux.

Les *symptômes* sont encore : 1° *prurit* de l'oreille, avec grattages violents, d'où des plaies périauriculaires) ; 2° *hypersécrétion de cérumen* brun chocolat, pâteux, inodore, d'ordinaire si peu abondant qu'on ne l'aperçoit pas de l'extérieur, et qu'il faut aller le chercher avec une curette mousse (2) ; 3° *crises épileptiformes*, mais elles ne surviennent que quand les animaux sont échauffés par une course, et jamais à froid, au repos (sous l'influence de la chaleur, les acariens s'agitent et irritent davantage le tympan) ; c'est pourquoi ces accès s'observent surtout chez les chiens de chasse qui, en pleine action, s'arrêtent tout à coup, se mettent à hurler de douleur, à baver, puis à tomber sur le sol ; ils présentent alors des convulsions qui durent un moment, puis tout rentre dans l'ordre, jusqu'à nouvelle crise.

Diagnostic. — L'affection devra être distinguée : 1° du *catarrhe auriculaire simple* (ici le fond de l'oreille est fortement enflammé, rouge, suintant, rempli d'un cérumen abondant, fluide, gris, mal odorant) ; 2° de l'*épilepsie ver-*

(1) = *Otodectes auricularum.*
(2) La curette cause alors une sensation agréable et caractéristique, car elle est au contraire douloureuse dans l'otite simple.

mineuse et de la *rage* ; 3º de la *méningo-encéphalite* du jeune âge. L'examen microscopique d'une parcelle de cérumen, en décélant des chorioptes, permet toutes ces différenciations (chez le chien un cinquième, et chez le chat, les quatre cinquièmes des prurits auriculaires sont d'origine acarienne).

Pronostic sévère, d'autant que l'otacariose se complique quelquefois d'un abcès de l'oreille interne, avec méningite mortelle.

Traitement identique à celui de l'otite psoroptique.

Police sanitaire des gales. — Les gales équines et ovines (sauf la chorioptique), sont classées parmi les maladies contagieuses soumises à la loi sanitaire du 21 juin 1898 (1).

Cette loi renferme les prescriptions suivantes :

1º Séquestration, isolement et déclaration des galeux, utilisables seulement pour les travaux intérieurs de l'exploitation (avec défense de circuler au dehors) ; 2º traitement immédiat des malades et désinfection de tout ce qu'ils ont pu contaminer (locaux, objets de pansage, etc.) ; 3º interdiction de vente des animaux atteints ou contaminés, si ce n'est pour l'abatage ; 4º les peaux galeuses ne pourront être livrées au commerce qu'après stérilisation ; 5º si un galeux est importé par voie de terre, il doit être refoulé ; si c'est par voie de mer, il doit être séquestré jusqu'à guérison.

Autres Sarcoptidés. — Plusieurs peuvent s'observer chez les animaux domestiques, mais ils sont rares ou inoffensifs. Voici les principaux :

a) **Cytoditinés** : *parasites internes des oiseaux.* — 1º *Cytodites nudus* : corps arrondi, glabre et nu, à pattes longues ; il vit dans l'appareil respiratoire (surtout dans les sacs aériens) des gallinacés, produisant, quand l'infestation est massive, une cachexie ; 2º *Laminisioptes cysticola* : corps oblong, à pattes courtes ; il siège dans le tissu conjonctif sous-cutané ou intermusculaire des gallinacés, provoquant la formation de kystes calcaires parfois innombrables.

b) **Listrophorinés** : *parasites des poils*, mais non de la peau,

(1) Pour les gales équines, cette mesure a été décidée par décret du 22 juin 1917, dans le but d'arrêter l'extraordinaire extension qu'elles avaient prise pendant la guerre 1914-1918.

de sorte qu'ils ne sont pas pathogènes. Exemple : *Listrophorus gibbus*, du lapin.

c) **Analgésinés** : *parasites habituels des plumes*, ils les perforent parfois et peuvent même pénétrer dans la peau des oiseaux. Exemple : *Freyana anatina*, du canard ; *Falculifer rostratus* et *Analges bifidus*, du pigeon ; *Epidermoptes bilobatus*, de la poule (chez laquelle il cause quelquefois une légère dermite) ; etc,.

d) **Tyroglyphinés** : sarcoptidés généralement libres dans les détritus organiques avariés, (exemples : *Tyroglyphus siro*, du fromage ; *T. farinæ*, de la farine), mais qui peuvent provoquer du catarrhe gastro-intestinal (quand ils sont ingérés avec des aliments qui en renferment), et même des démangeaisons cutanées chez les ouvriers manipulant des matières qui en contiennent (*gale des épiciers*) (1).

GAMASIDÉS

Acariens métastigmatiques, à mandibules et hypostome pointus, non en harpon.

Une espèce importante : **Dermanyssus gallinæ.**

Corps ovalaire, gris brunâtre, long d'un millimètre (macroscopique par conséquent), possédant : 1° un rostre légèrement infère, conique et pointu, flanqué de deux palpes cylindriques, deux fois plus longs que lui ; 2° deux stigmates très petits, situés entre les troisième et quatrième paires de pattes. Les dermanysses sont *parasites intermittents des oiseaux* qui vivent dans les poulaillers et les colombiers ; pendant le jour, ils restent cachés à l'obscurité, dans les anfractuosités, la litière et les excréments ; mais la nuit venue, ils se jettent, souvent par dizaines, sur les poules et les pigeons, pour les piquer et sucer leur sang ; puis le lendemain, quand réapparaît la lumière, ils les abandonnent pour réintégrer leur cachette jusqu'à la nuit suivante. Quelquefois pourtant, ils deviennent sédentaires et s'installent à demeure sur leurs victimes.

Rôle pathogène. — Par leurs piqûres envenimées, dou-

---

(1) Un Acarien microscopique (*Acaparis Woodi*), parasite trachéen des abeilles, cause en Angleterre et dans l'île de Wight des épizooties très meurtrières.

loureuses et prurigineuses, ces acariens tourmentent les
volailles au point de leur enlever tout sommeil, tout repos
nocturne, et de les faire ainsi maigrir, voire même périr
d'épuisement : ils causent de la sorte une mortalité dont

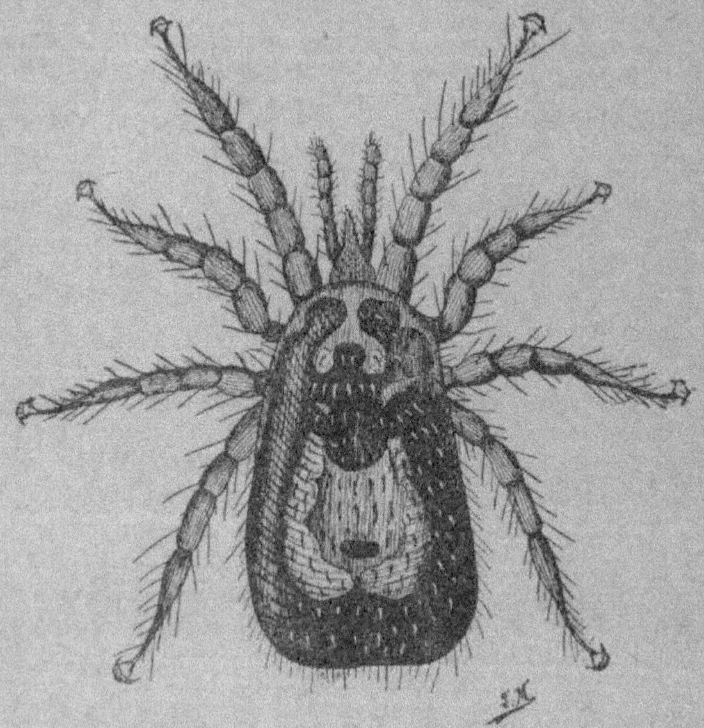

Fig. 164. — Dermanysse (Delafond)

l'origine est le plus souvent méconnue, parce que, quand
on examine les animaux en plein jour (comme c'est le
cas habituel), on n'aperçoit plus de dermanysses, ceux-ci
ayant quitté leur hôte pour rentrer dans les murailles ;
on ne peut en trouver sur le corps qu'en les y recherchant la
nuit (ainsi du reste que tous les parasites nocturnes).

De plus, ils importunent tellement les couveuses qu'ils

leur font souvent abandonner leur nid, d'où une nouvelle cause de dégât, puisque la couvée est perdue ; parfois même ils envahissent les cavités naso-pharyngiennes, produisant une rhino-pharyngite qui simule la syngamose. Enfin les dermanysses s'attaquent aussi aux mammifères et aux hommes qui voisinent avec les oiseaux ; chez le cheval notamment, ils causent une **gale dite dermanyssique.** Elle débute par d'innombrables petites dépilations circulaires larges de 5 à 10 millimètres, qui s'étendent rapidement, se rejoignent et aboutissent en 2-5 jours à des placards plus ou moins étendus ; le prurit est violent, mais seulement nocturne.

Diagnostic. — La maladie ne prête à confusion qu'avec deux autres : 1° la *gale sarcoptique débutante*, qui se traduit encore par des mouchetures, mais leur généralisation est moins rapide, demandant non pas deux nuits, mais deux mois ; d'autre part, il y a des croûtes et le prurit est continu (1) ; 2° *avec la phtiriose* (ici on constate, à l'œil nu, la présence de poux et de lentes).

Traitement. — 1° Pour les oiseaux, bain crésylé tiède, et pour les chevaux, enlever les poules de l'écurie ; 2° détruire les dermanysses des poulaillers et des pigeonniers, en les désinfectant *pendant le jour* (SO², CS², chloropicrine) ; à défaut, arroser les fentes, fissures, anfractuosités des parois avec l'eau bouillante d'abord, puis avec l'eau crésylée, ou sulfurique, et terminer par un blanchiment à la chaux (2).

Autres espèces. — *Dermanyssus hirundinis* (des nids d'hirondelles, parasite accidentel des bovins et de l'homme) ; *Raillietia auris* (oreille du bœuf) ; *Sternostoma rhinolethrum* (cavités nasales et conduit auditif des oiseaux domestiques, chez lesquels il détermine du coryza) ; *Lœlaps stabularis* (litière des étables, parasite occasionnel des animaux) ; *Holothyrus coccinella* (palmipèdes de l'île Maurice).

(1) Chez le cheval, il peut donc y avoir quatre gales : deux du tronc (sarcoptes et dermanysses), une des membres (chorioptes) et une des crins (psoroptes).

(2) Voir traitement gale aviaire, p. 295.

IXODIDÉS

Encore appelés **tiques,** ce sont des *Acariens métastigmatiques* caractérisés par leur *rostre en harpon*, c'est-à-dire muni de dents recourbées en arrière, de sorte qu'une fois enfoncé dans la peau, il fait harpon et ne peut plus se retirer.

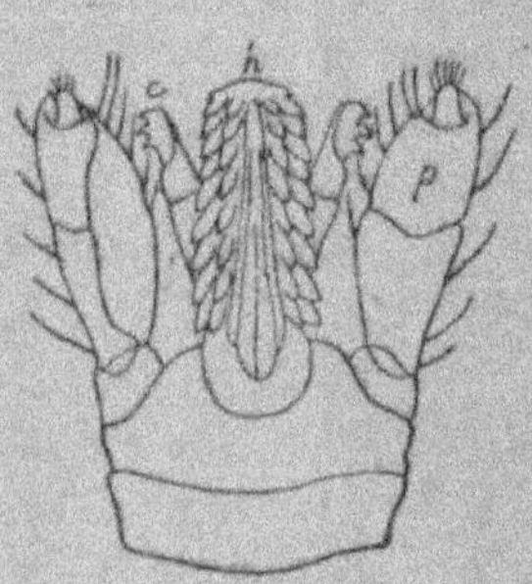

Fig. 165. — Rostre vu par la face ventrale : *h*, hypostome ; *c*, mandibules ; *p*, palpe (Guiart).

Morphologie. — Corps ovoïde, présentant : 1° *un rostre antérieur*, formé d'une *base* qui donne insertion à *deux mandibules* dorsales, à un *hypostome* ventral et à *deux palpes* latéraux et libres ; la face inférieure de l'hypostome et l'extrémité des mandibules sont armées de nombreux crochets rétrogrades. Ce rostre est ordinairement terminal, mais quelquefois subterminal, infère, situé dans la région antérieure de la face ventrale.

2° *Quatre paires de pattes*, disposées en un seul groupe, longues, à six articles, insérées directement sur la peau (sans épimères), et terminées par deux ongles crochus, quelquefois même par une *ventouse* locomotrice plissée en éventail ;

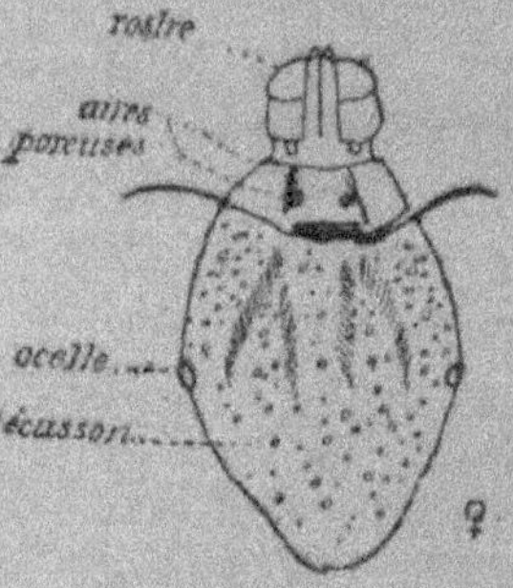

3° En arrière de la quatrième paire, et de chaque côté, *un stigmate*, entouré d'un *péritrème* criblé de trous à la façon d'une écumoire.

Fig. 166. — Rostre et écusson dorsal.

4° *Des écussons*, plaques cutanées brunâtres, corres-

pondant à des épaississements chitineux ; il en existe
un dorsal, et souvent *un, deux ou quatre ventraux* ; le premier, situé en arrière du rostre, porte parfois sur ses côtés,
au niveau de la deuxième paire de pattes, deux taches
brillantes qui sont des *yeux* (ocelles). Ces écussons permettent
aisément de distinguer les sexes ; effectivement, les
ventraux ne s'obser-
vent que chez les
mâles ; quant au dor-
sal, il recouvre pres-
que entièrement leur
dos, tandis que chez
les femelles, il n'en
occupe qu'une faible
portion antérieure.

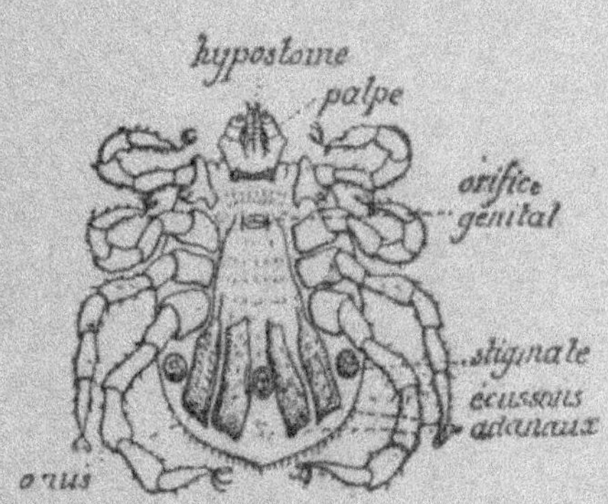

Fig. 167. — Face ventrale d'un mâle ;
(Neumann).

Il y a deux *orifices
médio-ventraux*, l'un, *sexuel*, placé entre les
pattes de la deuxième
paire ; l'autre, *anal*, situé
en arrière de la qua-
trième paire ; ces orifices sont entourés chacun par un sillon en
U (*sillons anal et sexuel*), habituellement ouverts en sens contraire, de sorte qu'ils se rejoignent.

Évolution. — La femelle pond, dans un endroit
sombre (sous une pierre, par exemple), des centaines d'œufs
ellipsoïdes, brunâtres, gros comme une pointe d'épingle,
agglutinés entre eux ; elle se ratatine à mesure que la ponte
se produit et quand elle est terminée, elle meurt. Un mois
plus tard, ces œufs éclosent, donnant des *larves hexapodes*,
longues d'un demi-millimètre, et possédant déjà le rostre
en harpon caractéristique de la famille. Ces larves vont se
fixer sur la peau d'un vertébré terrestre quelconque, domestique ou sauvage (reptile, oiseau, mammifère), pour en
sucer le sang ; puis au bout de huit-dix jours, elles s'en
détachent et retombent sur le sol, où elles se transforment

en *nymphes octopodes*, ne différant des acariens parfaits que par l'absence d'organes et d'orifices sexuels. Ces nymphes passent alors sur un nouvel hôte vertébré, où elles restent encore une huitaine, après quoi elles retombent à nouveau sur terre, pour se transformer en *tiques parfaites*, mâles ou femelles, longues de 2 millimètres.

Les inversement sexués s'accouplent, puis grimpent sur les plantes (surtout grandes herbes sèches, buissons) et c'est

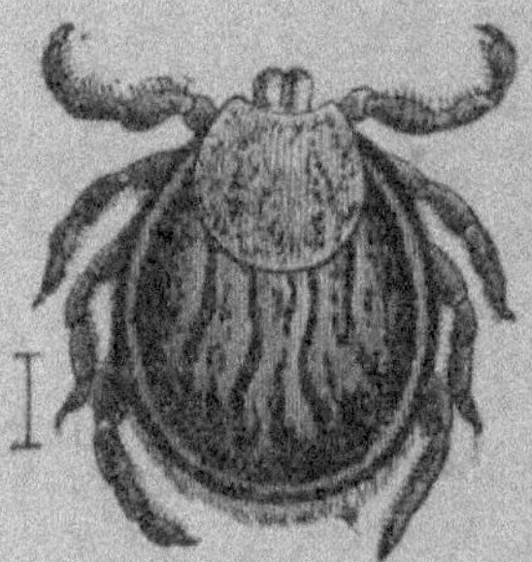
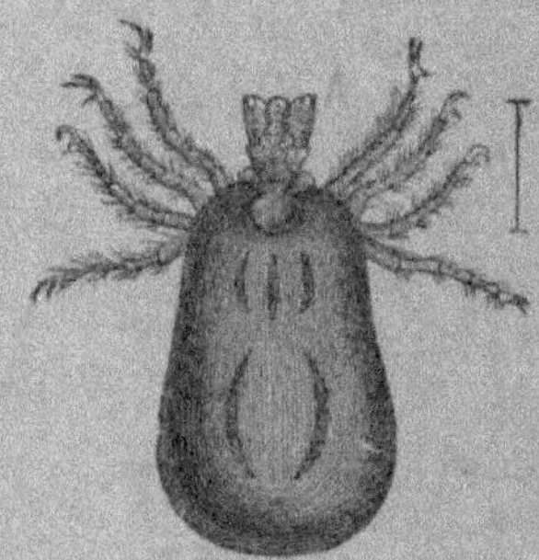

Fig. 168. — Ixode femelle à jeun (face dorsale) × 10 (Guiart).

Fig. 169. — La même, gonflée et repue × 3.

de là que les femelles fécondées, parfois encore accouplées, s'accrocheront au premier animal qui, venant à passer, secouera suffisamment les végétaux pour les faire tomber sur lui.

Ceci explique la plus grande abondance des Ixodidés chez les mammifères qui fréquentent les bois, les friches, les broussailles, c'est-à-dire chez les chiens de chasse et le bétail de pâture ; c'est de là aussi que vient leur nom vulgaire de *poux de bois*.

Parvenues ainsi sur le corps d'un mammifère, les femelles seules se fixent en place, en enfonçant dans la peau leur rostre, implanté d'une façon si solide que quand on veut l'arracher de force, il se casse le plus souvent, et reste dans le tégument : cette adhérence est due aux nombreux crochets rétrogrades qui transforment hypostome et mandibules en véritables harpons. Elles restent ainsi piquées dans la peau pendant une quinzaine de jours, durant lesquels, sous la double influence du sang sucé (qui s'accumule dans l'estomac), et surtout des œufs qui se développent dans l'utérus, elles grossissent au point de décupler de volume et d'atteindre 8 à 10 millimètres de long sur 4 à 5 de large et autant d'épaisseur.

A ce moment, elles se détachent, car l'inflammation ramollit peu à peu la plaie d'implantation et la transforme en bouillie ; elles tombent alors à terre où elles se mettent à pondre ; nous voici revenus au point de départ, le cycle évolutif est fermé : il a duré environ trois mois. Ce mode de développement montre :

1º Que les femelles seules sont parasites, et par conséquent seules dangereuses ; effectivement les mâles courent à la surface de la peau, sans jamais la piquer ni sucer son sang ; ils restent petits, plats, et ne se gonflent pas.

2º L'évolution complète nécessite le passage par *trois états successifs* (larve, nymphe, acarien parfait), et par *trois hôtes successifs* (un pour chaque stade).

Il s'agit donc là d'un *développement indirect* particulièrement compliqué, puisqu'il comporte double métamorphose et double migration. Mais tous les ixodidés n'évoluent pas ainsi ; certains peuvent subir leurs métamorphoses sur l'hôte, sans retomber chaque fois sur le sol. On est alors amené à distinguer, parmi les tiques, quatre types évolutifs :

1º *Espèces à un seul hôte*, dont les deux métamorphoses s'accomplissent sur l'animal qui hébergeait la larve, de serte qu'elles y passent toute leur vie, jusqu'à la ponte, pour laquelle elles tombent à terre : l'évolution est directe, sans migration ;

2º *Espèces à deux hôtes successifs*, la première métamorphose se faisant sur l'hôte de la larve, tandis que la seconde seule a lieu sur le sol ; il y a donc un premier hôte pour la larve et la nymphe, puis un second pour l'état parfait : le développement est indirect, avec une migration ;

3° *Espèces à trois hôtes successifs* ; les deux métamorphoses se produisent sur le sol, si bien qu'à chaque fois, le parasite doit repasser sur un nouvel animal : il y a un premier hôte pour la larve, un deuxième pour la nymphe, un troisième pour l'état parfait ; le développement est encore indirect, mais avec deux migrations ;

4° *Espèces ayant plus de trois hôtes.* — Quelques ixodidés, analogues par les mœurs aux dermanysses, vivent constamment en liberté, sans jamais se fixer à demeure sur un hôte ; ils ne viennent sur lui qu'au moment des repas, juste pour le piquer et sucer son sang, puis ils le quittent aussitôt après : ce sont donc des parasites non plus stationnaires, mais *intermittents*, et au cours de leur existence, ils peuvent avoir autant d'hôtes que de piqûres.

Classification. — La famille des Ixodidés comprend plusieurs centaines d'espèces, toutes remarquables par leur *grande taille* (2 à 20 millimètres, ce qui en fait les géants des Acariens), et par leur *ubiquité* : effectivement, presque toutes peuvent s'attaquer indifféremment à l'un quelconque de nos animaux domestiques, voire même à l'homme. Elles se groupent en *deux tribus*, ainsi caractérisées :

Rostre terminal, pattes à ventouses, un écusson dorsal, palpes égaux à l'hypostome...................... IXODINÉS.
Rostre subterminal, pattes sans ventouses, pas d'écusson dorsal, palpes plus longs que l'hypostome..... ARGASINÉS.

IXODINÉS

Sept genres, dont la distinction repose sur la présence ou l'absence *d'yeux et d'écussons ventraux*, ainsi que sur l'aspect du *rostre, dit court ou long*, suivant que sa longueur est sensiblement égale ou au moins double de sa largeur, prise au niveau de la base.

Rostre court	Des yeux	Des écussons ventraux.	Péritrèmes ovalaires...... *Margaropus*
			Péritrèmes virgulaires.... *Rhipicephalus*
		Pas d'écussons ventraux.. *Dermacentor*	
	Pas d'yeux (ni d'écussons)........ *Hœmaphysalis*		

Rostre long	Des yeux	Des écussons .... *Hyalomma*	
		Pas d'écussons........... *Amblyomma*	
	Pas d'yeux (mais des écussons) .... *Ixodes.*		

Genre Margaropus. Outre les caractères précités, ce groupe se reconnaît encore : à sa *base du rostre hexagonale*, à ses hanches IV à peu près semblables aux autres, à ses *quatre écussons ventraux*, à ses palpes un peu plus courts que l'hypostome, à son évolution directe.

Espèce principale :
M. annulatus, gris rougeâtre et cosmopolite, mais rare en France.

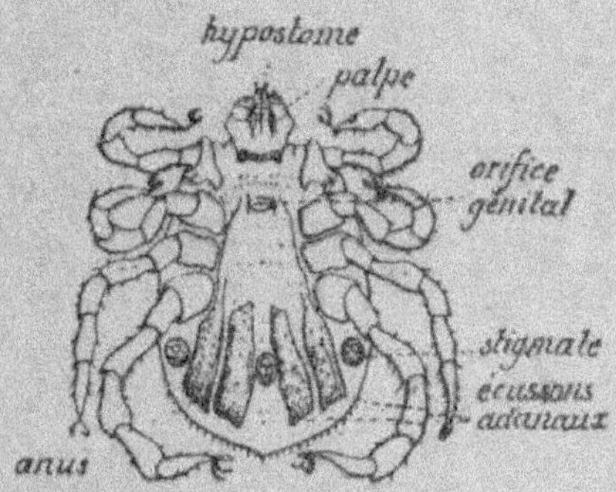

Fig. 170. — Margaropus mâle.

Elle comprend plusieurs variétés, dont on fait quelquefois des espèces sous les noms de : *M. decoloratus, M. lounsburi, M. microplus, M. australis, M. argentinus, M. caudatus* et surtout *M. calcaratus.*

G. Rhipicephalus. Il ne diffère du précédent que

par les caractères suivants : péritrèmes virgulaires, deux écussons ventraux, palpes un peu plus longs que l'hypostome, évolution indirecte (deux ou trois hôtes successifs).

Une vingtaine d'espèces, dont une seule française : **R. sanguineus** (ainsi appelée parce qu'elle est rouge sang) ; les principales sont ainsi différenciées :

Mâles pourvus d'yeux plats.	Ecusson dorsal à ponctuations nombreuses	inégales	appendice caudal nul ou court.......	*R. sanguineus.*
			appendice caudal deux fois plus long que large	*R. appendiculatus*
		égales		*R. bursa.*
	Ecusson dorsal à ponctuations peu nombreuses................			*R. simus.*
Mâles possédant des yeux orbités............				*R. Evertsi.*

G. Dermacentor : base du rostre rectangulaire, hanches IV triples des autres. L'espèce européenne la plus fréquente est **D. reticulatus** : mâle à dos brun, réticulé de gris, deuxième article des palpes pourvu d'une épine rétrograde.

Autres espèces. — *D. variegatus, D. electus, D. venustus*, etc..

G. Hœmaphysalis. — Exemples : **H. punctata**, *H. leachi*, etc..

G. Hyalomma. — Espèce principale : **H. egyptium**, rougeâtre et presque cosmopolite.

G. Amblyomma : ne comprend que des acariens exotiques, souvent remarquables par un superbe bariolage de teintes vives, et par leur grosseur atteignant parfois celle d'une noix. Exemples : *A. hebreum, A. splendidum, A. variegatum*, etc..

G. Ixodes. — Sillon anal ouvert en arrière et con-

tournant l'anus en avant (alors que chez tous les autres
Ixodinés, il le contourne en arrière) ; cette disposition a
pour effet de lui faire encadrer un *écusson anal*, impair et
médian, caractéristique du genre.

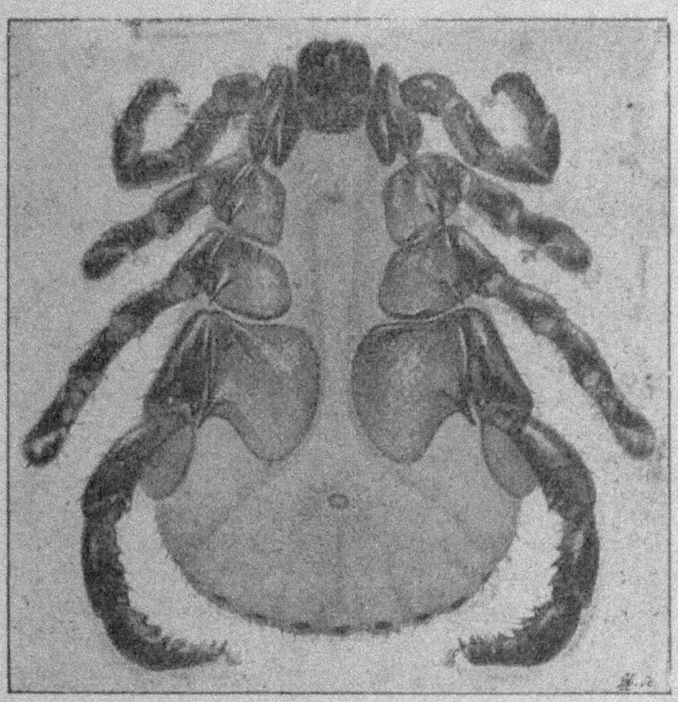

Fig. 171. — Dermacentor (Castellani et Chalmers).

Deux espèces principales

I. ricinus. — Mâle brunâtre, femelle grisâtre ; tarses de la
quatrième paire progressivement amincis jusqu'à l'extrémité ; ventouses égales aux ongles. Les femelles fécondées
et repues ressemblent par la taille (10 millimètres sur 5)
et la couleur gris plombé, à une graine de *ricin*, d'où l'ap-

plication vulgaire de ce nom à l'espèce et, par extension, à
tout le groupe.

I. hexagonus. — Diffère du précédent par les tarses de

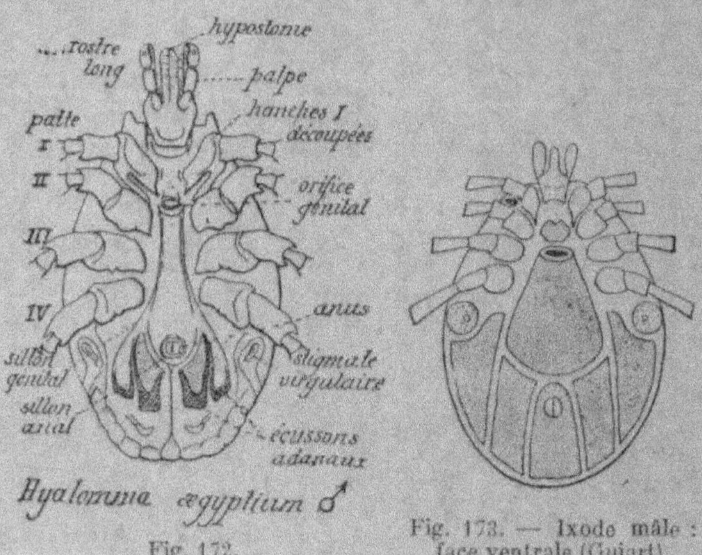

Fig. 172.

Fig. 173. — Ixode mâle :
face ventrale (Guiart).

la quatrième paire, brusquement amincis à l'extrémité (ce
qui les rend bossus), et par ses ventouses ne dépassant pas
le milieu des ongles.

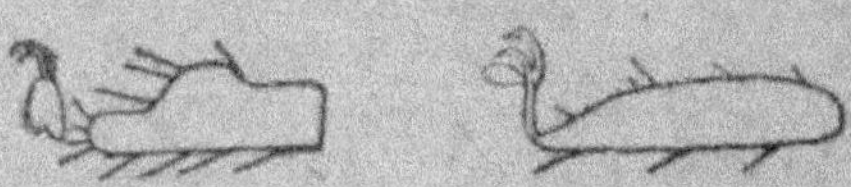

Fig. 174. — Tarses des 2 espèces d'Ixodes
(Guiart).

En France, les tiques les plus communes sont : Ixodes
ricinus et hexagonus ; Rhipicephalus sanguineus ; Dermacentor reticulatus ; Hyalomma egyptium.

ARGASINÉS

Ixodidés à rostre infère, sans écusson dorsal ni ventouses podales ; palpes beaucoup plus longs que l'hypostome, parfois au point de déborder le corps en avant et d'être visibles par en dessus ; stigmates entre les troisième et quatrième paires de pattes.

Deux genres :

Palpes non débordants .... *Argas*.
Palpes débordants .... *Ornithodorus*.

G. Argas. — Corps à bord mince, sans yeux ni sillons ventraux prononcés.

Espèce principale :

A. reflexus : tique de 4 à 5 millimètres sur 3, gris brunâtre, sauf sur une mince bordure périphérique, qui est jaunâtre et très étroitement plissée. Parasites intermittents *des oiseaux* (comme les dermanysses), ces acariens restent pendant le jour cachés à l'obscurité, dans les anfractuosités des colombiers et des poulaillers ; puis la nuit venue, ils se jettent sur poules et pigeons, pour les piquer et sucer leur sang ; (toutefois leurs larves peuvent devenir sédentaires : elles risquent alors d'être prises pour des poux, en raison de leurs six pattes, mais le corps est formé d'une seule pièce et non de trois).

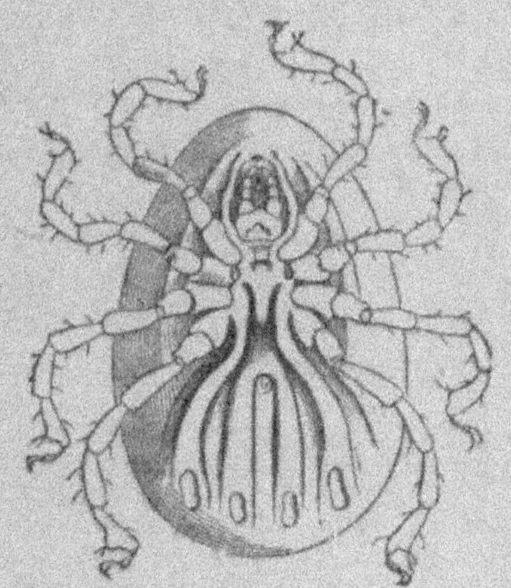

Fig. 175. — Argas (face ventrale).

Autres espèces. — *A. persicus* : bordure corporelle à plis plus larges, rectangulaires; rare en Europe, elle est commune dans les autres continents.

G. Ornithodorus : Corps à bord épais, muni de sillons ventraux marqués, et quelquefois d'yeux. Tous exotiques, ils piquent surtout les mammifères. Ex. : *O. moubata* (pas d'yeux); *O. savigny* (des yeux), etc..

Rôle pathogène. — Quand les Ixodidés existent par centaines (comme cela se voit souvent dans les pays chauds), ils produisent d'abord, par perforations cutanées, et soustraction de sang une *dermatite généralisée*, avec *amaigrissement progressif* et *dépréciation des cuirs* ; il en résulte déjà une perte d'argent appréciable. En outre, les *Argas* sont si importuns par leurs piqûres nocturnes, douloureuses et réitérées, qu'ils suppriment tout sommeil, et qu'ils amènent souvent, comme les dermanysses, la mort des oiseaux, ainsi que l'abandon des nids par les couveuses : cela constitue encore une nouvelle source de dégâts ; enfin, on a quelquefois signalé une *paralysie des tiques*. Mais tous ces inconvénients ne sont rien à côté d'un autre, tenant à ce que les Ixodidés sont capables d'inoculer à leurs hôtes plusieurs affections microbiennes extrêmement meurtrières, telles que *piroplasmose, theilériose, anaplasmose, spirochétose*. Nous verrons, en étudiant chacune de ces maladies, les détails de leur transmission (1).

(1) On peut dresser comme suit la liste des principales maladies convoyées et de leurs agents propagateurs :

Piroplasmose..
- bovine étrangère : *Margaropus annulatus* ;
- bovine européenne : *Ixodes, Hemaphysalis punctata* ;
- canine : *Rhipicephalus sanguineus, Dermacentor reticulatus ; Hemaphysalis Leachi* ;
- ovine : *Rhipicephalus bursa* ;

Theilériose ....
- équine : *Rhip. Evertsi, Hyalomma egiptium* ;
- bovine : *Rhip. appendiculatus, simus, Evertsi ; Marg. annulatus* ;

Anaplasmose. : *Margaropus* ;

Spirochétose ..
- aviaire : *Argas persicus* ;
- humaine : *Ornithodorus moubata, Marg. annulatus* ;
- bovine : *Margaropus annulatus* ;

Leishmaniose. : *Ornithodorus moubata* ;

Heartwater (maladie à virus filtrant) : *Amblyomma hebreum*.

Cette transmission est longtemps demeurée incompréhensible.

En effet, le rôle de porte-virus, de commis-voyageur en contagion, se comprend aisément pour les espèces à évolution indirecte, qui, passant par plusieurs hôtes successifs (exemple : Rhipicéphales, Argas), peuvent s'infecter sur un premier et transmettre ensuite la maladie aux suivants.

Mais cette explication ne saurait être admise pour les tiques à évolution directe (*Margaropus*), qui, durant toute leur vie, n'ont qu'un seul hôte, sans passer jamais sur un second : elles ne peuvent donc colporter les germes de l'un à l'autre.

On sait aujourd'hui que ce pouvoir propagateur est dû à ce que, pour les tiques, la maladie est *héréditaire*, transmissible de la mère aux enfants, de sorte que *les tiques filles d'une mère infectée sont elles-mêmes infectées* ; elles inoculent donc le parasite à tous les animaux sur lesquels elles vont se fixer (1). Il en résulte que les espèces à évolution directe ne peuvent être dangereuses que par leur descendance, tandis que les autres le sont à la fois par elles-mêmes et par leurs enfants, mais surtout par ceux-ci, car la propagation par la progéniture (en montrant qu'un individu infecté produit des centaines d'infectants), est seule capable d'expliquer la rapide extension des maladies transmises par les tiques.

On ignore du reste encore *le mécanisme* de cette hérédité ; elle se réalise probablement par une infection des œufs, infection d'ailleurs aisée, car l'estomac des ixodidés est muni de cœcums qui sont intimement enchevêtrés avec les ramifications ovariennes : lorsqu'une femelle suce du sang parasité, des germes mobiles, amiboïdes, peuvent donc passer facilement de l'estomac dans

(1) Tantôt la génération issue d'une mère contaminée peut inoculer la maladie à tous les stades évolutifs (exemple : *Margaropus annulatus* pour les piroplasmoses et spirochétose bovines) ; tantôt au contraire, elle ne peut le faire que lorsqu'elle est elle-même parvenue à l'état parfait, larves et nymphes étant inoffensives (exemple : *Rhipicephalus sanguineus* et *Dermacentor reticulatus*, pour la piroplasmose canine).

l'ovaire, où ils pénètrent dans les ovules, si bien que ceux-ci étant infectés, donnent des œufs, puis des larves, des nymphes, et enfin des acariens parfaits eux-mêmes contaminés, capables d'inoculer le parasite à chacune de leurs piqûres.

Les Ixodidés abondent surtout dans les endroits couverts de buissons et de hautes herbes sèches, c'est-à-dire dans les bois et les grands pâturages naturels (1) ; c'est pourquoi ils pullulent en Amérique et en Afrique, causant des dommages pécuniaires effroyables. Avant qu'ils aient entrepris la guerre aux tiques, les Etats-Unis perdaient annuellement deux cents millions ; au Transvaal, vers 1900, sur un troupeau de mille bovins débarqués, pas un n'a échappé à la theilériose. En France, ces acariens sont moins dangereux parce que plus rares ; néanmoins, ils produisent encore beaucoup de cas de piroplasmose. Ces exemples suffisent pour montrer que les tiques constituent, en certaines régions, un des plus grands fléaux de l'élevage, et pour faire sentir l'intérêt qu'il y a à les détruire. Pour être efficace, cette destruction doit être poursuivie en même temps, simultanément, *sur l'hôte et sur le sol.*

I. — **Destruction sur l'hôte.** — Deux cas se présentent :

a) *Quand les acariens sont peu nombreux*, on les détache un à un, en déposant sur eux une goutte de benzine, pétrole, essence de térébenthine ou mieux, solution concentrée de chloral ; cette méthode est préférable à celle de l'arrachement, qui le plus souvent casse le rostre et le laisse dans la peau, où il provoque ensuite une suppuration de longue durée.

b) *Quand les parasites abondent,* il faut employer des pulvérisations ou des bains.

Les pulvérisations-douches se font avec l'*huile de vaseline* (émulsionnée à 25 p. 100 dans l'eau savonneuse) : on en use une fois par semaine, pendant le semestre d'hiver. Au con-

---

(1) Les prairies artificielles vertes (luzernières, etc.), sont impropres à leur multiplication, parce que, en raison de l'humidité, les moisissures s'y développent aisément dans les œufs, qu'elles tuent.

traire, en été, les *bains généraux* sont préférables; surtout *arsénicaux* (arsénite de soude à 1/500 : exemple, bain Cooper), ils sont donnés chaque dix jours (durée de fixation, sur l'hôte, des femelles, qui doivent être tuées avant qu'elles se détachent pour aller pondre sur le sol), dans de grandes piscines identiques aux piscines antigaleuses : les bœufs sont obligés de les traverser à la nage, un par un, de sorte que la tête, qui émerge, échappe seule au médicament. On utilise aussi, comme tiquicide, le *pétrole* brut et le *garrapatol* (drogue *à base de cicutine*).

II. — **Destruction des Ixodidés sur le sol.** — On l'obtient en les faisant mourir de faim par application, aux pâturages infectés, d'une *quarantaine de six mois*, c'est-à-dire de durée supérieure à celle de leur vie.

Le procédé le plus efficace est celui de la *rotation*.

Les troupeaux passent successivement dans quatre pâturages clos : *a*, *b*, *c*, *d* ; ils restent deux mois sur chaque, de sorte qu'ils sont six mois avant d'y revenir, la rotation étant terminée ; or, au bout de ce temps, les parasites nés des œufs pondus par les mères détachées sont morts : *le pâturage est donc stérilisé*. Toutefois, pour être sûr de ne pas le réinfecter, il est indispensable de n'y introduire que des animaux exempts d'acariens ; c'est pourquoi, quand on change le troupeau de compartiment, il faut le faire passer dans une piscine construite au centre des quatre secteurs, avec une porte s'ouvrant sur chaque. En ces conditions, on est toujours certain d'opérer avec du bétail stérile sur un pâturage stérile : il n'y a donc plus de tiques possibles. L'obligation de la *balnéation décadaire et de la rotation*, imposée dans plusieurs Etats nord-américains, a suffi pour les libérer des tiques en quelques années (1).

(1) Un Hyménoptère (*Ixodiphagus*), pond à l'intérieur des tiques-nymphes, ses œufs, d'où naissent des larves qui dévorent les Acariens : beaucoup meurent ainsi ; mais ce parasite *anti* n'a encore donné lieu à aucune application pratique, analogue à celle des Coccinelles pour les cochenilles.

TROMBIDIDÉS

Acariens prostigmatiques, vivant normalement en liberté sur l'herbe et les arbrisseaux ; mais les larves hexapodes

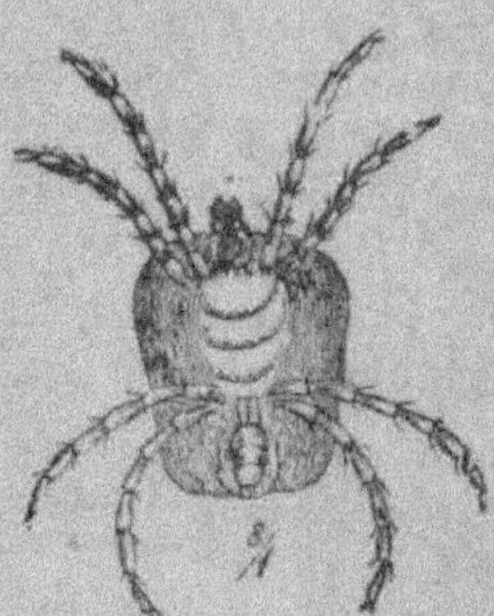

Fig. 176. — Trombidion parfait.

de plusieurs espèces (*Trombidium holosericeum, T. gymnopterorum, T. pusillum*, etc.), passent quelquefois sur les animaux domestiques et sur l'homme dont elles piquent la peau, devenant ainsi des *parasites accidentels*.

Ces larves (grosses comme une pointe d'épingle), sont connues sous les noms de *rougets, aoûtats, leptes d'automne*, parce qu'elles sont rouge orangé et qu'elles pullulent surtout en été et en automne ; elles provoquent des plaies envenimées qui s'accompagnent d'un prurit intolérable, d'où des grattages, des excoriations et une *dermatite* dénommée *trombidiose* ou *érythème automnal*. Les jeunes gallinacés (surtout les poussins), les chiens, les bœufs et l'homme sont particulièrement exposés à leurs atteintes. *Traitement : pétrole, benzine*.

Autres espèces. — Plusieurs Trombidions exotiques produisent des accidents mortels, qui paraissent dus à l'inoculation d'un virus filtrant. D'autre part, quelques acariens prostigmatiques voisins des Trombididés (*Tarsonémidés,*

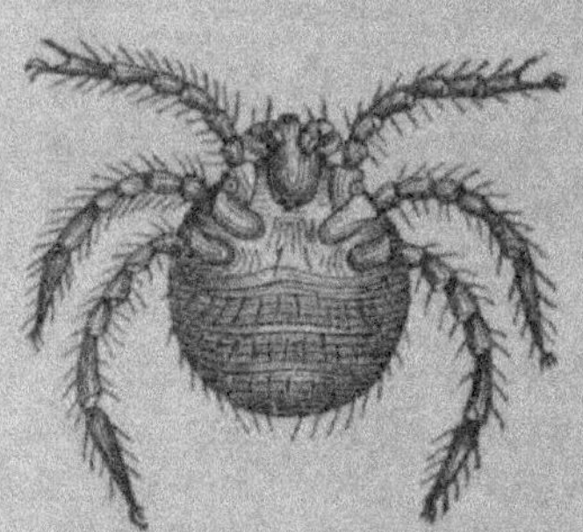

Fig. 177. — Trombidion larvaire (Mégnin).

Bdellidés, Cheylétidés, etc.), peuvent encore (mais exceptionnellement) devenir des parasites accidentels. Ex. : *Pediculoides ventricosus, Tarsonemus intectus, Tydeus molestus, Tetranychus molestissimus* (ces quatre espèces attaquent volontiers l'homme et les animaux) ; *Syringophilus bipectinatus* (tuyaux des plumes d'oiseaux) ; *Sarcopterinus nidulans* (follicules plumeux du pigeon, qu'ils transforment en nodules cutanés).

INSECTES

Arthropodes hexapodes, dont le corps, formé de trois parties distinctes (tête, thorax, abdomen), possède en outre une paire d'antennes et généralement des ailes.

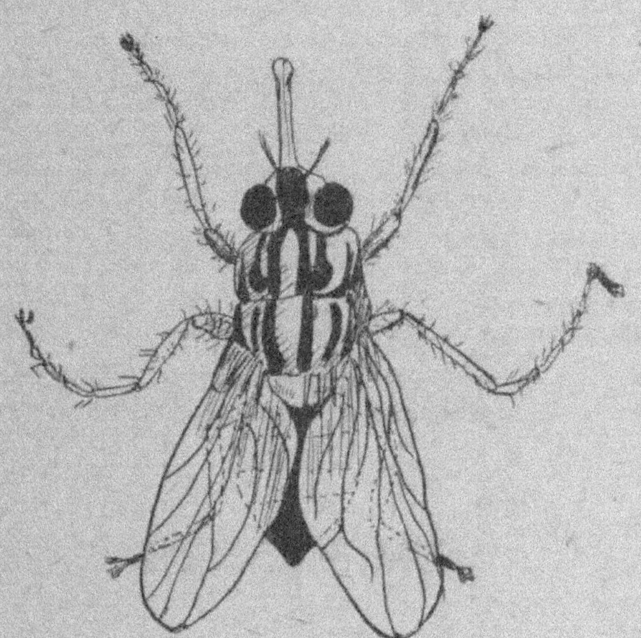

Fig. 178. — Un Insecte avec trompe (Austen).

Les espèces parasites appartiennent toutes au groupe des insectes *suceurs*, caractérisés par l'existence d'un tuyau cylindrique dénommé *trompe* et qui, prolongeant la bouche, permet à l'animal de sucer, d'aspirer les liquides. Cette trompe est dite *labiale* ou *maxillaire*, suivant qu'elle est constituée par la lèvre inférieure (*labium*), ou par les deux mâchoires (*maxilles*) incurvées longitudinalement en gouttière ; habituellement flanquée de *deux palpes*, elle est tantôt *molle*, tantôt rigide, cornée, *piquante* : en ce cas, elle renferme une, deux, quatre ou six *lancettes*, formées par les autres pièces buccales allongées en stylets ou en lames de sabre, pour percer la peau de l'hôte, afin de sucer son sang.

Quant aux **métamorphoses**, elles sont *complètes* ou *incomplètes* ; complètes lorsqu'il y en a deux, correspondant à trois stades évolutifs : larve, nymphe, insecte parfait (ou imago) ; incomplètes quand un ou plusieurs de ces stades étant sautés, il n'y a plus qu'une seule métamorphose, ou même pas du tout.

Les maladies produites par les insectes s'appellent *entomoses*, et la plupart sont dues à des piqûres cutanées contenant une salive irritante et venimeuse qui amène la formation d'un bouton prurigineux persistant quelques jours.

Classification. — *Deux ordres*, différenciés comme suit :

Quatre ailes, métamorphoses incomplètes... *Hémiptères*.
Deux ailes, métamorphoses complètes...... *Diptères*.

HÉMIPTÈRES

Insectes suceurs, caractérisés par l'existence : 1º de *deux paires d'ailes* ; 2º d'une *trompe labiale*, contenant généralement quatre lancettes ; 3º de *métamorphoses incomplètes*, le stade nymphe étant sauté, car la larve se transforme directement en insecte parfait (dont elle ne diffère d'ailleurs que par l'absence d'ailes).

Les espèces parasites appartiennent à *deux sous-ordres*, ainsi distingués :

Des ailes .... *Hétéroptères*
Pas d'ailes................................... *Aptères*

Or nous venons de voir que les larves d'Hémiptères ne différaient des insectes parfaits que par l'absence d'ailes ; comme les aptères n'en ont pas, il en résulte que leurs larves ressemblent complètement aux imagos, hormis la présence d'organes sexuels : les métamorphoses sont donc *nulles*.

HÉTÉROPTÈRES

C'est à ce groupe qu'appartiennent les **Punaises,** classées comme suit, en *deux familles* :

Deux ailes (disposées en hémélytres) .... *Clinocoridés*
Quatre ailes (antérieures en hémélytres, postérieures membraneuses) .... *Réduvidés*.

I. — **Clinocoridés** (1) Espèce principale :
Clinocoris columbarius (punaise des colombiers). Elle se reconnaît à son corps aplati, ovalaire, rouge brun, mesurant 4 millimètres de long sur 3 de large, et paraissant aptère, car ses ailes sont réduites à deux petites écailles quasi-microscopiques et inaptes au vol. Le prothorax est fortement échancré en avant pour recevoir la tête, qui porte deux yeux très saillants, et deux longues antennes à quatre articles (dont le basal est noduleux) ; trompe longue d'un millimètre et repliée sous le corps.

Parasites intermittents et nocturnes des oiseaux, ces insectes sanguisugues fourmillent dans certains pigeon

(1) Malgré l'existence de deux ailes seulement, les Clinocoridés sont rapprochés des hémiptères plutôt que des diptères, parce que leurs ailes sont semi-cornées (et non membraneuses), et leurs métamorphoses sont incomplètes (au lieu de complètes).

niers et poulaillers, s'associant aux Argas, aux dermanysses, aux puces et aux poux ; leur rôle pathogène est d'ailleurs identique. Les piqûres, très venimeuses, produisent des points rouges hémorragiques, entourés d'une auréole rosée prurigineuse.

Pour s'en débarrasser, on doit les détruire en même temps

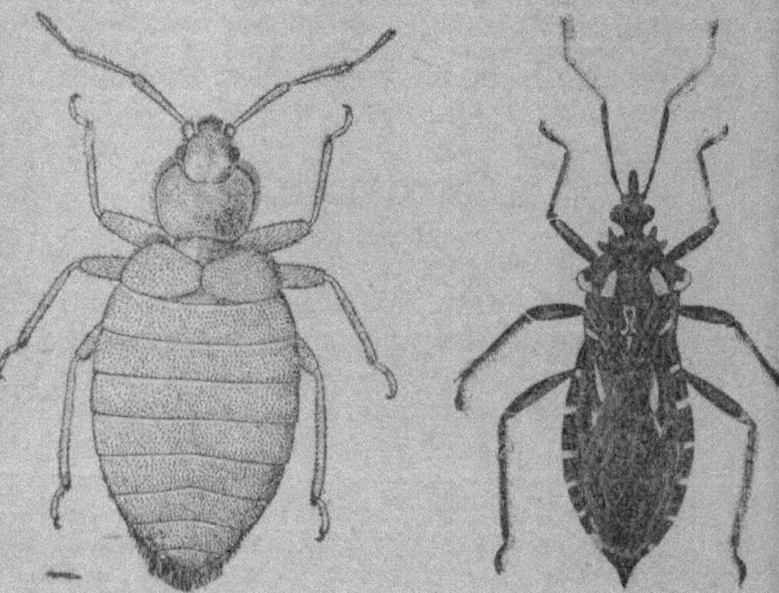

Fig. 179. — Punaise (Castellani et Chalmers).

Fig. 180. — Triatome (Chagas).

sur les oiseaux (par des insufflations de poudre de pyréthre fraîche ou par des pulvérisations de pétrole, de sublimé), et *dans le local* ; ce dernier sera évacué, clos hermétiquement, et on y brûlera du soufre (50 grammes par mètre cube) ; aérer ensuite, et blanchir à la chaux (voir p. 20).

Autres espèces. — *C. inodorus* (des poules mexicaines) ; *C. rotondatus* (des régions tropicales) ; *C. lectularius* (punaise de l'homme ou des lits), qui non seulement est désagréable par ses piqûres, mais encore peut transmettre à ses victimes *Schizotrypanum*

Cruzi, et peut-être la fièvre récurrente (*due à Spirocheta ober-meieri*) ; laver les piqûres au vinaigre ou à l'ammoniaque.

II. — **Réduvidés.** — Espèce principale :

Reduvius personatus. Punaise ailée, brunâtre, longue de 1 à 2 centimètres, assez commune dans la campagne où elle inflige parfois à l'homme et aux animaux des piqûres plus douloureuses que celles des abeilles.

Plusieurs autres espèces existent encore en Amérique : l'une, *Triatoma megista*, transmet à l'homme, par ses déjections, *Schizo-trypanum Cruzi* (Brésil).

APTÈRES

Vulgairement appelés **poux**, les aptères sont des insectes privés d'ailes, lourds et non sauteurs (ce qui, du premier coup d'œil, les distingue des puces, également aptères, mais sauteuses) ; leur corps, gris brunâtre, mesure assez uniformément 2 à 3 millimètres sur 1, et l'abdomen est formé de sept anneaux portant chacun deux stigmates (1).

Evolution. — Les femelles (qui se reconnaissent à leur dernier segment échancré, tandis que celui des mâles est au contraire prolongé par un pénis conique), pondent une cinquantaine d'*œufs* appelés *lentes* ; ovoïdes, jaunâtres, macroscopiques (1 millimètre), operculés, ils sont agglutinés aux poils, et ils éclosent huit-dix jours plus tard, donnant directement des poux qui devien- nent adultes en trois ou quatre jours. Cette rapidité de développement

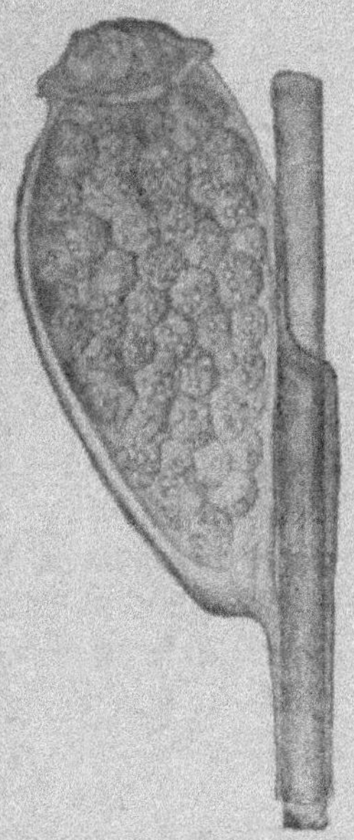

Fig. 181. — Œuf de pou collé à un poil (Gru-by).

(1) Les poux sont rangés parmi les hémiptères, bien qu'ils n'aient pas d'ailes, mais parce qu'ils en ont les deux autres carac- tères : appareil buccal suceur et métamorphoses incomplètes.

(en douze-quinze jours), est due à l'absence de métamorphose, et elle explique l'extraordinaire pullulation de ces
insectes : effectivement leur nombre se cinquantuple chaque quinzaine, de sorte qu'une seule femelle produit, en
deux mois, un million d'individus (1).

Classification : *Deux familles* :
1° **Pédiculidés :** tête deux fois plus longue que large,

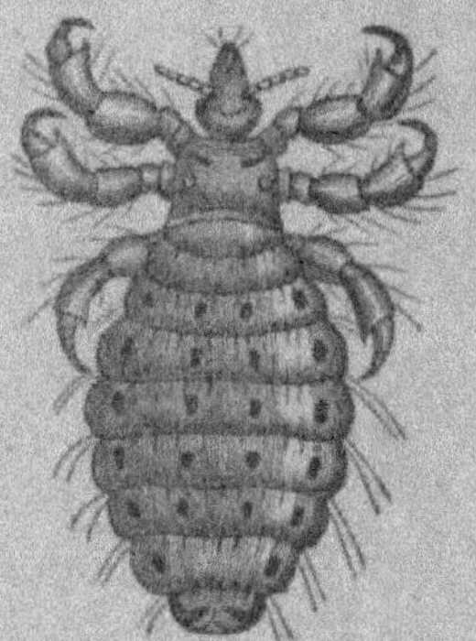

Fig. 182. — Pédiculidé.

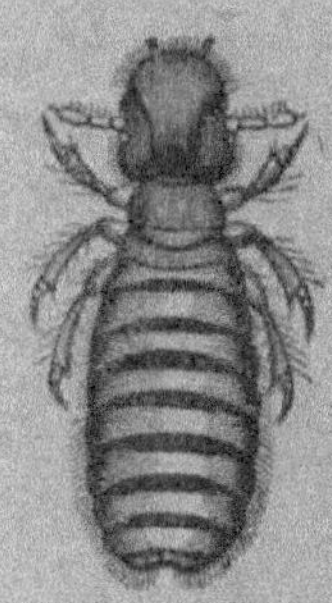

Fig. 183.
Trichodectidé.

et plus étroite que le thorax ; appareil buccal piqueur et
terminal (représenté par une courte trompe labiale, pourvue d'un seul stylet).

2° **Trichodectidés :** tête isodiamétrale et plus large que le
prothorax, qui est distinct ; appareil buccal broyeur et
infère. Il y a donc deux sortes de poux, les uns *piqueurs*,
les autres *broyeurs* (2).

(1) Donc, développement direct, se faisant sur place, comme
celui des Acariens.
(2) Logiquement, les Trichodectidés devraient être classés parmi
les insectes broyeurs à métamorphoses incomplètes, c'est-à-dire
parmi les orthoptères ; mais par tous les caractères autres que l'appareil buccal (aspect, mœurs, évolution, rôle pathogène), ils sont si
voisins des Pédiculidés qu'on les maintient néanmoins à côté d'eux.

PÉDICULIDÉS

Trois genres :

Thorax plus étroit que l'abdomen.
- Yeux rudimentaires ou nuls. . . . . *Hematopinus*.
- Yeux grands . . . . . , ... *Pediculus*.

Thorax plus large que l'abdomen . . . . *Phtirius*

G. Hematopinus. — *Deux groupes* :

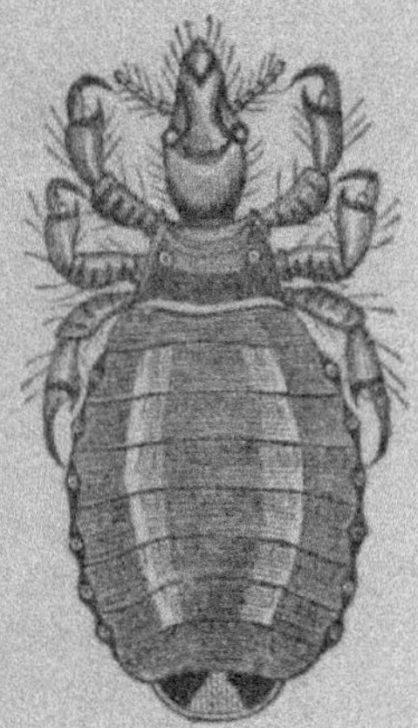

Fig. 184.
Hematopinus suis.

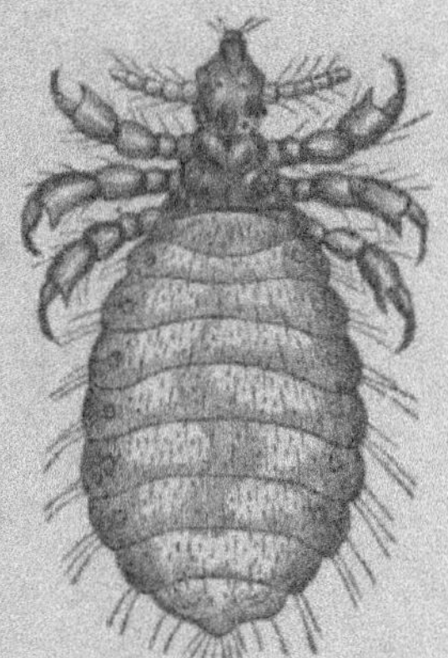

Fig. 185.
Hematopinus piliferus.

1° **H. à angles abdominaux saillants et colorés** ; pattes 1 égales aux autres.

Tête deux fois moins large que le thorax et à peine plus longue que lui . . . . *H. eurysternus.*
(bœuf) ;

Tête presque aussi large que le thorax et deux fois plus longue que lui.
- Corne temporale faible . . . . *H. asini* (équidés).
- Corne temporale forte = *H. suis* (porc).

2° **H. sans angles abdominaux saillants et colorés** ; pattes 1 plus faibles que les autres. *H. vituli*, du bœuf (tête deux fois plus longue que large, et plus étroite que le thorax ; poils abdominaux ne se touchant pas d'un rang à l'autre) ; *H. piliferus*, du chien (tête presque isodiamétrale et aussi large que le thorax ; poils abdominaux se touchant d'un rang à l'autre).

Autres espèces. — *H. ovinus*, du mouton ; *H. stenopsis*, de la chèvre ; *H. ventricosus*, du lapin ; etc..

G. Pediculus. — *P. capitis* et *P. corporis*, tous deux de l'homme, le premier sur la tête et le second sur le corps ; ils sont accusés

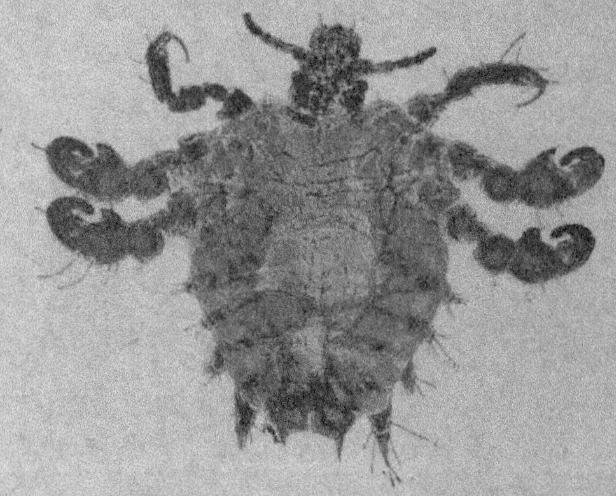

Fig. 186. — Morpion (Gruby).

d'inoculer le *typhus exanthématique*, dû à *Rickettsia prowazeki*, peut-être aussi la *fièvre récurrente* (Spirocheta recurrentis) et la fièvre des tranchées (Spiroch. gallicum).

G. Phtirius. — *P. pubis*, de l'homme (morpion) : 1 millimètre et demi sur 1.

TRICHODECTIDÉS

Quatre genres principaux :

Pas de palpes	à trois articles, tarses à une griffe..		*Trichodectes.*
maxillaires ;	à cinq arti-	Corps étroit........	*Lipeurus.*
antennes fi-	cles, tarses à		
liformes	deux griffes.	Corps large........	*Goniodes.*

Des palpes maxillaires ; antennes renflées, à quatre articles .... *Menopon.*

Trichodectes. — Tous parasites des mammifères, les plus fréquents se reconnaissent ainsi :

Pas de taches abdominales .... *T. latus* (chien).

Des taches abdominales. { Tête semi-circulaire ; taches séparées par { 1 rang de poils.... *T. pilosus* (cheval).

2-3 rangs de poils. *T. scalaris* (bœuf).

Tête subcirculaire ,.............. *T. spherocephalus*. (mouton).

Autres espèces. — *T. parumpilosus*, du cheval (diffère de *pilosus* par ses pattes progressivement effilées, dépourvues de talons, et sa tête poilue seulement sur les bords, au lieu de l'être entièrement) ; *T. subrostratus*, du chat (tête conique) ; *T. climax*, de la chèvre, etc...

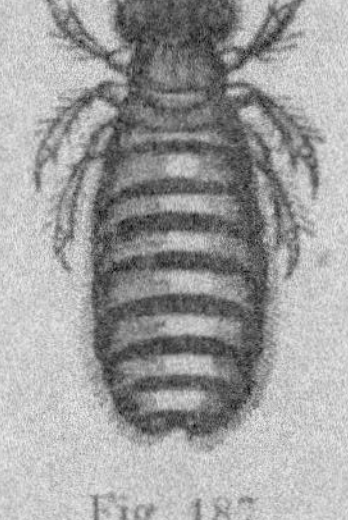

Fig. 187. Trichodecte du mouton.

Presque tous nos mammifères peuvent donc héberger chacun deux espèces de poux : une piqueuse et une broyeuse. Les premières sont des *Hematopinus* et les secondes des *Trichodectes* ; on les distingue les unes des autres par les caractères différentiels de famille, auxquels s'en ajoute un autre, fourni par les antennes : elles sont à cinq articles chez les Hematopinus, à trois chez les Trichodectes.

Quant aux poux des oiseaux, ce sont tous des *Trichodectidés*, et ils appartiennent notamment aux genres *Lipeure*, *Goniode* et *Menopon*.

Les plus communs sont : *Lipeurus variabilis*, de la poule et *L. baculus*, du pigeon ; *Goniodes dissimilis* et *G. gigas*, de la poule (troisième article antennal des mâles appendiculé chez le premier, non appendiculé chez le second) ; *Menopon pallidum*, de la poule, etc.

Rôle pathogène. — Les poux sont des parasites cutanés communs chez tous nos animaux domestiques mal soignés (le pansage en faisant tomber beaucoup), et surtout en hiver (la fourrure étant plus épaisse, plus sale, et par suite plus favorable à leur pullulation). Dès lors, ils existent fréquemment par centaines. Non seulement ils sont répugnants et importuns, mais encore dangereux, car ils provoquent, quand ils pullulent, une maladie cutanée dite **phtiriose.**

Toutefois, étant relativement peu profondes et peu venimeuses, leurs piqûres ne causent guère qu'une forte *épidermite*, sans dermite ni folliculite marquées. Les symptômes sont :

1° *Prurit* moyen ; 2° *dépilations* larges, irrégulières,

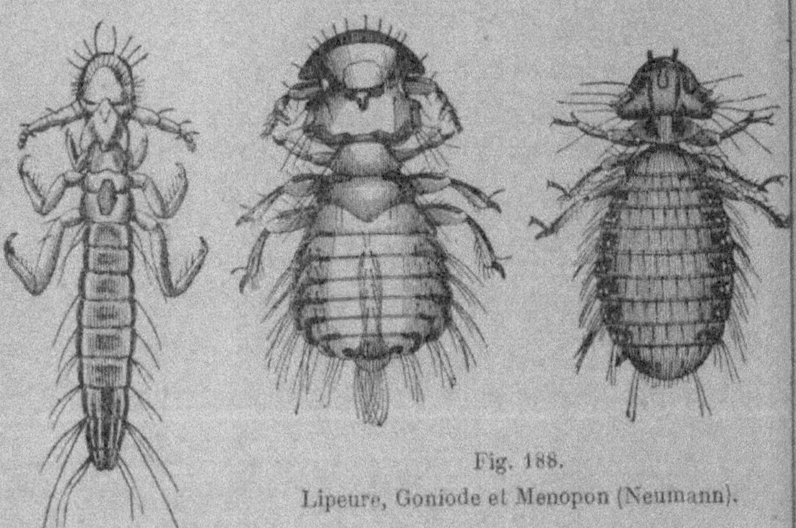

Fig. 188.

Lipeure, Goniode et Menopon (Neumann).

incomplètes, beaucoup de poils restant en place, entiers ou cassés à 2-3 millimètres au-dessus de la peau (par les frottements qui résultent des démangeaisons), plutôt qu'arrachés en totalité (car il n'y a pas beaucoup de folliculite, de sorte que les racines restent assez solidement implantées) ; 3° *pellicules* abondantes, claires, peu adhérentes.

L'affection débute généralement par les parties les mieux ombragées, couvertes de longs poils ou de crins (bord supérieur de l'encolure, chignon, base de la queue), puis de là, elle se généralise lentement ; elle peut s'observer sur tous les animaux domestiques, mais elle est particulièrement fréquente chez le cheval, le bœuf, le mouton, le porc et les oiseaux.

Diagnostic *très facile*, l'examen des dépilations permettant vite d'apercevoir, à l'œil nu, les parasites ou leurs œufs, tant ils sont volumineux et abondants.

La maladie peut être confondue : 1° avec les autres dépilations prurigineuses, notamment avec les *gales : sarcoptique* (démangeaisons violentes et fréquentes, rire spécifique, croûtes épaisses, foncées, adhérentes) ; *psoroptique* (même siège, mais on ne voit pas de poux) ; *dermanyssique* (petites dépilations circulaires, sans croûtes ni prurit diurne) ; et avec l'*eczéma sec* (mêmes dépilations, mais grattage violent, sans poux, ni lentes) ; 2° avec la *teigne* (dépilations circulaires non prurigineuses).

Pronostic *peu grave*, quoique l'affection soit *contagieuse*, épizootique (l'évolution étant directe), et qu'elle entraîne un *amaigrissement* progressif, pouvant même aller, dans les infestations massives, jusqu'à la mort, mais celle-ci est exceptionnelle; d'autre part, les poux des animaux doivent être, à l'exemple des poux de l'homme, soupçonnés d'inoculer à leurs hôtes diverses maladies parasitaires ou bactériennes.

Les Hematopinus, piqueurs, sont plus dangereux que les Trichodectes qui, simplement broyeurs, ne donnent qu'une épidermite légère et superficielle.

Traitement. — *Trois indications* ;

I. — *Isoler les malades* (pour éviter la contagion) ;

II. — *Détruire les parasites*, par la tonte et l'application d'un insecticide varié ; liquide, poudre ou pommade.

a) *Comme liquide*, on recommande : l'huile pétrolée benzinée ââ; le crésyl à 3 p. 100; le sulfure de potassium à 2 p. 100, la solution sulfo-crésylée à 2 p. 100, l'eau de gaz ammoniacale (titrée à 5° Baumé), le jus de tabac (expose à des intoxications); mais *le meilleur médicament serait la macération de pyrèthre* au cinquantième (poudre de pyrèthre fraîche 5, alcool dénaturé 60, cristaux de soude 20, eau 200) (1).

b) *Comme poudre*, utilisée en insufflation, on a le choix entre le fluorure de sodium (2), la fleur de soufre, la poudre de pyrèthre et la poudre insecticide composée (pyrèthre + staphisaigre + cévadille).

c) *Comme pommade*, une seule est recommandée, la pommade mercurielle ; encore doit-elle être proscrite pour les animaux qui se lèchent, et qui, par suite, s'intoxiqueraient (bœuf, chien).

On donne généralement la préférence aux liquides, utilisés en savonnages tièdes pour les grandes espèces, en bains généraux pour les petites (pour le chat, qui craint l'eau, employer les poudres) (3).

Répéter le traitement au bout de dix à douze jours, pour tuer les jeunes poux récemment éclos des œufs, ceux-ci résistant plus que les adultes au médicament (4).

III. — *Désinfecter les locaux parasités*, par l'eau bouillante, l'eau crésylée chaude ou mieux des fumigations gazeuses

(1) On peut employer aussi le *savon-pyrèthre* (obtenu en dissolvant l'oléorésine des fleurs de *Pyrethrum cinerariæfolium* dans l'alcool ou le tétrachlorure de carbone, et en l'incorporant à une solution savonneuse, diluée au cinquième ; frictionner la peau, laisser en place quinze minutes, enlever ensuite le médicament par une douche d'eau tiède, sécher le corps au linge sec. Excellent contre tous les insectes parasites de l'homme, des animaux et des végétaux ; détruit aussi les œufs.

(2) Pour les ectoparasites des petits animaux (mammifères et oiseaux), le fluorure de sodium (en poudre ou en bain à 1 p. 100), est remarquablement actif ; il est malheureusement trop cher pour les grands (voir formules antigaleuses). La sulfuration gazeuse peut aussi être employée, avec *l'exterminateur Lagrange* (coffre en bois dans lequel on introduit l'animal immobilisé, et dont la tête fait saillie au dehors par une ouverture spéciale : on brûle, à l'intérieur de cette boîte, une mèche de soufre, ou mieux du soufre nitré (par mètre cube de local : soufre 40 gr. + sel de nitre 2 gr.).

(3) Contre les poux des enfants : huile pétrolée ãã ; contre les morpions, onguent gris ou vinaigre sublimé à 1 p. 500.

(4) On peut encore décoller les œufs avec *l'antiformine* à 10 p. 100 (mélange de soude caustique et d'hypochlorite de soude), et les enlever ensuite mécaniquement au peigne ou à la brosse.

(anhydride sulfureux, sulfure de carbone, chloropicrine (1) ;
blanchir ensuite à la chaux.

Prophylaxie. — Tenir les habitations proprement ; les blanchir à la chaux chaque semestre ; saupoudrer de chaux vive ou de soufre en fleur le sol des poulaillers et des colombiers.

Poux des oiseaux. — Ils sont généralement associés, dans les poulaillers et pigeonniers malpropres, à une foule d'ectoparasites variés (sarcoptes de la gale des pattes et de la gale déplumante, dermanysses, argas, puces, punaises) ; tous pullulent dans les crevasses des murs, les fentes des planchers, la paille des nids, les excréments tombés sur le sol.

Ils rendent le local inhabitable par leurs piqûres continuelles, le prurit intense, l'agitation et l'absence de repos qui en résultent ; les animaux, perpétuellement assiégés, maigrissent et meurent d'épuisement ; en outre, ils deviennent moins résistants aux infections (tuberculose, diphtérie, etc.), qui les guettent et les déciment. A ces pertes s'en ajoutent d'autres : la ponte diminue, souvent même les oiseaux fuient les pondoirs infectés et vont déposer leurs œufs dans les haies, où ils sont perdus ; les couveuses abandonnent fréquemment leurs nids (les coques sont alors tachées de noir par les excréments parasitaires), ce qui compromet l'incubation ; enfin, les poussins succombent vite à ces tourments incessants.

Pour arrêter ces pertes, les locaux morbides, véritables taudis, devront être nettoyés et vidés chaque semaine, désinfectés et badigeonnés à la chaux chaque semestre ; la stérilisation permanente des nids sera assurée en introduisant une éponge imbibée d'essence de térébenthine dans un œuf vide qu'on bouche ensuite à la cire : les vapeurs s'échappent par les pores et chassent les arthropodes parasites.

DIPTÈRES

Insectes suceurs, pourvus d'une trompe, de deux ailes membraneuses, et de métamorphoses complètes. — (Les ailes postérieures, atrophiées, sont réduites à des *balanciers*, recouverts ou non par une écaille dénommée *cuilleron*.)

(1) La chloropicrine constitue un gaz asphyxiant utilisable pour la dératisation et la désinsectisation des locaux (écuries, poulaillers, pigeonniers), envahis par des arthropodes (dermanysses, argas, poux, puces, punaises, etc.).

Les larves ne ressemblent pas du tout à l'imago : elles sont cylindroïdes, blanches, apodes et rampantes, formées par une douzaine d'anneaux, de sorte qu'à première vue, on les prend pour des vers ; la distinction s'établit par la présence de trachées et de stigmates, souvent aussi de crochets buccaux, d'épines ou de poils.

Ces larves sont de deux sortes : les unes ont une tête

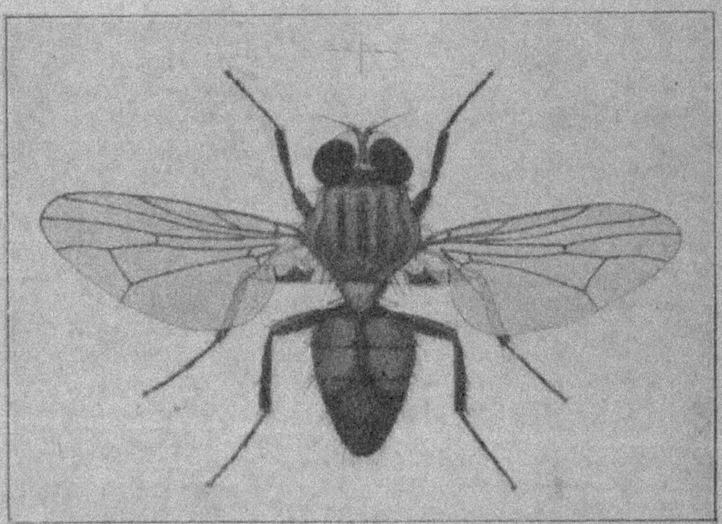

Fig. 189. — Diptère (Hewitt).

différenciée, avec yeux et antennes, tandis que les autres n'en possèdent pas ; or celles-ci donnent des *nymphes* particulières, restant enfermées dans la peau larvaire, qui durcit et noircit, de façon à former une coque ovoïde ; ces nymphes emprisonnées s'appellent *pupes*.

Rôle pathogène. — Les diptères, qui pullulent surtout *en été*, peuvent être parasites à l'état parfait ou à l'état larvaire.

I. — **A l'état parfait,** beaucoup sont hématophages

et piquent la peau des mammifères pour en sucer le sang ;
dans ce but, ils voltigent continuellement de l'un à l'autre, comme les abeilles vont butiner de fleur en fleur. Or,
ces piqûres ont trois inconvénients :

a) Quand elles sont *douloureuses et
répétées*, elles rendent ces insectes ennuyeux, importuns, gênants, désagréables,
car ils harcèlent constamment l'homme
et les animaux ; beaucoup de chevaux
nerveux deviennent ainsi peureux, difficiles à conduire, exposant leurs propriétaires à des ruades, à des emballements,
à des accidents ; de plus, elles diminuent
le repos laissé aux individus, ce qui les
fatigue et les épuise ;

b) Elles produisent une *dermatite* d'autant plus marquée qu'une salive irritante
et venimeuse est presque toujours déposée dans la plaie, où elle amène l'apparition rapide de gros boutons prurigineux (cloques) ;

c) Le troisième inconvénient de ces insectes, de beaucoup le plus grave, tient à
ce qu'en allant de l'un à l'autre, ils colportent les diverses maladies, parasitaires
ou bactériennes, dont sont atteints leurs
hôtes précédents ; ils jouent ainsi, beaucoup mieux que les acariens, le rôle de
porte-virus, d'agents de propagation, de
dissémination, de commis-voyageur en
contagion, pour des affections nombreuses : charbons, choléra, tuberculose,

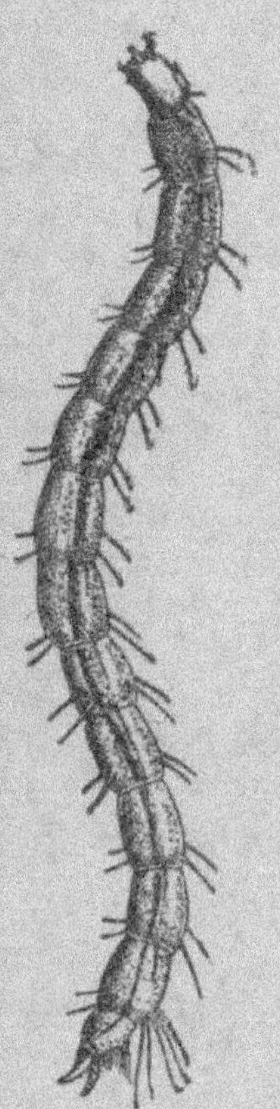

Fig. 190. — Larve
vermiforme de
Diptère (Kun-
kel).

peste, fièvre jaune, protozooses, helminthoses, etc.. Les
épidémies et épizooties dues aux insectes piqueurs et sanguisugues sont si meurtrières dans certaines colonies,
qu'elles les rendent inhabitables, et par suite sans valeur,

tant qu'on n'aura pas trouvé le moyen de neutraliser leur action pathogène.

II. — **A l'état larvaire,** bon nombre de diptères sont encore parasites et provoquent des maladies appelées *myoses*, qui peuvent être *intestinales, cutanées*, ou *cavitaires*.

Prophylaxie. — Pour éviter les inconvénients des diptères, il faut d'abord en *détruire le plus possible*, en luttant contre eux, soit *à l'état parfait*, soit *à l'état larvaire*.

a) **Suppression des insectes parfaits.** — Elle peut être obtenue par des agents *toxiques* (formol à 2 p. 100, salicylate de soude à 1 p. 100), placés çà et là dans des assiettes de lait ou d'eau sucrée au dixième, qui attirent les diptères (l'arsénite de soude, parfois utilisé, est dangereux) ; ou par des *agents mécaniques* (pièges en forme de carafe à ouverture inférieure et contenant de l'eau sucrée ; papiers et rubans englués avec de la gomme ou de la mélasse mélangées d'un des toxiques précités, et suspendus au plafond)

b) **Suppression des larves.** — Les œufs sont souvent pondus dans les matières organiques en voie de décomposition, qui attirent les insectes (excréments, fumiers, fosses d'aisance, aliments avancés : viande, cadavres, fromage, tas d'ordures et de déchets de cuisine) ; c'est donc là que se trouvent les larves. Leur destruction s'obtiendra par les mesures suivantes :

1° *Incinération des détritus et immondices* ;

2° *Stérilisation des fosses d'aisances et des fumiers.* — Cette désinfection peut se faire par du crésyl (à 5 p. 100), du sulfate de fer (à 10 p. 100), des huiles (de schiste, de coaltar, de créosote), par la chaux vive, le chlorure de chaux, etc.. Malheureusement, ces substances chimiques ont des inconvénients : elles sont trop coûteuses, elles tuent les bactéries du fumier (ce qui arrête les fermentations nécessaires), ou encore, elles rendent l'engrais toxique pour les plantes. Il vaudrait mieux recourir au borax (750 grammes par mètre cube et par semaine), et surtout à l'*ellébore* (poudre de racine : 500 grammes pour 100 litres d'eau et par mètre cube de fumier).

Mais voici les deux procédés de choix : *a)* arroser journellement le fumier *avec du purin*, qui noie les larves (car elles siègent surtout dans les couches superficielles, aérées); la valeur fertilisante de l'engrais, loin d'être diminuée, est au contraire augmentée ; *b) méthode biothermique* consistant, à mesure qu'on sort les excréments des écuries, à les enfouir dans la masse de fumier (au lieu de les répandre à sa surface) : la chaleur dégagée par la fermentation centrale suffit pour tuer œufs et larves d'insectes.

Enfin les fumiers devront autant que possible être éloignés des habitations, ou tout au moins enlevés hebdomadairement.

3° *Inspection des aliments* (viande, fromage, etc.), de façon à retirer de la consommation ceux qui renferment des larves; c'est surtout au point de vue *protection de la santé humaine*, que la myose intestinale intéresse les vétérinaires inspecteurs de marchés.

B. — Les diptères qui auront échappé aux moyens de destruction ci-dessus seront mis dans l'impossibilité d'entrer en contact avec tout ce qui est *souillé* (excréments, crachats, vase de nuit des malades) ou *souillable* (individus sains, aliments, etc.).

Dans ce but, on utilisera surtout la *protection mécanique*, reposant sur l'emploi de *grillages* en métal ou en fil, à mailles assez fines (2 millimètres de côté), pour que les insectes ne puissent les traverser : l'entrée des locaux (écuries, maisons, hôpitaux, etc.), leur sera interdite par des voiles fermant les orifices et par des tambours aux portes ; les chevaux, au travail, seront munis d'oreillères et de caparaçons ; les aliments seront enfermés dans des garde-manger grillagés, et on recouvrira d'un voile métallique ou d'une étoffe de gaze ceux qui sont étalés en plein vent, exposés à toutes les poussières de la rue, aux devantures des boucheries, charcuteries, fromageries, etc..

Enfin, on éloignera encore les insectes des animaux en badigeonnant ceux-ci, en été, avant de les conduire aux champs, avec des substances à odeur forte et repoussante : huile de cade ou de laurier, huile phéniquée, huile de foie de morue, eucalyptus, décoction de feuilles de noyer, pommade aux essences (salvol, etc.) (1).

Contre les mouches d'écurie, il est encore recommandé : 1° de suspendre au plafond des balais de saule, genêt, fougère (les diptères s'y réfugient la nuit et on les brûle tous les matins) ; 2° d'utiliser la lumière bleue, obtenue par des rideaux ou par le badigeonnage des carreaux (l'obscurité atténue l'invasion des insectes, de même qu'inversement, la lumière les attire).

Classification. — *Trois sous-ordres* :

Deux ailes.	Antennes courtes, à 3 articles......	*Brachycères.*
	Antennes longues, à 6-15 articles :	*Némocères.*
Pas d'ailes..........................		*Aphaniptères.*

Les Aphaniptères, n'ayant pas d'ailes, sont dépourvus du caractère fondamental des diptères ; mais on les place néanmoins dans ce groupe, car ils en ont les deux autres particularités : appareil buccal suceur et métamorphoses complètes.

BRACHYCÈRES

Diptères munis d'antennes courtes, à trois articles (le troisième étant parfois annelé superficiellement, mais jamais segmenté) ; corps trapu, ailes larges (cellule anale fermée ou rétrécie).

Quatre familles principales :

Trompe labiale	rudimentaire...............		*Œstridés.*
	bien développée et contenant	2 lancettes...	*Muscidés.*
		4 ou 6 lancettes.....	*Tabanidés.*
Trompe maxillaire..................			*Hippoboscidés.*

(1) Les décoctions de quassia et le tellurate de potasse, vantées par certains, paraissent sans effet.

OESTRIDÉS

Diptères brachycères, à trompe labiale rudimentaire et peu visible ; quatrième nervure longitudinale coudée presque à angle droit vers la troisième (tandis qu'elle lui est parallèle chez les Muscidés).

Type : Gastrophilus equi. — Espèce de 12 à 15 millimètres sur 3, jaunâtre et velue, dont les ailes, incolores, possèdent une bande transversale médiane et deux points terminaux foncés.

Evolution. — Ces insectes vivent en été, surtout au mois d'août ; quand il fait très chaud, aux heures les plus brûlantes du jour (10 à 16), la femelle (qui, par température ordinaire reste blottie), vient voltiger autour des chevaux qui sont dans la campagne, s'approchant d'eux brusquement pour déposer un œuf sur leur corps, puis s'éloignant une minute pour revenir une deuxième fois faire la même opération, et ainsi de suite ; elle pond ainsi, sans jamais se poser ni s'arrêter de voler, des centaines d'œufs jaunâtres, coniques, striés, longs de 1 millimètre, qu'elle place principalement sur le canon, la crinière et la queue, en les collant aux poils par une matière visqueuse qui se dessèche et durcit rapidement (1). Un mois plus tard, vers septembre, ces œufs éclosent, donnant de petites larves vermiformes qui rampent sur la peau, provoquant ainsi un prurit qui porte le cheval à se lécher, et par suite à les ingérer. Arrivées dans l'estomac, elles s'y arrêtent pour une dizaine de mois (d'octobre à juin), pendant lesquels elles grossissent peu à peu, et aboutissent finalement à l'aspect suivant. Elles sont cylindro-coniques, rosées, longues de 15-18 millimètres, sur 5-6 de large, et formées de onze anneaux. Le premier montre la *bouche*, flanquée

(1) A distinguer des œufs de poux (la coque de ceux-ci est ponctuée, au lieu de striée).

latéralement de deux petites *mâchoires* droites, puis de
deux grosses *mandibules* crochues et noirâtres.

Le dernier segment est creusé d'une invagination au
fond de laquelle se trouvent deux plaques brunâtres, réniformes, opposées par leur bord concave : ce sont les *stig-*
mates, constituées chacun par trois arcs concentriques
striés transversalement.

Tous les autres anneaux sont pourvus, sur leur bord anté-

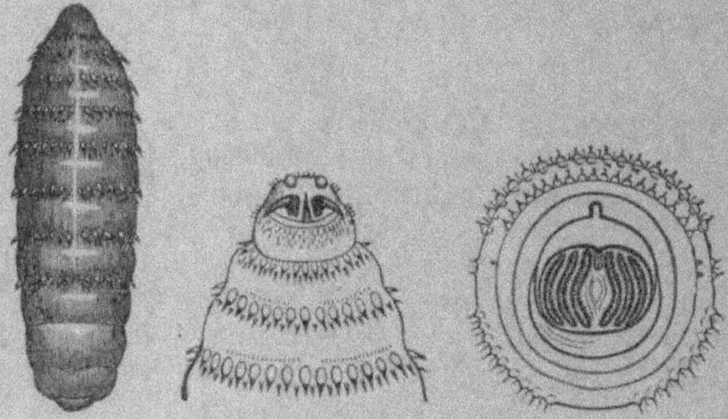

Fig. 191. — Gastrophilus equi.
1, larve entière ; 2, partie antérieure ; 3, partie postérieure.

rieur, d'une double rangée de *tubercules épineux*, noirâtres et
inégaux, ceux de la première étant plus gros que ceux de
la seconde ; par exception, le dernier anneau est complètement lisse, ainsi que l'avant-dernier, sur une de ses faces.

Telle est la larve complètement développée. A cet état, elle
est fixée à demeure sur le sac gauche de l'estomac, ses
crochets mandibulaires étant implantés dans la muqueuse,
tandis que son extrémité postérieure fait saillie dans la
cavité stomacale.

Vers juillet, elle se détache et, se laissant entraîner par
le courant alimentaire, elle est expulsée au dehors avec les
excréments ; elle s'enfonce alors dans les crottins, le sable
ou la terre meuble, puis elle devient immobile et en cinq

jours, par durcissement et noircissement de sa peau, elle se transforme en *pupe*. Celle-ci dure un mois (août), après quoi elle donne un *insecte parfait*, qui éclot de la coque en faisant sauter un opercule polaire ; mais l'imago ne vit que quelques jours, consacrés d'abord à l'accouplement, puis à la ponte, si bien que nous voici revenus au point de départ : l'œuf. L'évolution totale a duré un an (d'août à août).

Cet exposé montre : 1º que le *développement est direct, avec métamorphoses, mais sans migration* ; 2º que ces insectes, libres à l'état parfait, ne sont *parasites qu'à l'état larvaire*.

Classification. — *Trois genres importants*, dont les caractères différentiels, au stade larve (seul intéressant), sont :

Stigmates réniformes, pas de tubercules latéraux, quatre pièces buccales . . . . *Gastrophilus*.

Stigmates subcirculaires ; des tubercules latéraux.

    Deux pièces buccales . . . . *Œstrus*.

    Pas de pièces buccales . . . *Hypoderma*.

GASTROPHILES

Trois espèces principales :

1º **G. equi** : *estomac des Equidés*. — Cette espèce, étudiée comme type, s'observe encore, mais exceptionnellement, chez le chien.

2º **G. hemorroïdalis** : *sac stomacal gauche des équidés*, où il est souvent mélangé avec le précédent. Il s'en distingue alors par sa taille plus petite (10 à 15 millimètres sur 3), sa couleur rouge vif, et ses derniers articles qui sont complètement nus.

D'autre part, l'évolution offre une particularité : la larve ne reste que neuf mois dans l'estomac ; pour son dixième mois, elle se détache et se laissant entraîner par le courant alimentaire, elle va se fixer dans le rectum, surtout à l'anus (d'où son nom spécifique) : elle y devient alors verdâtre.

3° **G. nasalis** : *duodénum du cheval.*

Larve blanche et portant une seule couronne d'épines

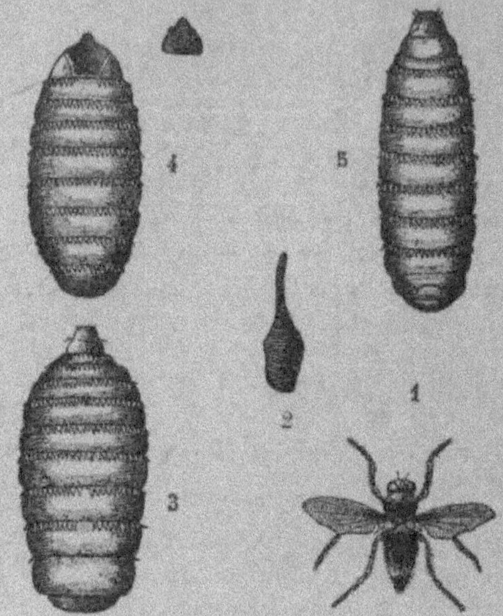

Fig. 192. — *A droite :* Gastrophilus hemorroïdalis ;
à gauche : Gast. nasalis ; (œuf, larve, imago).

par anneau. Assez rare en France, elle y produit la *dermatite vermiculée des joues* ; cette affection, spéciale à l'été, débute par des boutons fugaces, disséminés sur les côtés de la tête, et d'où partent des traînées flexueuses, dépilées, larges de 3 à 5 millimètres, qui s'allongent peu à peu pour gagner la commissure des lèvres, vers laquelle elles convergent toutes ; chacune d'elles correspond à une galerie intracutanée creusée par une larvule qui rampe *dans* l'épiderme et qui, instinctivement, se dirige vers la bouche pour pénétrer dans le tube digestif, puis gagner le duodénum. Les joues en sont parfois couvertes.

Autres espèces. — 1° **G. pecorum** : intestin des chevaux, dans l'Europe centrale et orientale (larves rouges, paraissant lisses, inermes, parce que leurs épines sont petites et peu visibles).

2° **G. inermis** : rectum du cheval (ne diffère du précédent que par sa couleur blanche, ce qui porte à penser qu'il s'agit peut-être simplement des larves rectales de cette espèce) ; dans le rectum on peut donc trouver les larves de *G. hemorroidalis* (vertes et épineuses), et celles de *G. inermis* (blanches et inermes).

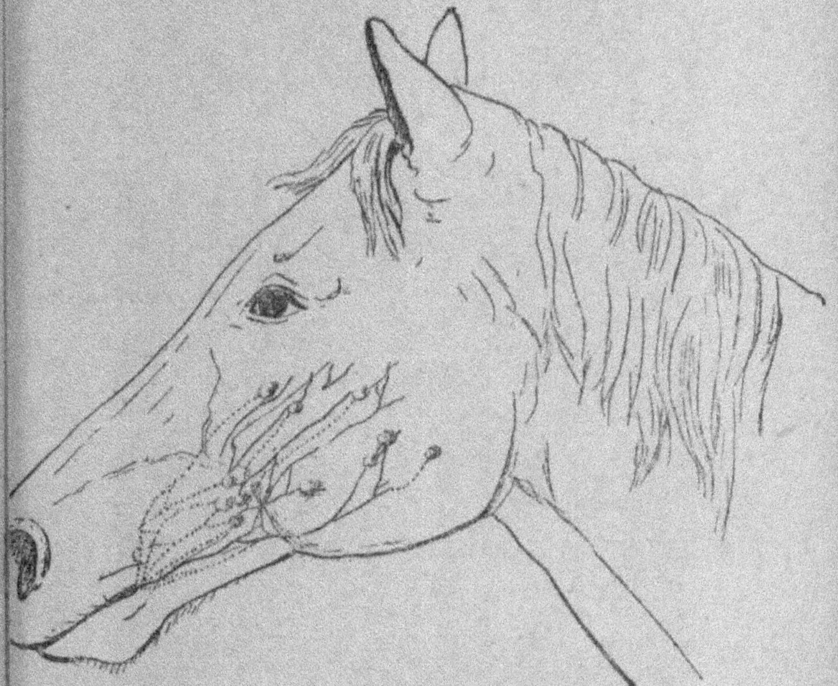

Fig. 193. — Dermite vermiculée des joues (Pécus).

Rôle pathogène. — Les Gastrophiles larvaires sont communs sur les chevaux qui passent leur temps à la campagne, soit aux travaux du sol, soit dans les parcs d'élevage ; ces derniers sont plus particulièrement infestés, car ils sont perpétuellement exposés aux femelles pondeuses, et parce qu'en outre ils sont privés du pansage quotidien, qui décolle et fait tomber beaucoup d'œufs.

Les parasites s'observent généralement par dizaines,

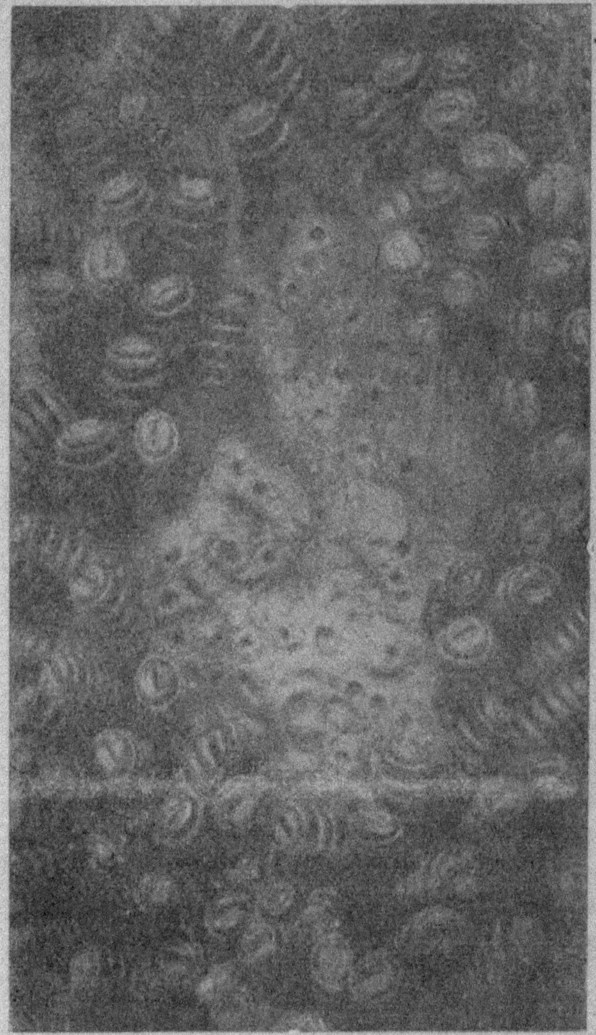

Fig. 194. — Un nid de Gastrophiles larvaires (Cadéac).

quelquefois par centaines, étroitement serrés les uns contre les autres, pour constituer (surtout dans l'estomac) des placards, des bouquets tout à fait remarquables.

Ils provoquent, en s'implantant durant des mois sur la muqueuse digestive, des *plaies ulcéreuses* qui atteignent 3 à 5 millimètres de diamètre sur autant de profondeur, mais ne parviennent généralement pas à perforer la paroi.

Cela tient à ce que, comme les Acanthocéphales, ces parasites produisent, en même temps qu'une lente perte de substance, une réaction inflammatoire chronique, avec néo-formation fibreuse qui, s'ajoutant journellement au fond de la plaie, compense la disparition des tissus.

Quelquefois même, cette néoformation est tellement importante qu'elle constitue autour de chaque larve un bourrelet surélevé de 5 à 8 millimètres, si bien que quand les parasites sont arrachés, l'ensemble de leurs logettes accolées rappelle les alvéoles d'un gâteau d'abeilles.

Mais il est certain que, malgré leur fréquence, leur nombre et leur volume, les gastrophiles sont étonnamment peu dangereux, sans doute parce qu'ils siègent sur la muqueuse blanche, non glandulaire, de l'estomac, de sorte que la digestion gastrique n'est pas troublée.

Pourtant on a signalé : 1° assez souvent de la *dyspepsie*, du retard de croissance et de l'*amaigrissement* ; 2° plus rarement, des *accidents pharyngo-laryngés*, avec cornage et menace d'asphyxie (dus à des parasites égarés dans le pharynx ou le larynx, au lieu d'aller dans l'estomac), *des renversements du rectum* (causés par des larves ano-rectales qui provoquent des efforts expulsifs violents ; les jeunes chevaux nerveux peuvent même s'irriter au point de devenir difficiles à conduire et de s'emballer) ; 3° enfin, exceptionnellement, on a cité des cas de *mort* : par *perforation stomacale* suivie de péritonite, par *ulcération artérielle* ou *veineuse* compliquée d'hémorragie, ou encore par *obstruction du cardia*, avec vomissements et ectasie œsophagienne (1).

(1) Sans preuve suffisante, les gastrophiles larvaires ont été accusés de produire l'*anémie infectieuse* du cheval, par secrétion d'un poison (œstrine), qui serait absorbé par le tube digestif de l'hôte.

Traitement. — *Sulfure de carbone* (25 grammes émulsionnés dans 200 grammes d'huile de ricin, à jeun, en deux moitiés, une le matin et l'autre le soir) : les larves sont expulsées du deuxième au quatrième jours, sans qu'il soit besoin de purgatif ; contre les larves rectales, utiliser la pommade au CS^2 (à 1 p. 5) (1).

Prophylaxie. — Enlever autant que possible, tous les jours, par pansage, les œufs pondus sur les poils des chevaux.

ŒSTRES

Une seule espèce : **Œstrus ovis**, vivant dans les cavités nasales et surtout dans les sinus frontaux des petits ruminants, spécialement du mouton.

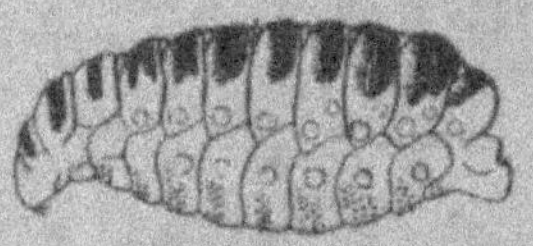

Fig. 195.
Larve d'Œstre (Guiart).

Morphologie. — Larve hémicylindrique, mesurant 15 à 20 millimètres sur 4-5, d'abord blanche, puis gris, pourvue : à l'extrémité antérieure, de deux crochets mandibulaires ; à l'extrémité postérieure, de deux plaques stigmatiques subcirculaires, ponctuées en écumoire ; sur la face dorsale, de huit à neuf raies noires transverses alternant avec des bourrelets interannulaires ; enfin, sur les faces latérales, de deux rangs superposés de tubercules.

Evolution. — L'insecte ailé pond, en été, aux heures les plus chaudes du jour (10 à 16), sur les moutons au pâturage, non pas des œufs, mais des petites *larves* à peine visibles (*larcules*), qu'il dépose autour des narines. Elles gagnent d'abord les cavités nasales, puis les sinus (2), où elles restent neuf mois, durant lesquels elles grandissent et se développent jusqu'à présenter les caractères précités.

(1) Formule efficace contre tous les parasites gastro-intestinaux : CS^2 15, essence de térébenthine 80-100, huile de ricin 200 gr.

(2) Toutefois quelques-unes s'égarent dans les régions voisines (pharynx, larynx, etc.).

Après quoi, en juin, elles reviennent dans le nez, d'où elles sont expulsées par les éternuements. Tombées à terre, elles s'enfoncent dans le sol ou le fumier des bergeries, et s'y transforment en *pupes*, qui, un mois plus tard (juillet-août), redonnent des *imagos*.

Rôle pathogène. — Les œstres provoquent une maladie, **l'œstrose,** qui comprend *trois phases*. Au début, pendant la ponte des larvules autour des narines, les moutons s'agitent, s'effrayent (par peur des insectes qui bourdonnent constamment autour de leur tête), puis ils ressentent du prurit nasal, dû à la reptation des larves, ce qui les porte à se frotter le nez pour essayer de s'en débarrasser. Plus tard, quand les parasites grimpent nombreux dans les naseaux, on observe du coryza, d'abord muqueux, puis purulent ; enfin, quand ils sont arrivés dans les sinus, ils en produisent une inflammation, dite **sinusite parasitaire,** qui se manifeste surtout par du jetage et de l'ébrouement ; dans les cas graves, on constate en outre des *troubles locomoteurs* : incoordination de la marche, tournoiement sur place (d'où l'expression de *faux tournis*), et parfois des *troubles nerveux* épileptiformes (convulsions, pirouettement des yeux, salivation mousseuse, expliquant le qualificatif de *vertige d'œstre* fréquemment employé). La mort survient quelquefois au cours de ces accès.

Lésions. — 1° Présence, dans les sinus, de pus fétide et de larves, parfois au nombre de plusieurs dizaines ; 2° inflammation de leur muqueuse, qui est rouge et tuméfiée.

Diagnostic facile quand, sur un mouton, il y a coexistence de jetage nasal, de troubles locomoteurs et nerveux. La maladie peut être confondue avec la *cœnurose* (qui a les mêmes symptômes, mais sans jetage ni ébrouement), et avec la *bronchite vermineuse* (le jetage de celle-ci s'accompagne de toux, et de plus, il contient des embryons).

Pronostic. — Grave seulement lorsque l'infestation est intense ; en cas contraire, les troubles sont supportés par

le malade, et la guérison survient toute seule, l'été suivant, après évacuation naturelle des larves.

Traitement : *extraction des parasites* logés dans les sinus,

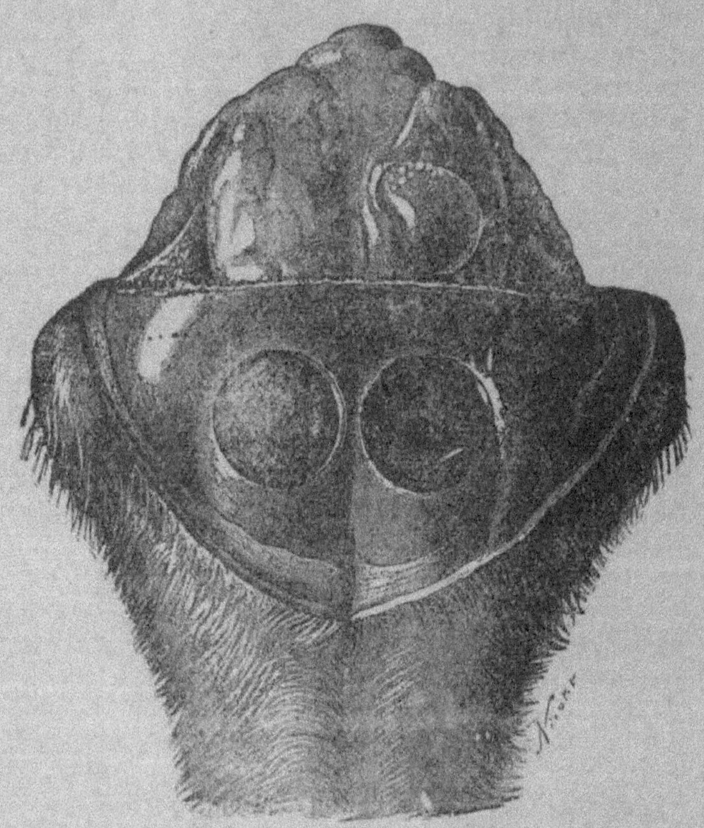

Fig. 196. — Tête de *Mouton* avec : en haut, cénure de l'hémisphère cérébral gauche ; en bas, œstres des sinus mises à découvert par trépanation (Moussu).

à l'aide de deux *trépanations*. Pour les pratiquer, on prend
comme point de repère une croix formée par la ligne
médiane de la tête et la ligne transversale des yeux, puis

on perfore un centimètre à droite et à gauche de l'intersection ; les larves sont enlevées à la pince, et on fait un lavage antiseptique tiède des cavités osseuses.

Prophylaxie. — Dans les pays infectés, ne pas envoyer de moutons au pâturage, en été, pendant les heures de ponte.

Parasites voisins. — 1° **Rhinoestrus purpureus** : sinus frontaux, cavités nasales, pharynx et larynx des chevaux orientaux (surtout russes) ; quand cette larve siège sur la muqueuse laryngienne, elle cause du cornage et des accidents d'asphyxie.

2° **Cephalomia maculata** : sinus, cavités nasales et pharynx du dromadaire.

HYPODERMES

Espèce principale : **H. bovis** : tissu conjonctif sous-cutané du bœuf (exceptionnellement du mouton, du cheval et de l'homme).

Larve cylindro-conique, incurvée en nacelle, mesurant 18 à 20 millimètres sur 5-6, blanche quand elle est jeune, mais noircissant à mesure qu'elle vieillit. Elle se reconnaît encore : à sa *bouche inerme*, à ses plaques stigmatiques arrondies et ponc-

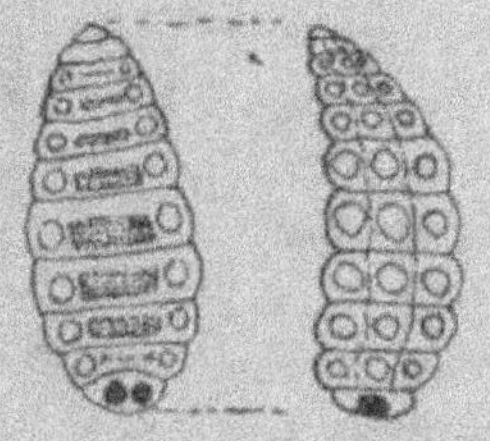

Fig. 197. — Larve d'Hypoderme, faces dorsale et latérale (Marotel).

tuées, situées *à fleur de peau* ; à ses trois rangs de tubercules latéraux. Les anneaux (sauf les deux derniers) sont couverts d'innombrables petites épines microscopiques.

Evolution. — L'insecte parfait pond en été, de dix à seize heures, sur les bovins au pâturage, probablement des larvules (car si c'était des œufs, on les aurait vus, et jusqu'ici personne n'a pu en apercevoir dans la fourrure). Autre inconnue : on ignore encore comment ces larves (dont pourtant l'existence est certaine), parviennent sous le tégument. Deux théories sont en présence : celle de la *perforation cutanée* immédiate et celle de l'*ingestion*. La première est la plus simple ; cependant on penche plutôt pour la seconde, et voici comment les choses se passeraient.

En rampant sur la peau, les larves déterminent un léger prurit provoquant le léchage, et par suite l'ingestion ; mais arrivées dans l'œsophage et le rumen, elles en traversent la paroi, pour grimper le long des mésentères qui suspendent le tube digestif à la voûte dorso-lombaire. Elles arrivent ainsi, vers novembre-décembre, au canal rachidien, dans

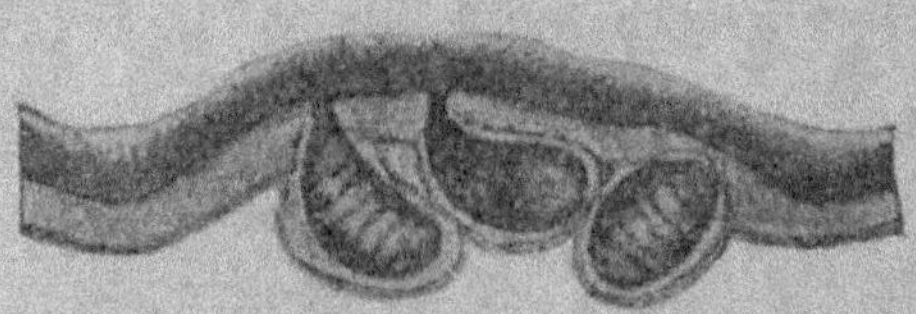

Fig. 198. — Trois larves sous-cutanées (Boas).

lequel elles pénètrent par les trous de conjugaison, et elles y restent tout l'hiver, logées entre la paroi osseuse et les méninges (on en trouve aussi dans le crâne). Puis, au printemps, les parasites quittent la colonne vertébrale pour gagner directement la peau la plus proche, c'est-à-dire celle du dos, en cheminant lentement à travers le conjonctif intermusculaire.

Elles arrivent ainsi, vers avril-mai, sous le tégument, où elles s'arrêtent une paire de mois, provoquant la formation de tumeurs grosses comme une noix ; finalement celles-ci se percent au sommet d'un orifice large de 3 à 4 millimètres et c'est par là que la larve s'échappe en juin-juillet, pour tomber sur le sol ; elle s'y enfonce, puis se transforme en *pupe* qui redonne, un mois plus tard, l'*insecte parfait*.

Géographie et fréquence. — Les hypodermes sont des parasites communs sur le bétail qui reste à demeure, toute la journée, dans les parcs et les pâturages boisés (troupeaux des montagnes). Ils s'y comptent souvent par dizaines, toujours localisés sur la face supérieure du corps, (parce qu'elle est la plus voisine de la colonne vertébrale ? argument favorable à la seconde théorie). Par contre, ils ne s'observent jamais sur les animaux élevés en stabulation permanente (exemple : taureaux gardés à l'écurie), ou rentrés à l'étable pour les heures chaudes du jour, parce qu'ils sont, dans ces deux cas, soustraits à la ponte des insectes.

Rôle pathogène. — Les hypodermes ont deux inconvénients : 1º par les trajets qu'ils creusent entre les muscles, ils amènent des inflammations locales, avec état fébrile continu, d'où amaigrissement, diminution du lait et de la viande ; 2º en perçant les peaux de trous souvent nombreux (1), ils les rendent moins utilisables pour l'industrie des cuirs, et par suite diminuent leur valeur. Les pertes causées de ce double chef s'élèvent en moyenne à 50 francs par tête, et au total à un chiffre important, puisque dans certaines contrées, presque tous les animaux sont atteints. C'est pourquoi des sociétés se sont formées pour lutter contre le *varron*, nom vulgaire donné par les éleveurs aux larves d'hypodermes, qu'ils prennent à tort pour un ver.

Traitement et prophylaxie. — *Deux mesures principales :* 1º en été, pour les heures les plus chaudes du jour, *mettre le bétail à l'abri des insectes*, en le rentrant à l'étable ou dans des baraques construites en plein pâturage ; 2º *extraire et détruire les larves* développées sur les animaux : il est clair que si on arrivait à les supprimer toutes, il ne pourrait y avoir, deux mois plus tard, aucun hypoderme ailé pondeur, et par suite, l'année suivante, aucun cas d'hypodermose.

Or, cet *élarvement ou évarronnage* est facile, par la compression basale des tumeurs, faite entre le pouce et l'index des deux mains : elle réussit généralement à faire jaillir les larves ; pour celles qui résistent, il suffit d'agrandir l'ouverture de la nodosité par un léger coup de canif ou de bistouri, et de retirer le parasite avec des pinces (2).

(1) Jusqu'à 200.
(2) Un instrument spécial, l'*élarveur*, a été inventé, mais il est peu pratique.

Toutefois, il faut avoir soin de ne pas jeter négligemment sur le sol l'insecte extirpé (car il pourrait y continuer son évolution), mais de l'écraser sous le pied ; l'abcès
est ensuite vidé de son pus, et désinfecté par une injection iodée.

Pour être efficace, cet élarvement devrait être effectué
en même temps sur tout le bétail de la région envahie (et
non seulement sur celui de quelques éleveurs), ainsi qu'à

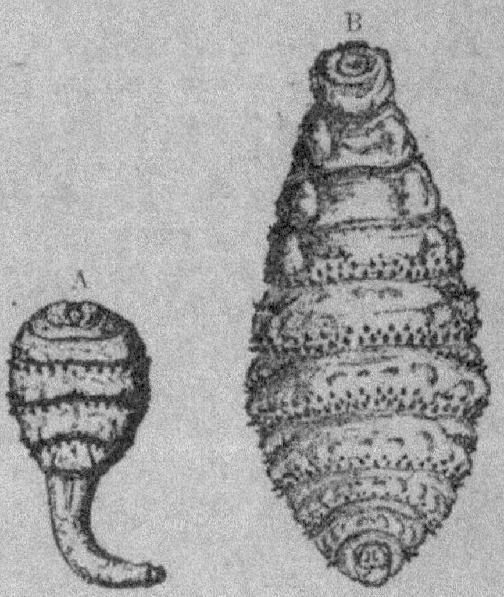

Fig. 199. — Ver macaque (R. Blanchard).

deux reprises, vers les 15 mai et 1er juillet ; il faudrait
qu'à ces dates un employé spécial, à la solde d'un syndi-
cat agricole, par exemple, fasse deux fois le tour des villages, extirpant chaque fois les larves qui sont mûres au
moment de son passage. Ce procédé aboutirait sûrement,
en un an, à l'extermination des hypodermes dans le pays,
ou tout au moins à une raréfaction suffisante pour rendre
leurs méfaits supportables.

Parasites voisins. — ¦H.¦lineata, du bœuf (quelquefois de l'homme). Cette espèce, surtout américaine, est beaucoup plus rare en France que la précédente, dont elle diffère parce qu'elle est ovipare (les œufs étant pondus sur l'extrémité inférieure des membres, d'où son nom de *mouche des talons*), et parce que ses larves, simplement grisâtres, n'ont que le dernier anneau nu. Elle contribue à produire l'**hypodermose bovine.**

H. equi, des équidés périméditerranéens ; **H. Diana,** des cervidés et de l'homme. **Dermatobia cyaniventris** : œstridé bleuâtre, dont la larve, claviforme (*ver macaque, torcel, berne*), vit sous la peau de l'homme et des animaux américains, surtout des bœufs (véhiculée toute petite par d'autres insectes, elle s'enfonce directement dans le derme) ; **Cuterebra emasculator** : normalement parasite du scrotum chez l'écureuil, il a été quelquefois signalé chez le chien.

MUSCIDÉS

Diptères brachycères à trompe **labiale** *bien développée et contenant deux lancettes* (troisième article antennal portant le plus souvent une soie plumeuse ; cellule anale de l'aile non fermée).

Evolution. — Vulgairement appelés **mouches,** ces insectes pondent leurs œufs dans les matières organiques mortes (excréments, fumier, viande, fromage, immondices, débris de cuisine, etc.) : c'est donc là que se trouvent leurs *larves,*

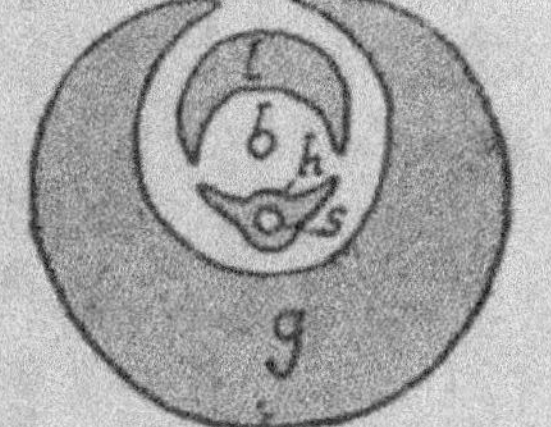

Fig. 200. — Coupe transversale d'une trompe à 2 lancettes.

petites et blanches, particulièrement vermiformes, connues sous le nom d'*asticots* ; c'est là aussi qu'elles se transforment en *nymphes,* analogues à des grains de riz brunâtres.

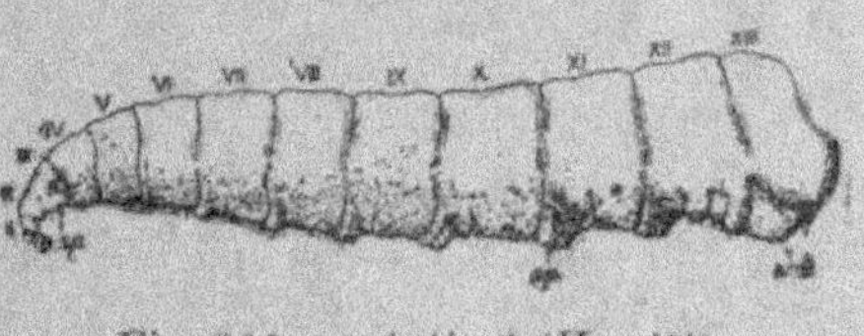

Fig. 201. — Asticot (Hewitt).

Deux sous-familles : les *Muscinés,* à trompe molle, capa-

ble seulement de sucer, et les *Stomoxynés*, à trompe piquante.
Il y a donc deux sortes de mouches, les unes suceuses et
les autres piqueuses.

A. MUSCINÉS

Les *principales espèces françaises* sont : **Musca domes-
tica,** la mouche domestique, de beaucoup la plus commune,
surtout dans les maisons (1) ; elle sert d'hôte intermé-

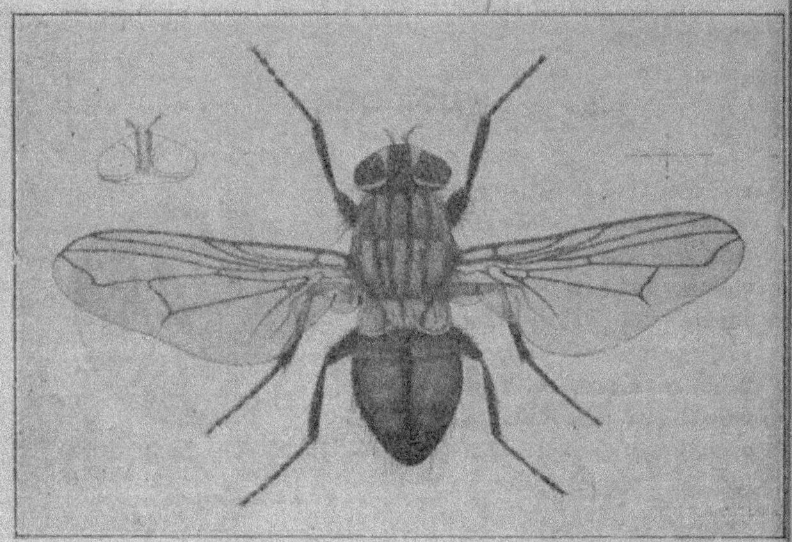

Fig 202. — Mouche domestique. (Hewitt).

diaire à des cestodes d'oiseaux, ainsi qu'à des spirures
équins ; **Calliphora vomitoria** et **Lucilia Cœsar**, les deux
grosses mouches, l'une bleue, l'autre verte, qui voltigent
si souvent en été autour de la viande ; **Fannia canicu-**

(1) Chaque femelle pond des centaines d'œufs, et comme, en un
été, dix générations se succèdent, il s'en suit qu'une seule mouche
donne un milliard d'enfants.

laris (larves barbelées) ; **Piophila casei** (larves du fromage), etc..

Rôle pathogène. — 1° **A l'état parfait,** les Muscinés ont d'abord l'inconvénient d'être moyennement importunes, quand elles pullulent ; d'autre part, ce sont des *porte-virus*, mais étant incapables de piquer, elles ne peuvent remplir ce rôle que d'une *façon passive*, lorsque par exemple, après avoir souillé leur trompe et leurs pattes sur un cadavre, des tissus ou des matières infectés, elles se portent ensuite sur des aliments ou sur un individu sain. Toutefois, en ce dernier cas, la transmission ne peut avoir lieu que si l'insecte se pose au niveau d'une surface absorbante (plaie cutanée ou muqueuse). Par ce procédé, les mouches suceuses, qui vont si souvent des fosses d'aisance à la cuisine, colportent les germes de plusieurs affections *bactériennes* (fièvre typhoïde, entérite diarrhéique, tuberculose, charbon, choléra, dysentérie), et *parasitaires* (œufs, embryons ou larves de vers, amibes, coccidies, etc.). C'est pourquoi les maladies ci-dessus s'observent surtout en été, saison des mouches.

2° **A l'état larvaire,** les Muscinés sont généralement saprozoïtes et libres ; cependant, quelques-unes sont capables de devenir parasites *accidentels*, provoquant des *myoses qui peuvent être gastro-intestinales, cutanées ou cavitaires.*

a) Les premières sont dues à l'ingestion d'aliments (viande, fromage), contenant des asticots ; il peut en résulter une gastro-entérite, à traiter par un anthelminthique (thymol), suivi de purgatif.

b) Quant aux myoses cutanées et cavitaires, elles sont l'œuvre d'insectes, surtout exotiques, qui vont pondre sur la peau, les plaies ou dans les cavités ouvertes (oreilles, nez, vagin), des œufs d'où naîtront des larves ravageant les tissus.

Exemples. — **Sarcophaga magnifica** (qui est la principale et peut être la seule mouche capable de produire, en France, une myose cutanée animale) ; *Lucilia sericata* (myose cutanée des

moutons hollandais) ; *Bengalia depressa* (ver du Natal, Afrique
du Sud) ; *Cordylobia anthropophaga* : africaine, sa larve, très épineuse (*ver du Cayor*), ronge et traverse la peau de l'homme et des
animaux ; *Compsomya macellaria*, américaine (larve = *ver à vis*) ;
Booponus intonsus : mouche philippine pondant sur les talons
des bœufs, et dont les larves déterminent une myose cutanée de
la couronne, etc..

B. — STOMOXYNÉS

Mouches possédant une trompe rigide, cornée, piquante,
dirigée *en avant*, dans le prolongement de l'axe du corps.

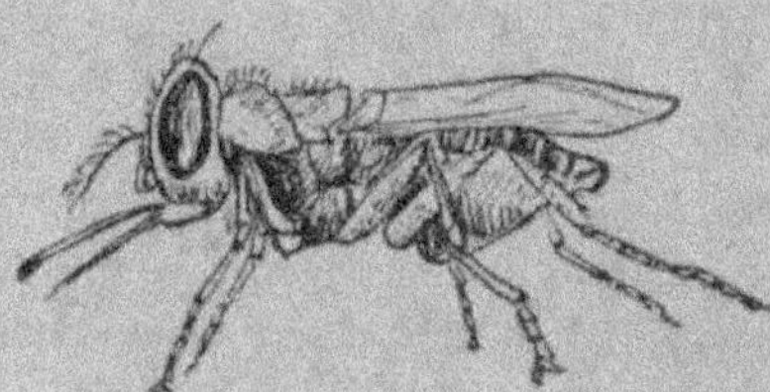

Elles sont beau-
coup plus redoutables
que les espèces su-
ceuses, parce que d'a-
bord plus irritantes,
étant capables de
faire des piqûres en-
venimées et doulou-
reuses qui aboutissent

Fig. 203. — Mouche piquante (Glossine).

à une *dermatite* ; en outre ce sont des *porte-virus actifs*,
susceptibles de percer la peau, et par suite de s'infecter

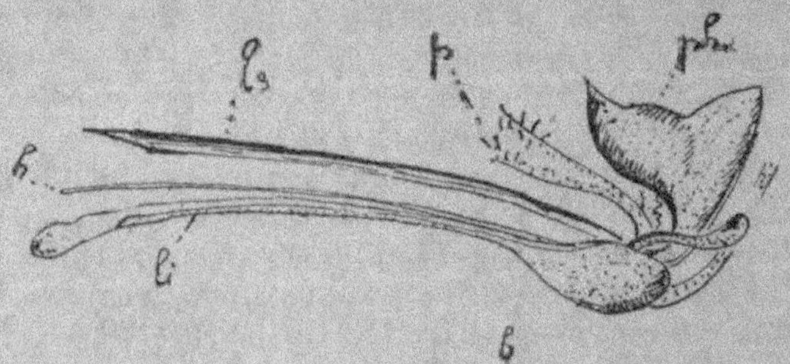

Fig. 204. — Trompe de Glossine (*li*), avec ses deux
lancettes (*h, ls*).

ou d'infecter, non seulement sur les plaies, mais sur tout
le corps ; ce rôle est d'autant plus important que la

plupart des espèces sont sanguisugues, obligées pour chaque repas d'aller piquer un hôte, ce qui leur procure de
fréquentes occasions de réaliser des inoculations. Elles
propagent ainsi nombre de maladies bactériennes ou parasitaires du sang, notamment les charbons, d'où le nom
vulgaire de *mouches charbonneuses* qui leur est appliqué en
bloc par le public.

Classification. — Deux genres principaux :

Palpes { moitié au plus de la trompe .... *Stomoxys.*
       { égaux à la trompe .... *Glossina.*

G. Stomoxys — Une espèce française : **S. calcitrans,** ressemblant à la mouche domestique, sauf qu'elle a

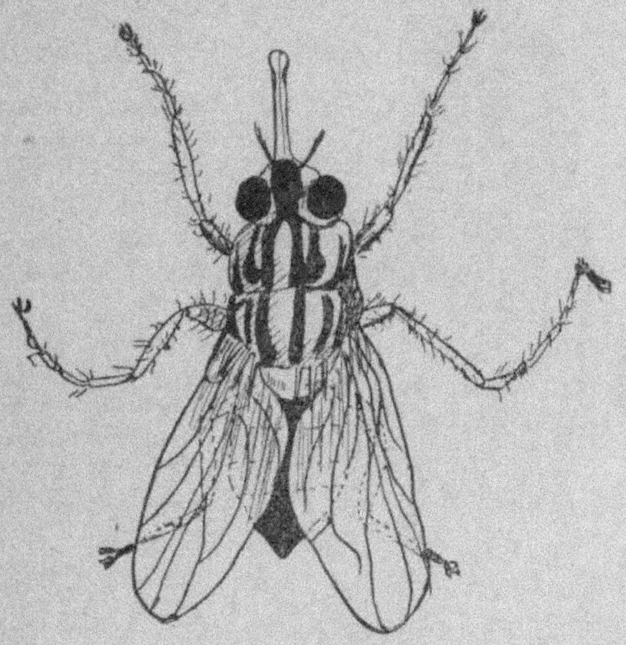

Fig. 205. — Stomoxe (Austen).

une trompe piquante horizontale, longue d'un millimètre,
et que sur les murs, elle se tient la tête en haut (tandis que

l'autre la met en bas). Elle est surtout commune en automne et dans les écuries ; ses larves foisonnent dans le fumier pailleux.

Espèces exotiques. — *S. nigra, S. Bouffardi,* etc..

Rôle pathogène. — Outre qu'ils sont très ennuyeux et causent fréquemment des *dermatites*, les stomoxes propagent plusieurs *parasites* (trypanosomes, sétaires, cestodes aviaires, spirures), ainsi que des *bactéries* : ils constituent notamment la plus grande partie de nos *mouches charbonneuses* indigènes.

G. Glossina. — Communément appelés *Tsé-tsés*, ces insectes ressemblent également à la mouche domestique, dont ils diffèrent surtout par la trompe et les ailes. *La trompe*, double de la tête, est remarquablement large, car elle est engainée par les palpes qui, appliqués sur elle, ajoutent leur épaisseur à la sienne ; *les ailes* sont très longues, dépassant notablement l'abdomen et, chez l'animal au repos, elles se recouvrent exactement l'une l'autre, comme les deux branches d'une paire de ciseaux fermés (tandis que chez les autres diptères piqueurs, elles sont divergentes).

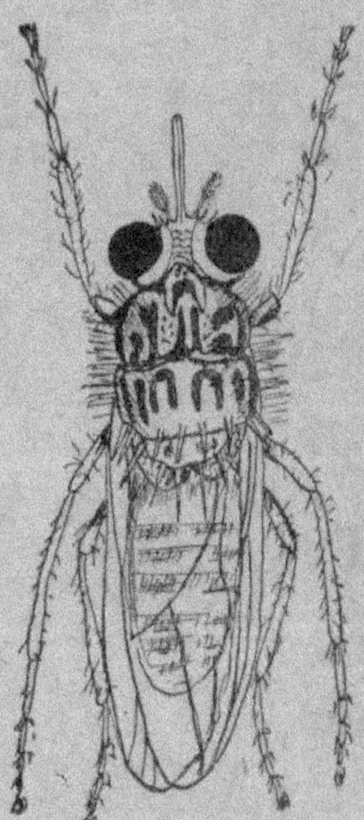

Fig. 206. — Glossine.

Au point de vue évolutif, ces mouches sont remarquables parce qu'elles sont *larvipares* (ce qui les rapproche des Hippoboscidés avec lesquelles elles ont d'ailleurs d'autres affinités : deux lancettes, palpes engainants).

Cinq espèces principales, différenciées comme suit :

Tarses postérieurs complètement noirs.
- abdomen uniformément sombre = *G. palpalis.*
- abdomen sombre taché de pâle = *G. tachinoïdes.*

Tarses postérieurs mi-jaunes, mi-noirs.
- grande taille (12 millimètres).. *G. longipennis.*
- petite taille (8 ⅜) :
  - Tarses antérieurs et médians noirs ...... *G. morsitans.*
  - Tarses antérieurs et médians pâles ..... *G. pallidipes.*

Rôle pathogène. — Les tsé-tsés sont spéciales à l'*Afrique tropicale*, où elles abondent surtout au bord de l'eau, quand il est boisé ; elles s'y tiennent cachées sous le feuillage, à l'ombre des arbres et des arbustes, et c'est de là qu'en deux coups d'ailes, perceptibles sous forme d'un double bruissement (*tsé-tsé*), elles se précipitent sur l'homme et sur les animaux qui viennent à passer, pour aller les piquer et sucer leur sang.

Or, ces piqûres sont presque toujours mortelles. Cela explique pourquoi les glossines sont depuis longtemps un objet de terreur pour les nègres ; pourquoi aussi elles constituent un des fléaux les plus redoutés de la zone torride. Tous les explorateurs de ces pays, Livingstone notamment, ont déclaré qu'il était impossible de traverser des régions à tsé-tsés, parce que les effectifs étaient à coup sûr détruits par une maladie qu'ils désignaient alors sous le nom de *maladie de la mouche.*

Longtemps, on n'a pas su la nature de l'affection inoculée ; on disait : les tsé-tsé sont dangereuses parce qu'elles injectent un venin, mais jamais on n'avait pu isoler celui-ci ; on disait encore : les tsé-tsé sont redoutables parce qu'elles inoculent des bactéries, et on avait surtout pensé au charbon. Rien de tout cela n'était vrai ; on sait aujourd'hui que les glossines sont meurtrières parce qu'elles inoculent à leurs victimes des Protozoaires parasites du sang, *les Trypanosomes*.

Chaque fois qu'elles piquent un individu contaminé, elles sucent en même temps que son sang les parasites qu'il contient, de sorte qu'elles les réinoculent aux individus piqués ultérieurement.

Cette inoculation peut se faire de deux façons :

1° Par *transmission mécanique, directe*, des hématozoaires qui souillent la trompe, à la façon d'une lancette porte-virus ; mais ceci n'est possible que durant les vingt-quatre heures qui suivent la piqûre infectante, car passé ce délai, les parasites sont morts.

2° *En jouant le rôle d'hôte intermédiaire* ; en effet, certains trypanosomes aspirés avec le sang peuvent non seulement continuer à vivre dans le tube digestif des glossines, mais encore s'y multiplier au point de pulluler, et en subissant une évolution qui donne d'abord des *Leptomonas*, puis des *Crithidia*, et enfin de nouveaux trypanosomes, seuls inoculables ; or cette évolution demande une ou deux semaines : c'est donc seulement quand elle est terminée que la mouche devient infectante, mais alors elle l'est pour plusieurs mois, parfois pour le reste de sa vie.

Le deuxième mode est évidemment plus dangereux que le premier, puisqu'il rend l'insecte pathogène pour un temps beaucoup plus long, ce qui lui permet de piquer plus de victimes et de s'envoler plus loin, causant des enzooties bien plus dispersées, bien plus étendues.

Or, en principe, toutes les glossines (comme d'ailleurs tous les Arthropodes piqueurs) peuvent agir par le premier procédé, c'est-à-dire inoculer mécaniquement tous les trypanosomes sucés par elles depuis moins de vingt-quatre heures. Par contre, certaines seulement sont capables de jouer le rôle d'hôtes intermédiaires, de réaliser une transmission à long intervalle, et encore, pour quelques espèces déterminées de trypanosomes.

Les deux tsé-tsés les plus redoutables à ce point de vue, sont :

1° **G. palpalis**, qui inocule à l'homme *Trypanosoma gambiense* (agent de la maladie du sommeil), et aux mammifères : *Tryp. dimorphon, T. congolense, T. Pecaudi, T. Casalboui* : 2° **G. morsitans**, qui joue un rôle prépondérant dans la transmission du nagana (dû à *T. Brucei*).

Traitement. — On peut lutter contre les glossines par deux moyens : le *déboisement* et *les marches nocturnes*.

1° *Le déboisement* consiste à couper les arbres, arbustes et broussailles qui bordent les cours d'eau suivis par les caravanes, de façon à y ouvrir de larges tranchées dénudées qui pourront servir de pistes, car elles seront exemptes de tsé-tsé, celles-ci ayant été chassées par le débroussaillement, éloignées et rejetées dans les taillis voisins.

2° *Les marches nocturnes* sont basées sur ce fait que les glossines sont *diurnes*, et piquent surtout aux heures chaudes du jour ; il faut donc recommander aux voyageurs de marcher la nuit, ou en tout cas matin et soir, pour camper, de dix à seize heures, dans un endroit découvert, ou mieux encore, dans des hangars grillagés préalablement construits de distance en distance, à des gîtes d'étapes.

Genres voisins. — 1° **Glossinella** (glossines à trompe simplement égale à la tête) ; 2° **Lyperosia** (glossines à palpes épaissis en massue et à ailes divergentes) ; 3° **Hematobia** (stomoxes à palpes engainants) : plusieurs espèces françaises (*H. serrata* : mouche cornue, *H. stimulans*, etc.), extrêmement avides de sang, attaquent férocement l'homme et les animaux occupés à la campagne. Quant aux glossinelles et aux lypérosies, elles sont soupçonnées d'inoculer la *Horse-sickness* (ou peste des chevaux africains), dont l'agent encore inconnu cause une mortalité de 95 p. 100.

TABANIDÉS

Diptères brachycères caractérisés par leur trompe labiale piquante, ordinairement verticale et contenant quatre lancettes chez le mâle, six chez la femelle.

(Le troisième article antennal paraît parfois divisé en cinq à huit anneaux mais ceux-ci correspondent seulement à des constrictions superficielles, et non à des segmentations complètes ; la cellule anale de l'aile est fermée, par réunion des nervures 7 et 9).

Vulgairement appelés **taons**, ces insectes se reconnaissent

encore : à leurs corps volumineux (1 à 3 centimètres) ;
à leur tête aplatie d'avant en arrière (en segment de cer-

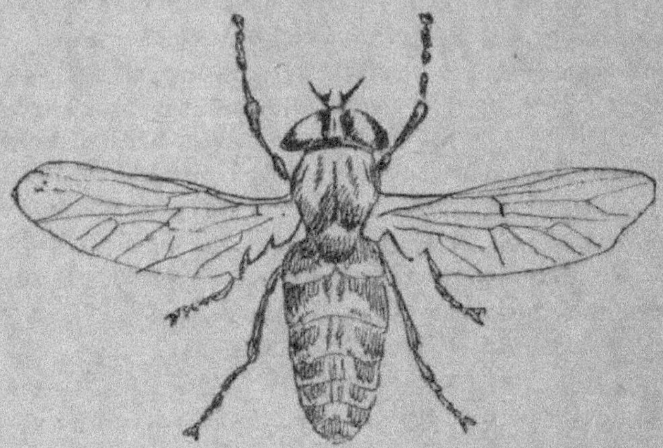

Fig. 207. — Un Taon (*Tabanus*).

cle), et pourvue d'yeux énormes. Leurs larves vivent dans
la terre et le sable humides.

Classification. — *Trois genres* :

Jambes postérieures sans éperons	Ailes non tachées ; troisième segment antennal avec prolongement basal..........	*Tabanus*.
	Ailes tachées ; troisième segment antennal sans prolongement basal............	*Hematopota*.
Jambes postérieures éperonnées............		*Chrysops*.

Principales espèces. — Quatre sont communes dans nos
régions, savoir : *Tabanus autumnalis* (10 à 15 millimètres),
T. bovinus (25 millimètres) ; *Hematopota pluvialis* (8 à
10 millimètres, ailes grises, vermiculées de blanc) ; *Chrysops cæcutiens* (8 millimètres, ailes rayées d'une large
bande noire).

Rôle pathogène. — Communs et particulièrement avides de sang, les taons tiennent, en France, la première place parmi nos insectes piqueurs et sanguisugues ; en été, dans la campagne, ils sont littéralement insupportables, aux heures chaudes du jour et par les temps orageux. Leurs piqûres sont si ennuyeuses que les animaux nerveux s'agitent et deviennent difficiles à conduire.

Ils sont, en outre, capables d'inoculer mécaniquement divers microbes (notamment ceux du charbon et de l'anémie infectieuse équine) ; enfin, plusieurs espèces étrangères (*T. tropicus, T. lineola,* etc.), propagent des trypanosomoses (Surra, Souma, Debab, etc.).

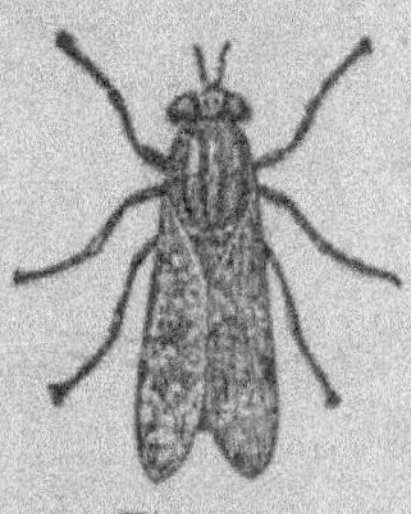

Fig. 208.
Hematopota.

Insectes voisins. — *Pangonias* (taons exotiques à trompe horizontale) ; *Rhagionidés et Asilidés* (plusieurs représentants de ces deux groupes piquent l'homme et les animaux).

HIPPOBOSCIDÉS

Diptères brachycères pourvus d'une trompe **maxillaire** *piquante, contenant deux lancettes.*

Ces insectes sont encore remarquables : 1º au point de vue *morphologique*, par leur tête relativement petite, leur corps élastique (ce qui les rend difficiles à écraser, comme les Ixodidés), leur abdomen non segmenté et leurs pattes étalées ; 2º au point de vue *évolutif*, parce que les femelles pondent non des œufs, mais des *larves*, qui sont même si avancées en développement qu'elles se transforment presque aussitôt en *pupes* (ce qui les avait fait dire **pupipares**).

Deux genres :

Des ailes .... *Hippobosca.*
Pas d'ailes .... *Melophagus*

G. Hippobosca. — Une espèce française : **H. equina.**
Insecte brunâtre, long de 6 à 8 millimètres, ressemblant

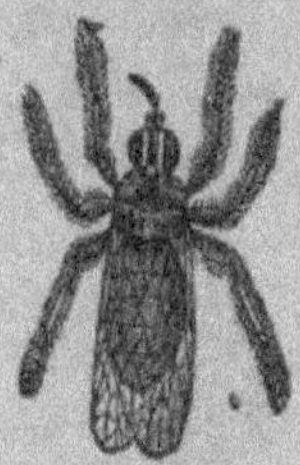

à la mouche domestique, sauf que ses ailes sont plus grandes que le corps, et que ses pattes sont étalées comme celles d'une araignée, d'où son nom vulgaire de *mouche-araignée*. Ce diptère est très importun pour les chevaux, d'autant qu'il les pique surtout aux endroits à peau nue, fine et sensible, tels que le périnée.

Fig. 209.
Hippobosque
du cheval.

Espèces étrangères. — *H. rufipes* et *H. maculata* (parasites des bœufs africains ; auxquels ils inoculent *Trypanosoma Theileri*) ; *H. capensis* (des chiens sud-africains) ; etc..

G. Melophagus. — Une seule espèce : **M. ovinus** : peau du mouton. Insecte qui, par sa petitesse (3 à 5 $\frac{m}{m}$ sur 2), et par l'absence d'ailes (réduites à des rudiments microscopiques, inaptes au vol), rappelle un pou, d'où son nom de *faux pou du mouton* ; il se reconnaît encore à son thorax roussâtre, à son abdomen grisâtre et fortement renflé, enfin, à sa trompe, aussi longue que la tête.

Evolution. — Ce parasite est *stationnaire*, de sorte que ses métamorphoses s'accomplissent toutes sur l'hôte, qui présente alors un mélange d'insectes parfaits, de *larves blanches*, et surtout de *pupes brunâtres*, grosses comme une tête d'épingle, collées aux mèches de laine.

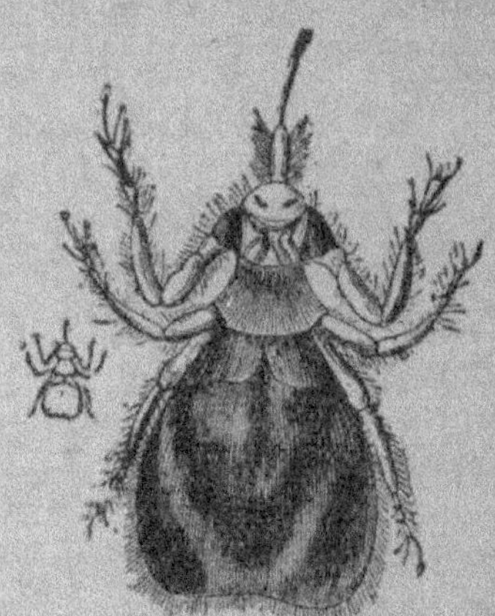

Fg. 210. — Mélophage.
A, grandeur naturelle; B, grossi.

Rôle pathogène. — Les piqûres de mélophages, très prurigineuses, amènent d'abord des grattages ébourriffant et même arrachant la toison, qui diminue ainsi de valeur ; en outre, une dermatite peut survenir.

Diagnostic facile, car il suffit d'écarter les poils pour apercevoir les parasites, leurs pupes, ou au moins leurs piqûres (sous forme de taches rosées larges de 1 à 2 millimètres, avec point central rouge) ; la maladie ne peut être confondue qu'avec la gale psoroptique et la phtiriose.

Traitement. — Tonte suivie de bains ou de lotions insecticides (jus de tabac, crésyl, pyrèthre, etc.).

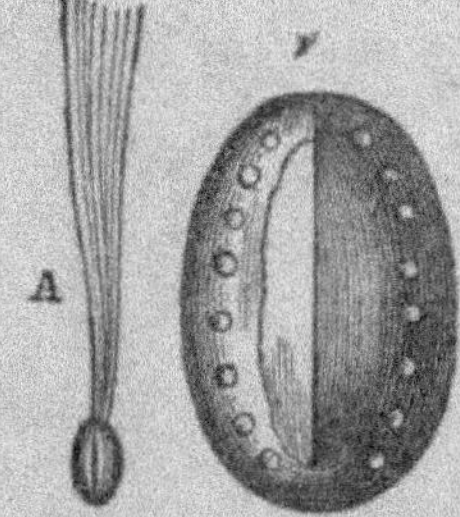

Fig. 211 et 212.
Pupe de Mélophage.
A, grandeur naturelle (collée à une mèche de laine) ; B, grossie.

Genres voisins. — 1° **Lynchia** : hippobosques à ongles tridentés (au lieu de *bi*) ; *L. maura*, du pigeon (hôte intermédiaire d'*Hemoproteus Danilewski*) ; 2° **Ornithomyia** : *O. avicularia* (insecte verdâtre, de 4 à 5 millimètres, également parasite du pigeon) ; etc..

NÉMOCÈRES

Diptères munis d'antennes longues, filiformes, comprenant six à quinze articles; (cellule anale de l'aile jamais fermée ni rétrécie).

Deux familles principales :

Trompe triple de la tête, ailes écailleuses ... *Culicidés*.
Trompe égale à la tête, ailes non écailleuses .. *Simulidés*.

CULICIDÉS

Ordinairement appelés **moustiques**, ces diptères se reconnaissent surtout :

1° A leur corps *petit et allongé* (6 millimètres sur 1) ;
2° à la grande longueur *de la trompe, des pattes et des*

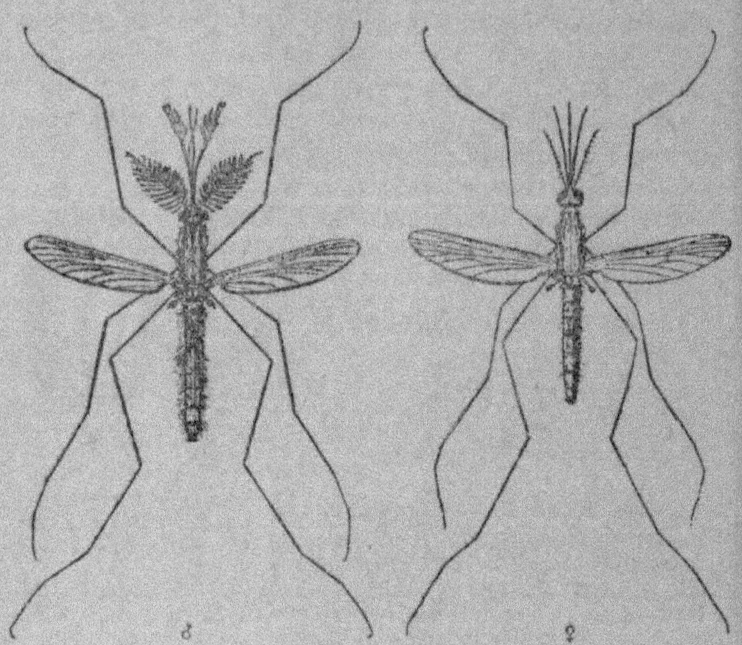

Fig. 213. — Moustiques (Anopheles maculipennis).
Mâle (♂) et femelle (♀) (Guiart).

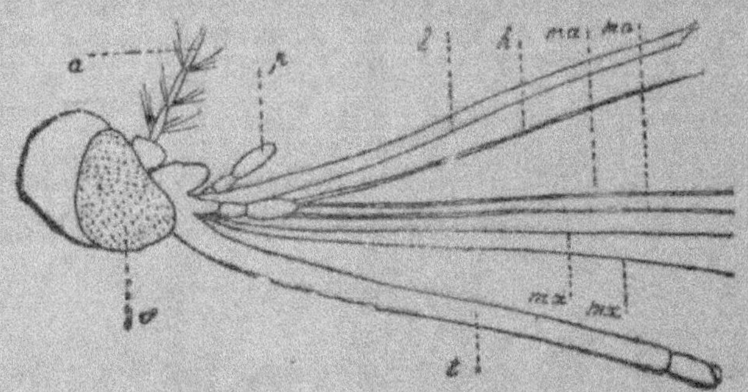

Fig. 214. — Tête et trompe de Moustique (Ficalbi).
a, base de l'antenne ; p, palpe ; l, h, ma, mx, lancettes,
t, trompe ; o, œil.

antennes. La trompe, triple de la tête, est horizontale, piquante, labiale, armée de six lancettes et flanquée de deux palpes ; les pattes sont fines et beaucoup plus grandes que le corps ; quant aux antennes, également triples de la tête, elles sont à quatorze articles, garnis de poils beaucoup plus développés chez les mâles que chez les femelles, de sorte qu'elles sont plumeuses chez les premiers et seulement verticillées chez les secondes : ce caractère permet de distinguer les sexes.

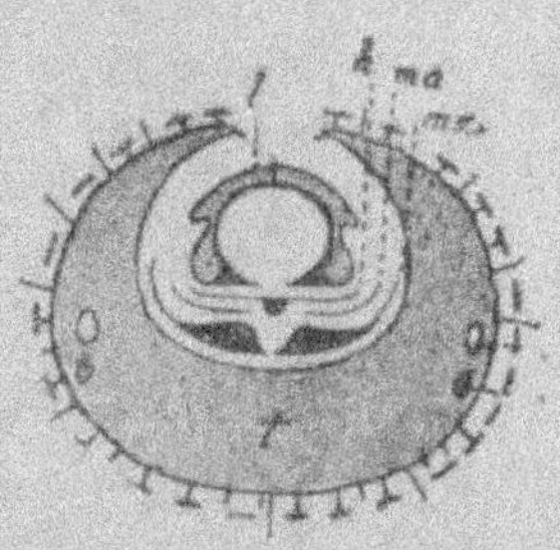

Fig. 215. — Coupe transversale d'une trompe à 6 lancettes (Dimmock).

3° *A la présence d'écailles* revêtant tout le corps, mais surtout visibles sur les nervures des ailes ; leur aspect variable sert à la classification, les unes étant étroites, *piliformes*, alors que d'autres, plus larges, sont fusiformes, fourchues, en bêche, en étendard, en serpette, etc..

Développement. — Chaque femelle pond, en été, sur une *eau stagnante* (étang, mare, puits, bassin, fosse d'aisance, etc.) environ deux cents *œufs* agglutinés, qui flottent sur le liquide à la façon d'une nacelle.

Ces œufs donnent naissance à des *larves vermiformes* et grisâtres, mesurant 5 à 6 millimètres sur 1, qui sont encore aquatiques ; mais leur respiration étant aérienne, trachéale, elles sont obligées de venir, de temps à autre, respirer à la surface, en faisant émerger dans l'air atmosphérique leur stigmate, qui est postérieur : elles prennent alors dans l'eau une position oblique, la tête en bas.

A leur tour, les larves se métamorphosent en *nymphes*, qui ressemblent à des têtards, et sont généralement incurvées en point d'interrogation ; ces nymphes, encore aquatiques, sont aussi obligées de venir respirer à la surface, en faisant affleurer leurs stigmates ; mais ceux-ci étant antérieurs, il en résulte que les nymphes prennent dans

l'eau une position oblique en sens inverse des larves, c'est-
à-dire la tête en haut.

Enfin, les nymphes se transforment en *insectes parfaits*,
qui sont aériens. La durée totale de l'évolution est d'environ trois semaines : une pour l'œuf, une pour la larve,

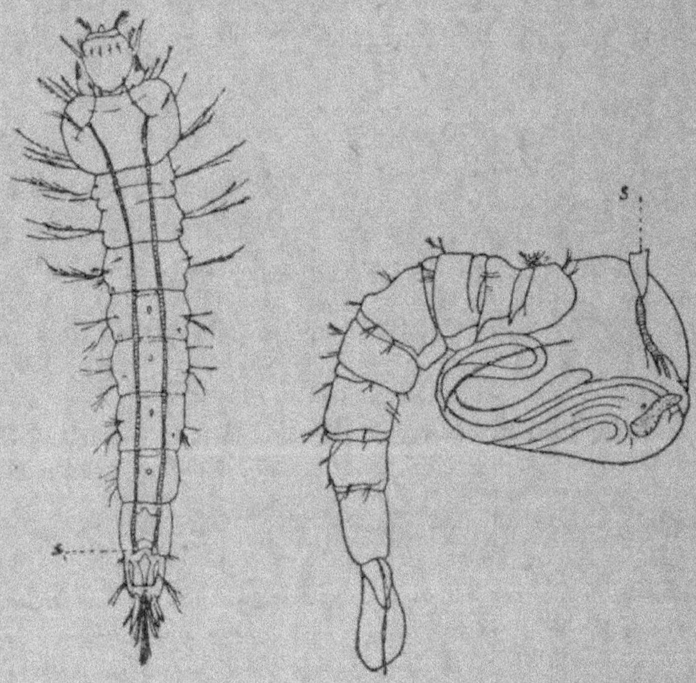

Fig. 216. — Larve et nymphe (Meinert).

une pour la nymphe ; l'imago vit toute l'année, mais il
ne pique guère qu'en été, étant l'hiver en sommeil. De cet
exposé, retenons surtout une chose : c'est qu'à deux de
leurs états, celui de larve et celui de nymphe, les moustiques sont forcément aquatiques ; *l'eau dormante est indispensable à leur développement* ; or, c'est là une donnée de
première importance pour lutter contre eux.

Classification. — La détermination des principales espèces peut s'effectuer ainsi :

Palpes égaux à la trompe dans les deux sexes = *Anophélinés*.
Palpes égaux à la trompe chez les mâles,
   mais trois fois plus courts chez les femelles = *Culicinés*.

Les Culicinés peuvent encore se distinguer des Anophélinés à l'état larvaire. Les premiers ont leur stigmate pro-

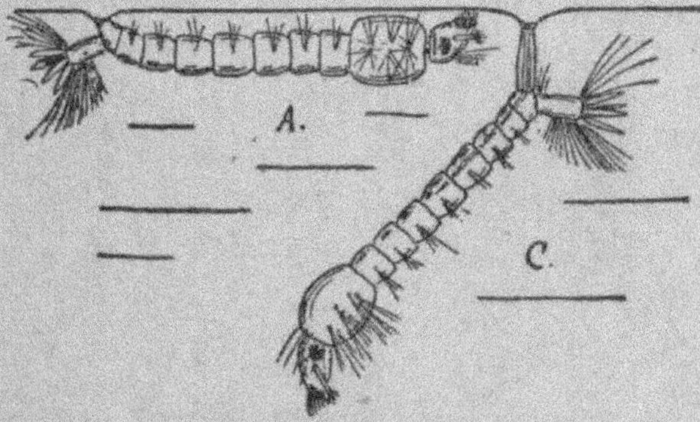

Fig. 217. — Larves en train de respirer : A, Anophélinés ;
C, Culiciné (Guiart).

longé par un siphon, ce qui leur permet d'approcher moins près de la surface et de prendre dans l'eau une position nettement oblique ; au contraire, les seconds, dépourvus de siphons, sont obligées, pour respirer, d'affleurer complètement la surface, de sorte qu'ils y flottent dans une position presque horizontale, comme un fêtu de paille.

Anophélinés.

Abdomen ⎰ poilu ⎰ Thorax poilu......... *Anopheles*.
            ⎱   ⎱ Thorax écailleux ..... *Pyretophorus*.
         ⎱ écailleux .... *Myzorhynchus*.

Culicinés.

Palpes   ⎰ à trois ⎰ le troisième égalant à
de la   ⎱ articles. ⎱   lui seul les 2 autres. *Culex*.
femelle   ⎱ sensiblement égaux... *Stegomyia*.
          ⎱ à quatre articles .... *Mansonia*.

Principales espèces. — **Anopheles maculipennis**
(ailes portant quatre taches noires), et *A. bifurcatus* (ailes
non tachées) ; **Pyretophorus costalis** (pattes tachées, Afrique) et *P. superpictus* (pattes non tachées, Europe) ;
Myzorhynchus pseudopictus (Italie) ; **Culex pipiens** (encore
appelé *cousin*, c'est chez nous le moustique le plus fré-

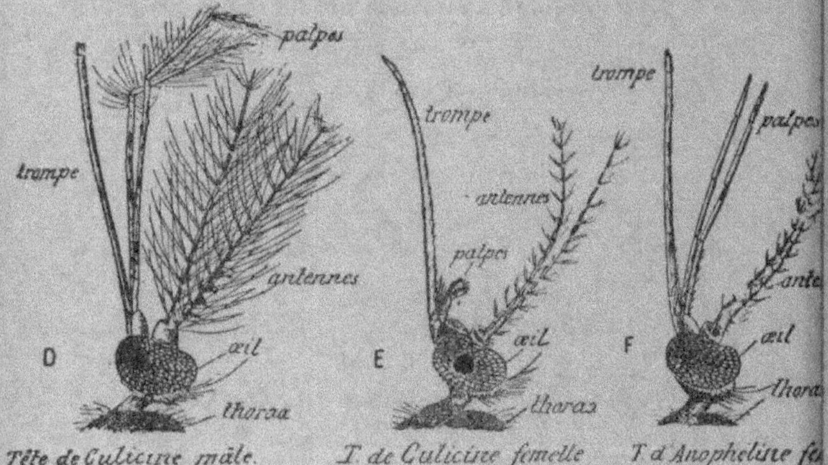

Fig. 218. — Têtes de Culiciné et d'Anophéliné (Sergent).

quent) ; **Stegomyia fasciata** et *Mansonia uniformis* (exotiques).

Rôle pathogène. — Cosmopolites et communs en
été, dans les endroits riches en eaux dormantes, les
moustiques sont des insectes piqueurs et sanguisugues ayant deux principaux inconvénients. Le premier
est celui d'être, par leurs blessures envenimées et suivies
de boutons prurigineux, tout à fait insupportables. Toutefois, à ce sujet, deux particularités sont à retenir ; 1° *les
femelles seules sont dangereuses*, parce que seules elles sont
hématophages, les mâles vivant de sucs végétaux ; 2° *elles
piquent la nuit seulement*, car ce sont des noctambules qui
restent cachés le jour dans les coins obscurs, et ne

se lèvent qu'au coucher du soleil. Elles emplissent alors les appartements d'une musique caractéristique, monotone et continue, qui les fait reconnaître de suite et leur a valu les noms vulgaires de « Von-Von », « trompette du Diable », etc.. Or, par leurs piqûres et leur bruit, ces diptères ne laissent aux personnes ni repos, ni sommeil, au point qu'ils rendent littéralement inhabitables nombre de villes

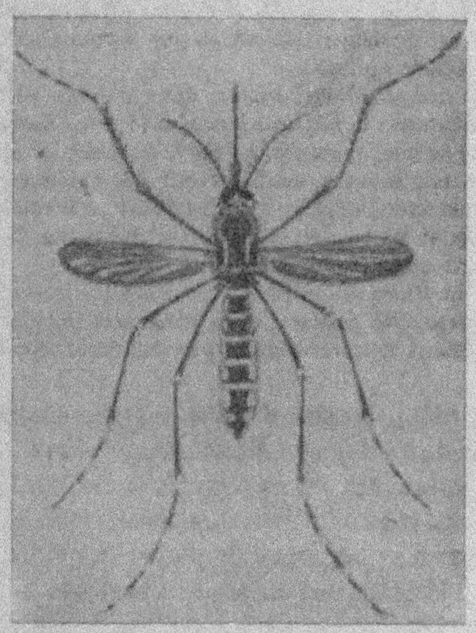

Fig. 219. — Stegomyia (Clarac et Simond).

et de villages pour lesquels ils constituent une véritable calamité.

A ce premier inconvénient, commun à tous les moustiques, s'en ajoute un autre, beaucoup plus grave, mais spécial à quelques-uns : ils sont capables d'inoculer à leurs hôtes diverses maladies dont les germes étaient contenus dans le sang sucé par eux.

De ces affections, les trois principales sont le **paludisme**, la **filariose** et la **fièvre jaune**.

a) Effectivement, ce sont des moustiques qui propagent d'abord le *paludisme humain* (dû à des protozoaires : *Plasmodium malariæ*, *P. vivax*, *P. precox*) ; mais l'inoculation ne peut être réalisée que par une douzaine d'espèces appartenant toutes à la tribu des *Anophélinés*, notamment, en France, par *Anopheles maculipennis*, *A. bifurcatus*, et à l'étranger par *A. funestus*, *Myzorhynchus pseudopictus*, *Pyretophorus costalis*, *P. superpictus*.

b) En second lieu, le *paludisme aviaire* (causé par *Plasmodium Danilewski*) est également transmis par divers *Culicinés*, spécialement par *Culex pipiens*.

c) Pour ce qui est des *filarioses*, deux d'entre elles sont l'œuvre des moustiques : la *filariose humaine* (due à *Filaria Bancrofti*), et la *filariose canine*, causée par *Filaria immitis* ; les espèces inoculatrices, très nombreuses, sont surtout des culicinés et des anophélinés ; nous avons déjà vu qu'elles jouaient le rôle d'hôte intermédiaire suçant les parasites à l'état d'embryons, tandis qu'elles es injectaient sous forme de larves.

d) Enfin la *fièvre jaune* (due au spirochète ictéroïde) est propagée par *Stegomyia fasciata*, et la *fièvre dengue* (agent inconnu) est probablement transmise aussi par des moustiques.

Tel est le rôle pathogène des Culicidés. Sa découverte a eu, sur la prophylaxie des affections précitées une répercussion capitale. Auparavant, on ne pouvait lutter contre elles que par un seul moyen : détruire leurs parasites ; c'est ainsi, par exemple, qu'on se bornait à employer la quinine contre le paludisme. Mais quand on a su la part qui revenait aux insectes dans la dissémination de ces maladies, on a pu en outre combattre celles-ci par un second procédé, visant non plus la destruction des parasites, mais celle de leurs agents inoculateurs.

Cette guerre aux moustiques peut être faite de plusieurs façons, dont les unes s'attaquent aux larves, et les autres aux insectes parfaits.

A. MESURES ANTILARVAIRES. — *La première est la suppression des eaux stagnantes.* Nous avons vu que, pour se développer, ces diptères avaient absolument besoin d'eaux dormantes ; or on peut déjà supprimer ces dernières dans tous les cas où elles sont inutiles, chaque fois, par exemple, qu'il s'agit d'étangs, de mares, de puits, de bassins, ou de flaques susceptibles d'être vidées ou comblées ; le drainage et la création de canaux permettant l'écoulement des eaux de pluie ou de source, contribueront aussi à assécher bien des régions marécageuses ; enfin, on évitera soigneusement, autour des maisons, la formation d'eau stagnante (provenant de pluie, de lavage, etc.), en enlevant tous les vieux récipients (tonneaux, baquets, débris de vaisselle, de bouteilles, de boîtes de conserves), et en maintenant les chêneaux en bon état, au lieu de les laisser obstruer par des mousses.

Quand cette suppression de l'eau n'est pas possible, en raison de ce qu'elle est trop abondante, ou encore nécessaire pour l'arrosage, on peut néanmoins en détruire les moustiques par les moyens simples de la *pétrolisation* et de l'*empoissonnement*.

Il suffit en effet de répandre sur l'eau, chaque quinzaine, de mai à octobre, saison des insectes, deux cuillerées à soupe par mètre carré, de pétrole, d'huile de goudron (type léger moyen) ou d'huile de schiste : le liquide s'étale en une mince couche qui, pénétrant dans les stigmates, intoxique larves et nymphes lorsqu'elles viennent à la surface pour respirer. Les égouts et fosses d'aisance seront désinfectés de même, ou encore par sulfuration gazeuse.

Il est également utile d'entretenir dans les bassins certains poissons, tels que les Cyprinidés (carpes, tanches, etc.), car ils sont gros mangeurs d'insectes larvaires, de sorte qu'ils en détruisent beaucoup.

B. — **Contre les insectes parfaits.** — Il faut, quand on habite un pays à moustiques, se mettre à l'abri de leurs piqûres par le procédé de la *protection mécanique*, comportant l'usage de moustiquaires autour des lits, de voilettes de tulle enveloppant le visage, de gants épais protégeant les mains, et surtout de treillages métalliques fermant les ouvertures des locaux (maisons, écuries, chenils, etc.), ces grillages étant à mailles assez fines (1 millimètre) pour empêcher le passage des cousins.

Il convient aussi : 1° de grillager les réservoirs d'eau de consommation (non pétrolable, par conséquent), de même que les colonnes d'évent des water-closets (on empêche ainsi les femelles d'y aller pondre, et les moustiques naissants de s'envoler) ; 2° de fermer les fenêtres des appartements le soir, avant d'allumer les lampes (car la lumière attire les insectes) ; 3° d'enduire de glu la face interne des vitres de caves (les diptères viennent s'y empêtrer) ; 4° de brûler dans les appartements certaines poudres végétales (armoise, pyrèthre, chrysanthème), qui chassent et même tuent les culicidés.

Telles sont les principales mesures recommandées contre les moustiques. Partout où elles ont été sérieusement mises en usage, elles ont produit les meilleurs résultats : la Havane, qui était empestée de fièvre jaune, est aujourd'hui assainie ; des régions entières de l'Italie, où le paludisme était endémique, sont maintenant débarrassées. Et l'on peut ainsi juger de la répercussion que peuvent avoir, sur la médecine, des découvertes en apparence purement zoologiques, comme le rôle des insectes dans la propagation des parasites.

SIMULIDÉS

Diptères némocères, à trompe verticale, à peine égale à la tête, et contenant seulement *deux lancettes* ; ailes larges et nues (première et deuxième nervures plus marquées, troisième et quatrième fourchues).

Ces insectes se reconnaissent aussi à leur corps minuscule, trapu et noirâtre (2 millimètres sur 1), semblable à celui d'une petite mouche (d'où leur nom vulgaire de **moucherons**), avec thorax bombé, pattes robustes et antennes à onze articles. Larves et nymphes sont aquatiques, fixées sur les herbes et les pierres des eaux *courantes*.

Un genre important, le genre **Simulium**, dont plusieurs espèces sont indigènes : *S. reptans, S. maculatum, S. cinereum*, etc..

Rôle pathogène. — Ces diptères, qui pullulent parfois par essaims de plusieurs milliers, notamment au printemps, sont absolument insupportables par leurs piqûres, susceptibles : 1° de *causer des boutons* et des *dermatites*, surtout dans les endroits à peau fine, tels que l'intérieur de l'oreille, qui devient sensible au point de rendre les chevaux difficiles à brider ; 2° d'*inoculer des bactérioses* (charbon, etc.). Toutefois, en France, leur action pathogène est relativement modérée.

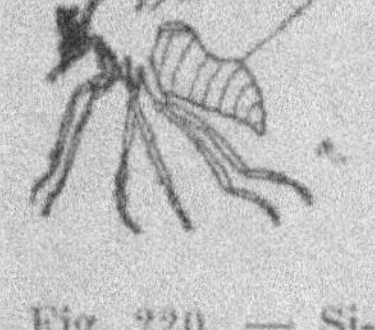

Fig. 220. — Simulidé (Guiart).

Par contre, à l'étranger (Europe centrale notamment), une espèce (*Simulium columbatczense*) a produit à plusieurs reprises (par un mécanisme encore ignoré : venin ?), des mortalités de 60 p. 100 sur les chevaux et les bœufs ; les malades présentent, au niveau des piqûres, des tuméfactions grandes comme une assiette, avec engorgements ganglionnaires, vertige, et parfois mort en une ou deux heures, mais sans fièvre (ce qui exclut l'hypothèse d'une bactériose).

Némocères voisins. — A. — **Psychodidés** : moustiques à ailes poilues et dépourvues de nervures transversales.

Phlebotomus papatasii : espèce de 2 millimètres, velue et claire, abondante sur le littoral méditerranéen et dans l'Europe orientale ; elle inocule à l'homme et aux animaux une *fièvre dite « de trois jours, fièvre de papatasii* ou *mal de chien »*.

B. — **Culicoïdes** : Culicidés à trompe plus courte que la tête.

C. — **Blépharocéridés** : une espèce, *Curupira torrentium*, suce le sang des mammifères brésiliens.

D. — **Chironomidés** : moucherons à pattes grêles ; piqûres uniquement importunes, sans rôle pathogène spécial.

APHANIPTÈRES

Encore appelés **puces**, ces insectes se reconnaissent :
1° à leur corps petit (2 à 3 millimètres sur 1), brun marron,
aplati latéralement (ce qui leur permet de glisser plus

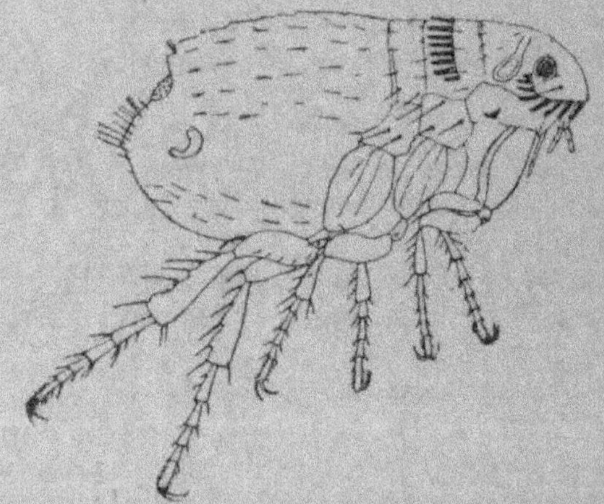

Fig. 221. — Ctenocephalus canis, mâle (d'après Simond).

facilement entre les poils) ; 2° à l'absence d'ailes ; 3° à
leur remarquable aptitude au saut, qui est due à leurs pattes
postérieures énormes, et qui, du premier coup, les distingue des poux, également aptères, mais non sauteurs.

D'abord placées avec les poux dans un ordre spécial, celui des
Aptères, comprenant tous les insectes privés d'ailes, les puces ont
été dans la suite rapprochées des Diptères, parce qu'elles en ont
les deux autres caractères : appareil buccal suceur et métamorphoses complètes.

1° **L'appareil buccal** est en effet représenté d'abord par une
trompe labiale très courte, pourvue de deux longs palpes labiaux
et contenant trois lancettes ; mais en outre, il existe *deux mâchoi-*

res, qui restent libres en dehors de la trompe, où elles constituent deux lames triangulaires portant chacune un palpe maxillaire.

2° **Les métamorphoses** sont complètes. Les femelles pondent des œufs d'un demi-millimètre, qui se transforment en *larves vermiformes*, blanc grisâtres, longues de 2 à 3 millimètres, recon-

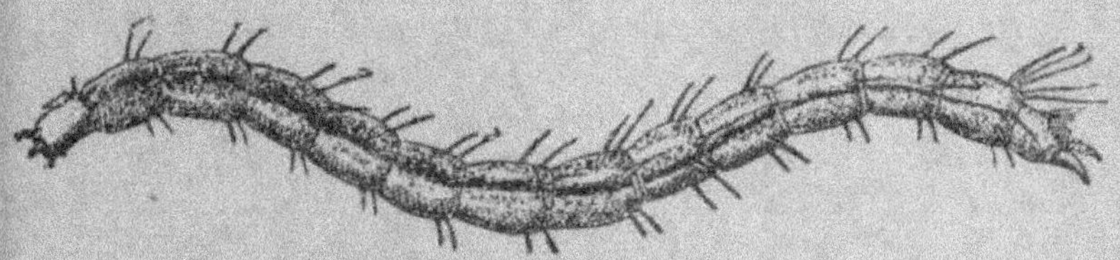

Fig. 222. — Larve de puce (Kunckel).

naissables à ce qu'elles portent sur la tête deux antennes et une corne frontale, tandis que la queue montre deux appendices locomoteurs arqués. Ces larves se filent un cocon dans lequel elles se transforment en *nymphes*, donnant plus tard des *insectes parfaits*. L'évolution totale dure un mois, partagé en trois périodes de dix jours : une pour l'œuf, une pour la larve, une pour la nymphe.

Classification. — *Deux familles* :

Palpes labiaux quadriarticulés, pas d'épine jugale, abdomen peu dilatable .... *Pulicidés*.

Palpes labiaux inarticulés, une épine jugale, abdomen très dilatable ..... *Sarcopsyllidés*.

PULICIDÉS

Trois genres :

Pas de peigne d'épines .... *Pulex*.
Un peigne d'épines .... *Ceratophyllus*.
Deux peignes d'épines .... *Ctenocephalus*.

Principales espèces. — **Pulex irritans**, de l'homme ; **Ceratophyllus gallinœ**, des oiseaux (un peigne prothoracique) ; **Ctenocephalus canis**, du chien et du chat (front arrondi, un peigne au bord inférieur de la tête et un autre au bord postérieur du prothorax) ; *C. cuniculi*, du lapin (front anguleux, peigne céphalique vertical).

Rôle pathogène. — Les puces sont dangereuses à l'état parfait et à l'état larvaire.

I. — **A l'état parfait,** ce sont des parasites intermittents,

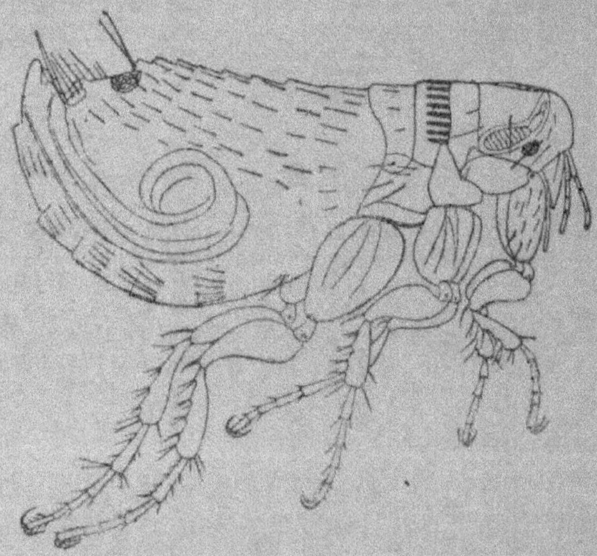

Fig. 223. — Ceratophyllus fasciatus, mâle (d'après Simond).

qui vivent surtout sur le sol, dans les endroits obscurs et poussiéreux (fentes des parquets, coins sombres des locaux), mais qui passent de temps à autre (notamment la nuit) sur les vertébrés, pour y prendre leur repas, les piquer et sucer leur sang ; elles ont donc déjà l'inconvénient d'être irritantes, *importunes*, et de priver souvent leurs victimes d'une partie du repos nocturne, d'où une cause de fatigue et d'épuisement (1). En second lieu, les puces des carni-

(1) Les puces des animaux piquent quelquefois l'homme, et réciproquement pour celles de l'homme.

vores sont les hôtes intermédiaires de vers (*Dipylidium caninum, Filaria recondita*). Enfin, ce sont encore les puces qui inoculent la *peste humaine* (due au *Bacillus pestis*) ; mais chose singulière, ce sont plutôt les puces des rats qui jouent ce rôle.

Effectivement, la peste, qui est surtout une maladie des pays chauds, attaque non seulement l'homme, mais aussi divers animaux, spécialement les rats ; et c'est précisément par les rats qui pullulent dans les cales des navires que, de temps à autre, elle est rapportée chez nous, parce que quand ces rongeurs sont pesteux, leurs puces infectées *Pulex cheopis* notamment) vont piquer les passagers, leur inoculant ainsi la maladie (2). Il y a donc lieu de poursuivre à outrance la destruction des rats qui, d'ailleurs, sont nuisibles à bien d'autres titres (voir trichinose).

Probablement en outre, les puces sont encore capables d'inoculer les *leishmanioses* canine et humaine.

II. — **A l'état larvaire,** les puces peuvent aussi être dangereuses, parce que si, normalement, ce sont des parasites intermittents, il arrive parfois (surtout chez le chat), qu'elles s'installent à demeure sur leur hôte, et y accomplissent toute leur évolution : il en résulte une pullulation extraordinaire de ces insectes, que l'on trouve alors à tous les stades (œuf, larve, nymphe, état parfait), et qui causent une inflammation cutanée analogue à la phtiriose.

Traitement. — 1° *Détruire les parasites*, par le pyrèthre (excellent : voir poux), ou par des bains crésylés (à 3 p. 100), l'huile pétrolée, etc. ; 2° *désinfecter les locaux* pour tuer les œufs et les larves qu'ils contiennent (lavages à l'eau bouillante, puis à l'eau crésylée ou à l'acide sulfurique au dixième, suivis d'un blanchiment à la chaux et de l'épandage de chaux vive, en poudre, sur le sol ; emploi de gaz asphyxiants : SO^2, CS^2, etc.) ; 3° *éloigner les puces*, en pla-

(2) Certains pensent que les puces transmettent la peste par leurs déjections, plutôt que par leurs piqûres.

çant dans les niches une couverture de cheval, des copeaux
ou de la sciure de bois (1). Voici, pour le chien, une *bonne
méthode* : insuffler entre les poils de la *poudre de pyrèthre*
fraîche, envelopper l'animal avec un journal pendant dix
minutes, brosser ensuite énergiquement ; les puces tombent anesthésiées sur le papier, plier celui-ci et le brûler.
Tous les jours, jusqu'à guérison.

SARCOPSYLLIDÉS

Puces tropicales et stationnaires. Effectivement, une fois
fécondées, les femelles se fixent à demeure sur la peau,

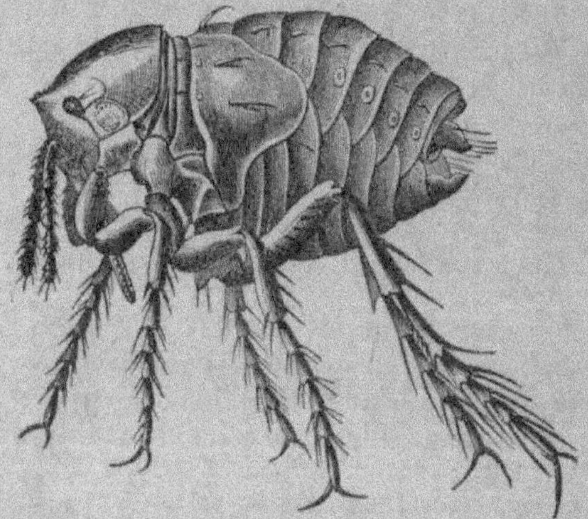

Fig. 224. — Chique non gonflée × 50 (Karsten).

dans laquelle elles s'enfoncent peu à peu, en même temps
qu'elles se gonflent progressivement (comme les tiques) ;
elles deviennent ainsi globuleuses et pisiformes (ce qui
leur vaut l'appellation courante de *chique*). Ces insectes
causent ainsi des *plaies ulcéreuses* entourées par un bourrelet de 2-3 millimètres, parfois si abondantes qu'elles se

(1) L'odeur de cheval, de mouton chasse les puces ; c'est pourquoi
ils n'en ont pas.

touchent et qu'après extraction, la peau paraît criblée d'alvéoles analogues à celles d'un gâteau d'abeilles.

Deux espèces. — 1° **Sarcopsylla penetrans** : *chique de l'homme* et des mammifères : porc, etc. (trois premiers segments abdominaux privés de stigmates). Particulièrement fréquent aux extrémités du corps et dans l'Amérique intertropicale (pour laquelle il constitue un véritable fléau), ce parasite existe aussi en Afrique, notamment à Madagas-

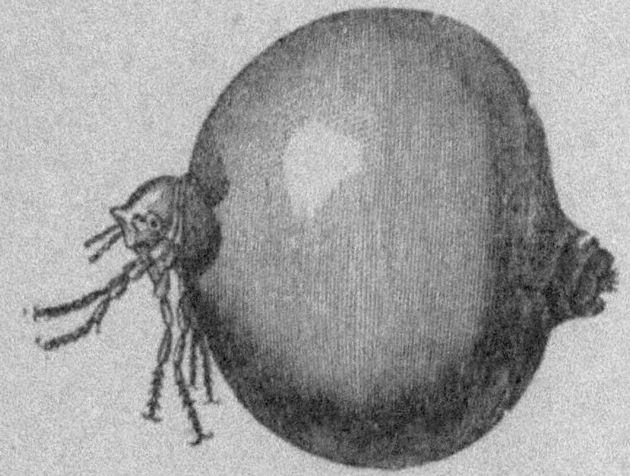

Fig. 225. — La même, gonflée, × 15 (Karsten).

car. *Traitement* : extirpation (échiquage) ; *prophylaxie* : ne pas marcher pieds nus.

2° **S. gallinacea** : *chique des oiseaux.* — Cette espèce diffère de la précédente parce que le premier anneau abdominal seul est dépourvu de stigmates ; elle s'attaque surtout à la peau de la tête, chez les poules et les canards.

Connue depuis longtemps dans les pays chauds, surtout à Madagascar où elle cause de grands ravages, elle vient d'être trouvée en Italie, et il faut s'attendre à la voir pénétrer dans nos basses-cours.

Parasites exceptionnels.

I. — **Orthoptères.** — *a*) Plusieurs *Collemboles* (*Achorutes viaticus,*

Podurhippus pityriasicus, etc.), qui d'ordinaire vivent librement dans le fumier, le bois pourri, ont été trouvés sur des chiens, des chevaux et des hommes, où, étant aptères, ils sont généralement pris pour des poux broyeurs (différence : présence d'un appendice saltatoire fourchu, replié sous le ventre) ; ils déterminent de vives démangeaisons, suivies de dépilations squameuses (1).

2° **Diptères.** — *Chironomus plumosus* : les larves, ordinairement libres, aquatiques et rouges (*vers de vase*), ont été rencontrées une fois, au nombre d'une cinquantaine, chez une vache, dans les trayons mammaires de laquelle elles s'étaient introduites.

3° **Coléoptères.** — *a*) Les larves de plusieurs espèces (*Tenebrio molitor*, *Sylpha*, etc.), qui vivent normalement dans le fumier des colombiers, passent quelquefois sur le corps des oiseaux, dont elles rongent la peau du ventre, produisant des plaies mortelles. Vermiformes, elles se reconnaissent à l'existence de six pattes et d'une tête nettement distincte.

Traitement : désinfection des plaies et des colombiers.

b) *Dermestes lardarius* : sa larve est appelée *ver du lard*, car elle se développe dans cet aliment et dans les salaisons.

4° **Myriapodes.** — Arthropodes allongés, formés d'une tête et de dix à cinquante anneaux semblables, portant chacun une ou deux paires de pattes ; quelques espèces (*Iules*, *Lithobies*, *Géophiles*, etc.), pénètrent parfois accidentellement dans le nez (pendant le sommeil), ou dans le tube digestif (avec des aliments avariés) : elles sont alors pathogènes.

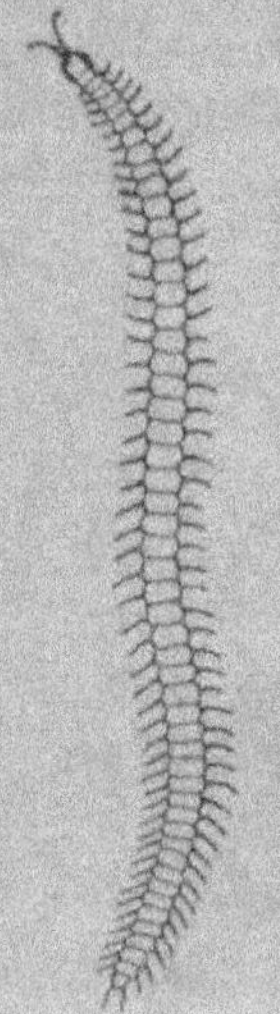

Fig 226. — *Geophilus carpophagus* (grandeur naturelle).

(1) D'autres Orthoptères, les *blattes* (ou *cafards*), bien que non parasites, sont parfois fort ennuyeux : brunâtres et longs de 1 centimètre, ils pullulent souvent dans les endroits obscurs et chauds des maisons (cuisine, boulangerie) ; on les détruit en répandant fréquemment le mélange suivant : poudre de pyrèthre, 2 kilogrammes ; borax pulvérisé, 2 kilogrammes ; farine de blé, 1 kilogramme.

PROTOZOAIRES

L'embranchement des Protozoaires comprend tous les animaux unicellulaires.

Le plus souvent *microscopique*, leur corps se compose ordinairement de trois parties : *protoplasme, noyau, membrane*.

1° *Le protoplasme*, qui est seul constant, figure une petite masse gélatineuse, fréquemment différenciée en deux zones : l'une externe, hyaline et claire (*ectoplasme*) ; l'autre interne, granuleuse et sombre (*endoplasme*).

2° Il existe généralement *un noyau* (quelquefois ordinaire, réticulé, mais plus souvent représenté par un grain chromatique homogène, dénommé *karyosome*). Par exception à la règle, plusieurs espèces n'en ont pas, alors que d'autres en possèdent deux (*Binucléées*).

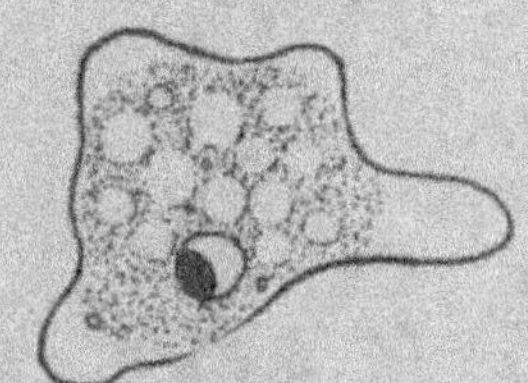

Fig. 227 — Protozoaire à pseudopodes (d'après Wenyon et O'Connor).

3° *La membrane* est souvent absente ; les protozoaires qui n'en ont pas sont dits *nus*, et deux cas peuvent alors se présenter. Ou bien les couches superficielles du protoplasme se durcissent pour former une croûte appelée *cuticule*, qui remplace physiologiquement la membrane ; ou bien la surface protoplasmique ne subit aucune condensation : l'animal reste alors complètement mou, gélatineux.

Outre ces trois parties constituantes essentielles, la plupart des protozoaires possèdent encore des *appendices*, qui peuvent être de trois sortes : *pseudopodes, cils, flagelles*.

Les pseudopodes ne s'observent que chez les protozoaires

nus et mous, sans membrane ni cuticule ; les mouvements du protoplasme n'étant limités par aucune enveloppe rigide, on le voit, de temps à autre, pousser lentement une *expansion*, qui s'allonge un moment, puis s'arrête et se rétracte peu à peu jusqu'à disparaître, tandis qu'au

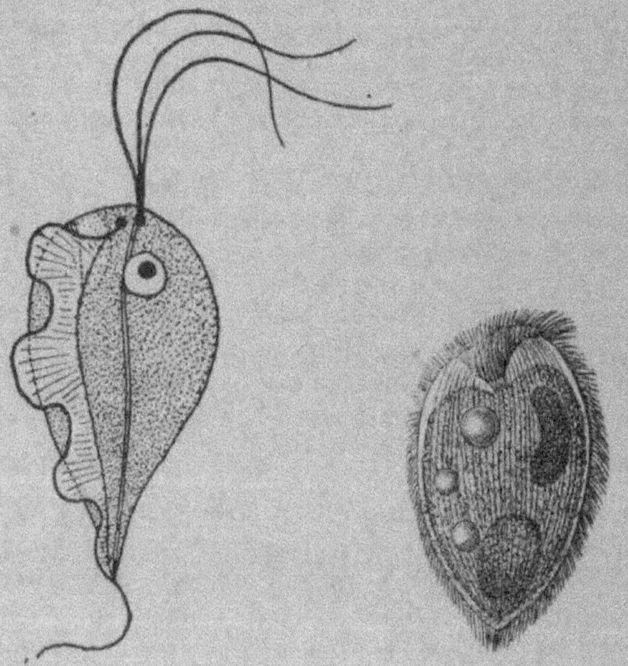

Fig. 228. — Protozoaire flagellé (à gauche) ; cilié (à droite).

même instant un prolongement analogue prend naissance sur un autre point de la surface. Les pseudopodes sont donc des appendices transitoires, d'aspect et de siège variables ; par eux, l'individu qui, au repos, est lisse, arrondi, revêt, quand il est en activité, une forme irrégulière et constamment changeante.

Au contraire, les *cils* et les *flagelles* sont des appendices permanents, d'aspect et de siège fixes, qui se rencontrent chez les protozoaires entourés d'une membrane ou tout au moins d'une cuticule et dont, pour ce motif, la forme est invariable.

Les cils sont des filaments courts, animés d'un mouvement oscillatoire rapide, tandis que les *flagelles* sont des filaments longs, pourvus d'un mouvement ondulatoire lent.

Enfin, il existe généralement des *enclaves*, représentées par des *vacuoles*, gazeuses (CO_2), liquides (notamment la *vacuole pulsatile*, organe d'excrétion) ou solides (vacuoles alimentaires et fécales).

Classification. — *Quatre groupes*, ainsi caractérisés :

Des flagelles .... *Flagellés*.
Des cils .... *Ciliés*.

Ni cils ni flagelles.	Parasites extra-cellulaires, se reproduisant surtout par bipartition .... *Rhizopodes*.	
	Parasites intra-cellulaires, se reproduisant par sporulation. *Sporozoaires*.	

FLAGELLÉS

Protozoaires pourvus de flagelles, c'est-à-dire d'appendices permanents longs et filiformes, d'aspect et de siège fixes, animés d'un mouvent ondulatoire lent.

Classification. — *Quatre familles*, différenciées comme suit :

Un seul flagelle .... *Trypanosomidés*.
Deux flagelles .... *Cercomonadidés*.
Trois ou quatre flagelles .... *Trichomonadidés*.
Cinq flagelles au moins.............. *Lambliadés*.

TRYPANOSOMIDÉS

Un seul genre important, le genre **Trypanosoma**, dont le type est **Trypanosoma Evansi**, qui vit en liberté *dans le plasma sanguin* des mammifères domestiques : il s'agit donc ici d'un *hématozoaire exoglobulaire*.

Morphologie. — Corps fusiforme, incolore, mesurant 25 à 30 μ sur 3, et comprenant : un amas protoplasmique légèrement cuticulé (non amiboïde par conséquent), *deux noyaux*, dont un gros, médian, et un petit, subterminal (*blépharoplaste*), une *membrane* longitudinale, dite *ondulante*, parce que son bord libre est sinueux ; enfin *un flagelle* de 5 à 6 μ (1), paraissant s'insérer sur l'extrémité antérieure, mais qui, en réalité, suit le bord de la membrane ondulante pour venir prendre racine au blépharoplaste ; flagelle et membrane sont des organes locomoteurs, grâce auxquels le parasite nage dans le plasma, entre les globules.

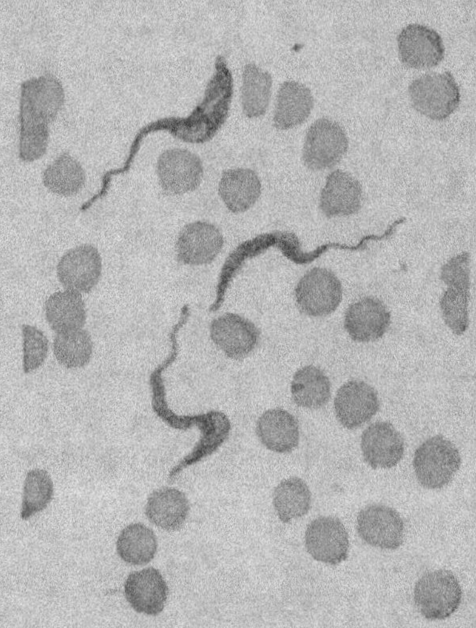

Fig. 229. — Sang trypanosomé.

Evolution. — Les trypanosomes se multiplient d'abord abondamment sur place, dans le sang, par bipartitions longitudinales répétées un grand nombre de fois.

La division se fait en trois temps : elle débute à peu près au même moment par le blépharoplaste et le noyau, puis elle se con-

(1) La longueur des Trypanosomes s'indique flagelle compris.

tinue par la membrane ondulante et le flagelle, qui se dédoublent d'arrière en avant ; enfin, elle se termine par le corps protoplasmique, qu'une fente longitudinale coupe progressivement en deux (1).

Mais cette reproduction n'est pas la seule.

En effet, les trypanosomes sont inoculés à leurs hôtes par des *piqûres d'invertébrés sanguisugues*, notamment d'**insectes** : *glossines, taons, stomoxes*, etc... Or cette propagation peut se faire de deux façons :

1° *Par transmission mécanique, directe,* immédiate. Quand un insecte pique un individu trypanosomé, il suce en même temps que son sang les hématozoaires qui y sont contenus : sa trompe est donc infestée, et si cet insecte visite ensuite un animal sain, il aura beaucoup de chances de lui inoculer les parasites contenus dans son appareil

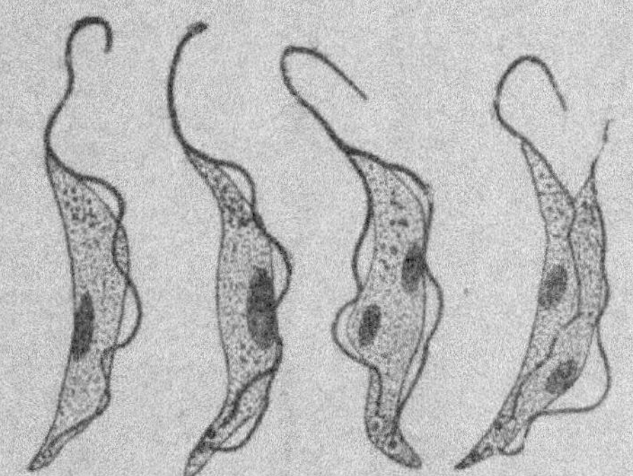

Fig. 230. — Un trypanosome (A) et sa bipartition (B, C, D) (Laveran et Mesnil).

buccal, celui-ci agissant d'une façon mécanique, directe, à la manière d'une lancette inoculatrice. Toutefois, cette transmission ne peut se faire que durant vingt-quatre à quarante-huit heures, car au delà de ce délai, les protozoaires sont desséchés et morts.

2° *Après leur avoir fait subir une évolution*. — Parmi les trypanosomes sucés par un insecte, quelques-uns seulement restent dans la trompe ; la plupart sont avalés avec le sang et passent dans l'intestin.

(1) Il se produit quelquefois des multipartitions, donnant d'emblée cinq à dix parasites, mais elles sont rares, et il est certain que les rosaces observées dans les préparations sont plus souvent des formes d'agglutination que de multiplication.

Une fois là, certaines espèces peuvent continuer à vivre et à se multiplier abondamment, par bipartitions répétées, comme dans le sang du vertébré ; toutefois, ils y donnent non pas de nouveaux trypanosomes, mais des *Leptomonas*, c'est-à-dire des Flagellés privés de membrane ondulante et dont le blépharoplaste est situé en avant du noyau. Cette pullulation des protozoaires dans l'intestin de l'insecte dure *une vingtaine de jours* ; après quoi, les Leptomonas remontent progressivement dans la tête, les glandes salivaires et la trompe ; mais au cours de cette ascension, ils se transforment peu à peu en trypanosomes, par émigration du blépharoplaste vers l'arrière, ainsi que par allongement et écartement progressifs du flagelle, ce qui donne naissance à une membrane ondulante.

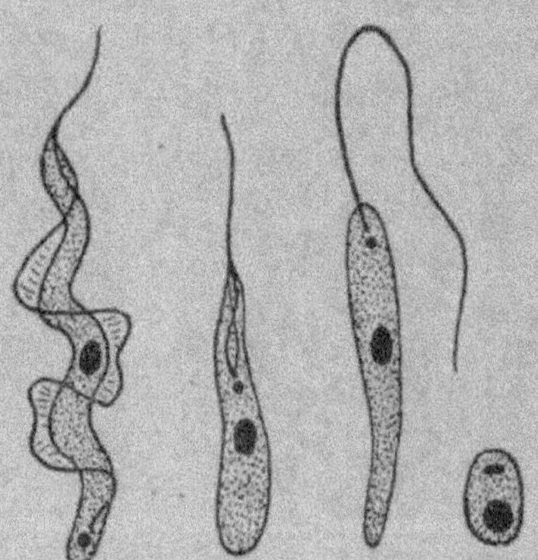

Fig. 231. — A, Trypanosome ; B, Crithidia ; C, Leptomonas ; D, Leishmania (Guiart).

A dater de ce moment, la trompe sera continuellement infectée de trypanosomes, qui lui arriveront journellement, *pendant des mois*, jusqu'à extinction de la colonie intestinale, si bien qu'elle les inoculera à chacune de ses piqûres.

En l'occurence, l'insecte joue donc le rôle d'*hôte intermédiaire*.

Or, le premier mode (transmission mécanique, directe, immédiate), est possible pour tous les insectes piqueurs (taons, stomoxes, etc.) ; mais le second (transmission à long intervalle, après évolution) n'est réalisable que pour

quelques espèces de tsé-tsé, car c'est chez elles seulement
que les trypanosomes sucés peuvent continuer à vivre et à
se multiplier.

Cette différence explique pourquoi les glossines sont,
au point de vue Protozoaire, beaucoup plus dangereuses
que les autres insectes piqueurs : elles sont, à la suite d'une
piqûre infectante, parasitées plus abondamment (chaque
hémoflagellé sucé en produisant des centaines), et pour
plus longtemps (deux mois au lieu de deux jours). Elles
sont donc capables de faire un plus grand nombre de victimes et de s'envoler à une plus grande distance, c'est-à-
dire de donner des enzooties plus importantes et plus étendues.

La conséquence est qu'une trypanosomose à taons ou à stomoxes ne peut éclater dans un pays que s'il y a, sur place, un animal infecté, pour constituer une source de virus ; tandis que pour
les trypanosomes à glossines, cette source de virus local n'est pas
nécessaire, puisque ces insectes peuvent, grâce à une contamination de longue durée, venir de loin.

Aussi y a-t-il intérêt plus grand à éviter l'introduction
d'animaux parasités dans une région indemne pour les trypanosomes sans glossines que pour les trypanosomes à glossines.

Classification. — Le genre Trypanosome comprend
une douzaine d'espèces importantes ; mais leur distinction
est difficile, car la *morphologie* ne permet guère d'en reconnaître que six ; toutes les autres sont établies d'après des
différences *physiologiques*.

Ainsi deux trypanosomes A et B, apparemment identiques, sont néanmoins considérés comme distincts quand
ils ne vaccinent pas l'un contre l'autre, ou quand ils ne
sont pas inoculables aux mêmes hôtes.

1º **Quand ils ne vaccinent pas l'un contre l'autre.** —
En effet, un animal guéri d'une infection à trypanosome A est immunisé contre ce trypanosome : si donc,
il est encore sensible à B, c'est qu'il s'agit d'un parasite
différent ; en pathologie générale, cette épreuve de l'*im-*

munité croisée est admise comme susceptible d'établir que deux microbes morphologiquement identiques sont en réalité distincts.

2° Quand ils ne sont pas inoculables aux mêmes hôtes. — Si deux trypanosomes semblables, A et B, ne peuvent pas être inoculés aux mêmes espèces, c'est encore la preuve qu'il ne s'agit pas du même parasite ; il arrive souvent, par exemple, que A soit inoculable à tous les mammifères, alors que B ne l'est qu'aux grands, et pas aux petits (chien, lapin, cobaye, rat blanc, etc.). On dresse ainsi, pour tous les trypanosomes morphologiquement analogues, la *liste des espèces sensibles et celle des espèces réfractaires* : si ces deux listes ne coïncident pas, c'est qu'on a affaire, malgré leur ressemblance, à des parasites différents.

Les propriétés pathologiques et le séro-diagnostic sont aussi utilisés pour établir des distinctions.

Grâce à ces procédés, on est parvenu à grouper autour de certaines espèces *morphologiques* d'autres espèces satellites, qui sont purement *physiologiques.*

A. — **Espèces morphologiques.** — *Au nombre de six,* elles constituent *deux séries,* suivant que le filament qui borde la membrane ondulante s'arrête à l'extrémité antérieure du corps, ou au contraire la dépasse, formant un flagelle libre : il y a donc deux sortes de trypanosomes, les uns ayant, et les autres n'ayant pas de flagelle.

I. — **Trypanosomes à flagelle :** *trois espèces.*

a) **T. Evansi :** *plasma sanguin de tous les mammifères domestiques,* en Afrique et en Asie.

Caractérisé par sa taille, quadruple d'une hématie (25 à 30 µ sur 2-3), ainsi que par l'existence d'un blépharoplaste et d'un flagelle bien développés, il est inoculé surtout par les taons et les stomoxes (*Tabanus tropicus, T. lineola, Stomoxis calcitrans, S. nigra,* etc.) ; il produit une trypanosomose particulièrement grave pour les chevaux, et qui est diversement dénommée suivant les pays : *surra* en Asie, *mbori* et *soumaya* en Afrique.

b) **T. Theileiri :** *sang du bœuf.* — Diffère du précédent par sa taille double (40 à 60 μ sur 4-5), et par son blépharoplaste moins postérieur.

Cosmopolite, mais inoffensif, c'est le seul qui existe sur le bétail européen ; il est transmis, en Afrique, par les *Hippobosques* (*H. rufipes, H. maculata*).

c) **T. equinum :** *sang des équidés américains.* — Reconnaissable à son blépharoplaste si petit qu'il paraît *absent*, ce parasite provoque une trypanosomose équine dénommée *mal de cadera* (maladie

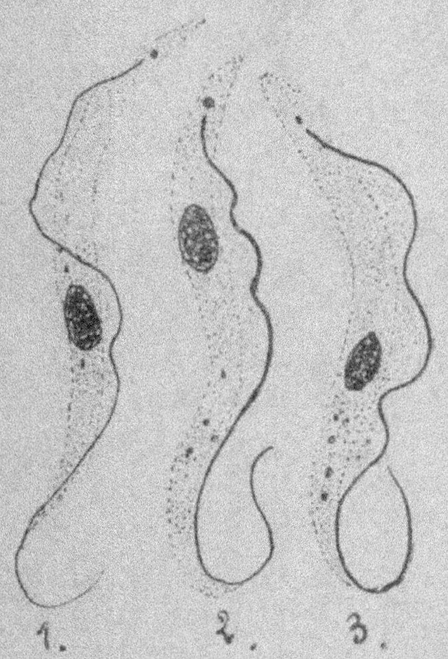

Fig. 232. — Trypanosoma : Evansi (1), Brucei (2) ; equinum (3).

de la croupe), et il est probablement inoculé par des stomoxes.

II. — **Trypanosomes sans flagelle :** *trois espèces* encore, toutes de l'Afrique intertropicale, et toutes inoculables par des tsé-tsé, à l'ensemble des mammifères domestiques.

a) **T. congolense :** caractérisé par sa taille double d'une hématie (10 à 15 μ sur 3-4), et par ses mouvements lents, peu marqués, en têtard ; il est très meurtrier.

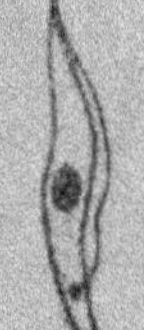

Fig. 233. Trypanosome sans flagelle (Marotel).

b) **T. dimorphon.** — Se sépare du précédent parce qu'il est dimorphe, c'est-à-dire toujours représenté, chez un même malade, par deux formes coexistantes et mélangées : une courte (10-15μ) semblable à *congolense*, et une longue (20-25μ) ; convoyé notamment par *Glossina palpalis*, il produit une

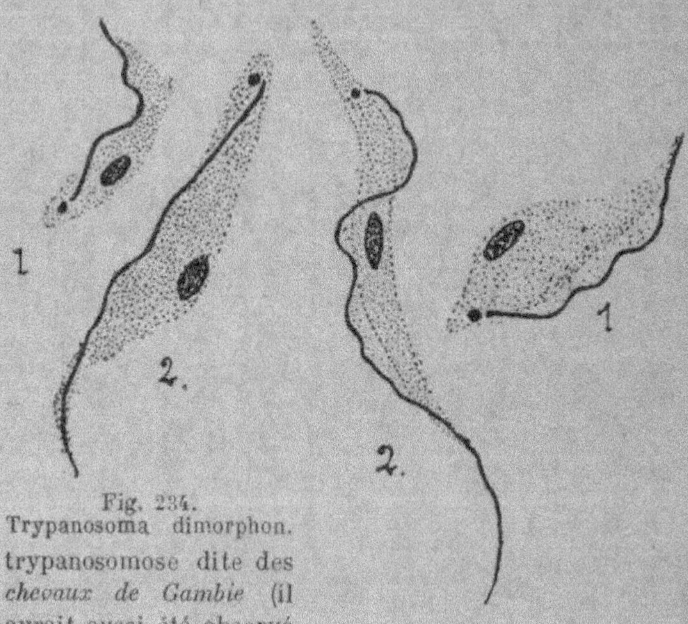

Fig. 234.
Trypanosoma dimorphon.

Fig. 235. — Trypanosome Pecaudi.

trypanosomose dite des *chevaux de Gambie* (il aurait aussi été observé chez le porc, en Guinée).

c) **T. Pecaudi.** — Espèce intermédiaire entre les deux groupes, certains individus ayant, et d'autres n'ayant pas de flagelle libre : les premiers ressemblent à *T. Evansi* et les seconds à *T. congolense*, de sorte que les préparations de sang se présentent comme s'il y avait infection double, à *Evansi-congolense* (1). Inoculé surtout par *Glossina lon-*

(1) Les infections doubles (exemple : Cazalboui-congolense), sont d'ailleurs possibles, et il ne faut pas conclure trop vite à une espèce dimorphe). En outre, *T. Pecaudi* et *T. dimorphon* sont souvent associés, ce qui complique encore le diagnostic.

gipalpis, cet hémoflagellé est l'agent du *baléri*, spécialement grave pour les équidés et les bovidés.

B. — Espèces physiologiques. — Les quatre plus importantes se groupent autour de *Trypanosoma Evansi*. Ce sont :

1° T. Brucei. — Agent du *nagana* et de l'*aïno*, chez tous les mammifères domestiques africains, il peut être inoculé par la plupart des tsé-tsé (mais surtout par *Glossina morsitans* et *G. pallidipes*).

Ce parasite diffère d'Evansi par d'infimes détails morphologiques : il est un peu plus épais (3 μ), son extrémité postérieure est moins pointue ; enfin, son protoplasme présente d'abondantes granulations qui sont absentes (ou très rares) chez Evansi.

2° T. equiperdum. — Produit chez les équidés, surtout périméditerranéens, une trypanosomose appelée *dourine*, qui est la seule existant en France. Par exception aux autres, elle se transmet bien plus par le coït que par les insectes (d'où son nom de *syphilis équine*).

3° T. Soudanense. — Agent d'une trypanosomose équine africaine dénommée *Tahaga* et *mal de la zousphana*, il est transmis par des taons et des stomoxes (alors que tous les autres trypanosomes du centre africain sont inoculés par des tsé-tsé) (1).

Ces trois espèces sont morphologiquement si voisines l'une de l'autre et d'Evansi que, dans la pratique, leur distinction certaine est impossible ; mais il s'agit sûrement de parasites différents, car ils ne vaccinent pas l'un contre l'autre : les individus guéris du surra restent sensibles au nagana, à la dourine, ainsi qu'au tahaga, et réciproquement ; leur spécification est donc basée sur le premier motif : *non immunité croisée*.

Au contraire, c'est sur le second motif (*liste des espèces sensibles*), que repose la distinction d'une quatrième espèce physiologique :

4° T. Cazalboui, agent de la *souma* chez les équidés et

(1) Observé aussi chez les chiens sahariens, qui montrent une somnolence continue, comme l'homme.

bovidés ouest-africains. Propagé par les taons, les stomoxes et surtout les glossines (*G. palpalis* et *G. tachinoides*), ce trypanosome diffère de tous les autres du groupe Evansi parce que, seul, il n'est pas inoculable aux petits mammifères ; il se reconnaît aussi, dans les préparations de sang frais, à son extrême mobilité : on le voit souvent quitter brusquement le champ du microscope, par un mouvement de flèche caractéristique.

Autres espèces. — De nombreux autres trypanosomes, rares, peu connus ou non pathogènes, ont été signalés chez des mammifères, des oiseaux, des batraciens, des poissons et des insectes.

1° **Chez des mammifères.** — **T. berberum** (morphologiquement identique à *T. soudanense*, il produit le *debab* des dromadaires nord africains) ; *T. marocanum* : voisin de *T. Pecaudi*, mais inoculé par des taons (comme le précédent d'ailleurs), il cause une trypanosomose équine marocaine ; *T. pecorum* : bovidés de l'Ouganda (variété de congolense) ; *T. vivax* : ruminants du Cameroun (variété de *T. Cazalboui*) ; *T. togolense* (grands mammifères du Togo) ; *T. venezuelense* (satellite d'Evansi, il produit la *peste boba* ou *desrengadera*, des chevaux vénézuéliens) ; *T. annamense* (grands mammifères de l'Annam-Tonkin) ; *T. uniforme* (bovidés de l'Ouganda) ; *T. hippicum* (équidés de Panama) ; *T. nanum* (bœufs soudanais : il diffère de congolense parce que les petits mammifères y sont réfractaires) ; *T. Montgomeryi* (vaches de Rodhesia) : se sépare de dimorphon par ses petites formes remarquablement larges (4-5 μ) ; *T. gigas* (lapins français, 80 μ sur 8, mortalité 50 p. 100) ; *T. nabiasi* (lapins européens, 30-36 μ sur 2-3, inoffensif) : *T. suis* (pathogène pour les porcs africains) ; *T. capræ* (chèvres) ; *T. caviæ* (cobayes) ; *T. ingens* (bœufs et antilopes de l'Ouganda, 70-120 μ) ; *T. lingardi* (bovidés indiens, 100-150 μ sur 20) ; *T. americanum* (bœufs américains) : diffère de Theileri par son noyau au tiers antérieur et son blépharoplaste juxtanucléaire ; *T. Lewisi*, du rat ; *T. ruandæ* (Ruanda belge).

2° **Chez les oiseaux.** — *T. calmettei* (poules) ; *T. colombæ* (pigeons) ; *T. numidæ* (pintades et perdrix), etc.

3° **Chez les batraciens.** — *T. rotatorium* (grenouilles), etc.

4° **Chez les poissons.** — *T. granulosum* (anguilles), etc.

5° **Chez les insectes.** — *T. Ziemanni* et *T. noctuæ*, des moustiques.

6° **Chez l'homme.** — *T. gambiense* (flagellé) et *T. rhodesiense* (non flagellé) : agents de la *maladie du sommeil*, inoculée par de glossines.

Parasite voisin. — **Schizotrypanum Cruzi**, de l'homme (maladie de Chagas) et du chat, dans l'Amérique tropicale, où il est propagé par des punaises (Triatomes). Diffère des trypanosomes en ce qu'il se multiplie chez l'hôte non dans le sang et par bipartition en deux nouveaux trypanosomes, mais dans les organes (cerveau, ganglions), et en donnant des Leishmania.

Rôle pathogène. — Les Trypanosomes produisent, par action mécanique (thromboses capillaires) et toxique (fabrication d'un poison surtout neurophile, la trypanotoxine), des maladies appelées **trypanosomoses**, dont l'histoire est assez uniforme (quelle que soit l'espèce en cause), pour qu'on puisse les étudier en bloc (1).

Symptômes. — L'affection peut se présenter sous *trois formes* : *suraiguë, aiguë* ou *chronique* (suivant qu'elle évolue en trois-cinq jours, en un-deux mois ou en six-douze mois).

A. — **La forme aiguë** se traduit par *trois symptômes* principaux : *fièvre, œdèmes, paraplégie*.

La fièvre atteint 40-41°, avec quarante respirations, cent pulsations, inappétence, stupéfaction et tristesse profondes.

Les œdèmes, sous-cutanés, sont d'abord larges de 1 à 2 centimètres, et disséminés sur le corps ; mais en grossissant, ils se rejoignent, formant de grandes plaques ; puis ils deviennent déclives, et envahissent les parties inférieures (membres, ventre, organes génitaux, mamelles). Ils sont dus à des thromboses capillaires généralisées, causées par les trypanosomes, et qui provoquent également, quand elles siègent dans l'œil, l'apparition de *pétéchies* conjonctivales avec larmoiement. Enfin on note des *troubles nerveux*, consistant parfois en une simple incoordination des mouvements, mais plus souvent en *paralysies*, surtout du train postérieur, qui devient vacillant (*maladie de la croupe, paraplégie*) ; ils résultent de l'action neurophile de la trypanotoxine.

(1) Toutefois l'une d'elles, la dourine, rentre dans le programme de la chaire de Bactériologie.

Fait capital, ces symptômes apparaissent par intermittences, *par accès*, qui durent un à cinq jours, et sont séparés par des trèves égales, au cours desquelles reviennent les apparences de la santé : chaque accès correspond à une poussée multiplicatrice des trypanosomes dans le sang, et à un empoisonnement par leur toxine. A mesure que la maladie avance, les accès s'atténuent et s'espacent, quelquefois jusqu'à disparaître ; le malade peut donc guérir. Mais quatre fois sur cinq, il s'anémie progressivement, devient squelettique, et cela est d'autant plus surprenant que l'appétit est conservé ; puis la mort arrive au bout de deux à trois mois, par épuisement.

B. — **La forme suraiguë** correspond à *un* seul des accès précédents, mais très violent ; exprimé par les mêmes symptômes (fièvre, œdèmes, paraplégie), il se termine toujours par une *mort foudroyante*, en moins de cinq jours ; cette trypanosomose galopante est due à un pullulation inouïe des hématozoaires.

C. — **La forme chronique** se manifeste par une succession d'accès plus légers et plus espacés que ceux de la forme aiguë, accompagnés d'amaigrissement et de paralysie lentement progressifs ; la mort survient en six à douze mois, dans 20 p. 100 des cas.

Lésions. — Macroscopiquement, il n'en est aucune de caractéristique ; on constate simplement, dans les formes aiguës et suraiguës, les altérations de la fièvre (muscles cuits, infiltrés de sérosité sanguignolente, gelée de groseille ; congestions viscérales variées ; rate hypertrophiée) ; et dans la forme chronique, celles de la cachexie (absence de graisse, sang pâle, aqueux, pauvre en hématies ; muscles lavés, décolorés, mouillés, etc.). Microscopiquement, on note (dans la dourine notamment), de la *polynévrite*, due à l'action de la trypanotoxine (1).

(1) Le périnèvre et l'endonèvre sont trois fois plus épais que normalement, tandis que les fibres nerveuses sont atrophiées et dégénérées.

Distribution et fréquence. — La trypanosomose est presque exclusivement une affection *des temps et des pays chauds*. Trois gros foyers sont connus : 1° l'Afrique d'abord, où sévissent tous les trypanosomes pathogènes (sauf celui du cadera), puis l'Asie (avec *T. Evansi*), et l'Amérique (avec *T. equinum*). En France, la maladie est à peine représentée par quelques cas méridionaux de *dourine*. Par contre, dans beaucoup de nos colonies, elle est commune, rendant par avance impossible tout essai d'élevage, d'importation de reproducteurs, et par suite, de mise en valeur des domaines. D'autre part, c'est surtout une *maladie d'été*, parce que c'est la saison des insectes, agents nécessaires de transmission.

Diagnostic. — 1° **Ante mortem,** *le diagnostic clinique* est basé : dans la forme aiguë, sur la constatation des trois symptômes (fièvre, œdèmes, paraplégie), *survenant par accès* ; et dans la forme chronique, sur la coexistence d'une anémie et d'une paralysie progressives. Mais ces signes ne peuvent éveiller qu'un soupçon ; la certitude sera donnée par l'*examen microscopique du sang*, ou mieux encore de la sérosité des œdèmes. Il peut être fait de deux façons : *a) à frais*, avec un grossissement moyen : les trypanosomes vivants nagent dans la préparation, de sorte qu'ils s'aperçoivent aux déplacements qu'ils impriment aux globules ; *b) après coloration* (par une technique analogue à celle des piroplasmes, voir page 447) : ce procédé a l'avantage de permettre non seulement la découverte des parasites, mais encore de déterminer leur espèce morphologique.

Le diagnostic microscopique est toujours facile *pendant les accès* de la forme aiguë, car les trypanosomes sont nombreux ; au contraire, entre les accès, ainsi que dans les formes chroniques, ils sont si rares qu'on a peu de chances d'en apercevoir.

Pratiquement, on peut même dire qu'on n'en voit presque jamais dans le sang périphérique.

Pour augmenter ces chances, on a recommandé divers moyens : 1° centrifuger trois fois de suite le sang préalablement citraté, et examiner le culot ; 2° inoculer (sous la peau ou mieux dans le péritoine), 100 à 300 centimètres cubes de sang suspect (1) à un mammifère de laboratoire (chien, lapin, cobaye, rat blanc) : les flagellés s'y multiplient si abondamment qu'après huit jours d'incubation, le sang en renferme quelquefois plus que d'hématies ; leur présence est donc facile à constater (ce procédé permet en outre la détermination de certaines espèces physiologiques, *Cazalboui* notamment) ; 3° cultiver du sang suspect à 25° et sur gélose-sang (surtout dans l'eau de condensation) ou sur bouillon-sang : les trypanosomes s'y reproduisent activement, en donnant des *Leptomonas* si nombreux que leur découverte est encore commode.

Mais ces méthodes sont si compliquées, (surtout pour des coloniaux qui ont parfois du mal à se procurer un bon microscope ou un chien d'expérience) qu'on cherche avidement, pour le diagnostic *des formes chroniques* et latentes, sans parasites périphériques entre les accès, un procédé plus facile. Deux sont à l'étude : 1° le *séro-diagnostic*, déjà utilisé pour la dourine : *a*) par *séro-agglutination* de *T. Brucei* (une suspension de *T. Brucei* est agglutinée à 1 p. 20.000 par le sérum de chevaux dourinés, à 1 p. 200 par le sérum de chevaux sains) ; *b*) par *séro-précipitation* (la mise en contact d'un extrait de *T. Brucei* et du sérum de chevaux dourinés donne en quelques minutes un précipité à la surface de séparation des deux liquides) ; *c*) par *déviation du complément* ; 2° par *intrapalpébro-réaction avec la trypanoléine* (extrait glycériné de trypanosomes) : 1 centimètre cube injecté dans la paupière donne, à partir de la troisième heure, un *œil poché* caractéristique de *trypanosomose* (car la réaction est simplement générique, mais non spécifique) ; on pourrait ainsi, en trois heures, découvrir tous les animaux parasités qui se trouvent dans un troupeau. Toutefois, aucun de ces procédés n'est encore entré dans la pratique (2).

(1) 10 centimètres cubes ne suffisent pas, tant quelquefois les parasites sont rares.

(2) Le diagnostic des trypanosomés peut aussi se faire par formol-gélification (1 cc. de sérum trypanosomé traité par 2 gouttes de formol se gélifie en 3 jours) ; ils peuvent ainsi être rapidement dépistés en vue de leur isolement en local grillagé.

2° **Post mortem**, le diagnostic microscopique est difficile, car les trypanosomes disparaissent presque tous du sang un peu avant la mort ; il faut donc utiliser surtout les inoculations et les cultures.

Pronostic *très grave*, parce que : 1° la *mortalité est élevée* (100 p. 100 dans les formes suraiguës, 80 p. 100 dans les aiguës, 20 p. 100 dans les chroniques) : c'est la plus meurtrière des maladies tropicales ; 2° l'affection est *contagieuse, épizootique*, notamment lorsqu'il s'agit de trypanosomes à glossines. Toutefois le danger est moindre pour les trypanosomes étroitement spécifiques (*equinum, equiperdum*), que pour les ubiquistes, ceux-ci étant susceptibles d'exterminer non pas une, mais toutes les espèces de mammifères de la région.

Traitement. — *Deux indications* : 1° *soutenir le malade*, surtout dans la forme chronique (bonne hygiène, suralimentation, arsenicaux à faible dose, arrhénal, etc.) ; 2° **détruire les parasites.** — Les meilleurs médicaments trypanocides sont : le 205 *Bayer* (= 309 *Fourneau ?*), *l'atoxyl, l'orpiment, l'émétique* ; mais les hémoflagellés s'accoutument rapidement aux trois derniers, d'où la nécessité d'une thérapeutique mixte et variée.

Ainsi, chez le cheval, une bonne méthode consiste à faire deux séries de piqûres, de vingt jours chaque, séparées par dix jours de repos ; on donne, en alternant : un jour, *atoxyl + orpiment*, puis le lendemain, *atoxyl + émétique*.

Le 205 *B* (dérivé probable de l'aniline), s'administre par voi sous-cutanée, intra-musculaire ou endoveineuse (2 à 3 gramme par cheval, en solution au dixième ; trois injections jugulaire à huit jours d'intervalle, sont sûrement et définitivement stérilisantes) : c'est actuellement le trypanocide de choix.

L'*atoxyl* (5 grammes sous la peau) amène la disparition des trypanosomes périphériques au bout de cinq à six heures, et pour longtemps ; malheureusement, il échoue contre certaines races. L'*émétique* intraveineux s'emploie en solution à 1 p. 100 dans l'eau distillée (commencer par 50 centimètres cubes et monter jusqu'à 200) ; il détruit les trypanosomes périphériques en quinze-trente minutes. L'action du 205 B. est plus lente (trente-six heures), mais plus durable et plus certaine. L'orpiment (30 grammes en électuaire), a donné des accidents mortels.

On a aussi utilisé : *le* 914 (novarsénobenzol ou rhodarsan), le *galyl*, le *tryparsamide*, le *thiarsol* (trisulfure d'arsenic colloïdal), le *trépol* (tartrobismuthate de Na et K), l'*urotropine*, le *stibényl*, des matières colorantes (*trypanrouge*, *trypanbleu*, *afridol bleu*), l'*acide picrique*, etc. : tous ces produits ne valent pas les cinq premiers.

Il est d'ailleurs probable qu'un jour, la *sérothérapie* complétera heureusement la chimiothérapie ; effectivement le sérum des guéris (et même des infectés chroniques), renferme des antitoxines qui sont capables de neutraliser les toxines trypanosomiennes, et de ralentir la multiplication des parasites ; elles permettront donc d'empêcher la pullulation des flagellés et l'empoisonnement du malade, quand on aura trouvé un moyen pratique de les utiliser (expériences faites avec *T. congolense*).

Prophylaxie. — Deux cas doivent être envisagés, suivant qu'on est *en pays indemne* ou *en pays infecté*.

1° **En territoire indemne**, il faut absolument *empêcher l'introduction d'animaux parasités* ; pour cela, tout sujet provenant d'un pays trypanosomé doit être considéré comme *suspect*, arrêté aux frontières et mis en observation pendant un mois, au cours duquel son sang sera soumis à des examens répétés : comme l'incubation ne dure que huit jours, les parasites (s'ils existent) ne pourront échapper. Tout animal reconnu malade sera immédiatement abattu et enfoui ; la source d'infection étant ainsi radicalement supprimée, les insectes piqueurs de la région ne risqueront pas de colporter des Flagellés, même mécaniquement.

Toutefois, lorsqu'il s'agit de reproducteurs de prix, ce procédé coûteux de l'abatage pourrait être remplacé par l'emprisonnement du malade dans une écurie *grillagée*, l'abritant sûrement des insectes, et où il serait soumis au traitement chimiothérapique jusqu'à guérison.

2° **En territoire contaminé.** — Ici l'abatage des trypanosomés serait inutile, car il ne pourrait aboutir à l'extinction de toutes les sources virulentes, étant donné qu'il en resterait au moins une d'inaccessible : celle qui est représentée par les *animaux sauvages*, notamment par le gros gibier. Ces réservoirs parasitaires étant invulnérables, toute espérance d'extermination complète des trypanosomes est chimérique ; cependant, on doit les détruire le plus possible.

La mesure idéale serait la *vaccination*, et on a cherché à la réaliser par virus atténué (passage chez le chien, le rat, etc.), ainsi que par sérothérapie ; mais jusqu'ici, aucune méthode n'a encore pu être mise au point.

Le seul procédé dont nous disposions actuellement consiste à lutter, d'une part *contre les parasites*, d'autre part *contre leurs agents de transmission*.

A. — Contre les parasites. — Il est évident que plus on en supprimera, moins les insectes piqueurs risqueront de s'infecter ; or, nous avons vu que cette suppression est souvent possible, puisqu'on connaît actuellement plusieurs produits capables de stériliser les porte-germes. Le tout est de pouvoir dépister ces derniers : quand on aura trouvé un moyen pratique de découvrir tous les trypanosomés *latents*, le problème de l'éradication des trypanosomoses sera presque résolu. En attendant, force est de se contenter du second procédé de lutte.

B. — Contre les agents de transmission. — L'idéal serait de les détruire ; dans ce but, on a recommandé de faire la chasse à leurs œufs, larves, nymphes, et de capturer les insectes parfaits avec des nègres portant dans le dos de vastes pancartes engluées, sur lesquelles ils se précipitent et se collent ; mais cela donne peu de résultats.

Le mieux est d'éviter autant que possible leurs piqûres, en n'allant pas dans les endroits humides et boisés (où ils s'installent de préférence) ; en ne conduisant pas le bétail en pâture pendant les heures chaudes du jour (neuf à dix-sept heures) ; en frottant les animaux avec une substance qui les éloigne (goudron, cade, etc.). D'autre part, nous savons aussi qu'en Afrique, on peut, dans une certaine mesure, se débarrasser des glossines qui se tiennent cachées à l'ombre des arbres, *en débroussaillant autour des villages*, des pâtures et des pistes suivies par les caravanes ; mais ce déboisement ne peut évidemment s'appliquer qu'à des surfaces restreintes, donnant quelques oasis abrités des tsé-tsés ; en outre, il est inopérant vis-à-vis des espèces qui vivent dans la brousse et les savanes (*G. morsitans*, par exemple) : contre celles-ci, tout ce qu'on peut faire est de voyager seulement matin et soir, et de camper durant les chaudes heures du jour (qui sont aussi celles des piqûres), dans des endroits dénudés ou mieux encore, dans des hangars grillagés préalablement établis, de distance en distance, aux gîtes d'étapes des caravanes (1).

AUTRES FLAGELLÉS

De nombreux autres Flagellés s'observent chez les mammifères, les oiseaux et les poissons ; mais la plupart sont d'inoffensifs *saprozoïtes*, vivant parmi les matières organiques mortes contenues dans le corps, notamment dans le tube digestif (pus, débris alimentaires). Toutefois, plusieurs paraissent capables de s'installer *sur des plaies muqueuses préexistantes*, pour en sucer les sécrétions ; dès lors, ils les entretiennent, les aggravent, les transforment en *ulcères*, causant en définitive des *entérites* diarrhéiques, justiciables de lavements salicyliques à 1 p. 100.

---

(1) Il faut aussi empêcher les insectes piqueurs de s'infecter (surtout ceux qui n'agissent que de façon mécanique), en isolant dans un local grillagé tous les animaux trypanosomés, dépistés aussitôt que possible.

Les espèces intéressantes appartiennent aux familles suivantes :

A. — **Cercomonadidés.** — Protozoaires munis de deux flagelles ; trois genres importants :

Un noyau : pas de membrane ondulante

- Un prolongement caudal .... *Cercomonas.*
- pas de prolongement caudal .... *Heteromita.*

Deux noyaux et une membrane ondulante .... *Trypanoplasma.*

1° **Genre Cercomonas.** — *C. gallinarum* (15 µ sur 5) : sang et angine des poules et pigeons ; *C. hepatica* (10 µ sur 6) : hépatite caséeuse du pigeon (foie parsemé de nodules jaunâtres) ; *C. canis* (intestin du chien) ; *C. rhizoidea* (panse des ruminants) ; *C. anatis* (intestin du canard) ; etc..

2° **G. Heteromita.** — *H. piriformis* (gros intestin des équidés).

3° **G. Trypanoplasma.** — Les deux flagelles paraissent opposés, l'un étant antérieur et l'autre postérieur ; mais dans la réalité, ils naissent ensemble, en partant d'un énorme blépharoplaste, sensiblement égal au noyau ; tandis que l'un d'eux se dirige en avant, l'autre se recourbe en arrière pour border la membrane ondulante jusqu'à l'extrémité postérieure, où il devient libre.

Ce genre comprend une demi-douzaine d'espèces parasites du plasma sanguin, *chez les poissons d'eau douce*, auxquels elles sont inoculées par des *sangsues* (Piscicoles, Hemiclepsis, etc.). Les principales sont : *T. cyprini* (carpe, tanche, brême) ; *T. borreli* (rotengle, véron) ; *T. varium* (brochet, perche, truite, lotte), etc..

Ces hématozoaires causent des maladies assez graves, les *trypanoplasmoses*, aboutissant à une anémie mortelle (maladie du sommeil des poissons, maladie de langueur des carpes).

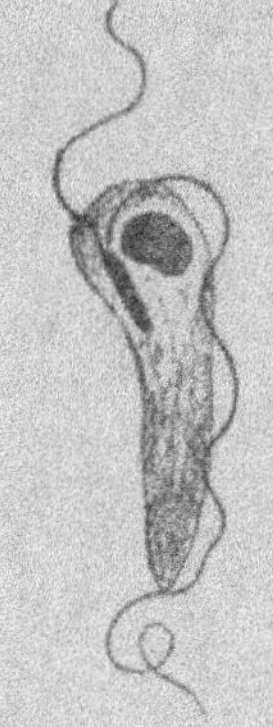

Fig. 236.
Trypanoplasme
(Marotel).

B. — **Trichomonadidés.** — Protozoaires pourvus de trois ou quatre flagelles. Deux genres principaux : quatre flagelles antérieurs, dont un recourbé en arrière : *Trichomonas* ; trois flagelles antérieurs, sans flagelle postérieur : *Costia.*

Trichomonas. — Corps ovoïde (10 à 15 μ sur 7-10). *T. caviæ* (intestin du cobaye) ; *T. Eberthi* (intestin grêle des poules, canards, oies) ; *T. gallinarum* (cœcums de la poule) ; *T. columbæ* (intes-

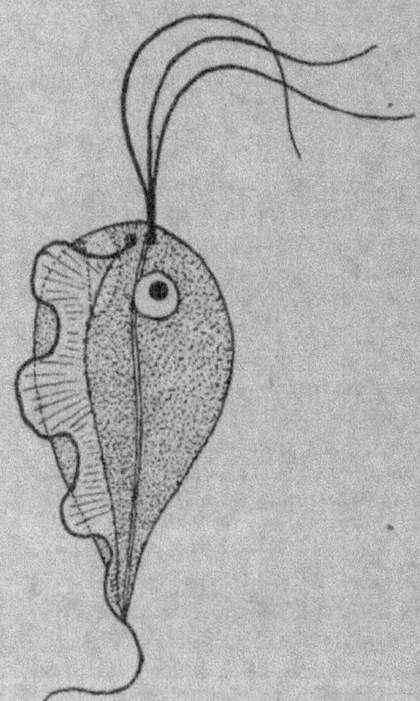

Fig. 237.
Trichomonas (Guiart).

tin grêle du pigeon) ; *T. intestinalis* (gros intestin de l'homme). Tous peuvent causer des *entérites*. **Costia** *necatrix* (peau et branchies des poissons, surtout des alevins de truite, pour lesquels il est meurtrier).

C. — **Lambliadés.** — Corps présentant au moins cinq flagelles et une dépression antérieure en forme de ventouse.

Lamblia intestinalis : fréquent dans l'intestin grêle de l'homme,

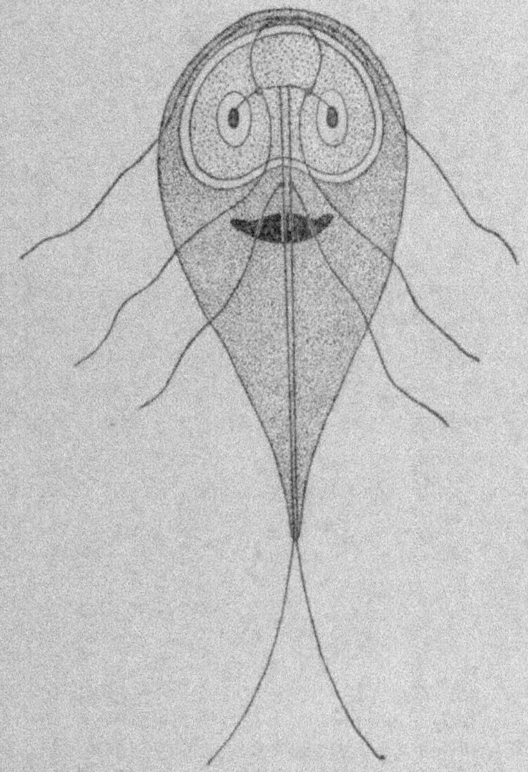

Fig. 238. — Lamblia (Guiart).

des carnivores et des rongeurs (corps piriforme de 10-20 μ, portant six flagelles antérieurs et deux flagelles postérieurs).

CILIÉS

—

Protozoaires munis de cils, *sur tout ou partie du corps.*

Presque tous vivent en liberté, dans les matières organiques en décomposision (notamment dans les infusions putréfiées, d'où leur nom vulgaire d'*infusoires*) ; mais une cinquantaine d'espèces s'observent fréquemment chez les animaux domestiques, surtout dans le contenu digestif (panse, cœcum), où ce sont d'inoffensifs saprozoïtes. Pourtant certaines paraissent capables de s'installer sur des altérations muqueuses préexistantes, et de produire ainsi des *entérites ulcéreuses à Ciliés*, analogues aux entérites à Flagellés.

Principales espèces pathogènes. — **Balantidium coli** : gros intestin de l'homme et du porc (corps ovoïde de 50-100 μ sur 30-50, pourvu d'un gros noyau en boudin, d'un entonnoir buccal et d'un anus ; s'enkyste dans les excréments) ; *B. viride*, du pigeon ; *Chilodon cyprini* (corps cordiforme de 500-700 μ, avec noyau ovale) : peau et branchies des Cyprinidés, pour lesquels il est dangereux ; *Ichthyophtirius multifilis* (corps ovoïde de 500-800 μ, avec noyau en fer à cheval) : produit sur la peau des carpes, brochets, truites, etc., des kystes blancs gros comme une tête d'épingle (1) ; *Cyclochœte Domerguei* (cilié de 50 μ, à cils périphériques et rayonnants) : commun sur la peau et les branchies des poissons d'eau douce, pour lesquels il est pathogène.

(1) A distinguer des kystes à Trématodes larvaires.

Les Ciliés intéressants se reconnaissent ainsi :

Corps pourvu d'un revêtement ciliaire uniforme, général ou partiel. (Holotriches)

Bouche close entre les repas.

- **Bütschlia** (cils simplement périoraux).
- *Blepharocodon* (cils limités à la partie antérieure).
- *Blepharoprosthium* (cils sur la moitié antérieure et une touffe postérieure).
- *Blepharosphœra* (cils sur tout le corps, qui est rond).
- *Ichthyophtirius* (cils sur tout le corps, qui est ovale).

Bouche toujours ouverte.

- *Colpoda* (corps uniforme).
- *Uronema* (corps ovalaire, avec un long cil caudal).
- *Blepharocorys* (portion pré-buccale disposée en casque et seule ciliée).
- **Isotricha** (corps ovoïde entièrement cilié ; 1 anus).
- **Dasytricha** (corps ovoïde, entièrement cilié, sans anus).
- *Paraisotricha* (une vésicule à concrétion cristalline).

Corps présentant à la bouche *une zone adorale*, formée de cils plus longs et plus épais que les autres. (Hétérotriches).

Corps entièrement cilié

- *Nyctotherus* (corps réniforme).
- **Balantidium** (corps ovoïde).

Corps dépourvu de cils en certains endroits.

- **Ophryoscolex** (cils antérieurs, extrémité postérieure prolongée en nombreuses épines).
- **Entodinium** (cils antérieurs, une seule épine postérieure).
- *Cycloposthium* (une couronne ovale antérieure et deux touffes postérieures de cils).
- *Didesmis* (deux groupes de cils, un antérieur et un postérieur).
- *Spirodinium* (une spirale ciliée).
- *Triadinium* (trois touffes de cils).
- **Chilodon** (corps ovale, aplati, cilié sur la face ventrale, nu sur la face dorsale).
- *Cyclochœte* (corps en bouton, muni de couronnes ciliaires périphériques).

Fig. 239.
Quelques ciliés
digestifs des mammi-
fères (Colin)

1

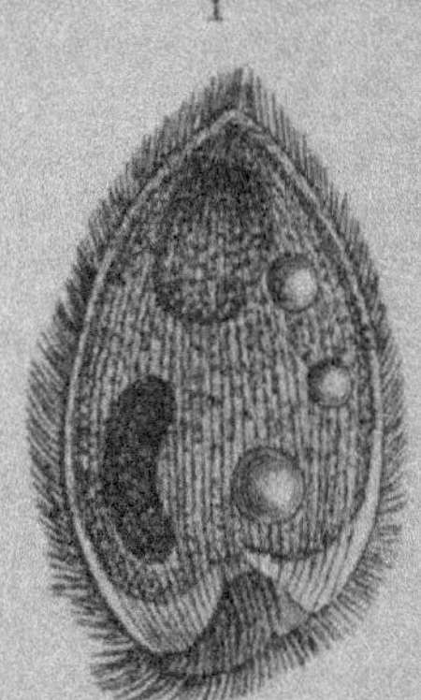

2

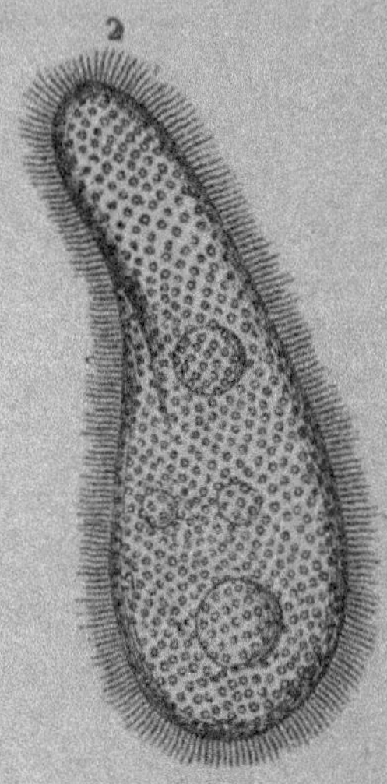

1. Balantidium coli (Guiart),

2. Isotriche.

4

5

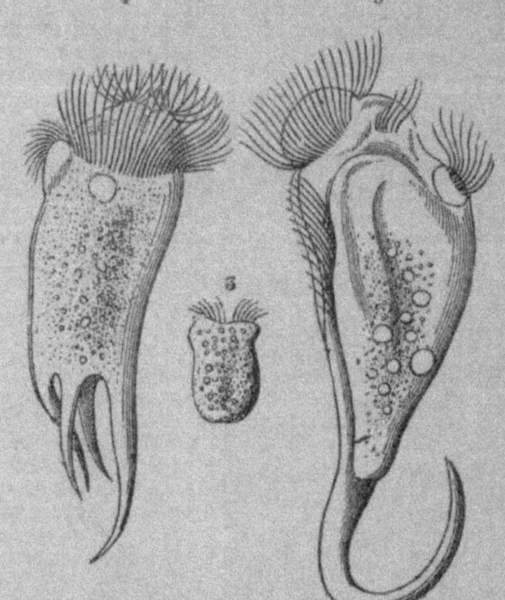

3. Butschlia.   4. Ophryoscolex.   5. Entodinium.

SPIROCHÉTIDÉS

Parasites microscopiques, filiformes et spiralés, mesurant 10 à 20 µ de long sur un demi µ de large, et constitués par cinq à dix spires plus ou moins serrées (1). Plusieurs sont même si ténus qu'ils traversent les filtres, et qu'il est

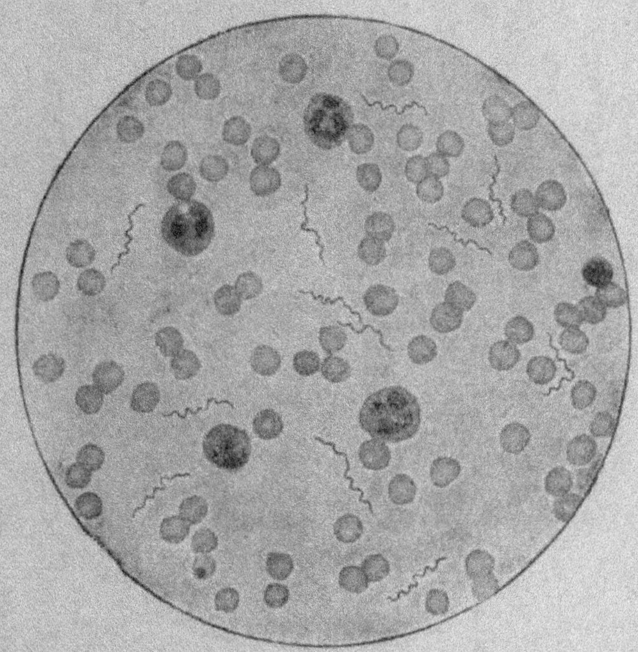

Fig. 240. — Spirochètes dans le sang (Dopter).

difficile de les apercevoir, d'autant qu'ils prennent si mal les colorants habituels (Giemsa, fuchsine, etc.), qu'ils restent toujours très pâles ; le mieux, pour bien les voir, est

(1) Dans une espèce donnée, la longueur varie presque du simple au double, car les individus s'allongent jusqu'à l'âge adulte, moment auquel ils se reproduisent en se coupant en deux transversalement ; de même, le nombre des spires varie, car il est proportionnel à la longueur totale ; la meilleure façon de caractériser les espèces serait donc d'indiquer le nombre et la longueur de leurs spires.

d'utiliser l'*ultra-microscope* et le *fond noir*, obtenu en mélangeant une goutte de liquide parasité avec une goutte d'encre de Burri : les microbes apparaissent facilement

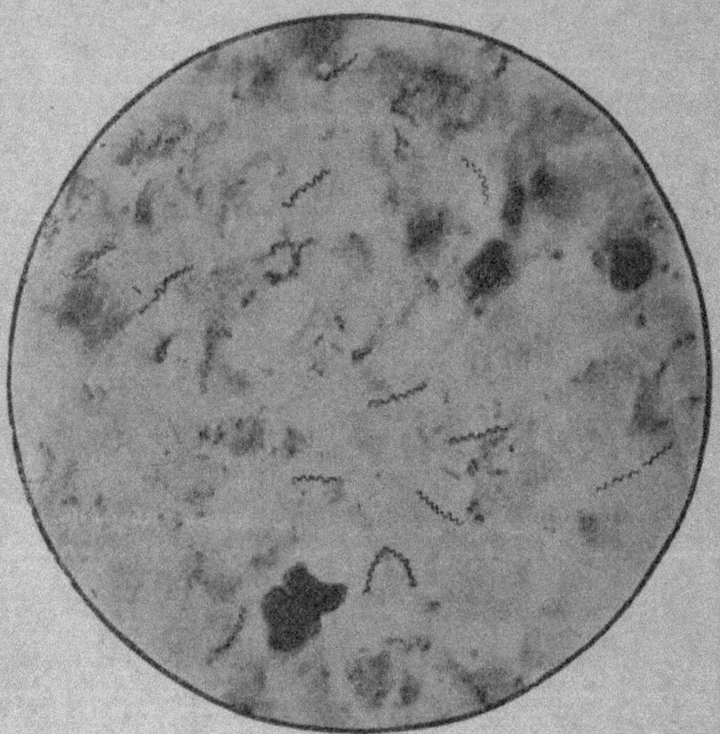

Fig. 241. — Treponema pallidum dans un frottis de foie hérédo-syphilitique, coloré par la méthode de Levaditi (d'après Dopter).

en clair, surtout s'ils sont vivants, car alors ils s'agitent dans la préparation.

La nature animale ou végétale de ces organismes est encore discutée.

Les uns, considérant leur *mobilité*, leurs effets pathogènes et leur transmission fréquente par des Arthropodes piqueurs, les rapprochent des *Trypanosomes*, et par suite des *Protozoaires* ;

d'autres prétendent au contraire qu'il s'agit de *Bactériacées* voisines des *Spirilles*, car, disent-ils, il n'y a pas de noyau distinct et la division est transversale.

La vérité est que ce sont probablement des formes indifférenciées, non encore évoluées, ni dans le sens animal, ni dans le sens végétal, semblables en un mot à celles dont les naturalistes de toutes les époques ont admis, sous le nom de *Protistes*, l'existence à la base des deux règnes organisés, entre les Protozoaires et les Protophytes (1).

Classification. — *Deux genres* :

Extrémités effilées en flagelles, spires de 1 μ = *Treponema*.
Extrémités arrondies ou simplement pointues, spires de 3 μ .... *Spirocheta*.

Principales espèces. — Elles vivent chez l'homme et les animaux domestiques, surtout dans le sang et le tube digestif ; les unes sont d'inoffensifs saprozoïtes, mais les autres constituent de dangereux parasites.

A. **G. Treponema**. — **T. cuniculi** : syphilis des Léporidés (6 à 12 μ pour six à dix spires) ; **T. pallidum** : syphilis humaine (morphologiquement semblable au précédent, mais physiologiquement distinct).

B. **G. Spirocheta**. — **S. anserina** : sang des oiseaux (palmipèdes et gallinacés), surtout en Afrique, Amérique, Europe orientale (7 à 15 μ pour trois à six spires, extrémités pointues) : cause la *spirochétose aviaire*, transmise par les *Argas*.

S. equi infectiosa : *anémie infectieuse* des équidés (véhiculée par les insectes) ; **S. morsus muris** : du rat (inoculable à l'homme et aux carnivores, par morsure, il produit une fièvre dite *sodoku*) ; **S. Theileri** (12 à 20 μ pour quatre à six spires) : parasite peu dangereux du sang des bœufs, moutons et chevaux africains, il est inoculé par *Margaro-*

(1) Tant que ce litige taxinomique ne sera pas réglé, on est convenu, dans l'enseignement vétérinaire, de laisser les Spirochétidés à côté des Bactériacées, et de confier leur étude à la Chaire de Bactériologie : nous n'en dirons donc qu'un mot.

pus annulatus ; **S. recurrentis** : *fièvre récurrente* européenne (15 à 25 μ pour cinq à huit spires) ; transmis par les poux (et les punaises) ; **S. Duttoni** : fièvre récurrente africaine, ou fièvre des tiques (diffère du précédent par ses spires, deux fois plus serrées ; propagé par *Ornithodorus moubata*) ; **S. icteroides** : *fièvre jaune* (inoculé par un moustique: *Stegomya fasciata*). **S. ictero-hemorrhagiæ** : gastro-entérite ictéro-hémorrhagique ou ictère grave de l'homme, du chien et du rat.

Autres espèces. — *S. gallicum* (fièvre des tranchées) ; *S. Vincenti* (angine de Vincent) ; *S. pertenue* (Pian) ; *S. Doddi* (dermatite contagieuse des porcs sud-africains) ; *S. vaccinæ* (pustules vaccinales du veau) ; *S. Regaudi* (estomac du chien) ; *S. Railletti* : sang du lapin (14-17 μ, pour quatre à cinq spires) ; *S. buccalis* : commun dans la bouche (surtout enflammée), ainsi que dans le tartre dentaire de l'homme et des animaux carnivores, etc.. Les trois derniers sont inoffensifs.

Espèces physiologiques. — On fait quelquefois de plusieurs parasites, morphologiquement identiques à l'un des précédents, mais physiologiquement distincts (non immunité croisée), des espèces particulières. Ainsi, on sépare : 1° *de S. anserina* (qui serait spécial à l'oie), les divers spirochètes des poules : *S. gallinarum* (Brésil), *S. neveuxi* (Sénégal), *S. granulosa* (Soudan), *S. Nicollei* (Tunisie) ; 2° *de S. Theileri*, du bœuf : *S. ovina* (du mouton), *S. equi* (du cheval).

Rôle pathogène. — Il est variable, suivant qu'il s'agit de spirochètes ou de tréponèmes, qui se distinguent ainsi les uns des autres, non seulement par la morphologie, mais aussi par la pathologie. Effectivement, la *tréponémose* (ou *syphilis*), se traduit surtout par des *lésions locales*, siégeant principalement sur les organes génitaux : chez les lapins, papules croûteuses, puis ulcéreuses, orchites aboutissant à la nécrose testiculaire ; chez l'homme, altérations cutanées et muqueuses, chancres, gommes, etc..

Au contraire, la *spirochétose* s'exprime plutôt par des *troubles généraux*, rappelant à tel point ceux de la trypanosomose qu'ils permettent encore de reconnaître trois formes : aiguë, subaiguë ou chronique (1).

La forme aiguë se manifeste notamment par une *fièvre élevée* (inappétence, tristesse, somnolence), avec des lymphangites et des congestions viscérales si intenses que souvent les capillaires (des reins, du foie, du poumon), éclatent, d'où des hémorragies (urinaires, pulmonaires), et de l'ictère ; la mort en quelques jours est la terminaison habituelle.

La forme subaiguë se traduit par des accidents comparables à ceux d'un cas aigu, mais plus légers, et se renouvelant *par accès*, séparés par des trèves (*fièvre récurrente*).

Enfin, la forme chronique comporte des œdèmes, avec anémie et amaigrissement progressifs, conduisant lentement à la cachexie et à la mort.

Lésions. — Dans la forme aiguë, ce sont celles des septicémies hémorragiques ; dans la chronique, celles de la cachexie, avec en plus, hypertrophie de la rate, du foie, des ganglions, et congestion de la moelle osseuse.

Diagnostic. — La présence des spirochétidés ne peut être certifiée que par leur recherche dans le sang ou la sérosité des lésions, recherche faite soit immédiatement, à frais, soit après coloration : les parasites s'aperçoivent facilement quand ils pullulent, comme c'est le cas dans les formes aiguës et pendant les accès des subaiguës ; au contraire, entre les accès, et dans les formes chroniques, ils sont si rares que le plus souvent l'examen microscopique échoue.

Il faut alors recourir au *diagnostic expérimental* (inoculation de liquide suspect à des animaux de laboratoire : lapin, cobaye, etc.), ou au *séro-diagnostic*, ou encore essayer de déclancher un accès (par injection d'eau salée) : les microbes réapparaissent nombreux dans le sang (2).

(1) Comme les Trypanosomes, les Spirochétidés agissent surtout par production d'un poison nerveux.

(2) Les Spirochétidés sont cultivables dans un mélange sérum-eau distillée, ensemencé avec un morceau de tissu parasité, le tout recouvert d'huile de vaseline (car ils sont anaérobies).

Pronostic *très grave*, la plupart des spirochétidés causant des épizooties à mortalité et à morbidité élevées ; d'ailleurs, quand la guérison survient, elle n'est souvent qu'apparente : l'individu reste *infecté* (et par suite sujet à rechutes sous l'action de la moindre cause déprimante), ainsi qu'*infectant* (car il constitue un réservoir de virus dangereux).

Traitement. — Les meilleurs spirochéticides sont le *novarsénobenzol* et le *trépol* (1) ; mais on a utilisé aussi : le mercure, le pétrole (par ingestion), le lipiodol (combinaison d'iode et d'huile d'œillette), le bismoxyl (bismuth).

Prophylaxie. — La guérison confère l'immunité, mais on n'a pas encore trouvé de vaccination pratique ; il faut donc se borner à éviter, autant que possible, les causes d'infection. Celle-ci se fait quelquefois *par ingestion* (anémie infectieuse équine), mais plus souvent *par inoculation*, à la suite d'un *contact* (sexuel ou autre : syphilis de l'homme et du lapin), d'une *morsure* (rat), et surtout d'une *piqûre d'arthropode* (ixodidé, pou, taon, moustique). Il convient donc de lutter contre ces véhicules de la contagion, en les détruisant le plus possible, et en les évitant (désinfection des locaux).

(1) a) *Novarsénobenzol* : une injection intra-veineuse hebdomadaire, de 3-5 grammes pour le cheval et le bœuf ; 20 centigrammes pour le lapin ; 2-4 centigrammes pour les oiseaux ; b) Le *trépol* s'emploie en suspension dans l'huile (chaque centimètre cube contenant 20 centigrammes de trépol) et par voie musculaire ; il excelle au point qu'une seule injection suffit (chez le lapin, un quart de centimètre cube par kilogramme vif guérit en huit jours ; chez les oiseaux, un demi-centimètre cube par kilogramme vif, injecté dans les pectoraux, fait disparaître les Spirochètes en deux jours et guérit en quatre).

RHIZOPODES

Protozoaires complètement nus, sans membrane ni cuticule, dont le corps, subglobuleux et lisse au repos, est au
contraire de forme irrégulière et constamment changeante
quand il est en activité. La reproduction se fait habituelle-

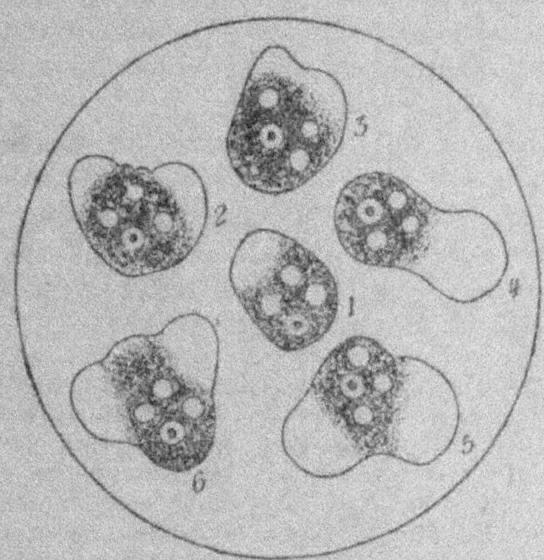

Fig. 242. — Amœba dysenteriæ dessinée à
quinze secondes d'intervalle ; la progression des
chiffres indique la progression du mouvement.
Dans l'endoplasme, on distingue le noyau avec
son caryosome et trois globules rouges ingérés
(d'après Jürgens).

ment par *bipartition*, mais quelquefois aussi par sporulation (après une conjugaison suivie d'enkystement protecteur : l'ookyste ainsi formé se subdivise en spores).

Presque tous les individus rentrant dans ce groupe

mènent une vie libre, dans les milieux humides. Cependant *deux espèces sont parasites* ; elles appartiennent au **genre Amœba,** caractérisé par l'existence de pseudopodes épais, lobés, non filamenteux (1).

1° **Amœba dysenteriæ :** gros intestin de l'homme et des mammifères, surtout dans les pays chauds.

Espèce de 20-30 µ, pourvu d'un ectoplasme développé et d'un, deux ou trois gros pseudopodes larges et courts. Reproduction habituellement asexuée, par bipartition, dans l'intestin, mais quelquefois sexuée, donnant des kystes ronds, de 8 à 12 µ, qui sont rejetés au dehors avec les excréments des malades ; là ils se subdivisent en quatre spores qui, ingérées avec les aliments, reproduisent des *Amibes intestinales*.

Ce protozoaire cause chez l'homme une **amœbose** dite *dysenterie ulcéreuse tropicale*, souvent compliquée d'infection hépatique secondaire. Or, chez la plupart des mammifères, notamment chez les carnivores, une affection analogue a été observée, et les amibes trouvées ont été identifiées jusqu'ici à *A. dysenteriæ*.

Chez le chien, les **symptômes** sont ceux d'une *colo-rectite ulcéreuse hémorragique*, avec dysenterie, défécations douloureuses et fréquentes (jusqu'à trente par jour), chacune d'elles étant formée d'un peu de mucus (crachat rectal) ; ténesme, coliques, épreintes ; mort due généralement à une association bactério-parasitaire.

Lésions. — Au début, muqueuse enflammée, rouge, ecchymotique, *avec granulomes*, qui, plus tard, se transforment en *ulcères* couverts de mucosités sanguinolentes ; adénites mésentériques.

(1) Plusieurs autres Rhizopodes ont été observés chez des organismes animés, mais ce sont d'inoffensifs saprozoïtes ; ainsi, on en trouve communément dans le tube digestif de l'homme et des animaux, surtout quand il est enflammé : il s'agit alors de protozoaires vivant dans les exsudats et produits pathologiques d'une altération préexistante et qu'ils n'ont pas causée. Ex. : *Amœba coli* (kystes octosporés de 16-20 µ ; fréquente dans le côlon) ; *A. lobosa*, *A. spinosa*, *A. intestinalis*, *A. enterica*, *A. bovis*, *A. Polecki* (déjections porcines) ; *A. gingivalis* (gencives couvertes de tartre dentaire), *A. urogenitalis* (appareil génito-urinaire) ; *Leydenia gemmipara* (pseudopodes nombreux et filiformes, une coquille à certains stades évolutifs ; assez commune dans les excréments animaux), etc..

Diagnostic facile : d'ordinaire les amibes pullulent dans les matières diarrhéiques, les mucosités et les ulcères ; en cas contraire, injecter un crachat dans le rectum d'un jeune chat qui, très sensible, est atteint de dysenterie huit jours après.

Traitement. — Injection sous-cutanée d'iodure d'émétine et de bismuth (excellent), thymol, chlorhydrate d'émétine (6 centigrammes par jour, en trois fois, pendant quelques jours) ; novarsénobenzol, lavements astringents (tanin, perchlorure de fer, permanganate de potasse à 1 p. 2.000, nitrate d'argent à 1 p. 1.000, eau bouillie à 39-40°) ; sérum gélatiné, lait, eau de riz additionnée de sulfate de soude et de noix de Ko-Sam (serait un merveilleux cholagogue et hémostatique intestinal).

Prophylaxie. — En pays contaminé, isoler les malades, stériliser leurs excréments, n'utiliser que de l'eau bouillie ou filtrée. L'affection est contagieuse pour les autres mammifères et pour l'homme.

2° **Amœba meleagridis :** intestin des oiseaux, surtout des dindonneaux, chez lesquels il cause une *amœbose* qui sévit principalement au moment de la *crise du rouge*.

Symptômes. — Diarrhée jaunâtre, fétide, souvent mélangée de sang, et agglutinant les plumes péricloacales ; les malades sont tristes, abattus, sans appétit ; le plumage est terne, les caroncules et les pendeloques — d'ordinaire rouge vif — deviennent gris noirâtre (d'où l'appellation américaine de « black-head » : *tête noire*).

Les lésions *intestinales* siègent principalement sur les *cæcums*, qui sont triplés de volume, avec paroi épaissie et muqueuse ulcérée, recouverte de fausses membranes. Mais en outre *le foie*, hypertrophié, présente des plaques jaunâtres, larges de 2 à 20 millimètres, qui correspondent à des foyers nécrotiques et résultent d'une infection hépatique secondaire (par la veine porte).

Diagnostic. — L'examen microscopique du produit de raclage des altérations montre des amibes, sous forme de corpuscules sphéroïdes, nucléés, larges de 6 à 12 μ.

Pronostic grave, parce que la maladie est souvent fatale, et surtout parce qu'elle est contagieuse, donnant lieu à des *épizooties* dont la mortalité atteint parfois

95 p. 100. L'infestation se fait par ingestion, avec les aliments, de parasites libres ou enkystés.

Traitement *difficile* (s'inspirer de celui de l'amibose canine) ; mêler à la pâtée du sulfate de fer à 5 p. 1000, et du cachou à 15 p. 1000.

Prophylaxie. — Désinfecter les locaux et les ustensiles souillés (acide sulfurique, blanchiment à la chaux) ; répandre sur le sol du sulfate de fer pulvérisé (100 grammes par mètre carré).

Autre espèce. — *A. Letullei* : produirait, en association avec des staphylocoques, la *botryomycose équine* (champignon de castration, fibrome fistuleux à pus granuleux).

SPOROZOAIRES

Protozoaires intra-cellulaires, dépourvus d'appendices permanents (cils, flagelles), et qui se reproduisent surtout par sporulation (quelquefois en outre par bipartition ou par œufs).

Leur corps est tantôt nu (et par suite amiboïde, comme celui des Rhizopodes), tantôt enveloppé d'une membrane : il est alors constamment lisse et de forme fixe.

Quatre ordres, suivant qu'il s'agit de parasites :

Digenèses	monoxènes	*Coccidies.*
	dixènes	*Hémosporidies.*
Monogenèses	Spores nues	*Sarcosporidies.*
	Spores enkystés	*Myxosporidies.*

COCCIDIES

Sporozoaires digenèses, se reproduisant de deux façons, l'une asexuée et l'autre sexuée, cette dernière donnant des œufs qui sporulent dans le milieu extérieur, de sorte qu'il n'y a qu'un seul hôte (d'où monoxènes) : l'*évolution est directe*.

Parasites des cellules épithéliales.

Type : Eimeria Stiedæ, qui vit dans l'*épithélium biliaire et intestinal du lapin*.

Morphologie. — Ce protozoaire offre l'aspect d'une masse protoplasmique subglobuleuse mesurant 10 à 15 µ, et possédant un noyau, mais pas de membrane ; il est logé à l'intérieur d'une cellule épithéliale, en plein protoplasma, le noyau de cette cellule étant refoulé vers le fond et déformé, par compression progressive, en une calotte de plus en plus mince qui coiffe le sporozoaire (fig. 243, 1, 2).

Evolution. — La coccidie peut évoluer *dans trois sens différents* :

1° Son noyau subit quatre ou cinq bipartitions répétées, donnant au total vingt à trente noyaux-fils ; puis le protoplasme se divise à son tour en autant de parties, de sorte que le parasite primitif se trouve fragmenté en une trentaine de *corpuscules en croissant*, accolés entre eux à la façon des méridiens d'une sphère. Vers ce moment, la cellule hôte distendue, hypertrophiée, intoxiquée par son parasite, meurt et se détruit : les corpuscules sont donc mis en liberté ; ils se désagrègent, flottent un instant dans la bile, puis pénètrent dans une des cellules épithéliales voisines, restées saines (fig. 243, 3 à 8).

Une fois là, chaque croissant se ramasse, s'arrondit, constituant d'abord une jeune et petite coccidie de 3-4 µ ; mais celle-ci grossit peu à peu, et en définitive reproduit

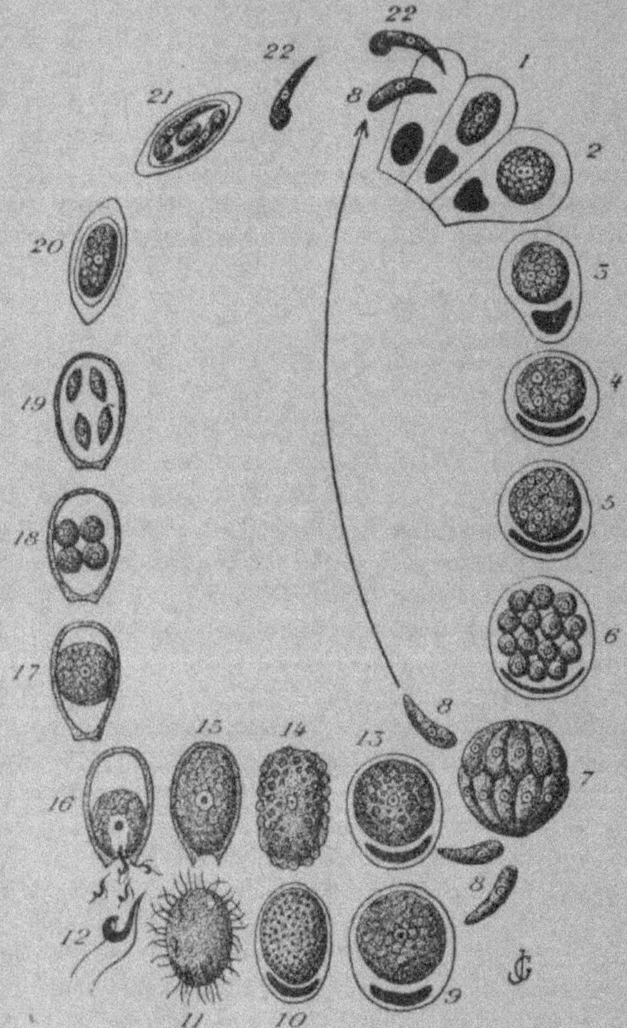

Fig. 243. — Cycle évolutif d'Eimeria stiedæ : 1 à 6, cellules épithéliales parasitées ; 7, schizonte ; 8, schizozoïte ; 9 à 12, microgamétocytes ; 12, microgamète ; 13 à 16, macrogamètes ; 17 à 19, ookystes ; 20, 21, sporocystes ; 22, sporozoïte (Guiart).

bientôt une eimérie intra-cellulaire adulte de 10-15 μ, identique à celle dont nous sommes partis.

Par ce mode de développement, la coccidie s'est fragmentée en une trentaine d'autres : il s'agit donc là d'une *reproduction asexuée*, d'une *sporulation*.

2° Le second mode évolutif débute comme le premier, par des bipartitions nucléaires répétées, mais leur nombre est beaucoup plus élevé, car il aboutit non pas à une vingtaine, mais à une ou deux centaines de noyaux-fils ; ceux-ci sont si abondants (et par suite si petits) qu'ils figurent une véritable poussière chromatique disséminée dans le protoplasme coccidien. Primitivement répartis dans toute la masse, ces noyaux se portent bientôt vers la périphérie, où ils s'allongent radialement et dessinent une multitude de filaments rayonnants, dont l'aspect a fait donner à l'ensemble le nom de *corps chevelu ;* ce dernier est alors libéré dans le canal biliaire (comme l'était tout à l'heure l'amas de corpuscules), par mort et destruction de sa cellule-hôte. Puis, après s'être entouré d'une mince gaine protoplasmique, chaque filament rayonnant se détache, formant un vermicule de 5 à 6 μ, terminé par deux flagelles (fig. 9 à 12).

Ces vermicules sont autant de corps reproducteurs mâles, c'est-à-dire de *microgamètes* ; aussi l'élément qui leur a donné naissance s'appelle-t-il *microgamétocyte*. Mobiles par leurs flagelles, ces « spermatozoïdes » se mettent à nager dans le liquide biliaire, à la recherche d'un inversement sexué.

3° La coccidie secrète d'innombrables granules réfringents, dispersés dans toute la masse protoplasmique : à cet état, elle porte le nom de *corps granuleux* ; mais peu à peu, les grains émigrent vers la surface, en même temps que le parasite s'allonge et, de globuleux qu'il était, devient ellipsoïde ; puis les granules se soudent bord à bord pour former un *kyste* elliptique, percé à l'un des pôles d'un petit orifice (*micropyle*). Cette forme représente un élément reproducteur femelle, un *macrogamète*, qui est, lui aussi, libéré dans la lumière du canal biliaire, par destruction de sa cellule-hôte (fig. 13 à 15).

C'est alors que, pénétrant par le micropyle, un microgamète vient féconder le macrogamète : il en résulte *un œuf* ; mais comme cet œuf est enfermé dans le kyste du corps reproducteur femelle, on lui donne un nom spécial, celui d'*œuf enkysté* ou d'*ookyste*. Il y a donc deux sortes de kystes coccidiens dans la bile : ceux qui sont fécondés (ookystes) et ceux qui ne le sont pas encore (macrogamètes) ; les premiers se distinguent des seconds par leur protoplasme, qui est ramassé, condensé en une boule centrale, n'occupant plus qu'une partie (et non la totalité) de la cavité kystique, puis aussi par leur forme plutôt ovoïde, et par leur micropyle qui, devenu inutile après la fécondation, s'est fermé (fig. 17).

L'ookyste ainsi constitué est entraîné par le courant biliaire, qui le mène d'abord dans l'intestin, puis le fait rejeter avec les excréments dans le milieu extérieur. Là, ceux d'entre eux qui auront été déposés dans un endroit humide peuvent seuls continuer leur développement ; tous les autres se dessèchent et meurent.

En deux-huit jours (suivant la température), l'œuf se divise d'abord en deux, puis en quatre masses sphériques et nues (*sporoblastes*), se transformant à leur tour en quatre corps fusiformes et enkystés (*sporocystes*), dans chacun desquels prennent naissance deux *spores* falciformes, disposées tête-bêche (fig. 18 à 21).

La formation de ces spores laisse persister dans chaque sporocyste un résidu protoplasmique inutilisé (*reliquat sporal*), de même du reste que la formation des sporoblastes laisse souvent un autre résidu, le *reliquat cystal*.

Parvenu à ce stade d'*ookyste sporulé*, l'évolution s'arrête, et elle ne bougera pas tant que le parasite restera dans le milieu extérieur ; pour qu'elle reprenne, il faut que l'ookyste mûr soit ingéré par un lapin. Cette ingestion se **fait** ordinairement par l'intermédiaire d'aliments végétaux crus (herbe, salade, légumes, fruits), ou d'eau de boisson, qui auraient été préalablement souillés par des excréments coccidiés.

Si les ookystes sont avalés par un lapin, ils arrivent dans l'estomac, puis dans l'intestin grêle, où le suc pancréatique dissout les bouchons micropylaires, de l'ookyste d'abord, des sporocystes ensuite, et les huit spores sont mises en liberté. Douées de mouvements amiboïdes, certaines d'entre elles pénètrent alors dans les cellules épithéliales de l'intestin, tandis que les autres remontent le canal cholédoque, puis envahissent l'épithélium biliaire. Chaque corpuscule falciforme se ramasse, s'arrondit, donnant d'abord une jeune et petite coccidie de 3 à 4 μ, mais celle-ci grossit peu à peu et reproduit bientôt une coccidie adulte de 10-15 μ, identique à celle dont elle est issue (fig. 1, 2).

Le cycle évolutif est encore une fois fermé : il correspond évidemment à une *évolution sexuée*, suivie de *sporulation*, puisque l'œuf reproduit non pas un, mais *huit* individus nouveaux.

L'exposé de ce développement montre :

1° **Qu'il y a digenèse**, *c'est-à-dire deux modes de reproduction*, l'un asexué, l'autre sexué. Ces deux modes se succèdent d'une façon déterminée : il y a d'abord un certain nombre, N, de générations asexuées ; mais ces générations épuisent peu à peu le pouvoir reproducteur, et c'est alors que survient *une* génération sexuée, destinée à relever le potentiel évolutif affaibli. Il y a donc alternance entre N générations asexuées et *une* génération sexuée, N étant d'ailleurs variable avec la vitalité, la vigueur, la virulence des coccidies souches.

2° **Qu'il y a deux sortes de spores** : les unes, en croissant, prenant naissance dans le corps de l'hôte, et les autres, falciformes, se constituant dans le milieu extérieur. Pour les distinguer l'une de l'autre, les spores internes ont été appelées *schizozoïtes* : elles apparaissent au cours d'un cycle évolutif baptisé *schizogonie*, et en partant de coccidies dénommées *schizontes* ; quant aux externes, ce sont des *sporozoïtes*, issus de *sporontes*, par un mode de développement appelé *sporogonie*.

3° **Les deux modes évolutifs ne font pas double emploi,** car ils n'engendrent pas les mêmes effets. Par ses générations vite répétées, donnant chacune une trentaine de spores internes, la reproduction asexuée produit en peu de temps, sur place, dans l'organe envahi, un nombre immense de germes ; le calcul montre en effet qu'au bout de quatre ou cinq générations, une coccidie en a fourni un million : c'est cette pullulation qui entraîne de proche en proche, chez le malade, l'extension des lésions, la formation de nids, de colonies circulaires, développées autour de chaque coccidie mère par ses générations asexuées successives, et qui cause, quand N est élevé, des *infections suraiguës*, avec mort brusquée en quarante-huit heures, par une véritable septicémie. Au contraire, la reproduction sexuée, aboutissant à la production de spores dans le milieu extérieur, a pour effet de rendre possible la transmission d'individu malade à individu sain, c'est-à-dire la contagion, la dissémination de la maladie et l'apparition d'une épizootie.

Les deux modes évolutifs ne produisent donc pas les mêmes résultats : les schizozoïtes sont des organes de *pullulation*, chargés d'envahir de nouvelles cellules et tenant sous leur dépendance la gravité de l'affection chez le malade, tandis que les sporozoïtes sont des organes de *contagion* chargés d'envahir de nouveaux individus, et de l'abondance desquels découle la gravité de l'épizootie.

Classification. — *Deux genres*, différenciés par l'ookyste, qui donne :

Quatre sporocystes à chacun deux spores .... *Eimeria.*
Deux sporocystes à chacun quatre spores .... *Isospora.*

EIMÉRIES

Deux groupes, suivant que les ookystes ont, ou n'ont pas, de *calotte micropylaire*.

Ookystes sans calotte. — *Quatre espèces* :

I. — **E. Stiedæ :** *épithélium biliaire et intestinal des Léporidés* (lapins, domestique ou de garenne, lièvres), rarement de l'homme.

Ookystes ovoïdes, mesurant 30 à 40 μ de long sur moitié de large ; schizontes de même taille, comprenant chacun vingt à trente schizozoïtes.

Rôle pathogène. — Ce protozoaire produit une *coccidiose* qui se présente sous deux formes, l'une hépatique et l'autre intestinale, d'ailleurs généralement associées.

A. — **Coccidiose hépatique.** — Elle correspond à une inflammation des canaux biliaires parasites (*angiocholite*), compliquée secondairement de cirrhose péricanaliculaire centrifuge.

Les symptômes sont : *ictère*, *ascite* (gros ventre), *anémie et amaigrissement progressifs*, avec en plus, dans les formes suraiguës, des *convulsions* pseudo-tétaniques (par suite d'intoxication).

Lésions. — Foie hypertrophié, parsemé à sa surface et dans son épaisseur d'*abcès blanchâtres*, *pisiformes*, dont le pus crémeux fourmille de coccidies à divers états, mais surtout de kystes et de corps granuleux. Chaque abcès re-

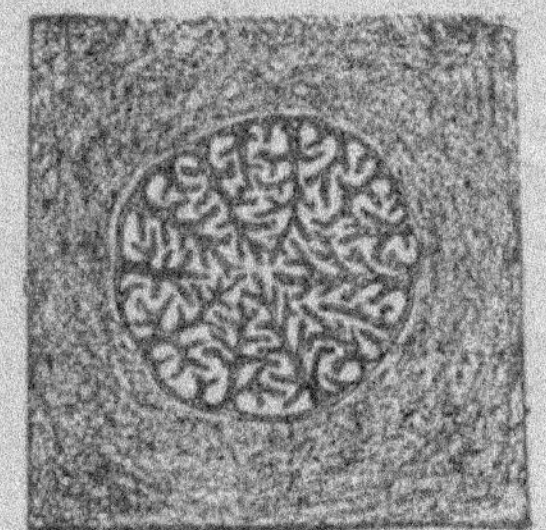

Fig. 244. — Coupe d'un papillome coccidien (Marotel).

présente une colonie parasitaire développée sur le trajet d'un canal biliaire, autour d'une coccidie mère.

Quelquefois les lésions anciennes consistent non en abcès, mais

en tumeurs dites *papillomes coccidiens* : la paroi du canalicule proli-
fère poussant vers l'intérieur d'innombrables replis muqueux
eux-mêmes ramifiés, de sorte que la coupe transversale dessine des
papilles arborescentes tapissées d'Eiméries.

B. — Coccidiose intestinale. — Elle se traduit par une
entérite, avec ses symptômes et ses lésions habituels (diarrhée, gros ventre, muqueuse enflammée, rouge,

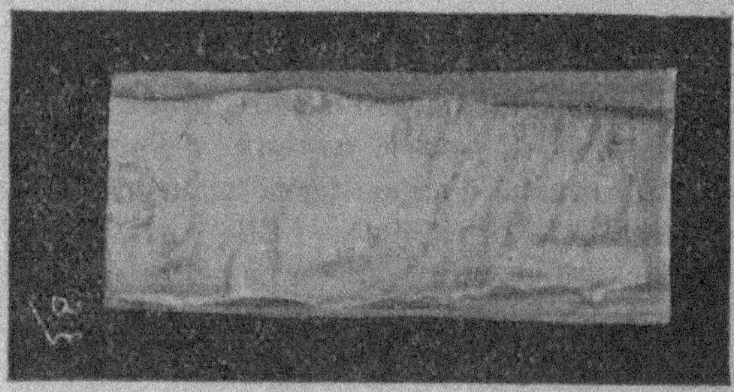

Fig. 245. — Coccidiose intestinale: taches blanches (Marotel).

épaissie, etc.) ; mais en outre, on observe une lésion caractéristique : c'est l'existence, sur l'épithélium, d'une infinité de *points blancs ou gris*, isolés ou agglomérés de façon
à former des *taches arrondies*, larges de 2 à 3 millimètres ;
chaque point correspond à une colonie coccidienne installée
dans une glande de Lieberkühn.

Pour plusieurs auteurs, cette forme de la maladie serait causée
par une espèce particulière : *E. perforans* ; de fait, les parasites
de l'intestin diffèrent un peu de ceux du foie ; leurs ookystes sont
ellipsoïdes et d'un quart plus petits (25 à 35 μ sur 15-20, au lieu
de 35 à 40 sur 20-25) ; le reliquat cystal, toujours évident chez
les premiers, est nul ou à peu près chez les seconds ; mais d'après
d'autres, il s'agit néanmoins d'une seule et même espèce, car on
peut infecter l'intestin en partant de coccidies prises à l'état de
pureté, dans le foie ? Aujourd'hui on est pour la dualité.

Enfin la maladie s'observe encore quelquefois sous une *forme naso-pharyngée*, due à sa localisation sur la pituitaire et ses dépendances (notamment l'oreille moyenne, par les trompes d'Eustache) ; elle se traduit alors par une *rhinite*, avec éternuements et jetage chargé de sporozoaires.

Diagnostic. — 1° *Ante mortem*, la constatation chez un lapin des trois symptômes : ictère, diarrhée, ascite, doit

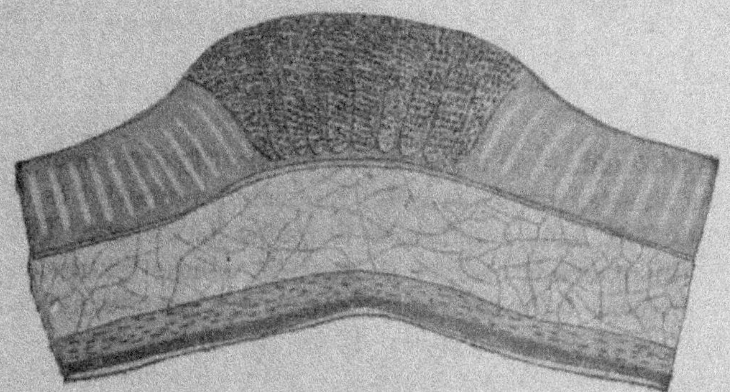

Fig. 246. — Coupe d'une tache blanche : dix tubes glandulaires sont bourrés de parasites (Marotel).

éveiller l'idée de coccidiose ; le soupçon sera confirmé par l'examen microscopique des excréments, car il décèle la présence de nombreux ookystes, se distinguant des œufs de Vers par leur petitesse (un trentième de millimètre) et par leur protoplasme ramassé en boule.

2° *Sur le cadavre*, l'examen du pus des abcès hépatiques, ou du raclage des taches blanches intestinales, montre également des kystes, qui pullulent souvent au point de se toucher.

Pronostic *très grave*, parce que l'affection est fréquemment mortelle (1), surtout pour les jeunes (ce qui est le cas de toutes les coccidioses), et parce qu'elle est *contagieuse*, *épizootique*, au point d'atteindre presque tous les individus d'un même élevage et de causer en définitive une perte de 50 p. 100.

(1) En 10-20 jours.

La terminaison fatale survient généralement par cachexie, en vingt-trente jours ; mais quelquefois elle est foudroyante, apparaissant en *un-deux jours*, après des convulsions : elle est alors la conséquence d'une extraordinaire multiplication schizogonique, d'une septicémie coccidienne.

Cependant, dans les infestations légères, la guérison survient spontanément, car le nombre N des générations asexuées étant limité, l'évolution aboutit forcément, à un moment donné, à une reproduction sexuée, et partant à l'expulsion de tous les parasites sous forme de kystes. Mais cette terminaison heureuse est rare ; en fait, pour peu que l'infection soit intense, la mort arrive avant l'élimination totale des protozoaires.

Traitement. — Il n'y en a pas de curatif; c'est pourquoi il est avantageux de sacrifier les malades aussitôt le diagnostic fait, sans leur laisser le temps de maigrir. Pourtant, on pourrait essayer de tuer les stades extra-cellulaires libres (schizozoïtes, gamètes), en recommandant *a) contre la forme hépatique*, l'extrait éthéré de fougère mâle (50 à 75 centigrammes mélangés à 4 grammes d'huile blanche) ; *b) contre l'intestinale*, le thymol (1 gramme + huile blanche 10 grammes : une demi-cuillerée à café par jour, pendant quatre jours, ou plus simplement, mélanger du thym à la nourriture).

Prophylaxie. — L'infestation se faisant par ingestion d'ookystes émis avec les excréments des malades et sporulés ensuite dans l'humidité extérieure, il faut :

1° *Détruire d'abord le plus d'ookystes possible* : *a)* en désinfectant les excréments, litières, cages et locaux contaminés, chaque huit jours (temps nécessaire aux parasites pour sporuler) ; cette stérilisation s'obtiendra par l'eau ou l'acide sulfurique à 10 p. 100, bouillants, suivi d'un blanchiment à la chaux ; *b)* en brûlant les viscères coccidiés (au lieu de les jeter négligemment sur le sol).

2° *Rendre impossible la sporulation des ookystes* qui ont échappé à la désinfection précitée ; pour cela, il suffit de supprimer l'humidité, condition nécessaire de leur développement : n'utilisez que des cages et des clapiers *secs,* grâce à l'emploi de planchers surélevés de 10 centimètres au-dessus du sol et munis d'une claire-voie permettant l'écoulement immédiat des urines.

3° *Empêcher l'ingestion des ookystes*, qui, malgré les deux mesures précédentes, auraient néanmoins réussi à sporuler. On y parvient en évitant leurs supports habituels, c'est-à-dire en supprimant provisoirement les aliments végétaux *crus* et frais, pour n'utiliser que des matières *sèches* (foin, avoine, son), ou des carottes ébouillantées, et en ne donnant que de l'eau certainement stérile (fontaine, source, sinon filtrée ou bouillie), contenant par litre 10 grammes de cachou, 2 grammes de salicylate de soude ou 2 grammes d'acide tannique.

4° Enfin, puisque la maladie est contagieuse après sporulation des kystes, il est nécessaire d'*isoler les malades*, qui seront triés par un examen coprologique précoce, et séquestrés dans une cage spéciale : ainsi leurs excréments ne risqueront pas d'infecter, huit jours plus tard, les individus sains. En outre, dans l'élevage du lapin, il faut, par principe, éviter l'agglomération (les baraques ne devraient pas contenir plus de douze animaux).

L'application rigoureuse de ces mesures a non seulement pour effet de mettre un terme à la contagion, mais encore d'arrêter l'infestation des parasités, et de permettre avec le maximum de chances, les guérisons naturelles.

Dans le cas où cette prophylaxie un peu complexe paraîtrait inapplicable, on devra : 1° livrer immédiatement à la consommation tous les malades et contaminés ; 2° désinfecter les locaux ainsi évacués, deux ou trois fois de suite, à huit jours d'intervalle ; 3° repeupler avec des animaux microscopiquement reconnus sains (isolés quarante-huit heures dans une cage à part, pour recueillir leurs excréments), ou logés d'abord dans des clapiers de quarantaine.

II. — **Eimeria zurni :** *épithélium intestinal du*

bœuf. Ookystes ellipsoïdes (quelquefois ronds), mesurant seulement 20 à 25 μ sur 13-18, semblables à ceux d'*E. perforans* (ce qui avait fait soupçonner une identité ; mais les deux parasites sont distincts, car il n'y a pas de transmission possible du bœuf au lapin, et réciproquement).

Même analogie pour la reproduction endogène.

Les schizontes de cette espèces ne sont pas représentés par les kystes blancs de 200-300 μ remplis d'innombrables spores falciformes de 12 μ sur 2, fréquents dans l'intestin du bœuf ; il s'agit d'un sporozoaire spécial : *Gastrocystis Gilruthi* (voir p. 467).

Rôle pathogène. — Ce parasite produit la *coccidiose intestinale bovine*, fréquente en été dans les pâturages humides, surtout pendant les années pluvieuses.

L'affection est analogue à celle du lapin, sauf que la diarrhée, d'abord séreuse, devient en deux-trois jours sanguinolente, avec caillots parfois si abondants qu'ils forment la moitié des excréments (d'où les noms de *diarrhée rouge* et de *dysenterie coccidienne* qui lui sont également ment appliqués).

L'appétit et la rumination sont nuls, la fièvre élevée (39-40°), la soif vive, l'amaigrissement rapide. La maladie se termine par la mort, en trois jours dans les infestations massives, en huit-quinze jours dans les infestations moyennes ; seules les atteintes légères guérissent lentement. Parfois on observe des troubles nerveux (notamment des convulsions) et des invaginations du côlon (par exagération du péristaltisme).

Lésions. — Elles sont ordinairement localisées au gros intestin, surtout au rectum ; la muqueuse, enflammée, épaissie, rougeâtre, montre çà et là des ecchymoses, des points blancs et des *ulcères* de 3 à 30 millimètres, recouverts de fausses membranes gris-jaunâtres, infiltrées de kystes eimériens ; chacune de ces altérations correspond à une colonie parasitaire qui détruit l'épithélium, et dans laquelle les culs-de-sac glandulaires sont bourrés de coccidies. On observe en outre à leur niveau d'abondantes néoformations capillaires, qui sont journellement entamées par le processus ulcératif, d'où les hémorragies intestinales et la dysenterie.

Diagnostic *facile*, car l'examen microscopique des excréments décèle aisément les kystes coccidiens, surtout abondants dans les caillots et les fausses membranes ; ainsi l'affection est différenciée des autres entérites bovines (vermineuse, tuberculeuse, toxique, et surtout hémorragique).

Pronostic *grave*, la mortalité s'élevant fréquemment à 50 p. 100.

Traitement. — Les parasites, siégeant dans le gros intestin, sont accessibles à des injections rectales ; on cherchera donc à tuer les formes extracellulaires par des lavements tièdes d'alun, SO^4Fe, SO^4Cu, crésyl ou salicylate de soude (tous administrés à 1-2 p. 100, et trois fois par jour). Par la bouche, on donnera du *thymol* et du *tannoforme* ââ 15 grammes par jour, pendant six jours (dans l'eau de lin) (1) ; ou encore : noix d'areo, benzo-naphtol, salol, iodure d'amidon, pétrole formolé au dixième (200 grammes), sous-nitrate de bismuth ; comme boisson, utiliser : cachou, sulfate de fer, acide salicylique (à 5 p. 1.000), ou petit lait aigri. On luttera contre les hémorragies par des injections souscutanées d'ergotine, adrénaline, sérum physiologique ou solution gélatinée-salée ; enfin les malades seront soutenus par une excellente alimentation (boissons blanches, lait, riz, graine de lin, noix vomique, gentiane, écorce de saule, etc.).

Prophylaxie identique pour toutes les coccidioses intestinales : isoler les malades, à l'étable ou dans un pré non humide, et les nourrir avec des aliments secs ; désinfecter chaque semaine leurs excréments, fumiers, locaux ; dessé-

(1) Le thymol, qui est le meilleur, peut être donné seul (en capsules de 7 gr., 2 ou 3 par jour pendant 3-5 jours) ; il permet de stériliser les porte-germes chaque printemps, avant la mise au parc.

cher et stériliser les prairies contaminées (drainage, chaulage, sulfatage, etc.).

III. — **E. avium :** *épithélium intestinal des oiseaux terrestres* (poule, dindon, faisan, pigeon, grouse, etc.).

Ookystes analogues aux précédents (20 à 25 μ sur 17-19), mais à coque plus mince ; reproduction endogène inconnue (1).

Ce parasite, surtout dangereux pour les jeunes, cause une *entérite* qui porte spécialement sur le duodénum et les cœcums, et se caractérise par de la *diarrhée blanche* ; la mortalité peut atteindre 75 p. 100 (2).

A différencier des autres entérites épizootiques des volailles : choléra des poules, diarrhée blanche des poussins (*Bacillus pullorum*), typhose aviaire (*Bacterium sanguinarum*), entérite vermineuse, etc..

Traitement. — Salol 4 grammes + benzo-naphtol 2 grammes + extrait sec de cachou 6 grammes, + poudre de quinquina gris 125 grammes + poudre d'os verts 125 grammes : une cuillerée à soupe pour dix poules, dans la ration du matin (pâtée à base de son, soupe, pommes de terre, grains cuits, etc.). Comme boisson, eau de cachou à 3 p. 1.000.

Autre formule : extrait sec de cachou 15 grammes + eau 1.000 ; pour cinquante poules, mélanger 100 centimètres cubes de cette solution aux aliments du matin, constitués de préférence par de la farine d'orge.

---

(1) Chez le pigeon, les kystes, subglobuleux et plus petits (15-18 μ × 13-16), sont quelquefois considérés comme appartenant à une espèce différente : *E. Pfeifferi*.

(2) L'infestation des poussins est parfois étonnamment précoce, s'observant presque dès la naissance : cela paraît dû à ce que la poule couveuse était parasitée, de sorte que, pendant toute l'incubation, elle souillait les œufs avec ses excréments chargés d'ookystes ; or, ces derniers peuvent trouver une humidité suffisante pour évoluer et arriver à terme en même temps que les oiseaux, de sorte que quand ceux-ci naissent, ils se contaminent en picorant les excréments qui salissent les coques.

Prophylaxie. — 1° Isoler les malades dans une cage à sol sec ; 2° désinfecter chaque semaine les locaux et excréments parasités ; 3° éviter les couveuses contaminées et stériliser les œufs en les frottant avec l'alcool à 90° ; 4° donner une alimentation propre, ne risquant pas d'avoir été souillée (1).

IV. — **E. truncata :** *épithélium urinifère* (et probablement aussi intestinal) des Palmipèdes.

Cette espèce se sépare de toutes les autres par ses ookystes subglobuleux (20 à 22 μ sur 15-16), et largement tronqués au pôle micropylaire. Elle provoque une *coccidiose rénale* assez répandue, notamment chez l'oie ; les malades souffrent tellement des lombes qu'ils se tiennent souvent couchés sur le dos, le ventre en l'air ; à l'autopsie, les reins se montrent farcis de points blancs, gros comme une tête d'épingle. Le diagnostic peut se faire par l'examen des excréments, car ils renferment des ookystes qui, entraînés par l'urine, sont rejetés avec les fèces.

B. — **Ookystes à calotte.** — *Deux espèces :*

I. — **E. Faurei** : *épithélium intestinal du mouton.*

Elle se reconnaît à l'énormité de ses ookystes et de ses schizontes. Les premiers mesurent 45 à 50 μ sur 30-35, et leur coque épaisse, souvent jaune brune, est coiffée d'une calotte micropylaire incolore ; quant aux seconds, ils atteignent 200 à 300 μ (ce qui les rend visibles à l'œil nu), et ils renferment des milliers de schizoïtes fusiformes (2).

(1) Des Coccidies ont été quelquefois signalées dans l'albumine des œufs de poules, et on avait même dit que la coccidiose précoce des poussins provenait de ces parasites ; mais c'est invraisemblable, l'hypothèse précédente étant beaucoup plus plausible ; d'ailleurs, ces prétendues Coccidies étaient probablement des œufs de vers, car leur présence ne pourrait s'expliquer que par une coccidiose de l'oviducte ou de l'utérus : or cette localisation est encore inconnue.

(2) Comme pour les parasites analogues du bœuf, on en fait quelquefois un genre spécial (*Gastrocystis*) (v. p. 467).

Assez rare, ce sporozoaire produit, surtout chez les

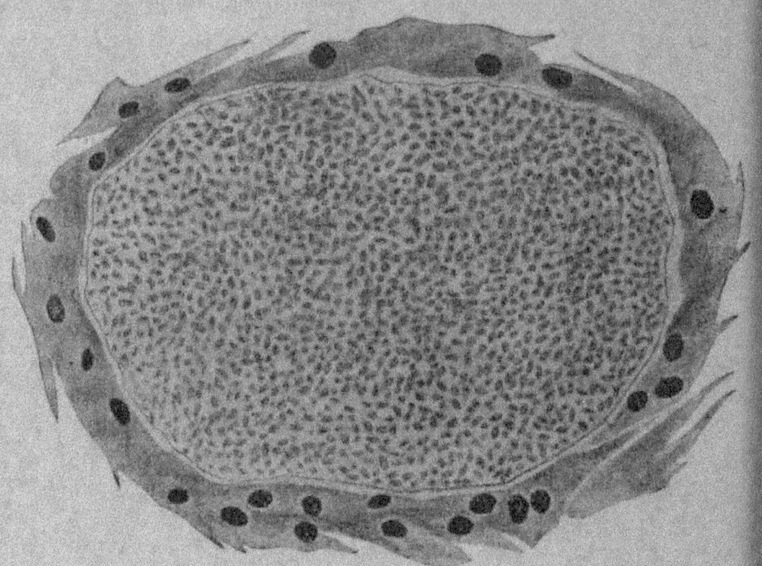

Fig. 247. — Schizonte mûr d'Eimeria Faurei.

agneaux, une *coccidiose intestinale* analogue aux précédentes (entérite, diarrhée, coliques, amaigrissement, mort). L'intestin grêle est parsemé d'innombrables taches blanches, larges de un demi à 2 millimètres, surtout visibles par transparence : il y en a souvent cinq à six par centimètre carré.

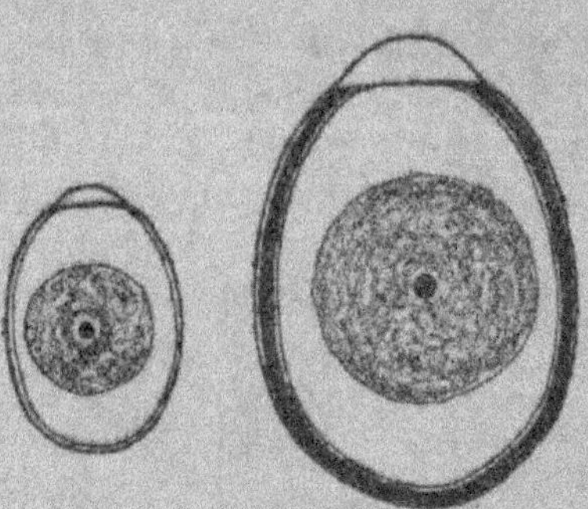

Fig. 248. — Eimeria : Arloingi (à gauche) ; Faurei (à droite).

Le diagnostic est facile, car l'examen microscopique des déjections permet immédiatement de ne pas confondre cette maladie avec les autres entérites ovines (vermineuses, etc.), et avec la distomose.

II. — E. Arloingi : *épithélium intestinal des petits ruminants* (surtout de la chèvre).

Diffère de la précédente par ses ookystes incolores et moitié plus petits (25 à 30 μ sur 15-20), ainsi que par ses schizontes, qui sont microscopiques (30 à 50 μ).

Produit une *coccidiose intestinale ovine et caprine*, assez répandue chez les chevreaux.

Genre Isospora. — *Trois espèces :*

1° **I. bigemina :** villosités intestinales des Carnivores.

Ookystes remarquables à trois points de vue : *a*) par leur *forme* sphérique (12 à 15 μ) ; *b*) par leur *siège*, non plus épithélial, mais sous-épithélial, conjonctif ; *c*) par leur *sporogonie*, qui est endogène et se fait chez l'hôte : effectivement beaucoup de kystes renferment déjà sur place deux sporocystes ellipsoïdes-asy-

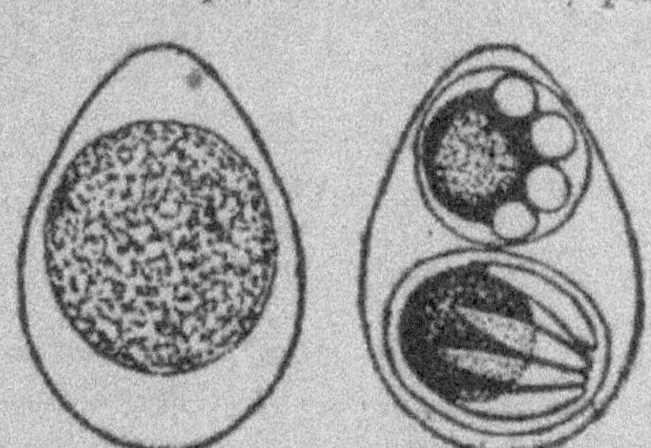

Fig. 249. — Ookystes d'Isospora cati, avant et après sporulation (Marotel).

métriques, accolés, *bigéminés* (d'où le nom spécifique), avec chacun quatre spores et un reliquat ; souvent même le kyste est détruit et la paire de sporocystes paraît libre dans les tissus. Généralement inoffensifs chez le chien, ces parasites sont quelquefois mortels pour les jeunes chats (où ils sont un peu plus petits : 8 à 10 μ).

2° **I. cati :** intestin du chat. Diffère de la précédente par *ses ookystes*, ovoïdes et de taille quadruple (40 à 48 μ sur 30-35), ses *sporocystes* subglobuleux, son *siège* épithélial et sa *sporogonie* exogène.

3° **I. Rivoltæ** : épithélium intestinal des carnivores (et de l'homme) ; ookystes ellipsoïdes de 20 à 25 μ ; schizozoïtes par 10-20. Ces deux dernières espèces provoquent assez fréquemment des entérites chez les jeunes (thymol).

Coccidies rares, douteuses ou peu connues. — a) *chez le porc*: *Eimeria Debliecki* (les ookystes identiques, à ceux du bœuf, sont assez fréquents : 30 p. 100) (1) ; *E. caviæ* : intestin du cobaye ;

b) *Chez le cheval* : *E. falciformis* (dans les reins ?) ;

c) *Chez le chien* (intestin : *E. canis*, ookystes de 20-40 μ sur 15 à 25 ; rein : *E. nova* ; peau : *C. nudum*). Chez le chat : *E. felina* ;

d) *Chez les oiseaux de cage* (*Isospora Lacazei*, assez meurtrier) ;

e) *Chez les poissons* (*Eimeria subepithelialis* : produit, sous l'épithélium intestinal des carpes saxonnes, des nodules blancs gros comme une lentille ; très pathogène).

Enfin, on a voulu rattacher aux coccidies plusieurs affections : cancer, *épithélioma contagiosum* des oiseaux et de l'homme, *rage, vaccine, variole, clavelée, fièvre aphteuse, vaginite granuleuse* des bovins, etc..

Ce rapprochement était généralement basé sur la présence, à l'intérieur des cellules malades, de corpuscules variés (*inclusions cancéreuses, corpuscules de Négri, de Guarniéri, Cytorhyctes aphtarum*, etc.), corpuscules qui, à première vue, ont effectivement une certaine ressemblance avec divers stades intra-cellulaires des coccidies : ainsi était née la *théorie coccidienne du cancer et des maladies éruptives* ; mais elle est aujourd'hui à peu près abandonnée (2).

Protozoaires douteux. — *Globidium Leuckarti* (kystes subglobuleux, de 70-80 μ, trouvés dans les villosités intestinales du cheval) ; *Dermosporidium canis* (pustules cutanées du chien) ; *Coccidoides immitis* (kystes volumineux, observés plusieurs fois dans des verrues ulcérées humaines).

(1) Assez souvent, la peau des cochons montre des boutons vésiculeux bruns noirâtres, larges de 1-2 millimètres, qui contiennent un poil enroulé, ainsi que des corpuscules enkystés pris pour des Coccidies (*Coccidium fuscum*) ; mais la nature sporozoaire de ces formations est contestable (dermite granulo-vésiculeuse). D'autre part, *Eimeria felina* serait un *Blastocystis*.

(2) Un rôle cancérigène a été également attribué à *Spirura neoplastica* (estomac du rat), *Cysticercus teniæ formis* (foie du Rat), etc. ; quant à l'épithélioma, c'est la forme cutanée de la diphtérie aviaire et non une coccidiose.

HÉMOSPORIDIES

Sporozoaires digenèses et dixènes, dont l'histoire est superposable à celle des coccidies.

Effectivement, ils sont encore constitués par une petite masse protoplasmique arrondie et nucléée, nue, amiboïde, sans membrane, logée à l'intérieur d'une cellule-hôte ; et leur évolution, digénèse, comporte de même deux générations alternantes, l'une asexuée, schizogonique, l'autre sexuée, suivie de sporogonie.

Toutefois, il y a des différences : 1° ils sont parasites, non plus des cellules épithéliales, mais des *cellules sanguines*, d'où les noms d'*hématozoaires endoglobulaires* qui leur sont couramment appliqués ; 2° la sporogonie se fait, non pas dans le milieu extérieur, mais chez un deuxième hôte, qui est un *arthropode piqueur et sanguisugue* : leur évolution, indirecte, nécessite donc le passage par deux hôtes successifs : ils sont dixènes, au lieu d'être monoxènes.

Type : Plasmodium falciparum, l'un des agents du **paludisme humain** (encore appelé *malaria, fièvre intermittente* ou plus simplement *les fièvres*).

A l'état adulte, ce protozoaire est constitué par un corpuscule arrondi, amiboïde, de 4-6 µ (1), nucléé et pigmenté, logé à l'intérieur d'une hématie.

Son évolution peut se faire de deux façons :

1° *Par voie asexuée*. — Il se produit des divisions répétées du noyau, puis du protoplasme, donnant au total une quinzaine de schizozoïtes disposées *en rosace* ; vers ce moment, le globule hôte meurt ou éclate, mettant en liberté les schizontes, dont les spores se désagrègent dans le plasma sanguin, où chacune d'elles réintègre bientôt l'intérieur d'une hématie saine.

(1) Les dimensions approximatives des hématozoaires peuvent s'apprécier rapidement, en les comparant à celles, bien connues, des hématies voisines (7 µ).

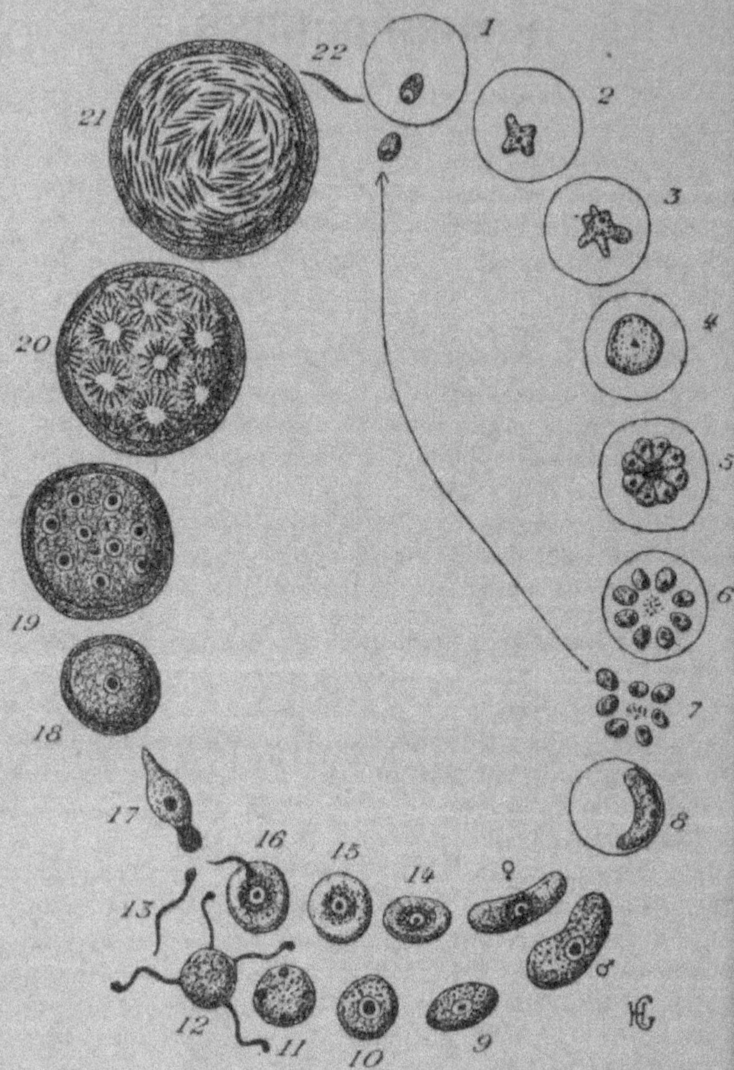

Fig. 250. — Évolution d'un Plasmodium ; 1 à 4, parasites intra-
globulaires ; 5 à 7, schizogonie ; 8 à 16, reproduction sexuée ;
17 à 22, sporogonie (Guiart).

2º *Par voie sexuée*. — Les sporozoaires se transforment en croissants de deux types ; les uns sont des *macrogamètes*, tandis que les autres sont des *microgamétocytes*, car ils donnent naissance â des *microgamètes filiformes*, d'abord fixés par une extrémité au parasite, mais qui s'en séparent ensuite pour nager librement dans le sang.

A dater de ce moment, les deux sortes d'éléments reproducteurs, mâle et femelle, sont formés ; mais, chose curieuse,

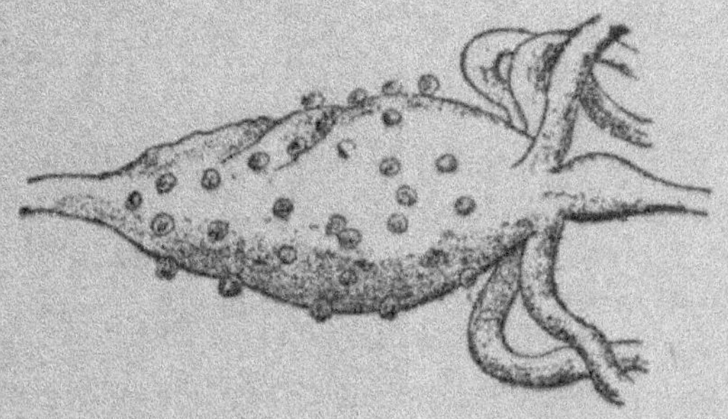

Fig. 251. — Enkystement de l'hématozoaire dans la paroi de l'estomac du moustique (d'après Ross).

la fécondation ne se fait pas. Pour qu'elle puisse s'opérer, il faut que les gamètes quittent l'homme et passent *chez un moustique* de la tribu des Anophélinés.

Quand un de ces insectes pique un paludéen, il suce en même temps que son sang les hématozoaires qui y sont contenus ; c'est alors qu'une fois parvenus dans l'estomac du Culicidé, microgamète et macrogamète se conjuguent, donnant *un œuf* qui, étant nu, amiboïde, peut s'insinuer dans la paroi stomacale où il s'enkyste ; il y grossit, en même temps que son noyau subit une multitude de divisions répétées, suivies d'autant de divisions protoplasmiques, si bien qu'à un moment donné, l'œuf se trouve fragmenté en des milliers de sporozoïtes fusiformes.

Parvenu à cet état, il est devenu si volumineux qu'il

éclate et se rompt, toujours du côté de la paroi stomacale externe, de sorte que les spores sont libérés dans la cavité abdominale ; or on sait que chez les insectes, cette cavité fait partie du trajet du sang : les spores vont donc être charriées par le courant circulatoire, amenées successivement dans le cœur, l'aorte et disséminées dans le corps, mais surtout dans la tête ; de là, elles passent dans les glandes salivaires, puis dans la trompe, si bien qu'à chacune de ses piqûres, le moustique inoculera, en même temps que sa salive, les sporozoïtes qui y sont contenus. Or, ces blessures produisent presque toujours une lésion des capillaires cutanés, de sorte qu'en réalité, la spore est déposée non dans le conjonctif, mais *dans le sang* de l'homme ; elle pénètre aussitôt dans une hématie, donnant une plasmodie d'abord jeune et minuscule (1 μ), mais qui grossit, reproduisant bientôt une forme adulte de 4 à 5 μ, identique à celle dont nous sommes partis.

Tels sont les deux modes de reproduction du *Plasmodium falciparum* ; comme on le voit, l'analogie est telle que les Hémosporidies ne sont pas autre chose que des Coccidies *sanguines et dixènes*, ayant deux hôtes successifs, l'un vertébré et l'autre invertébré.

Classification. — *Cinq genres*, différenciés comme suit :

	et un protoplasme distinct ; reproduction asexuée par	multipartition	*Plasmodium.*
Un noyau		bipartition	*Piroplasma.*
		quadripartition ...	*Theileria.*
	sans protoplasme distinct.........		*Anaplasma.*
Deux noyaux.......................			*Leishmannia*

Genre Plasmodium. — Espèce principale : **P. Danilewski :** hématies de nombreux oiseaux terrestres (pigeons, perdrix, passereaux, etc.).

Cette espèce, qui est réniforme (fig. 252) (parce que les globules des oiseaux étant elliptiques et nucléés, elle doit s'allonger pour se mouler sur le noyau), possède un gros intérêt scientifique ; c'est en effet sur elle qu'a été découvert le rôle inoculateur des moustiques vis-à-vis des hémosporidies ; elle est surtout transmise par des *Culex* (*pipiens*, etc.).

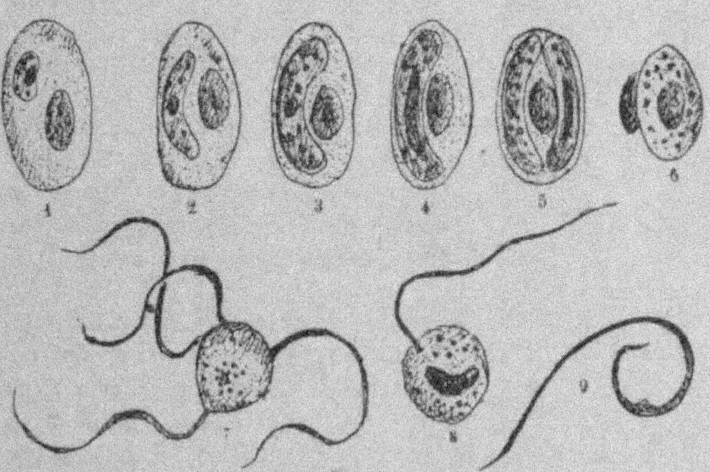

Fig. 252. — 1, 2, Hématies avec jeunes parasites ; 3, 4, 5 : hématie avec parasites adultes ; 6, parasite libéré par rupture de l'hématie, dont le noyau reste accolé ; 7, microgamatocyte flagellé ; 8, fécondation d'un macrogamète par un microgamète ; 9, microgamète libre (Laveran).

Autres espèces. — *P. malariæ*, *P. vivax*, *P. falciparum*, toutes trois du paludisme humain (inoculables par une douzaine d'Anophélinés, notamment par Anopheles maculipennis, bifurcatus et funestus, Pyretophorus costalis, etc.).

Genre voisin. — **Halteridium** : Plasmodium à schizontes en haltère, formant une rosace à chaque bout (c'est-à-dire deux au lieu d'une).

H. columbæ : globules rouges des oiseaux terrestres, dont il constitue dans nos pays l'hématozoaire le plus fréquent ; son évolution se fait chez un *Hippoboscidé*, *Lynchia maura*, et, de concert avec *Plasmodium Danilewskyi*, il cause le *paludisme aviaire*.

Autre espèce. — *H. noctuæ* : de la Chevêche (ses œufs, enkystés dans l'estomac des insectes, donneraient non plus des spores fusiformes, mais des trypanosomes typiques ?).

PIROPLASMES

Hémosporidies non pigmentées, possédant un protoplasme distinct du noyau, et se multipliant par bipartition, en donnant des parasites qui, à la naissance, sont piriformes.

Classification. — *Deux groupes*, suivant la taille, qui est grande (3 à 4 μ), ou petite (2 μ).

A. — **Grandes espèces.** — Elles sont au nombre de trois :

I. — **Piroplasma bigemina**, des *hématies bovines*.

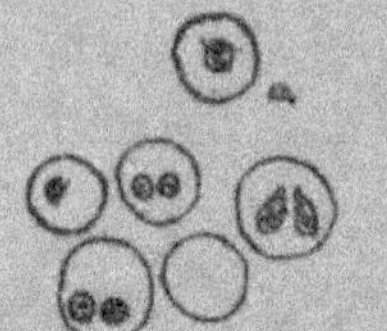

Corpuscules globuleux et incolores, généralement logés par deux dans les globules rouges (d'où leur nom spécifique : *bigemina*).

Comme toutes les hémosporidies, ils y occupent souvent une position excentrique, parce qu'étant biconcaves, les hématies sont plus épaisses au bord, de sorte que les parasites y glissent naturellement.

Fig. 253. — Six hématies de sang piroplasmé (deux sont saines).

Evolution. — *La reproduction asexuée* se fait, non par sporulation, mais seulement *par bipartition* ; elle peut se

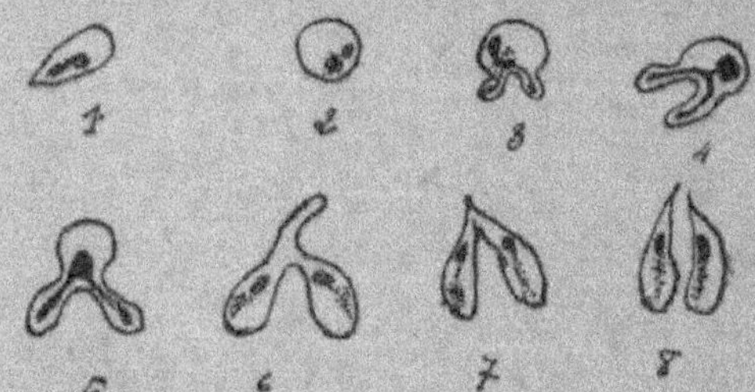

Fig. 254. — Bipartition des piroplasmes (Nuttall).

schématiser ainsi : une échancrure méridienne progressive partage le protozoaire (noyau et protoplasme), en deux parties égales ; puis les deux moitiés qui en résultent se séparent lentement l'une de l'autre, par étirement progressif des extrémités en contact, de sorte qu'elles prennent un aspect piriforme et que les parasites restent un moment reliés entre eux, à angle aigu, par leur pointe.

Quand la scission est terminée, on a, dans la cellule parasitée, deux piroplasmes en poire ; mais petit à petit leurs pointes se rétractent, et ils reviennent à la forme d'équilibre, qui est globuleuse.

Vers ce moment, le globule hôte meurt et se détruit, mettant en liberté les deux jeunes sporozoaires ; ceux-ci flottent un moment dans le sang, puis ils s'insinuent dans une hématie saine, où ils produisent un parasite d'abord jeune et petit (2 μ), mais qui grossit peu à peu jusqu'à devenir adulte.

L'exposé de ce mode de développement montre : 1° que la reproduction asexuée comporte cinq stades successifs : endoglobulaire simple, endoglobulaire plus ou moins échancré, bigéminé piriforme, bigéminé rond, exoglobulaire libre ; on peut donc trouver dans le sang cinq formes parasitaires différentes correspondant aux cinq stades précités, et cela explique les variations constatés chez les piroplasmes, quant au siège (endo ou exoglobulaire), à la forme (ronde ou en poire), au nombre, les uns étant solitaires, et les autres bigéminés, parce qu'il s'agit en ce cas de deux frères nés récemment d'une même mère, et qui restent accouplés tant que le globule-hôte ne s'est pas détruit (1).

On ne connaît pas encore de reproduction sexuée, ni de sporogonie ; pourtant, on a la conviction qu'elles existent, en raison de l'analogie qui règne entre les Piroplasmes et les Plasmodiums ; comme ceux-ci en effet, ils sont inocu-

(1) Quelquefois même, les hématozoaires sont associés par 4-8-16 cela tient à ce que la vitalité, l'activité reproductrice de certains individus sont tellement intenses que des bipartitions nouvelles ont le temps de survenir avant la destruction globulaire ; suivant qu'il y a une, deux ou trois de ces divisions supplémentaires, on observe quatre, huit ou seize parasites dans une même cellule. Cette schizogonie suractive s'observe surtout pour les piroplasmes du chien, et dans les capillaires viscéraux (notamment ceux de la pie-mère et du cerveau).

lés à leurs hôtes par des piqûres d'arthropodes : la seule différence est qu'il s'agit *de tiques*, au lieu de moustiques.

Ainsi, par exemple, *Piroplasma bigemina* est propagé par *Margaropus annulatus*.

Or, nous avons vu que les Plasmodiums subissaient chez les moustiques une véritable évolution sexuée, aboutissant à la formation d'*œufs*, puis de *spores*, qui allaient infecter la trompe des insectes.

En est-il de même pour les piroplasmes ? On n'en sait rien, car on n'a pas encore pu les suivre avec certitude dans le corps des tiques, si bien qu'on ignore jusqu'ici ce qu'ils y deviennent. Il n'en est pas moins vrai que l'existence, chez les Ixodidés, d'une sporulation plus ou moins comparable à celle des plasmodiums chez les moustiques, semble certaine.

Elle seule, en effet, permettrait de comprendre le mécanisme de transmission des piroplasmes par les tiques. On sait que cette propagation se fait, non par la tique qui a sucé du sang piroplasmé, mais par sa descendance, grâce à ce que, chez ces arachnides, la maladie est héréditaire (1). Or, cette transmission de la mère aux enfants ne peut s'expliquer (comme nous l'avons déjà dit à propos des ixodidés, page 317), qu'en admettant une *infection des œufs*, par des germes. Ceux-ci passeraient ensuite successivement de l'œuf à la larve, puis à la nymphe et enfin à l'acarien parfait. Mais en même temps qu'ils effectueraient ces migrations, les protozoaires subiraient une évolution aboutissant finalement à l'apparition de *spores* (encore énigmatiques) dans les glandes salivaires et le rostre des tiques filles de la mère infectée, qui pourraient ainsi les inoculer par piqûre à leurs hôtes. Le fait que, chez certaines espèces d'ixodidés, larves et nymphes ne peuvent propager les piroplasmes tiendrait à ce que, chez elles, le cycle évolutif de l'hématozoaire n'est pas encore terminé : c'est seulement chez l'acarien parfait que le parasite parviendrait à produire des spores, représentant seules la forme inoculable (2).

(1) La progéniture de *Marg. annulatus* peut transmettre *Pirop. bigemina* dès le stade larve, et à tous les stades suivants ; mais pour d'autres tiques, la propagation n'est possible qu'au stade nymphe ou même à l'état parfait.

(2) A noter que les Piroplasmes, étant dépourvus de schizogonie et de sporogonie, manquent du caractère essentiel des sporozoai-

Rôle pathogène. — *Piroplasma bigemina* produit une redoutable maladie : la **piroplasmose bovine**.

Les symptômes, qui apparaissent environ une semaine après la piqûre inoculatrice, permettent de reconnaître deux formes : l'une aiguë, qui évolue en cinq-huit jours, l'autre chronique, qui dure deux à six mois.

A. — *Forme aiguë.* — Elle se traduit par *trois symptômes principaux : fièvre, hémoglobinurie, ictère.*

La fièvre est élevée (40-41°), avec respiration et circulation très accélérées, stupéfaction profonde, tristesse, etc.

L'urine, foncée, va du rouge clair au brun marc de café ; sa coloration est due à ce que l'hémoglobine des hématies détruites se dissout dans le plasma, puis traverse le rein et passe dans l'urine.

Quant à l'ictère, il dérive, non d'une rétention biliaire (comme dans la distomose), mais de transformations subies par l'hémoglobine (1).

Tels sont les trois symptômes cardinaux qui valaient à la maladie, avant la découverte de son origine piroplasmique, les appellations les plus variées : hémoglobinémie infectieuse, hémoglobinémie fébrile, redwater (urine rouge), jaunisse maligne, ictère infectieux, tick-fever (fièvre des tiques), fièvre du Texas, tristeza (tristesse), fièvre bilieuse, malaria bovine, etc..

B. — *Forme chronique.* — Très différente de la précédente, elle ne se traduit que par une *anémie et un amaigrissement progressifs*, sans hémoglobinémie, ni jaunisse, ni fièvre appréciables.

Lésions. — Elles portent surtout sur *le sang et sur la rate*.

Macroscopiquement, le sang est pâle, fluide, moins coa-

---

res : *la sporulation* ; néanmoins, on les place dans ce groupe, à cause de leurs évidentes affinités avec les Plasmodiums, et parce qu'on a la conviction qu'il en existe une.

(1) Des auteurs récents affirment que P. bigemina pur ne cause pas d'ictère ; la maladie débuterait toujours par un accès aigu d'une semaine, et qui est suivi d'un stade chronique durant au moins 1-2 ans, avec ou sans rechutes. Par contre, P. bovis amène de la jaunisse.

gulable, et son sérum est teinté en rose par l'hémoglobine des globules détruits, qui s'est dissoute dans le plasma. Microscopiquement, on constate deux altérations principales :

1° *Diminution du nombre des hématies*, qui tombe parfois à 1-2 millions par millimètre cube (ce qui explique l'hémoglobinémie et l'anémie constatées du vivant des malades) ;

2° *Hypertrophie des globules infectés*, qui sont souvent gonflés par leurs parasites, au point de ne plus pouvoir traverser les filtres capillaires des organes, filtres sur lesquels ils s'arrêtent et s'accumulent. Il en résulte deux conséquences :

a) Les hématozoaires sont plus nombreux, et par suite plus faciles à découvrir, dans le sang des viscères (reins, rate, foie, muscle cardiaque, cerveau), que dans le sang circulant périphérique : c'est donc là qu'on devra les chercher de préférence.

b) Les capillaires étant obstrués, thrombosés, par les globules parasités, le sang ne peut plus traverser les organes : il s'y engouffre, ce qui les congestionne et les distend, parfois jusqu'à la rupture.

Le fait s'observe surtout *pour la rate* qui, naturellement molle, est toujours *hypertrophiée*, *noirâtre*, quelquefois même déchirée ; en ce dernier cas, il se produit une hémorragie abdominale, suivie de mort subite.

Enfin on observe, sur le cadavre, toutes les lésions de la fièvre dans la forme aiguë, de l'anémie dans la forme chronique.

Diagnostic. — 1° **Ante mortem**, la constatation des trois symptômes : fièvre, hémoglobinémie, ictère, doit toujours éveiller une suspicion de piroplasmose, surtout si, en plus, on note encore sur le malade la présence de tiques ou de piqûres de tiques.

Mais la certitude ne peut être fournie que par un examen *microscopique*, ayant pour objet la recherche des parasites dans le sang ; cette recherche doit être faite par une technique spéciale, car étant petites et incolores, les hémosporidies sont de leur naturel difficilement visibles.

Voici une bonne méthode : piquer l'oreille, appliquer l'extrémité d'une lame sur la goutte de sang qui perle, étaler celle-ci en tirant le bord d'une lamelle jusqu'au bout ; sécher rapidement à l'air et fixer par une immersion de dix à vingt minutes dans l'alcool absolu (ou dans l'alcool-éther), sécher de nouveau et colorer ensuite pendant dix minutes, au Giemsa (bleu-azur éosine). Laver abondamment à l'eau courante, décolorer légèrement au tanin orange (deux à trois minutes), laver de nouveau et sécher. Examiner à l'immersion, en regardant de préférence l'extrémité de la préparation : en effet, les globules parasités étant plus gros que les autres se laissent entraîner plus loin par la lamelle, et ils sont les derniers à se déposer sur la lame.

Autres méthodes. — 1º *de fixation* : au May-Grünwald ; 2º *de coloration* : au Laveran (bleu Borrel-éosine), au Romanowsky, au Leishmann, aux panchrome et panoptique de Pappenheim, aux mono et biéosinates Laroche ; à défaut des produits précités, on peut teinter simplement par la *Thionine phéniquée* de Nicolle (une minute), ou par le *bleu de méthylène-éosine.*

Dans la forme aiguë, la proportion des globules envahis est si élevée (30 à 70 p. 100) que le diagnostic est facile ; mais elle diminue quelquefois avant la mort pour tomber à 5 p. 100. Ce taux est d'ailleurs celui des formes bénignes et chroniques ; en ces conditions, les piroplasmes sont si rares que le plus souvent l'examen microscopique échoue : il faut alors recourir au *diagnostic expérimental.*

Celui-ci consiste à injecter 5 à 20 centimètres cubes de sang malade (et défibriné), sous la peau, ou mieux encore *dans les veines d'un veau.* L'affection est en effet inoculable aux animaux de même espèce (à condition qu'ils n'aient pas déjà subi d'atteinte antérieure, immunisante), et chez

les jeunes, les parasites se multiplient beaucoup plus rapidement que chez les adultes ; ils y deviennent donc plus
abondants et par suite plus commodes à déceler.

2º **Diagnostic post mortem.** — Il se fait par l'examen du
sang des organes profonds (rein, rate, foie, cerveau), parce

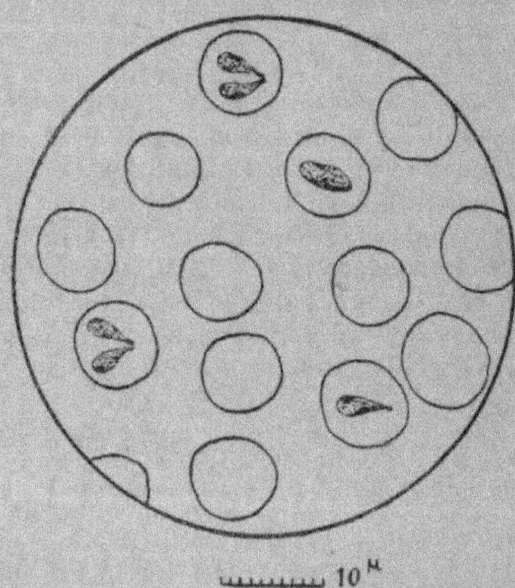

Fig. 255. — Piroplasma bigéminum (Lignières).

que les globules parasités y sont, nous l'avons vu, propor-
tionnellement plus nombreux qu'ailleurs.

Diagnostic différentiel. — a) *La piroplasmose aiguë* doit
être distinguée : 1º *du charbon bactéridien*, qui se traduit
aussi par une fièvre élevée, une urine colorée et une rate
hypertrophiée ; mais en ce cas, l'urine est hématurique (et
non pas hémoglobinémique), et d'autre part, l'examen
microscopique du sang montre des bactéries (au lieu de
piroplasmes) ; enfin celui de l'urine décèle des hématies,
preuve que sa coloration rougeâtre est due à du sang en

nature ; 2° *des autres jaunisses* (absence d'urine foncée et de tiques) ; 3° *des autres hémoglobinémies* (absence d'ictère et de tiques) ; 4° des diverses *hématuries* (causées par une affection des reins, de la vessie, de l'urètre : l'urine, sanglante, renferme des globules sanguins et même des caillots ; en outre, l'exploration de l'appareil urinaire fait découvrir les signes particuliers à ces diverses maladies, spécialement à la cystite hémorragique).

b) *La piroplasmose chronique* peut être confondue avec les autres *anémies* (tuberculose, helminthose, maladies chroniques, etc.).

Pronostic *très grave*, car la mortalité moyenne atteint 50 p. 100 ; cependant elle varie beaucoup. Ainsi, elle est plus élevée : pour la forme aiguë que pour la chronique, dans les pays chauds que dans les régions tempérées, chez les adultes que chez les jeunes ; si bien qu'en tenant compte de ces divers considérants, on peut admettre que dans les pays chauds, la forme aiguë des adultes cause une perte de 90 p. 100.

A noter qu'en territoire infecté, la piroplasmose est beaucoup plus dangereuse pour les animaux importés de régions indemnes que pour les indigènes ; ces derniers possèdent une véritable immunité naturelle, vraisemblablement due à ce qu'ils ont été soumis, pendant leur jeunesse, quand ils étaient relativement résistants, à des inoculations répétées de tiques, dont ils ont pu guérir en conservant l'immunité.

Distribution et fréquence. — *a*) *Dans le temps* : toutes les piroplasmoses sont des maladies d'*été et d'automne*, parce que c'est la saison des tiques ; c'est donc seulement à cette époque que les animaux risquent d'être piqués ; *b*) *dans l'espace* : elles sont cosmopolites, mais surtout fréquentes *dans les pays chauds*, pays des tiques; leurs trois gros foyers sont l'Amérique, l'Afrique et l'Australie ; rare en Europe, *Piroplasma bigemina* ne paraît même pas exister en France.

Traitement. — Trois indications : arrêter l'infestation, détruire les parasites, soutenir les malades.

1° *Arrêter l'infestation*, en enlevant immédiatement toutes les tiques fixées sur la peau (grâce au dépôt d'une goutte de pétrole, benzine, ou essence de térébenthine sur leur point d'implantation).

2° *Détruire les parasites*, par l'emploi du **trypano bleu** (bleu de toluidine), qui est un véritable spécifique ; celui-ci s'utilise à la dose de 1 centigramme par kilogramme d'animal (soit, au total, 1 à 3 grammes par bovin), en solutions aqueuses à 1-2 p. 100, et par injections intra-veineuses plutôt qu'hypodermiques, car ces dernières produisent des escharres. La solution doit être faite à chaud, dans l'eau bouillante, puis filtrée et poussée tiède (37°), pour éviter toute précipitation. Cette thérapeutique guérit généralement en vingt-quatre à trente-six heures, à condition d'intervenir *dès le début* des symptômes ; le lendemain, les parasites sont déjà disparus du sang ; une seconde injection est faite deux ou trois jours plus tard, s'il n'y a pas d'amélioration notable.

Malheureusement, le trypano bleu a deux inconvénients :

1° *Il ne détruit pas tous les piroplasmes ;* il en reste sûrement quelques-uns, car il se produit parfois des rechutes. Le sang des guéris peut ainsi rester virulent pendant dix ans chez le bœuf, un an chez le chien. Or, cette persistance des parasites à *l'état latent* est un danger, parce que : *a)* ces guéris constituent des réservoirs de virus, des sources d'infection, des porte-germes, capables de faire réapparaître à tout moment la maladie dans un pays ; *b)* parce qu'elle expose constamment l'individu à une rechute, sous l'action de causes étrangères susceptibles d'affaiblir sa résistance organique (refroidissement, surmenage, alimentation insuffisante, vaccination contre les charbons, et surtout maladie intercurrente ; c'est ainsi que la peste bovine, la distomose, les strongylidoses amènent souvent un réveil de l'infection).

2° *Le médicament colore en bleu*, pendant une quinzaine de jours, tout l'organisme : peau, muqueuses, lait et surtout viande, d'où l'impossibilité de livrer l'animal à la boucherie ; mais cela importe peu, car la saisie serait quand même opérée pour fièvre ou pour maigreur.

3° *Soutenir le malade*, par une bonne hygiène et une bonne alimentation ; il faut notamment aider le cœur, et combattre l'intoxication par des injections salines.

Prophylaxie. — Deux cas sont à envisager, suivant qu'on opère en pays infecté ou en pays indemne.

A. — *En pays infecté*, la lutte antipiroplasmique doit être dirigée de deux côtés : *contre les parasites et contre leurs agents de transmission*.

I. — **Contre les parasites.** — L'idéal serait l'*immunisation* des bovins (dans le but de rendre impossible chez eux le développement des hématozoaires qui viendraient à leur être inoculés) ; mais jusqu'ici, on n'a pas encore découvert de procédé pratique.

Deux méthodes ont été préconisées : la *vaccination* et la *sérothérapie*.

A. — **La vaccination** repose sur ce fait que les animaux guéris sont immunisés pour 6-12 mois ; on a donc cherché à causer une première atteinte, assez légère pour ne pas risquer la mort, mais néanmoins suffisante pour produire l'immunité (1).

Trois procédés ont été essayés :

1° Inoculation d'une petite quantité de piroplasmes (obtenus en partant de quelques tiques infectées, ou d'une légère dose de sang de convalescent, ne renfermant plus que quelques parasites peu virulents) ; cette inoculation est d'ailleurs faite, non aux adultes, mais aux veaux qui, plus résistants, ne succombent presque jamais ;

2° *Injection d'un virus atténué* (par culture sur sang défibriné de malade, ou par passage à la glacière) ;

3° Production d'une piroplasmose expérimentale immédiatement traitée au trypan bleu, qui guérit presque sûrement (de sorte

(1) Plus exactement, les hémosporidioses (sauf une, la théilériose), confèrent non une immunité absolue, mais une hyperrésistance suffisante pour triompher des infections ultérieures (immunité relative ou prémunition).

qu'on court peu de risque), et qui laisse persister l'immunité. La vaccination par le trypan bleu a d'ailleurs un autre avantage : elle protège aussi contre l'anaplasmose ; en effet, l'observation démontre que les animaux guéris de piroplasmose par lui résistent victorieusement à l'anaplasmose, parce que celle-ci évolue sous une forme avortée. Si bien qu'on pourrait garantir le bétail à la fois contre les deux maladies, en opérant comme suit : chaque année, avant la mise au pâturage, il faudrait donner à tous les bovins, une piroplasmose expérimentale (par inoculation sous-cutanée de 3 à 5 centimètres cubes de sang peu virulent), et dès l'apparition des premiers symptômes, faire une injection intra-veineuse de trypan bleu ; l'animal guérit, et il reste pour 12 mois, c'est-à-dire pour une durée supérieure à celle des herbages, immunisé à la fois contre la piroplasmose et l'anaplasmose : on peut donc sans danger le mettre dans des prairies infectées. Le seul inconvénient de ce procédé est qu'il faut recommencer chaque année.

B. — **Sérothérapie.** — Le sang des guéris renferme une antitoxine, dont on a cherché à partir pour obtenir un sérum immunisant ; ce dernier est en effet parasiticide, mais il est aussi tellement hémolytique qu'on ne peut l'utiliser. Enfin, les injections biliaires de malades semblent préventives.

Quoi qu'il en soit, l'*immunisation* (si compliquée soit-elle), est indispensable pour les reproducteurs européens de race pure qu'on importe dans les colonies infectées pour améliorer leur bétail ; ils sont si sensibles aux hémosporidioses locales que la mortalité atteint couramment 90 p. 100, si on ne prend pas la précaution de les vacciner en Europe, avant leur embarquement (1).

II. — **Contre les agents de transmission.** — La lutte contre les tiques vise à réaliser leur extermination : il est clair en effet que si on arrivait à les supprimer, il n'y aurait plus d'inoculation possible. Or, nous avons vu, en étudiant ces acariens, qu'on connaissait plusieurs moyens de les atteindre, aussi bien sur le bétail que dans les pâturages ; on peut même dire qu'actuellement, c'est le procédé de la *destruction des tiques* qui donne les meil-

(1) Toutefois cette vaccination, non encore au point, est à la fois coûteuse et dangereuse.

leurs résultats dans la prophylaxie antipiroplasmique. En tout cas, il faut les arracher dès qu'on s'aperçoit de leur présence, pour ne pas leur laisser le temps d'inoculer.

B. — **En pays indemne,** la police sanitaire doit veiller à empêcher l'introduction du parasite et de ses agents de propagation. Pour cela, il faut : 1° *éviter l'importation d'animaux infectés* : dans ce but, les vétérinaires inspecteurs, placés aux frontières terrestres et maritimes, visiteront tous les bovins provenant de pays connus comme piroplasmés, et qui, pour ce seul motif, doivent être considérés comme suspects ; ceux qui sont parasités seront immédiatement abattus.

2° Il faut de même *éviter l'importation de tiques* originaires de contrées infectées, car leur descendance en pays indemne pourrait propager la maladie ; on veillera donc à ce que tous les animaux, même les sains, provenant de ces régions, soient débarrassés de leurs ixodidés avant d'être autorisés à pénétrer sur un territoire vierge.

II. — **Piroplasma ovis :** *hématies du mouton et de la chèvre*, auxquels il est inoculé surtout par *Rhipicephalus bursa* (mais seulement quand sa descendance est devenue adulte).

De même que *P. canis*, du chien, *P. ovis* est morphologiquement identique à *P. bigemina*. Il s'agit pourtant de trois espèces physiologiquement distinctes, car aucune d'elles n'est inoculable aux hôtes des deux autres ; ainsi le parasite du mouton ne peut être transmis au bœuf ni au chien, et réciproquement, preuve qu'il s'agit de trois hématozoaires différents.

P. ovis produit la **piroplasmose ovine,** fréquente en Roumanie, en Italie, en Afrique, mais dont l'existence en France est encore douteuse. L'affection doit être distinguée surtout des hémoglobinuries toxiques d'orgine alimentaire (maladie des pulpes) : on y parvient par l'examen du sang. La maladie étant très grave (sa mortalité atteint 50 p. 100), il faut éviter avec soin l'importation chez nous de moutons contaminés, ou même simplement porteurs de tiques originaires des pays infectés.

III. — **P. canis** : *hématies du chien*, auquel il est transmis surtout par *Dermacentor reticulatus* et *Rhipicephalus sanguineus*, mais aussi par *Ixodes ricinus et hexagonus, Hemaphysalis leachi* (Afrique) (1).

Il produit la *piroplasmose canine*, assez répandue en France sur les chiens exposés aux tiques, c'est-à-dire les chiens de chasse et de troupeaux. Son histoire est analogue à celle de la piroplasmose bovine.

Diagnostic. — Tout chien hémoglobinurique, ictérique ou anémique, portant ou ayant porté des tiques, doit être soupçonné de piroplasmose. Dans la forme aiguë, la suspicion sera aisément confirmée par le microscope, car les hématozoaires abondent dans le sang ; il ne peut d'ailleurs y avoir confusion qu'avec les autres jaunisses et hématuries, notamment avec l'*ictère infectieux* (dû au colibacille : hypothermie, décoloration des excréments). Au contraire, le diagnostic est difficile dans la forme chronique, qui ressemble étrangement aux autres anémies (tuberculeuse, ankylostomienne, hémostrongylienne, etc.) ; la distinction reposera sur la tuberculination (tuberculose) et sur l'examen microscopique des excréments (ankylostomose), du jetage (hémostrongylose) ou du sang (piroplasmose). Mais ce dernier reste souvent négatif, les hémosporidies étant si rares qu'on a peu de chance de les rencontrer ; aussi mieux vaut recourir d'emblée au diagnostic expérimental, d'ailleurs particulièrement commode, car les jeunes chiens sont beaucoup plus sensibles que les adultes.

Pronostic très grave (mortalité : 80 p. 100).

Traitement : *trypano bleu*, à la dose de 2 centigrammes par kilogramme d'animal. Dans les cas aigus, on opère

(1) Ces tiques ne peuvent s'infester ni infester qu'à l'état parfait.

par injection intraveineuse d'une solution à 2 p. 100, poussée dans la saphène externe, au niveau du tiers inférieur de la jambe ; dans les cas chroniques, utiliser la voie sous-cutanée et les solutions à 1 p. 100, injectées au poitrail (1). Extirper aussitôt que possible toutes les tiques et bien soutenir le malade (cacodylate de soude, liqueur de Fowler).

B. — **Petites espèces** (2). — La principale est *Piroplasma*

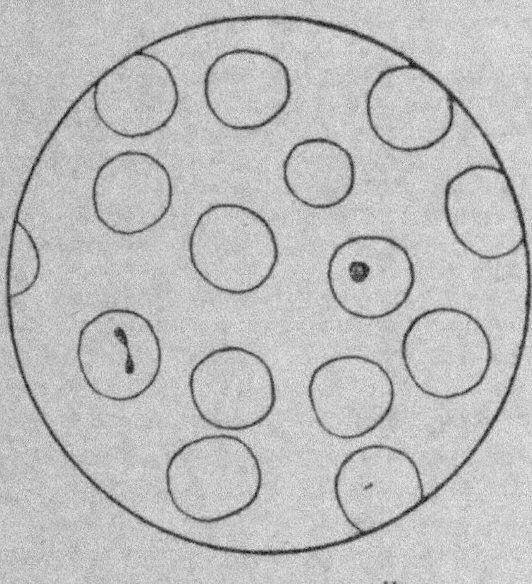

Fig. 256. — Babesiella argentinum.

bovis des Bovidés, auxquels elle est transmise par des ixodes ; c'est vraisemblablement le seul agent de la piroplasmose bovine française.

(1) Les abcès de fixation au poitrail (par injection de 1-2 centimètres cubes d'essence de térébenthine), sont utiles dans les cas désespérés.

(2) On fait quelquefois un genre spécial des petites *espèces* de Piroplasmes (*Babesiella*), ainsi que des grandes espèces de Theileria (*Nuttallia*).

Elle réalise des infestations modérées, à mortalité de 5 p. 100, qui doivent être distinguées de la *cystite hémorragique* et de la *pyélonéphrite* (en ce cas, l'urine recueillie dans un verre donne au bout de six heures un dépôt de fond formé par des globules rouges ou des globules de pus, tandis que dans l'hémoglobinémie piroplasmique, la teinte reste homogène). Le trypano bleu guérit à tout coup.

Espèces voisines. — *P. argentinum*, des bœufs sud-américains morphologiquement identique à *P. bovis*, il en diffère physiologiquement, car les deux parasites ne vaccinent pas l'un contre l'autre ; inoculé par *Margaropus australis*, il est rare dans le sang périphérique, tandis qu'il abonde dans le rein et le cœur ; sa mortalité atteint 80 p. 100. *P. divergens* : agent de la piroplasmose bovine anglaise ; identique à *P. bovis*, les deux piroplasmes-fils divergent à angle obtus (parfois même à 180°) ; *P. caballi*, des chevaux analogue à *P. bigemina*, il est rare et moins pathogène) ; *P. leporis* (des lièvres) ; *P. gibsoni* (des chiens de Madras) ; *P. hirci*, de la chèvre ; *P. ?*, du porc ; *P. berbera*, des bœufs algériens (semblable à *P. bovis*). *P. annulatum* (caractérisé par l'abondance des formes en anneaux) était simplement du *Theileria parva* ou *mutans* vacuolaire.

Genre Theileria. — *Hémosporidies non pigmentées, possédant un noyau et un protoplasme distincts, et se multipliant par quadripartition*, à l'aide de deux bipartitions simultanées perpendiculaires (d'où la présence de formes en croix, en trèfle à quatre feuilles, et le groupement fréquent des parasites par quatre dans un même globule).

Deux groupes, suivant que la taille est grande (3 µ), ou petite (1-2 µ). Dans le premier cas, les parasites naissants sont piriformes, tandis que dans le second, ils sont bacilliformes ou virguliformes.

A. — **Une seule grande espèce : T. equi** (1) qui vit dans les *hématies des Equidés*, auxquels elle est surtout inoculée par *Rhipicephalus Evertsi* (2) ; elle produit la *theilériose équine*,

(1) = *Nuttalia equi*.
(2) On fait quelquefois des parasites de l'âne une espèce distincte : *T. asini*, car ils ne sont pas inoculables au cheval.

presque inconnue en France, mais assez fréquente en Italie, Russie, Afrique du Sud (Madagascar) et Asie (Indes). D'un diagnostic difficile, l'affection est généralement confondue avec : 1° la fièvre typhoïde, l'influenza, la pneumonie infectieuse, la jaunisse ; 2° l'hémoglobinurie simple (ici, pas de fièvre) ; 3° le nagana (pas d'hémoglobinurie) ; 4° le charbon (muqueuse rouge plutôt qu'orangée, urine hématurique). La distinction entre ces diverses

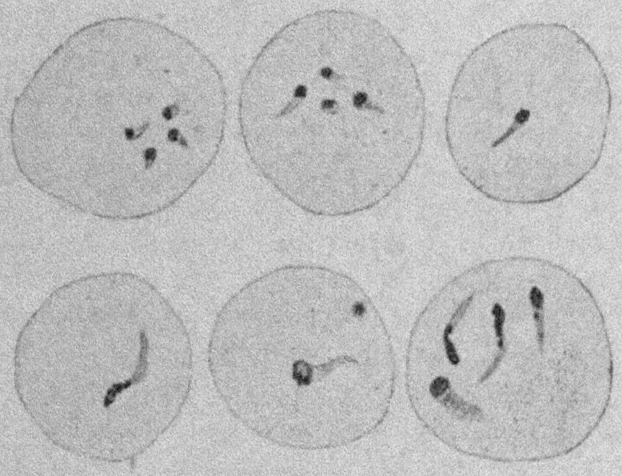

Fig. 257. — Six hématies parasitées par des Theileria.

maladies ne peut être établie que par l'examen microscopique du sang.

La *jaunisse des muletons*, qui s'observe sur un dixième des nouveau-nés et se traduit par de l'ictère et de l'hémoglobinurie, se rapporte peut-être à la theilériose (infection utérine par une mère parasitée, l'hématozoaire traversant le placenta, pendant la gestation).

Traitement : bleu de méthylène (5 grammes intra-jugulaire) ; trypano bleu ou céruléine ; arrachement et destruction des tiques ; rotation des pâturages.

B. — Petites espèces. — 1° T. parva : *héma-*

ties du bœuf, auquel il est inoculé par divers Rhipicéphales (*R. appendiculatus* surtout). Chose curieuse, cet hématozoaire peut encore envahir les leucocytes de certains organes (rein, rate, foie, ganglions lymphatiques, etc.), et là, sa reproduction asexuée se fait non plus par quadripartition, mais par multipartition, aboutissant à des schizontes formés de 10-50 schizozoïtes (*corps bleus de Koch, corps en grenade*).

Rôle pathogène. — Il provoque une *theilériose bovine*, observée sur toute la côte africaine (d'où son nom de *fièvre de la côte*), et en Asie (Indo-Chine). C'est en Afrique la plus commune et la plus meurtrière de toutes les hémosporidioses, car sa mortalité moyenne atteint 95 p. 100.

Les *symptômes* sont ceux des piroplasmoses, sans ictère ni hémoglobinurie, mais avec une hypertrophie des ganglions (cou, épaule, oreille, etc.); toutefois les formes aiguës ne s'accompagnent souvent d'aucun signe extérieur: elles ressemblent aux septicémies hémorragiques bactériennes.

Diagnostic. — Très facile pendant les accès fébriles (car alors les neuf dixièmes des hématies sont parasitées, quelquefois au point d'être bourrées d'hématozoaires), il est au contraire difficile dans les cas chroniques où 1/200e seulement des globules sont envahis. Comme, d'autre part, il est impossible de recourir au diagnostic expérimental (*T. parva* n'étant pas inoculable), le mieux est de ponctionner la rate, le foie, les ganglions préscapulaires ou précruraux pour y rechercher les schizontes.

Traitement nul (le trypano bleu étant inactif); les bains tiquicides seuls sont efficaces.

2° **T. mutans** (1). Voisin du précédent par la morphologie et l'habitat, il en diffère surtout : par l'absence de schizontes, la faible mortalité, l'inoculabilité et sa moindre abondance dans le sang périphérique (la proportion des globules parasités va de 2 à 50 p. 100) (2).

(1) = *Gonderia mutans.*
(2) Les formes en bâtonnet ont un noyau allongé, tandis qu'il est rond chez celles de T. parva.

Transmis notamment par *Rhipicephalus simus* et *R. evertsi*, ce parasite existe partout, sauf en Amérique.

Espèce physiologique : **T. dispar** des bœufs algériens (diffère de parva parce qu'il est inoculable et cause une forte anémie, avec splénomégalie).

Genre Anaplasma : *Hémosporidies punctiformes* (un demi μ), *entièrement chromatiques* et paraissant formées exclusivement d'un noyau, sans auréole protoplasmique (en réalité, cet aspect tient à ce que la chromatine est dissoute dans tout le protoplasme).

Espèce principale. — A. marginale : hématies du bœuf, du porc et de l'âne, dans lesquelles on l'observe par 1-5, surtout logé à la périphérie des globules (à distinguer des corps de Jolly). Très pathogène, ce parasite provoque une grave

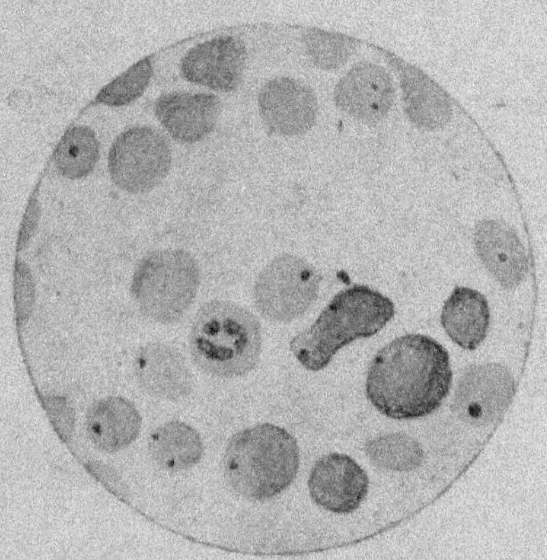

Fig. 258. — Sang anaplasmé (au centre, un leucocyte) (Theiler).

maladie, l'*anaplasmose* (*Galziekté, Gallsickness*), dont la mortalité atteint 95 p. 100, et qui a été observée dans tous les continents, sauf l'Australie ; fort heureusement, en France, elle est inconnue ; son inoculation se fait par des tiques encore indéterminées. La quinine donnerait des résultats, mais pas le trypano bleu (1).

Autres espèces. — *A. centrale* (différerait du précédent parce

(1) Les diverses hémosporidioses ont leur histoire propre, quand elles sont pures ; malheureusement elles sont généralement dues à une association parasitaire (Piroplasmes, Theilérias, Anaplasmes), d'où une certaine variabilité dans le tableau clinique et le traitement.

qu'il est inoffensif et presque toujours central) ; *A. Argentinum*
(distinct de *A. marginale* physiologiquement, il est spécial à
l'Argentine et inoculable au mouton, ce qui permet de l'isoler et de
l'atténuer pour en faire un vaccin).

Genre Leishmania. — Hémosporidies caractérisées par la

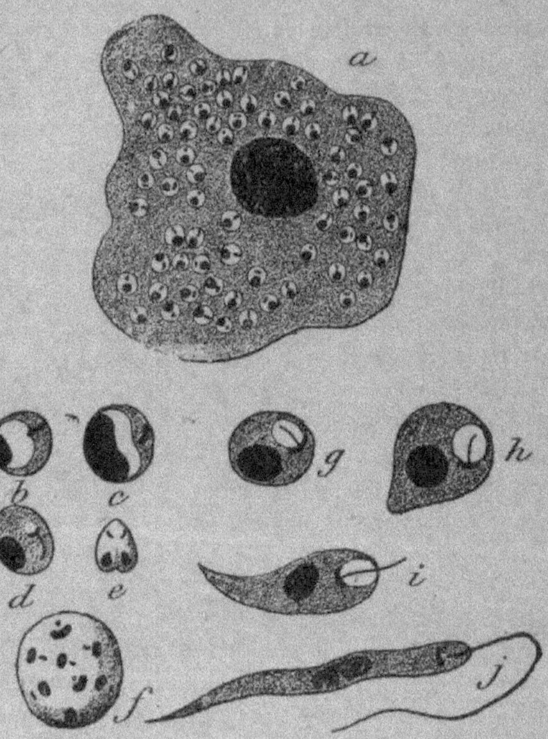

Fig. 259. — Leishmania (*a*, dans une cellule ; *b*, *c*, *d*, libres
e, *f*, division ; *g*, *h*, *i*, cultures ; *j*, Leptomonas.

présence de *deux noyaux*, ainsi que par leur cultivabilité en milieu
artificiel (sang citraté, gélosé ou peptonisé, à 22°) ; chose surpre-
nante, cette culture donne non pas de nouveaux Leishmania, mais
des Flagellés (*Leptomonas*).

Ce double fait de la binucléarité et de la cultivabilité prouve
que les Leishmanias (et par extension, peut-être toutes les Hémosporidies), sont simplement des Flagellés endocellulaires.

Deux espèces : L. Donovani et L. tropica, identiques par la morphologie et par l'habitat. Effectivement toutes deux sont constituées par des corpuscules subglobuleux de 2-3 μ, pourvus d'un gros noyau rond et d'un petit noyau en bâtonnet ; toutes deux aussi sont logées, parfois par 50-80, dans de grands leucocytes mononucléaires, bien plus abondants dans la rate et la moelle osseuse que dans le sang. Mais ces deux espèces diffèrent l'une de l'autre par leurs propriétés pathogènes.

Ainsi, *L. Donovani* cause une *hypertrophie de la rate* (dite *splénomégalie* ou *Kala-azar*), tandis que *L. tropica* produit des boutons cutanés qui s'ulcèrent ultérieurement (*bouton d'Orient, ulcère tropical*) ; ce dernier fait conduit à supposer que l'inoculation de ces protozoaires a lieu par piqûres d'arthropodes (punaises, puces, tiques, etc.).

Les leishmanias sont surtout parasites des pays chauds et de l'homme ; mais on les observe aussi sur le littoral méditerranéen et chez les animaux domestiques, notamment les carnivores. Or, il est certain qu'une intercontagion est possible entre chiens, chats et enfants, par l'intermédiaire de leurs puces. Le *diagnostic* se fait en examinant la moelle osseuse obtenue par ponction du tibia ; *traitement* : émétique, atoxyl ; *prophylaxie* : détruire les puces et les chiens errants.

Genres voisins. — I. — **Leucocytozoon** : Hémosporidies mononucléées, parasites des leucocytes.

Une douzaine d'espèces ont été signalées chez les animaux domestiques, les unes étant subglobuleuses et les autres allongées, vermiculaires.

a) **Leucocytozoons des mammifères.**— *L. canis* : chiens des pays chauds (reproduction asexuée dans la moelle osseuse, et sexuée chez *Rhipicephalus sanguineus*) ; *L. felis*, du chat ; *L. bovis*, du bœuf abyssin ; *L. leporis*, du lièvre ; etc. ;

b) **L. des oiseaux** : *L. Smithi* (foie du dindon français) ; *L. Caulleryi* (des poules indo-chinoises) ; *L. numidæ* (pintade) ; *L. mesnili* (perdrix) ; *L. struthionis* (autruche) ; etc..

II. — **Toxoplasma** : Hémosporidies ovalaires, semi-lunaires ou en croissants, surtout parasites des leucocytes mononucléaires, dans lesquelles elles se multiplient généralement par bipartition longitudinale (quelquefois par schizogonie), ce qui les place entre les piroplasmes et les leucocytozoons. Produisent une *toxoplasmose* inoculable par la plupart des arthropodes piqueurs et sanguisugues.

T. canis (foie, rate, nodules pulmonaires, ulcères intestinaux de chiens et de chats anémiques) ; *T. cuniculi* (lapins splénomégaliques).

III. — **Histoplasma** : Toxoplasmes entourés d'une capsule achromatique ; *H. capsulatum* (leucocytes humains).

IV. — **Rangelia**. *R. Vitali* (chiens brésiliens).

Affinités des Hématozoaires endo et exoglobulaires. — Nous avons vu qu'en milieu artificiel, ainsi que dans le tube digestif des insectes, les trypanosomes se multiplient en donnant des Leptomonas, ce qui conduit à penser que ceux-ci sont les ancêtres de ceux-là. Or, nous avons indiqué, d'autre part, que certaines hémosporidies (les leishmanias), dérivent probablement aussi des leptomonas, comme le prouvent leur cultivabilité et leur binucléarité. Ces faits autorisent à supposer que leishmanias et trypanosomes ont une origine commune, les leptomonas, et l'on est ainsi conduit à l'hypothèse suivante. Primitivement, les leptomonas vivaient dans le tube digestif des invertébrés ; mais ceux qui habitaient chez des espèces hématophages (taons, stomoxes, glossines, sangsues), étaient constamment plongés dans le sang sucé par leurs hôtes ; ils se sont ainsi habitués à vivre dans un milieu un peu différent, le sang circulant des vertébrés, où en raison même de leurs mœurs, les insectes piqueurs les inoculaient à chaque instant. Une fois là, de deux choses l'une : ou ils sont restés dans le plasma, ou ils ont pénétré dans les globules. Dans le premier cas, un nouvel organe natatoire, la membrane ondulante, se développait petit à petit le long du corps, par écartement et allongement progressifs du flagelle ; bien entendu, ce dernier entraînait avec lui sa racine, le blépharoplaste, qui émigrait ainsi vers la partie postérieure ; l'apparition de cette membrane n'est donc qu'un caractère d'adaptation nécessité par l'agitation du courant sanguin, plus mobile que le milieu intestinal : ainsi se sont constitués les trypanosomes, aux dépens des leptomonas. Si, au contraire, les leptomonas ont pénétré dans les globules, leur flagelle, organe simplement locomoteur, devient inutile ; aussi s'atrophie-t-il et disparaît ; mais cette atrophie est progressive, et par conséquent plus ou moins avancée, suivant que l'adaptation à la vie intra-globulaire est elle-même plus ancienne. On comprend ainsi pourquoi les leishmanias, adaptés depuis peu, possèdent encore une partie du flagelle, sa racine, le blépharoplaste, tandis que les autres hémosporidies n'en ont plus que des traces inconstantes ou même pas du tout (piroplasmes).

En un mot, si cette manière de voir est vraie, *les trypanosomes sont des leptomonas d'invertébrés adaptés au plasma sanguin des vertébrés, comme les hémosporidies représentent les mêmes parasites adaptés aux globules.* Dans ces conditions, hémosporidies et hémoflagellés ne seraient que deux formes différentes d'un seul et même groupe de protozoaires, accommodés à des milieux différents. Le fossé qui existait autrefois entre les hématozoaires endo et exoglobulaires se comble donc peu à peu, à tel point que déjà plusieurs auteurs les réunissent en un seul groupe : celui des *Flagellés binucléés.*

SARCOSPORIDIES

Sporozoaires monogenèses, se multipliant uniquement par voie asexuée, à l'aide de *spores qui sont nues.*

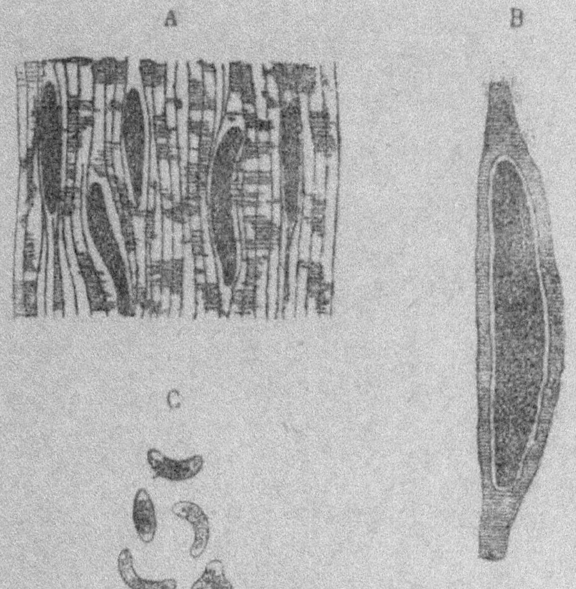

Fig. 260. — Sarcocystes : A, dans un muscle ; B, dans une cellule musculaire ; C, spores (Leuckart).

Espèce principale. — **Sarcocystis tenella** : cellules musculaires, *du mouton et de la chèvre.*

Le parasite jeune est représenté par un corpuscule protoplasmique mononucléé épais de 10-20 μ, logé dans une cellule musculaire striée ; il grossit peu à peu, en s'allongeant forcément dans le sens de la fibre, mais en même temps son noyau subit des bipartitions répétées, aboutissant à des centaines de noyaux-fils, qui prennent chacun leur quote-part de protoplasme, pour former autant de *spores*.

A l'âge adulte, le parasite présente l'aspect d'un fuseau blanc, long d'un à 2 millimètres, entouré d'une double enveloppe, l'interne étant mince et membraneuse, tandis que

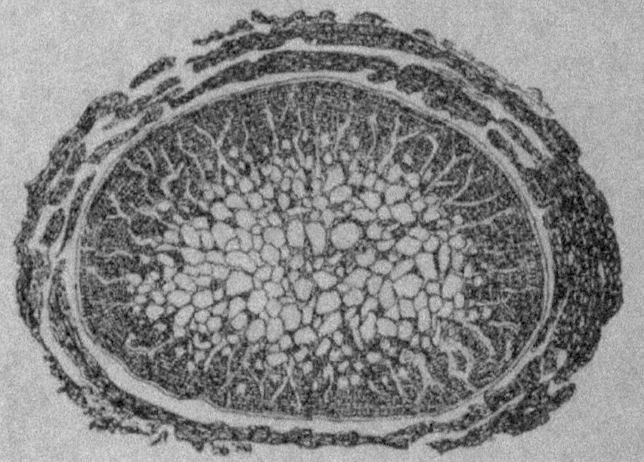

Fig. 261. — Coupe médiane de sarcocyste âgé (Balbianie) (Railliet).

l'externe est épaisse, striée transversalement ; son intérieur est cloisonné en logettes polyédriques remplies d'innombrables *spores réniformes* (composées chacune d'une petite masse protoplasmique nue et d'un noyau subpolaire).

En vieillissant, le sporozoaire continue à grossir, de sorte qu'il fait éclater sa cellule hôte ; devenu extracellulaire, il supporte alors des pressions égales sur toute sa surface, et il prend peu à peu une forme globuleuse, si bien que les individus âgés ont l'aspect de sphères blanchâtres, larges de 4 à 5 millimètres (1).

(1) Ces exemplaires ont été pris longtemps pour une espèce particulière : *Balbiania gigantea*. De fait, ils diffèrent des adultes : par leur forme (ronde au lieu d'allongée), par leur siège (tissu con-

Evolution inconnue. — Cependant, des expériences faites avec les sarcosporidies de mouton et de souris ont montré : 1° que l'ingestion de muscles infestés ne reproduit pas de nouveaux parasites musculaires (preuve que le développement n'est pas direct), mais qu'elle rend les déjections infectantes pour d'autres animaux : en effet, leur absorption donne, au bout de deux-trois mois, des sarcocystes musculaires. Les excréments en question renfermaient donc des germes, qui n'avaient évidemment pu se former que dans le tube digestif de l'hôte intermédiaire ; ceci oblige à admettre l'existence d'un stade gastro-intestinal, mais comme les moutons ne se mangent pas entre eux, on suppose que leurs parasites musculaires doivent d'abord être ingérés par un carnivore (homme, chien, etc.), dans l'intestin duquel les spores donneraient une forme nouvelle, encore énigmatique, produisant à son tour d'autres spores qui, expulsées avec les excréments, seraient reprises par l'herbivore (1). Dans cette hypothèse, les sarcosporidies

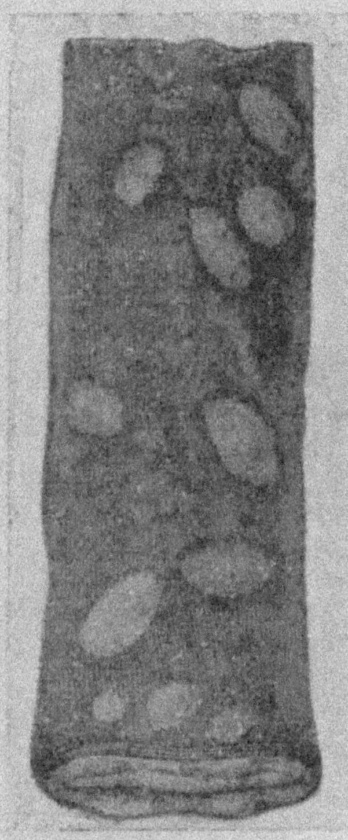

Fig. 262. — Morceau d'œsophage avec sarcosporidies (Balbianies).

jonctif, et non musculaire), par leur structure (enveloppe unique et membraneuse, non striée ; loges centrales vides de spores). Mais on trouve tous les intermédiaires entre les deux formes, preuve que les Balbianies sont simplement de vieux Sarcocystes. D'ailleurs, ces différences s'expliquent.

L'enveloppe du parasite serait toujours représentée par une membrane mince (ciliée à l'âge adulte, mais lisse pendant la vieillesse, les cils étant caducs), et la gaine externe, épaisse et striée, des formes intracellulaires appartiendrait à l'hôte, étant causée par une transformation du tissu musculaire sous l'action des toxines parasitaires. Quant à l'absence de spores dans les loges centrales, cela tiendrait à ce qu'elles dégénèrent et se détruisent en vieillissant.

(1) Avec ses aliments végétaux : elles traverseraient la paroi digestive (surtout œsophagienne), jusqu'à tomber dans ses vaisseaux

deviendraient des parasites à *évolution indirecte*, nécessitant le passage par deux hôtes successifs : un herbivore, avec stade musculaire, et un carnivore, avec stade intestinal.

Rôle pathogène. — Parasite *inoffensif* et banal, car les moutons adultes sont presque tous, sans en souffrir, abon-

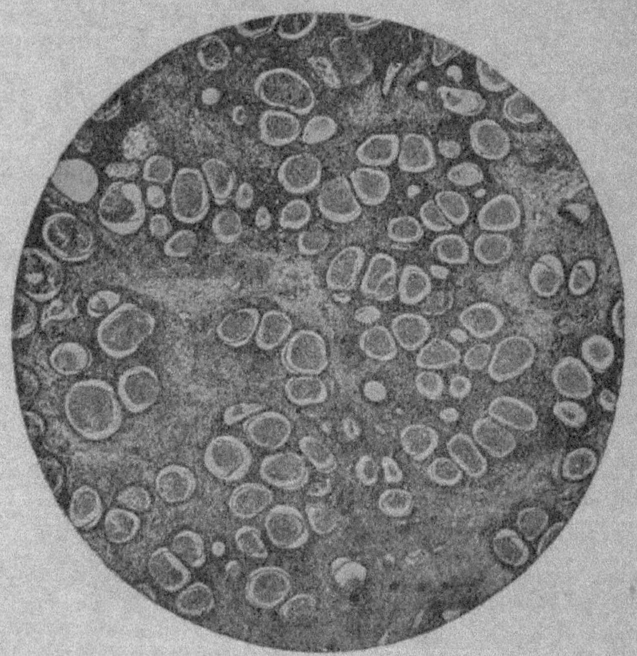

Fig. 263. — Sarcocystis Benoiti : coupe horizontale d'une peau infectée (Benoit et Robin).

damment contaminés, surtout dans le cœur et l'œsophage, (ce qui appuie l'hypothèse d'une infestation par voie buccale).

Pourtant, il existe un poison (*sarcocystine*) qui, inoculé au lapin, le foudroye ; malgré cela, l'ingestion de viande infestée est sans danger pour l'homme.

sanguins et lymphatiques, qui les disperseraient ensuite dans tout le corps.

Autres espèces. — 1° **Sarcocystis miescheriana :** *muscles du porc*, où il est commun ; semblable au précédent, il faut éviter de le confondre avec un kyste trichineux.

2° **S. Benoiti :** *derme du bœuf.* — Cette espèce diffère de toutes les autres parce qu'elle est dépourvue de réticulum (1); subglobuleuse et large de 200 à 300 μ, elle est munie d'une double enveloppe, l'interne étant membraneuse, tandis que l'externe est épaisse, anhiste, capsulaire ; sa cavité est remplie d'innombrables spores en croissant (mesurant 5 à 8 μ sur 2).

Souvent abondants au point de se toucher, ces parasites provoquent des *dermites chroniques, suintantes et verruqueuses,* d'ordinaire localisées, qui prêtent à confusion avec l'eczéma humide et les eaux aux jambes.

S. bertrami : *muscles du cheval.* Souvent long de 8 à 10 millimètres, il peut produire des infestations massives, avec *myosite généralisée chronique* entraînant une telle gêne de la marche que le sacrifice du malade s'impose ; *S. fusiformis :* muscles du bœuf, plus souvent du buffle (les parasites âgés, fusiformes, atteignent 10 à 15 millimètres sur 5-6) ; *S. Lindemani* (homme) ; *S. muris* (muridés) ; *S. cameli* (chameau) ; *S. horvathi* (poule) ; *S. rileyi* (canard), *Gastrocystis Gilruthi* (intestin du bœuf, v. p. 430-433), etc.

MYXOSPORIDIES

Sporozoaires monogenèses, se multipliant uniquement à l'aide de spores, qui sont *enkystées dans des sporocystes.*

Parasites des poissons, ils y siègent surtout dans les branchies, les muscles, la peau, les organes génito-urinaires ; quelques-uns causent des *myxosporidioses* qui sont le point de départ de dommages pécuniaires considérables pour la pisciculture et la location des pêches.

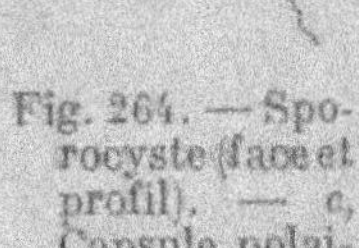

Fig. 264. — Sporocyste (face et profil). — c, Capsule polaire ; n, noyau.

(1) On fait quelquefois des sarcosporidies non réticulées un genre spécial ; *Gastrocystis.*

Classification. — *Cinq genres importants* :

Deux capsules polaires	rapprochées,	Pas de prolongement polaire	Une vacuole iodophile dans chaque spore	*Myxobolus.*
			Pas de vacuole iodophile	*Lentospora.*
		Deux prolongements polaires		*Henneguya.*
	opposées			*Myxidium.*
Quatre capsules polaires				*Chloromyxum.*

Espèce principale : Myxobolus Pfeifferi, *des muscles du barbeau.* — Le parasite adulte est constitué par une masse

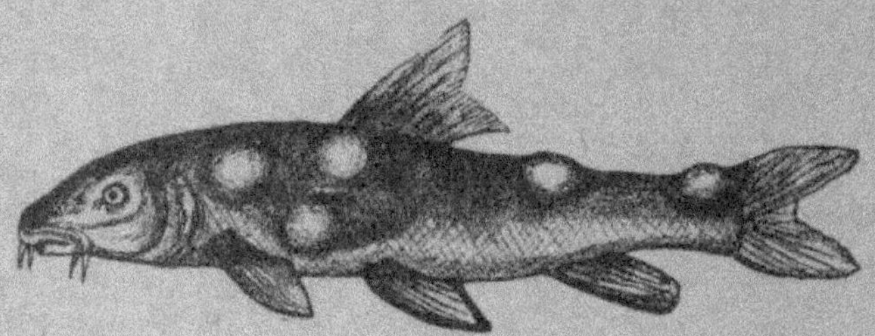

Fig. 265. — Barbeau atteint d'abcès myxosporidiens (Hofer).

protoplasmique nue, épaisse de 1 à 5 millimètres, farcie d'innombrables *sporocystes* ellipsoïdes, composés chacun d'une coque bivalve renfermant *deux spores* amiboïdes, ainsi que *deux capsules polaires* qui contiennent un filament spiralé déroulable (fig. 264).

Logé en plein tissu musculaire, il provoque le développement de *tumeurs* parfois grosses comme une noix, fréquemment saillantes à la surface cutanée, où elles finissent par s'ouvrir, en s'abcédant ; les spores ainsi libérées dans l'eau vont contaminer d'autres poissons, sur lesquels elles s'ancrent par leurs filaments déroulés ; puis elles s'insinuent sous la peau, reproduisant un jeune parasite, d'abord microscopique, amiboïde et mononucléé, mais qui grossit peu à peu et subdivise son noyau pour former en définitive des centaines de sporocystes.

La *myxosporidiose des barbeaux* cause dans la plupart des cours d'eau français une mortalité si considérable que certaines rivières sont dépeuplées ; les malades doivent être saisis sur les marchés.

Autres espèces. — *Myxobolus neurobius* (système nerveux des truites de la Forêt-Noire, pour lesquelles il est très pathogène) ; *M. cyprini* (commun dans l'intestin, le foie et le rein des carpes) ; *M. piriformis* (tanche) ; *Lentospora cerebralis* : squelette cartilagineux du cerveau, chez les Salmonidés, pour lesquels il est très meurtrier (tournis des jeunes truites) ; *Henneguya psorospermica* : branchies et organes génitaux du brochet (bien que non mortel, ce parasite a néanmoins des conséquences désastreuses, car il supprime toute descendance, en détruisant les ovules) ; *H. zschokkei* (tumeurs musculaires des palées et bondelles suisses) ; *Myxidium lieberkühni* (vessie urinaire du brochet) ; *Chloromyxum clupeidæ* (grains blancs épais de 1 à 2 millimètres, dans les muscles du hareng) ; etc..

Ordre voisin. — *Microsporidies* : Myxosporidies à sporocystes dépourvus de capsules polaires (à frais, mais l'emploi de réactifs en montrerait une).

Principales espèces. — *Nosema bombycis* (pébrine) et *Microsporidium polyedricum* (maladie jaune), tous deux des vers à soie ; *Nosema apis* (diarrhée des abeilles), *Encephalitozoon cuniculi* : encéphalite épizootique du lapin (centres nerveux et *cellules* rénales, avec passage de spores dans l'urine) ; *Encephalitozoon rabiei* : rage (centres nerveux et glandes salivaires, avec élimination de spores par la salive ; les corps de Negri en seraient les sporocystes).

CHAMPIGNONS

On appelle **Champignons** tous les Thallophytes sans chlorophylle.

L'absence de pigment chlorophyllien entraîne pour eux une conséquence biologique capitale : elle les rend incapables de décomposer l'acide carbonique de l'air, et par suite de se procurer dans l'atmosphère (comme le font les plantes vertes), le carbone nécessaire à leur nutrition.

Ce carbone, ils ne peuvent le prendre qu'aux matières organiques, en les décomposant, et c'est pourquoi ils sont obligés de se développer sur elles ; mais ces matières peuvent être *mortes ou vivantes* : dans le premier cas, les champignons sont dits **saprophytes** (ou *moisissures*), et dans le second, **parasites.**

Morphologie. — Le corps d'un champignon comprend deux parties : un appareil végétatif (*mycélium*), à l'aide duquel il se nourrit, puis un appareil reproducteur, par lequel il se reproduit.

a) **L'appareil végétatif** des parasites est presque toujours représenté par des filaments incolores et ramifiés, larges de 1-3 μ, dénommés *hyphes* (1) ; leur structure est tantôt *continue* (avec masse protoplasmique unique et plurinucléée), tantôt cloisonnée en *cellules*, pourvues chacune d'un protoplasme et d'un noyau.

b) **Les organes reproducteurs** se développent sur l'appareil végétatif, quand celui-ci est parvenu à l'âge adulte. La reproduction peut être *sexuée* ou *asexuée*.

Dans le premier cas, elle aboutit à la formation d'**œufs**, qui sont *isogames* ou *hétérogames*, suivant que les deux gamètes qui les forment sont semblables ou différents :

(1) Hyphe est donc synonyme de mycélium filamenteux.

on distingue alors un gamète mâle (microgamète ou *anthé-rozoïde*, né dans une *anthéridie*), et un gamète femelle (macrogamète ou *oosphère*, produit dans une *oogone*).

Dans le second cas, elle se fait le plus souvent par **spores,** qui sont dites *endogènes* ou *exogènes*, suivant qu'elles siègent à l'intérieur ou à la surface de leur cellule-mère.

Les principaux types de **spores endogènes** portent les noms de *sporangiospores* et d'*ascospores*.

Les sporangiospores sont formées, en nombre considé-

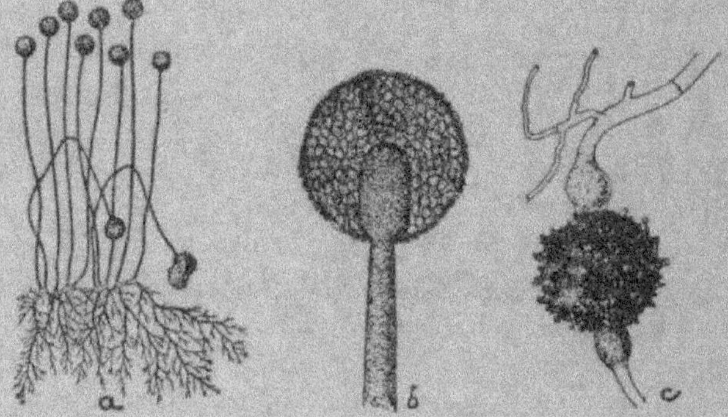

Fig. 266. — Sporanges et œuf de Mucor. — *a*, touffe de sporanges ; *b*, sporange isolé ; *c*, œuf.

rable, dans une cellule-mère appelée **sporange,** dont elles utilisent tout le protoplasma. Au contraire, les ascospores naissent en nombre réduit, limité et constant (quatre ou huit), dans une cellule dénommée **asque** (ou *thèque*), dont elles laissent persister un reliquat protoplasmique (*épiplasma*), riche en corpuscules métachromatiques.

Il existe encore une autre variété de spores endogènes, dites *chlamydospores* ; elles se forment à l'intérieur d'une cellule, par contraction suivie d'enkystement de son protoplasme, qui se ramasse, se condense en boule, puis s'entoure d'un kyste propre, doublé lui-même en dehors par la membrane du filament ; ainsi protégées par une double enveloppe, les chlamydospores sont des organes de résistance, de conservation, et de fait, elles n'appa-

raissent que quand les conditions de végétation deviennent assez dé-
favorables pour mettre en péril l'existence de la plante ; quoique
toujours d'origine endogène, elles semblent quelquefois exogènes,
étant dans certains cas formées par hernie de la membrane
cellulaire, ce qui leur donne une situation externe *latérale*, au lieu d'*intercalaire*.

Les spores exogènes des champignons parasites sont des **conidies,** constituées d'ordinaire par cloisonnement subterminal d'un filament mycélien : si ce cloisonnement est unique, la spore est solitaire ; s'il est répété, on observe un *chapelet conidien*, placé au bout du filament. Quelquefois les conidies se forment, non par cloisonnement subterminal, mais par bourgeonnement latéral des filaments ; si le bourgeonnement est unique, la conidie est solitaire ; s'il est multiple, les conidies sont en bouquets. Ces conidies sont

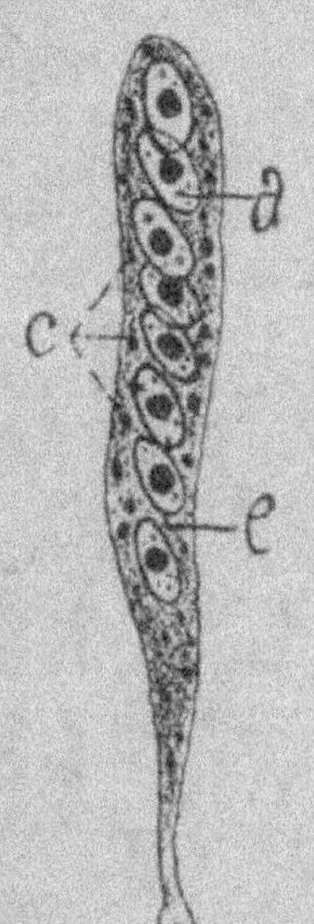

Fig. 268. — Asque contenant 8 ascospores (*a*) et un épiplasma (*e*) avec corpuscules m é t a c h r o m atiques (*c*) (Marotel).

Fig. 267. — Conidies latérales.

confondables avec des chlamydospores latérales, mais
celles-ci sont fortement enkystées.

Les conidies sont, de toutes les spores, les plus répandues et
les plus abondantes ; elles existent presque chez tous les champignons ; c'est donc elles qu'on a le plus de chance de rencontrer.
Malheureusement, elles se ressemblent tellement, même quand
elles appartiennent à des groupes taxinomiques éloignés, qu'elles
ne peuvent permettre de les différencier ; c'est pourquoi elles ne
jouent pas un rôle important dans la classification.

ROLE PATHOGÈNE

Les Champignons causent chez leurs hôtes des affections dénommées **mycoses,** qui peuvent être *localisées* ou *généralisées*.

Parmi les premières, les plus fréquentes sont celles de la peau (*dermatomycoses*), du poumon (*pneumomycoses*), des bronches (*bronchomycoses*), de l'oreille (*otomycoses*), des tissus. Ces dernières se présentent sous l'aspect de tumeurs inflammatoires, conjonctivo-fibreuses, appelées *mycétomes*, qui sont *farcies d'abcès* à pus granuleux ; il en existe trois variétés : *actinomycétomes*, aspergillomycétomes, botryomycétomes, différant les unes des autres par leurs grains purulents, rayonnés avec couronne de massues, ou filamenteux, ou granuleux (= staphylocoque, botryocoque).

Quant à la *mycose généralisée*, elle est due à la pénétration de spores dans le torrent circulatoire, qui les disperse à travers l'organisme. Si les spores en question peuvent germer à la température animale (37°), chacune d'elles produit un petit mycélium, autour duquel apparaît un *tubercule*. Le fait s'observe surtout dans le foie, le poumon et les reins, parce que les capillaires de ces organes constituent des filtres qui arrêtent les germes ; il se produit ainsi des **pseudotuberculoses mycosiques,** qui prennent place à côté des pseudo-tuberculoses vermineuses (hémostrongylienne, etc.).

Pathogénie des mycoses. — L'infection se fait presque toujours par des spores qui, lorsqu'elles tombent sur un tissu convenable (au point de vue humidité, température, nutritivité), germent, donnant un mycélium plus ou moins vigoureux ; celui-ci provoque autour de lui une irritation locale et, par suite, des lésions inflammatoires.

C'est donc surtout par effet mécanique qu'agissent les champignons ; aussi a-t-on voulu établir une opposition entre leur mode d'action et celui des bactéries, celles-ci intervenant plutôt par toxines : il en résulterait que les Bactériacées peuvent agir à distance du lieu de végétation, par diffusion du poison sécrété, tandis que les champignons ne pourraient avoir qu'un effet local. Cette interprétation n'est vraie que dans les grandes lignes. D'une part, en effet, il y a des bactéries qui exercent aussi une action mécanique, puisqu'elles aboutissent également à l'apparition de lésions locales ; d'autre part, certains champignons possèdent aussi une action toxique : les recherches faites par injection de cultures liquides préalablement filtrées, débarrassées par conséquent de tout élément solide (spore ou mycélium), ont effectivement montré que plusieurs cryptogames (aspergillacées, trichophytées, actinomycès, etc.), sécrètent des poisons.

L'analogie peut même être poussée plus loin. Divers champignons amènent, comme les bactéries, la formation de substances vaccinantes, d'antitoxines, d'agglutinines, de sensibilisatrices ; si bien qu'on parle actuellement, pour des mycoses profondes et fermées (sporotrichose, actinomycose), comme pour les bactérioses, de *séro-diagnostic*, de *fixation du complément* et de *sporo-agglutination* (agglutination des spores de cultures par le sérum d'un malade suspect).

Il y a plus encore : dans l'actinomycose, ces réactions agglutinante et fixatrice se manifestent vis-à-vis de champignons différents, les *Sporotrichum*, qui sont plus faciles à cultiver et par suite, à se procurer que les Actinomycès : on pourrait donc, à l'aide de ceux-ci, faire un *séro-diagnostic indirect*, fort utile dans les cas d'actinomycose viscérale profonde, impossible à dépister cliniquement (coagglutination et cofixation).

En résumé, il existe à coup sûr, dans l'ensemble, une différence entre la pathogénie des mycoses et celle des bactérioses, les premières résultant surtout d'une action mécanique, et les secondes d'une action toxique ; mais cette différence n'est pas absolue.

Technique des Champignons. — L'étude d'un champignon parasite comprend trois chapitres : description dans la lésion, description dans les cultures, (c'est-à-dire en vie parasitaire, et en vie libre), démonstration du pouvoir pathogène.

1° **Description dans la lésion.** — Elle se fait de deux façons : *à frais et après coloration*. a) Pour déceler le parasite à frais, on prend une parcelle de tissu malade (obtenue par raclage par exemple), et on la dissocie sur une lame dans une goutte de liquide éclaircissant (acides acétique, lactique, ou potasse à 30 p. 100) ; on recouvre d'une lamelle et on examine avec un microscope faiblement éclairé.

b) Le parasite doit aussi être étudié *après coloration*, notamment *sur coupes* permettant d'établir son siège exact et ses rapports avec les tissus envahis ; pour cela, on emploie d'ordinaire les bleus (d'aniline, de Sahli ou de méthylène), la thionine, l'hématoxyline, l'hémalun, le Gram ; puis on teinte le fond avec l'éosine ou l'aurantia.

Cet examen du Protophyte dans la lésion permet de constater qu'il ne s'y présente presque jamais que sous une forme mycélienne ; c'est seulement quand le parasite siège sur une surface largement aérée (peau, muqueuse respiratoire), qu'il parvient à produire des organes de fructification, et encore ce sont seulement *des conidies*, mais jamais des œufs, des sporanges ou des asques. Par contre, partout où l'air fait défaut (exemple : tissus compacts), le cryptogame reste réduit à l'appareil végétatif, sans montrer d'organes reproducteurs : il en est ainsi parce que les conditions de vie qui lui sont imposées par le parasitisme sont trop mauvaises pour lui permettre d'achever son développement ; on retrouve là l'influence dégradante de la vie parasitaire, telle qu'elle s'exerce par une loi générale sur tous les êtres vivants.

2° **Description du champignon dans les cultures.** — Celles-ci sont indispensables, car c'est seulement en vie libre que le végétal revêt son aspect normal. Elles se font à des températures variables (37° pour les endophytes, 25° pour les ectophytes), sur milieu généralement peptosucré, *à réaction acide* : les milieux solides (gélose, gélatine, pomme de terre, carotte, betterave, pomme, poire), sont préférables aux milieux liquides (bouillon de viande, sérum, jus de pruneaux, jus de carottes), parce qu'ici la culture risque d'être agitée, dissociée, et de perdre l'aspect qu'elle avait pris ; d'autre part, les spores tombent au fond, où elles végètent mal. Les cultures en *goutte pendante* donnent d'excellentes indications.

Voici deux milieux solides spécialement recommandés :

Gélose pepto-maltosée de Sabouraud.

Eau distillée	1.000	grammes
Gélose	18	—
Peptone granulée Chassaing	10	—
Maltose brut Chanut	40	—

Gélose pepto-glycosée de Savouré.

Eau	1.000	grammes
Gélose	15	—
Peptone	10	—
Glycose	30	—
Chlorure de sodium	2	—
Acide tartrique..............	1	

3° **Démonstration du pouvoir pathogène.** — La découverte d'un champignon dans une lésion ne suffit pas pour autoriser à dire qu'il en est l'agent ; semblable affirmation ne peut être permise qu'après reproduction expérimentale d'une altération identique, *par inoculation des cultures pures* du protophyte.

Ces inoculations se font surtout chez les lapins, cobayes, oiseaux, et le plus souvent, dans les veines, le péritoine ou sous la peau. (Il est nécessaire de filtrer préalablement les cultures, pour les, débarrasser des gros paquets mycéliens qui, injectés dans le s ang risqueraient de provoquer des embolies.) D'autre part, là lésion une fois reproduite doit pouvoir donner une *rétro-culture* du même parasite.

Origine saprophytique des mycoses. — Nous avons vu qu'en vie parasitaire la plupart des champignons ne peuvent acquérir qu'un développement incomplet : plusieurs restent à l'état végétatif, *sans produire d'organes reproducteurs*.

La découverte de ce fait entraine deux déductions : 1° tout d'abord, il démontre que le parasitisme n'est pas leur seul mode de vie ; sans quoi, ne possédant jamais d'éléments reproducteurs, ces espèces auraient forcément disparu au bout d'une génération ; or elles ont persisté : c'est donc qu'elles existent encore sous une autre forme, qui, elle, s'accompagne de reproduction.

2° *Les mycoses n'ont pas toujours une origine contagieuse*, parce que d'abord les lésions sont souvent dépourvues de spores — il n'y a donc pas de transmission possible — et parce qu'ensuite, on en voit parfois apparaître spontanément, dans un milieu privé de malade préexistant, de sorte que, là encore, l'origine contagieuse est insoutenable.

Ces faits de l'absence d'éléments reproducteurs, de la disparition forcée, de la contagion impossible, impliquent l'existence d'un autre mode de végétation que le parasitisme : ainsi est née l'hypothèse de **l'origine saprophytique des mycoses**, d'après laquelle la plupart des champignons parasites vivraient normalement en liberté dans le milieu extérieur, en saprophytes, *en moisissures*, sur des matières organiques mortes, où elles produiraient abondamment les éléments reproducteurs qui leur sont propres. Puis, si une des spores ainsi formées vient à être transportée (par le vent, les insectes ou les aliments), sur un organisme vivant, si, d'autre part, elle y trouve des conditions suffisantes d'humidité, de température et de nutritivité, elle germe, donnant un mycélium qui pousse tant bien que mal, en *parasite accidentel*, et qui finit par déterminer une lésion.

Dans ces conditions, les champignons pathogènes seraient normalement saprophytes, et *accidentellement* seulement parasites ;

les mycoses auraient une origine double : quelquefois contagieuse, mais plus souvent saprophytique. De fait, et contrairement à ce qui se passe chez la plupart des parasites animaux, il ne semble pas qu'il y ait dans ce groupe beaucoup de parasites *obligés*, *nécessaires*, adaptés de façon exclusive à la vie parasitaire ; la plupart des espèces sont encore aisément cultivables en milieu artificiel, dès la première génération, et font ainsi facilement retour à la vie libre, preuve qu'il s'agit de parasites facultatifs.

Telle est l'hypothèse de l'origine saprophytique des mycoses, déjà confirmée pour l'actinomycose et l'aspergillose, qui en sont les illustrations classiques ; leurs parasites existent fréquemment sur diverses matières organiques végétales mortes (fourrage, paille, grains), manipulées chaque jour par les ouvriers agricoles, et c'est ce qui explique pourquoi ces derniers sont plus souvent contaminés.

Classification.

Les champignons parasites des animaux domestiques appartiennent à trois groupes, ainsi différenciés :

Repro- \ Par œufs et par spores.......... *Oomycètes.*
duction) Par spores \ des asques........ *Ascomycètes.*
         (seulement) pas d'asques ..... *Hyphomycètes.*

OOMYCÈTES[1]

Champignons filamenteux, à structure continue, et qui se reproduisent à la fois par spores et par œufs.

Deux familles intéressantes :

Œufs isogames, sporangiospores immo-
    biles .... *Mucoracées.*
Œufs hétérogames, sporangiospores mo-
    biles .... *Saprolégniacées.*

(1) = Phycomycètes.

MUCORACÉES

Type : *Mucor mucedo*, l'une des moisissures les plus communes parmi celles qui se développent sur les matières organiques en voie de décomposition (pain mouillé, excréments animaux, etc.).

Ce cryptogame se compose de filaments blanchâtres, continus, ramifiés et enchevêtrés, les uns aériens et rampants à la surface du substratum, les autres immergés dans sa couche superficielle.

La **reproduction** s'effectue suivant deux modes : asexué (par spores) et sexué (par œufs).

a) **Par spores.** — Lorsque le champignon est devenu adulte, il pro-

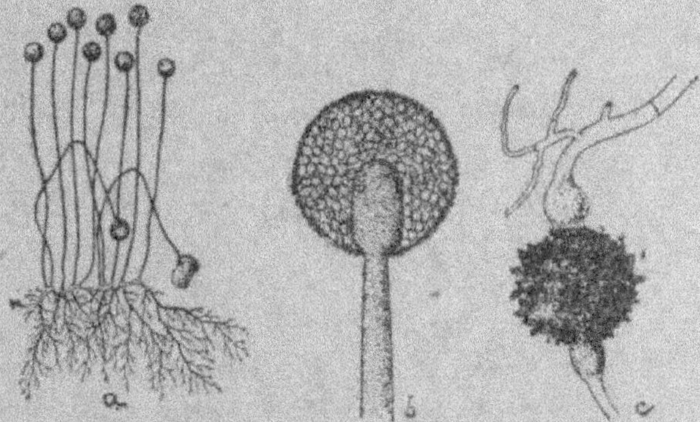

Fig. 269. — Mucor mucedo : *a*, touffe de sporanges ; *b*, sporange isolé ; *c*, œuf.

duit çà et là des filaments dressés longs de 3 à 4 centimètres et terminés par une boule (*sporange*), qui est séparée de son pédoncule par une cloison bombée vers l'intérieur (*columelle*).

Chaque sporange est rempli, à maturité, par plusieurs centaines de spores elliptiques, incolores et brillantes (*sporangiospores*), qui sont bientôt libérées par gélification de la membrane sporangiale ; celles qui ont la bonne fortune de tomber dans un milieu favorable germent, poussant un filament qui s'allonge peu à peu, se ramifie et reproduit en définitive un nouveau champignon.

b) **Par œufs.** — Deux filaments immergés voisins poussent chacun un prolongement qui marche à la rencontre du prolongement opposé, jusqu'à ce qu'il s'accole à lui bout à bout ; dans chacun d'eux apparaît alors une cloison subterminale, isolant deux éléments protoplasmiques mononucléés, deux cellules identiques, qui se fusionnent ensuite par résorption de la cloison mitoyenne.

L'œuf isogame qui résulte de cette fécondation se détache, puis il subit quelques divisions, formant un *embryon* qui, peu après, s'enkyste dans une enveloppe cellulosique et tombe en vie latente. Mais le jour où cet embryon sera placé dans un milieu convenable, il retournera à la vie active, germera comme une graine, produisant un filament mycélien de plus en plus long, de plus en plus ramifié, identique en somme à l'individu qui lui a donné naissance.

Comme on le voit, deux modes de reproduction sont possibles : par sporangiospores et par œufs ; mais ces deux modes ne font pas double emploi, car ils répondent à des buts différents :

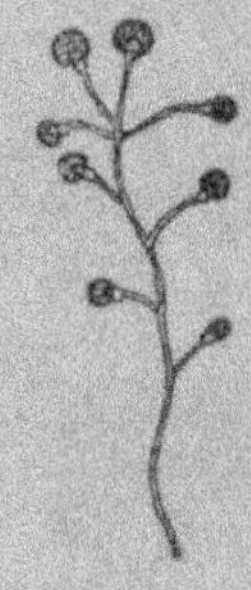

Fig. 270.
Mucor corymbifer
(Marotel).

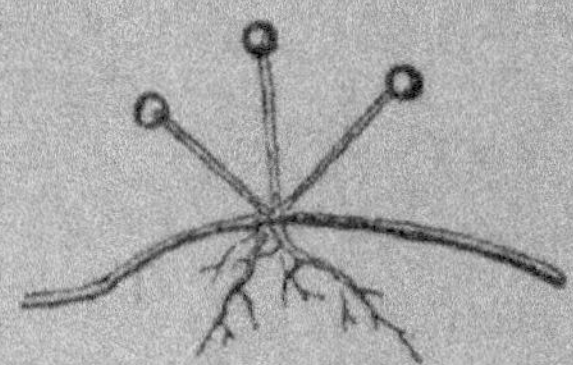

Fig. 271.
Rhizopus (Marotel).

l'œuf, protégé par son kyste, est pour l'espèce un organe de *conservation*, capable de résister aux causes de destruction du milieu extérieur; tandis que les spores, plus fragiles mais plus nombreuses, sont des organes de *pullulation*, de dissémination.

Classification. — La plupart des Mucoracées sont libres, saprophytes, et constituent des moisissures ; trois seulement ont été exceptionnellement observées en parasites, chez l'homme et les animaux.

Elles appartiennent aux genres *Mucor* et *Rhizopus*, celui-ci différant de celui-là par la présence de stolons rampants implantés çà et là dans le substratum, pour y donner des bouquets de rhizoïdes.

1° **Mucor corymbifer** (sporangiophores de 5 centimètres, ramifiés en grappes corymbiformes, et renflés en entonnoir sous chaque sporange) ; observé plusieurs fois dans des *mycoses digestives, respiratoires et auriculaires.*

2º **Mucor pusillus** (pédoncules sporangifères de 1 millimètre, bi ou trifurqués); rencontré dans des otomycoses.

3º **Rhizopus parasiticus** (pédoncules sporangifères de 1-2 centimètres, ramifiés en grappes corymbiformes) ; recueilli dans des *pneumomycoses.*

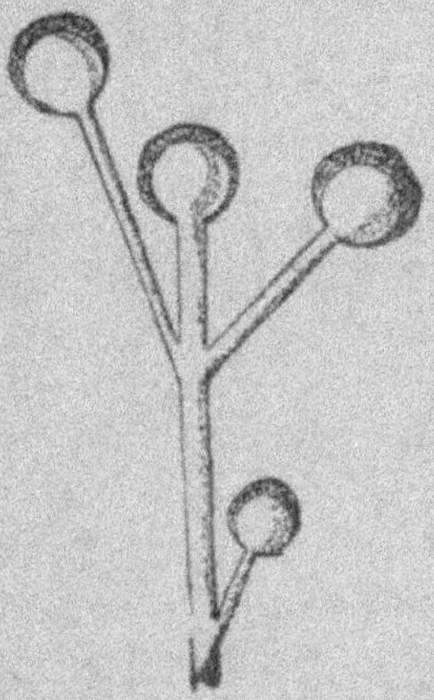

Une dizaine d'autres espèces, prétendues parasites, ont été signalées chez l'homme et les animaux domestiques, mais elles sont sujettes à réserve pour deux motifs : ou bien leur pouvoir pathogène n'a pas été établi, et il s'agissait probablement de saprophytes développés *après la mort, en moisissures,* sur des cadavres autopsiés tardivement; ou bien encore, c'était vraiment des parasites, mais leur spécificité est douteuse, car elles paraissent n'être que des variétés d'une des trois espèces précédentes.

Fig. 272. — Rhizopus parasiticus (Lucet et Costantin).

Ces champignons sont : *Mucor mucedo* et *Mucor racemosus* (appareil respiratoire des oiseaux et du mouton) ; *M. spinosus* (sinusite équine) ; *Rhizopus nigricans* (œufs de poules) ; *R. equinus* (dermatite équine et mycose généralisée porcine) ; *Mortierella parasitica* (appareil respiratoire du chat) ; *Mucor ramosus* (mucus nasal des chevaux et mycose généralisée porcine, (1) ; *M. Regnieri* et *M. Truchisi* (pellicules épidermiques du cheval) : ces trois derniers sont trois variétés de *Mucor corymbifer* ; *Rhizopus septatus* identique à *R. parasiticus.*

Saprolégniacées. — **Saprolegnia ferax :** sporanges cylindroïdes placées à l'extrémité de filaments mycéliens âgés, et

(1) Les porcs atteints présentaient de grosses tumeurs abdominales (à tissu rougeâtre, dense à la périphérie, ramolli au centre, riche en mycélium) et de nombreux tuberculo-nodules métastatiques des viscères.

contenant une infinité de spores biciliées et mobiles. Parasite de la peau des poissons débiles, ce champignon la recouvre d'une *mousse* floconneuse et blanchâtre, d'où une maladie parfois mortelle, la *saprolégniose*.

ASCOMYCÈTES

Champignons ordinairement filamenteux et cloisonnés, dont la reproduction, uniquement asexuée, se fait par conidies et par ascospores.

Toutefois, les deux sortes de spores correspondent à des conditions de végétation différentes, d'où il résulte qu'elles ne se constituent pas en même temps, et que, suivant le milieu, ces cryptogames se présentent sous l'une ou l'autre des *deux formes, ascosporée ou conidienne* ; c'est ainsi que dans les tissus, ils n'existent jamais que sous la forme conidienne, parfois même sous la forme purement végétative, sans spores.

Classification. — *Trois familles* :

Asques groupés en amas entourés d'une enveloppe (*périthèce*), qui est :
  - filamenteuse ... *Gymnoascées*.
  - membraneuse... *Aspergillacées*.

Asques solitaires .... *Saccharomycétacées*.

GYMNOASCÉES

Ascomycètes à périthèces formés de filaments mycéliens enchevêtrés, ne constituant qu'une enveloppe incomplète autour des asques, de sorte que ceux-ci sont *à demi nus*.

Toutes les espéces qui, ayant des asques connus, appar-

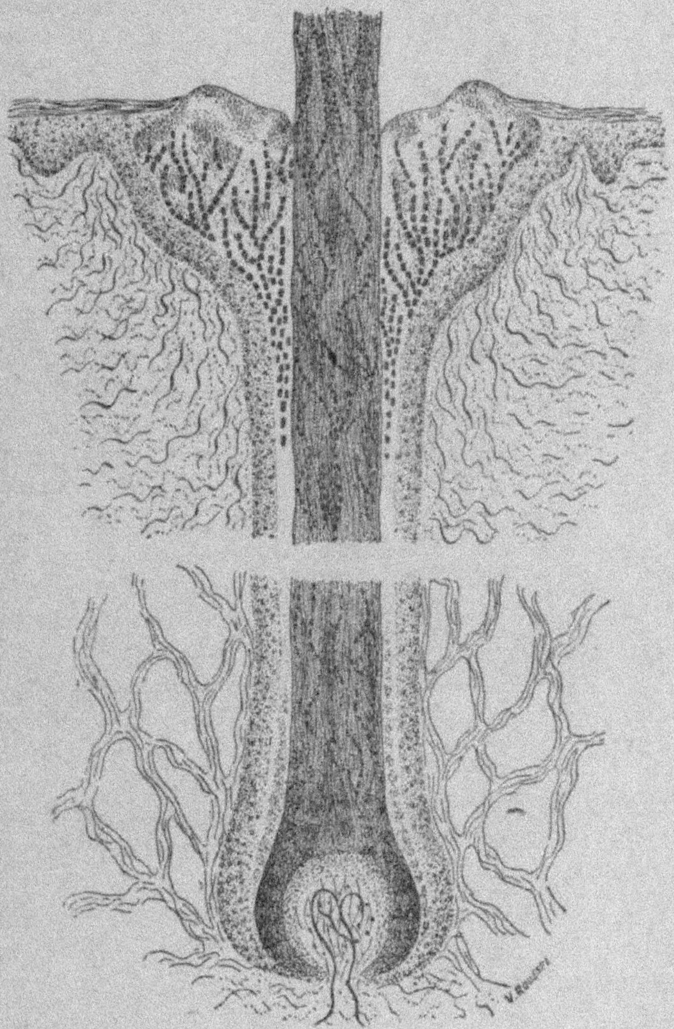

Fig. 273. — Follicule pileux envahi par une Trichophytée (Achorion) ; Guiart.

tiennent indiscutablement à cette famille, mènent une vie

libre, saprophytique (Gymnoascus, Ctenomyces, etc.) : aucune n'est parasite ; mais on en rapproche deux groupes de champignons pathogènes : les *Trichophytées* et les *Actinomyces*.

TRICHOPHYTÉES

Sous ce nom, on réunit une vingtaine d'espèces qui, surtout parasites des poils et de leurs follicules, produisent toutes une dermatomycose appelée *teigne, herpès, dartre*.

Morphologie. — Dans la lésion, le végétal est généralement constitué par des filaments mycéliens épais de 2 à 3 μ, cloisonnés et ramifiés, logés dans les racines pileuses, mais donnant des branches qui s'en échappent pour venir ramper à leur surface, où elles se terminent par un

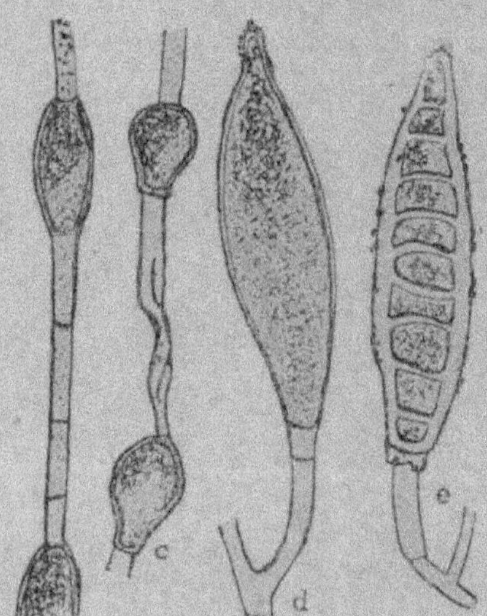

Fig. 274. — Chlamydospores intercalaires et fuseaux (Bodin et Almy).

chapelet de spores subglobuleuses et réfringentes ; or celles-ci finissent souvent par être si abondantes qu'elles se touchent, formant une gaine péripilaire continue, qui masque les hyphes internes (1).

(1) Ces spores se forment ainsi : les cloisons des filaments se rapprochent de plus en plus vers l'extrémité, de sorte qu'elles arrivent à former des cellules cubiques ; celles-ci arrondissent alors leurs angles, deviennent subglobuleuses, et constituent une chaîne de spores qui se détachent une à une.

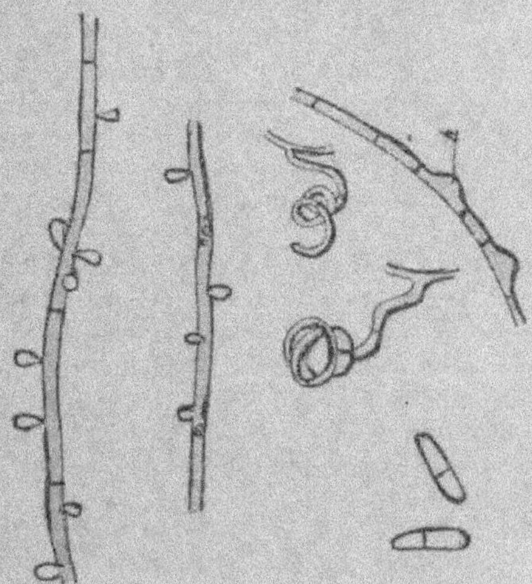

Fig. 275. — Coccidies latérales, tortillons spiralés, chlamydospores.

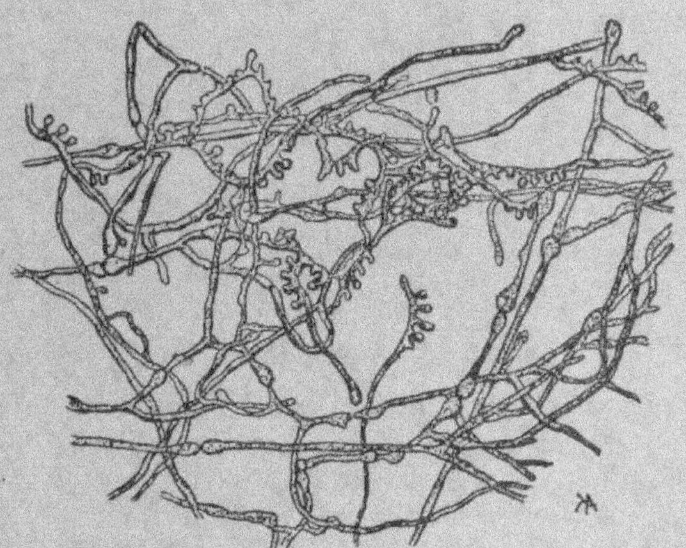

Fig. 276. — Organes pectinés (Gedoelst).

Cet aspect est évidemment insuffisant pour établir les affinités botaniques de ces champignons, étant donné qu'il n'existe aucun organe caractéristique (œuf, sporange, baside, asque) ; c'est pourquoi, pendant longtemps, on en a fait des Hyphomycètes.

Mais un jour, on a appris à les cultiver purement, selon la méthode pasteurienne, et alors, en vie libre, saprophytique, ces végétaux ont montré des organes nouveaux, qui ont permis de les rapprocher des gymnoascées.

Ces cultures se font à 25-33°, par ensemencement parcellaire de poils parasités, sur pomme de terre ou mieux sur gélose Sabouraud. Elles forment des taches circulaires, larges de 2 à 3 centimètres, constituées par des filaments cloisonnés, ramifiés à angles droits, et chargés de spores de trois types : unicellulaires et latérales (conidies), unicellulaires et intercalaires (chlamydospores), pluricellulaires (fuseaux) ; l'abondance relative de ces différents modèles varie suivant le genre auquel on a affaire. Mais outre ces éléments reproducteurs, les cultures montrent encore d'autres formations dénommées *organes pectinés, tortillons spiralés, crosses ramifiées, buissons conidiens, faux périthèces*. Or ces organes existent aussi chez un autre champignon, le *Ctenomyces serratus*, qui lui est une gymnoascée indiscutable, car il possède des périthèces filamenteux ; on a été ainsi conduit à penser qu'il en était de même pour les autres.

La preuve évidente, décisive, de cette parenté a été fournie par la découverte d'un nouveau champignon : *Eidamella spinosa* ; ce parasite retiré d'une teigne ressemble aux autres trichophytées, sauf qu'en plus et seul parmi tous, il donne en culture des périthèces : or, ces derniers sont conformes à ceux des gymnoascées.

Les agents des teignes sont donc des gymnoascées libres, saprophytes, qui se sont *adaptées à la vie parasitaire*, et qui, par suite de ce changement d'existence, ont dégénéré au point d'avoir perdu, à un degré plus ou moins accusé, la faculté de produire les organes supérieurs de reproduction, c'est-à-dire les asques, pour ne plus conserver que les formes inférieures de fructification : chlamydospores et conidies.

Classification. — *Quatre genres principaux* :

1° **G. Microsporon :** spores petites (2 μ), et si nombreuses qu'elles sont non seulement contiguës, mais encore fortement serrées les unes contre les autres, ce qui les rend polygonales par compression réciproque, et leur fait dessiner une mosaïque engainant la racine du poil ; aussi a-t-on

pu comparer celle-ci à une baguette de verre enduite de
colle et roulée dans le sable.

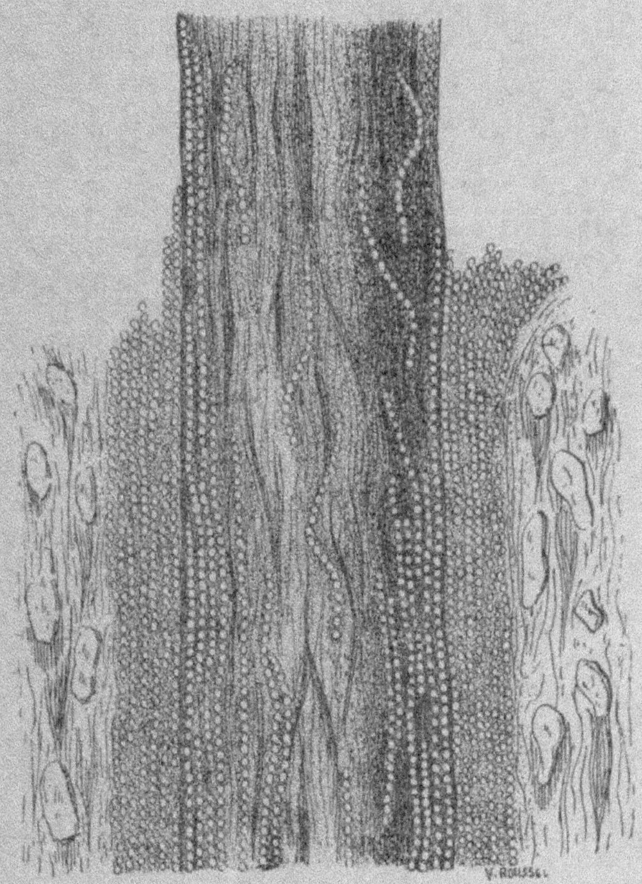

Fig. 277. — Poil à Trichophyton (Sabouraud).

2º **G. Trichophyton** : spores volumineuses (3 à 6 μ),
égales entre elles, et manifestement disposées en chapelets,
simples ou tout au plus bifurqués.

3° **G. Achorion :** spores encore volumineuses, mais inégales (2 à 6 µ), et groupées en chapelets tri ou quadrifur-
qués dénommés *tarses faviques*, parce que leur dessin rappelle celui d'un tarse avec ses doigts.

4° **G. Lophophyton :** champignon réduit à des filaments mycéliens, *sans spores* ; mais ces filaments se morcellent en fragments de trois ou quatre cellules chaque, dont certaines épaississent leurs parois pour s'enkyster et constituer des organes de résistance, de conservation, remplaçant évi-

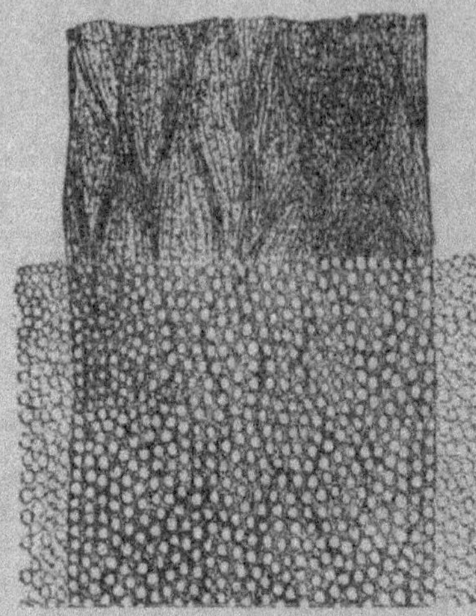

Fig. 278. — Poil à Microsporon (Sabouraud).

demment les spores absentes.

Principales espèces. — Chaque genre comprend plusieurs espèces, pour la plupart identiques l'une à l'autre morphologiquement, et dont la séparation repose surtout sur des *différences d'aspect* (pou-

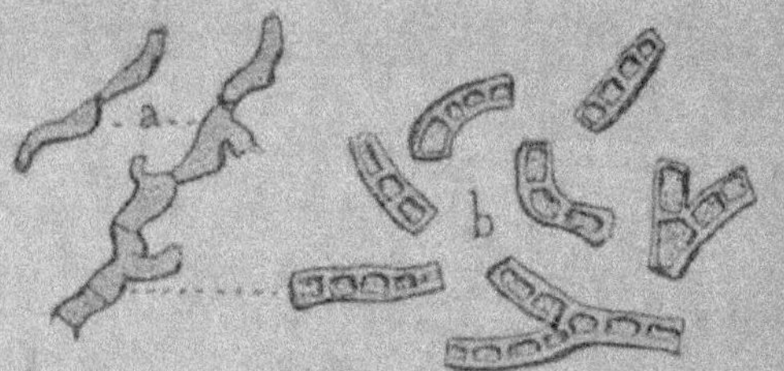

Fig. 279. — Lophophyton : *a)* cellules ordinaires ; *b)* cellules enkystées (Matruchot et Dassonville).

dreux, laineux), *et de couleur* (blanche, rose, brune ou grise) *des cultures*.

Toutefois, il faut éviter les causes d'erreur, tenant à ce que certaines de ces variations sont dues, non à des questions d'espèces, mais de milieu et d'âge des ensemencements. Il est effectivement établi que l'aspect d'un même champignon varie avec le substratum sur lequel il a poussé, au point de faire quelquefois croire à autant d'espèces qu'il y a eu de milieux employés ; il est donc nécessaire de prendre un même milieu, dit *d'épreuve*, quand on veut comparer entre eux divers parasites.

L'aspect des cultures change aussi *avec l'âge*, une culture primitivement blanche et poudreuse devenant, par exemple, au bout d'un mois, jaune et duveteuse.

Ces changements (dus à un phénomène dénommé *polymorphisme*), ont eux aussi fait croire à des espèces distinctes, toutes les fois qu'on n'avait pas pu suivre leur enchaînement. Mais il est possible de les éviter en cultivant sur un milieu dit de *conservation*, non sucré, et simplement peptonisé à 3-4 p. 100 : le végétal pousse moins bien que sur gélose pepto-maltosée, mais il conserve indéfiniment son apparence, de sorte que les cultures restent toujours comparables entre elles.

Or l'usage des milieux *d'épreuve et de conservation* montre qu'il existe réellement des différences entre les cultures des diverses trichophytées ; comme elles ne peuvent plus être attribuées à des causes d'erreur, elles sont incontestablement la preuve qu'il y a des espèces distinctes.

A. — Genre Microsporon. — *Deux espèces principales*. **M. equinum** (culture blanche et presque glabre) : fréquente chez le cheval ; **M. lanosum** (culture blanche et laineuse) : commun chez les carnivores.

Autres espèces. — *M. felineum*, du chat ; *M. Audouini*, de l'homme ; etc..

B. — Genre Trichophyton. — *Deux groupes*, dits *endothrix* ou *ectothrix*, suivant que les spores sont confinées à l'intérieur du poil, ou au contraire presque toutes placées (comme celles des microsporons), autour de sa racine.

Les formes endothrix n'attaquent que le poil : elles le rendent fragile, cassant un peu au-dessus de la peau, et produisent ainsi des tonsures ; au contraire, les formes ectothrix atteignent aussi le follicule pileux, qu'elles enflamment : il en résulte une *folliculite*, entraînant non plus la cassure, mais la chute, l'expulsion du poil tout entier, racine comprise ; ces champignons provoquent donc des dépilations absolument glabres : *au lieu d'être tonsurants*, ils sont dépilants.

Tous les Trichophytons des animaux sont ectothrix (1). Ils constituent *six espèces principales*, différenciées en deux groupes, suivant que les spores mesurent 4 à 6 μ (*T. mégaspores*), ou seulement 3 à 4 μ (*T. microspores*).

a) **Trichophytons microspores.** — 1° **T. mentagrophytes :** culture blanche et plâtreuse (c'est le plus fréquent chez nos grands mammifères) ; 2° **T. felineum :** culture blanche et neigeuse (carnivores).

b) **T. mégaspores.** — 1° *à culture blanche* : **T. equinum :** duveteux (cheval) ; *T. caninum* (chien) ; 2° *à culture brune* : *T. verrucosum* (cheval, bœuf) ; 3° *à culture grise* : *T. erioton* (cheval) ; 4° *à culture rose* : *T. rosaceum* (de l'homme, mais d'origine animale certaine, à rechercher).

Espèces douteuses. — *T. granulosum*, du cheval (= mentagrophytes) ; *T. depilans*, du veau (= verrucosum encore jeune et simplement jaune) ; *T. megnini* (= rosaceum), de l'homme (et non de la poule, où il a été cité par erreur).

C. — **Genre Achorion**. — Espèce principale : **A. Quinckeanum :** *teigne faveuse* ou *favus* de la souris, transmissible au chat et au chien (surtout ratier), puis par ceux-ci à l'homme ; *A. Schönleini* (favus de l'homme).

D. — **Genre Lophophyton**. — Une seule espèce : **L. gallinæ**, qui cause chez les gallinacés (spécialement chez la poule), une *lophophytose* bénigne, mais fréquente ; (les cultures du parasite en milieu sucré ont une belle cou-

(1) Les Trichophytons endothrix sont spéciaux à l'homme : ils produisent sur le cuir chevelu et la barbe, des *tondantes à grosses spores*, et sur la peau glabre, *l'herpès circiné*. Les plus importants sont : a) *Cultures blanches* : 1° *T. tonsurans* (cultures excavées en cratères) ; 2° *T. sabouraudi* (cultures acuminées en cône) ; b) *Cultures violacées* : *T. violaceum* (rare), etc..

leur rouge, prêtant à confusion avec celle du *Trich. rosaceum*).

Autres formes. — Outre les quatre genres précités, le groupe des trichophytées comporte encore *deux genres accessoires*. C'est d'abord le genre **Eidamella**, caractérisé par la formation de périthèces dans les cultures ; il ne renferme qu'une espèce : *E. spinosa*, rencontré une seule fois dans une teigne canine : puis vient le genre **Oospora**, avec une espèce encore : *O. canina*, du chien ; elle se rapproche des trichophytons par ses spores en chapelets simples, mais elle ressemble aussi aux achorions, par ses croûtes en godets : il ne s'agit donc, à vrai dire, ni d'un achorion, ni d'un trichophyton ; c'est pourquoi on en a fait un genre spécial : *Oospora*. Ce parasite, d'ailleurs exceptionnel, provoque un *favus du chien* (comme Achorion quinckeanum).

Epidermophyton et Endodermophyton : champignons voisins des trichophytons, mais restant localisés à l'épiderme, sans envahir les poils ; tous sont humains.

Epid. cruris (eczéma marginé inguinal) ; *Endod. concentricum* (*tokelau* asiatique et océanien), etc..

TEIGNE

Symptômes. — Ils varient un peu avec le genre de parasite causal.

I. — **Dans la trichophytose,** la maladie se manifeste au début par l'apparition de *touffes de poils hérissés*, larges de 5-10 millimètres, englobées à la base par une croûtelle ; quelques jours plus tard, sous l'influence des tractions résultant du pansage et des frottements, la touffe s'arrache, entraînant avec elle la croûtelle qui l'agglutinait, et laissant à sa place une *dépilation complète, circulaire, nettement délimitée*, à surface suintante, formée par le corps muqueux enflammé et mis à nu.

Cette dépilation s'étend lentement par la périphérie, car la contagion gagne de proche en proche (le champignon passant de follicule en follicule), si bien que les plaques finissent par acquérir 3, 4, 5 centimètres de diamètre. Mais en même temps qu'elles s'accroissent, elles se recouvrent de *croûtes* qui, formées par l'exsudat desséché, varient sui-

vant la virulence du parasite et l'acuité de l'inflammation ;
tantôt elles sont grisâtres, épaisses de 2 à 3 millimètres,
avec peau sous-jacente tuméfiée : c'est lorsque les trichophytons sont si virulents qu'ils déterminent une inflam-
mation aiguë, voire même suppurée, des follicules, qui sont alors transformés en vésico-pustules ; tantôt au contraire, les dépilations sont à peine recouvertes de quelques pellicules squameuses, blanchâtres, farineuses, épaisses de moins d'un millimètre : c'est quand il s'agit de parasites peu actifs, ayant causé des folliculites légères.

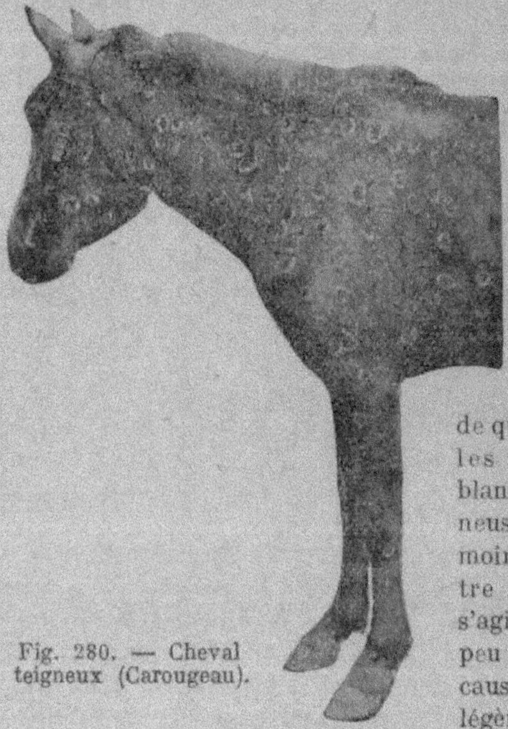

Fig. 280. — Cheval teigneux (Carougeau).

A partir de ce moment, la plaque cesse de s'étendre (par
mort de la plante qui, arrivée au terme de sa croissance,
ne sporule plus) ; puis elle guérit spontanément. L'évolution totale de la lésion dure vingt à trente jours, et elle comporte donc trois stades successifs : 1° touffe hérissée large de
5 à 10 millimètres ; 2° dépilation nue d'un centimètre ;
3° dépilation plus ou moins croûteuse, circulaire et nettement délimitée, large de 2 à 4 centimètres.

Mais en même temps qu'une tache subit cette évolu-

tion, d'autres apparaissent souvent ailleurs, par dispersion des poils malades et des spores. Toutefois ces multi-
plications sont beaucoup plus lentes que dans la gale; si

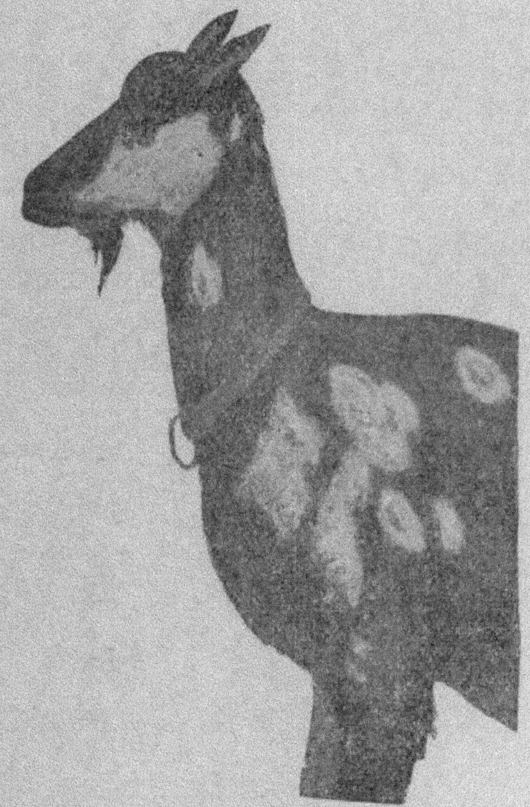

Fig. 281. — Teigne ancienne et fortement croûteuse (Cadéac).

bien qu'habituellement, au bout de deux mois, le corps
montre tout au plus dix à vingt plaques (surtout situées
sur les faces dorsale et latérales) ; quant à la généralisation, elle est exceptionnelle.

Fait important, le prurit est à peu près nul ; c'est la raison pour laquelle les croûtes teigneuses restent claires, au lieu d'être foncées comme les galeuses ; les grattages ne sont pas assez énergiques pour aller jusqu'au sang.

II. — **Dans la microsporose,** les symptômes sont les mêmes, sauf que les productions épidermiques sont presque toujours peu abondantes (quelques pel-

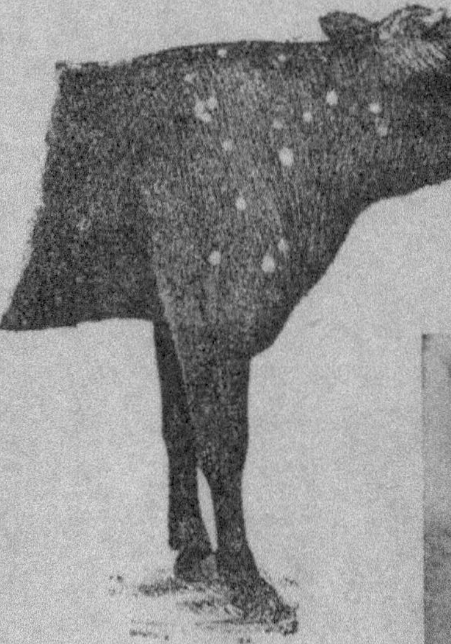

Fig. 282. — Teigne du veau (Moussu).

licules blanchâtres, farineuses), parfois même nulles, et que souvent les poils sont cassés à 1 millimètre au-dessus de la surface cutanée, la racine restant dans le follicule : les plaques représentent donc des *tonsures*, plutôt que des *dépilations* complètes. La maladie apparaît surtout chez les jeunes (poulains, chiots, enfants).

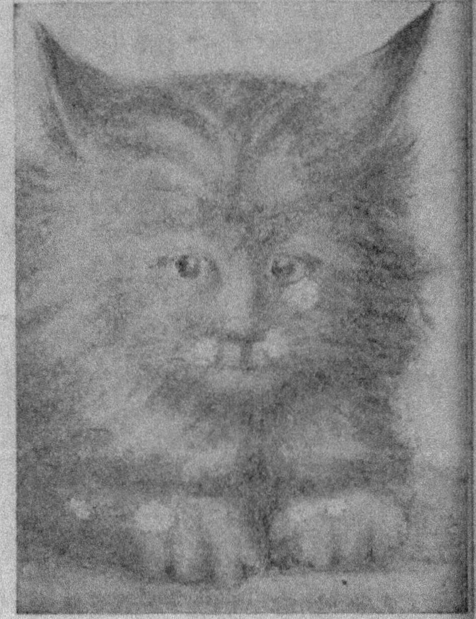

Fig. 283. — Favus du chat (Cadéac).

III. — **Dans l'achoriose,** chaque dépilation est recouverte d'une croûte énorme (5 à 10 millimètres de large sur
2 à 3 d'épaisseur), gris jaunâtre, excavée en godet.

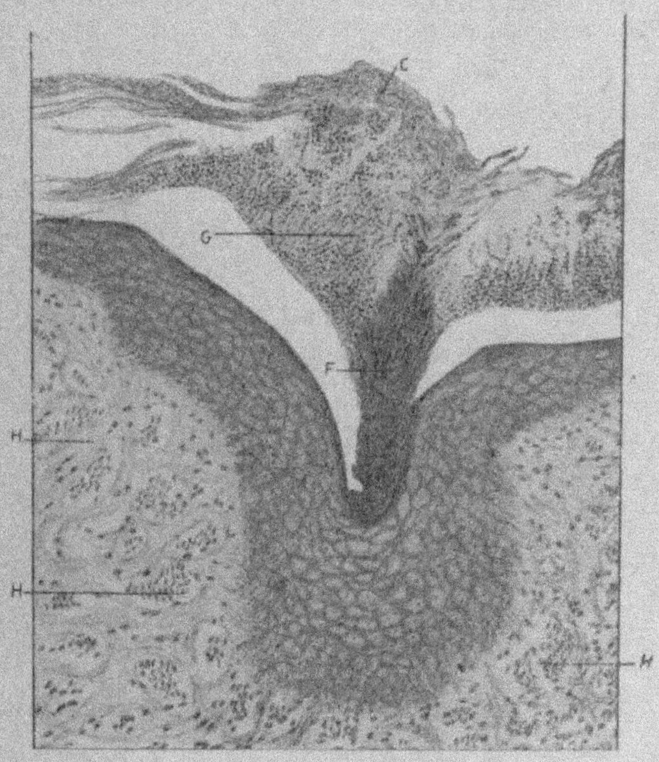

Fig. 284. — Coupe d'un godet favique : G, croûte ;
C, spores du champignon ; F, partie enfoncée
dans le follicule parasité ; H, peau.

IV. — **Dans la lophophytose,** on observe encore des
godets analogues à ceux du favus, mais ils sont blanchâtres et crayeux ; comme, d'autre part, cette mycose débute

fréquemment par la crête, les éleveurs l'appellent **favus de la crête** (*crête blanche*, etc.).

Lésions. — Etant parasites des racines pileuses et de leurs follicules, les trichophytées provoquent surtout des *folliculites*, ce qui explique la chute des poils, moins soli-

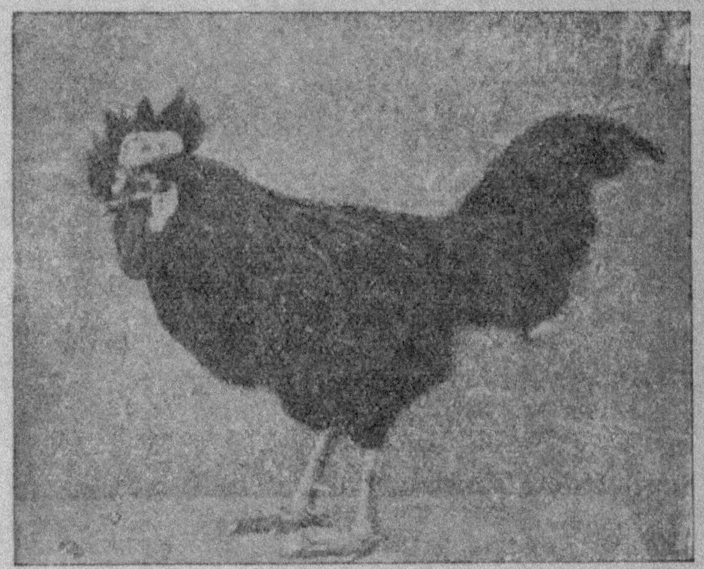

Fig. 285. — Coq atteint de favus (Sabouraud, Suis et Suffran).

dement implantés ; mais en outre, le végétal finit par débor-der un peu sur l'épiderme environnant, de sorte qu'il sur-vient aussi une légère *épidermite*, se traduisant par des pelli-cules.

Diagnostic. — 1° **Clinique.** — Il est basé sur l'exis-tence de dépilations subcirculaires, nettement délimitées, larges de 10 à 30 millimètres, généralement complètes,

claires, peu croûteuses, peu prurigineuses et peu nombreuses ; l'extirpation des poils malades montre, à l'œil nu,
que leur racine est blanche, parce qu'entourée d'une gaine
de spores brillantes.

2º **Microscopique.** — Pour le pratiquer, il faut arracher

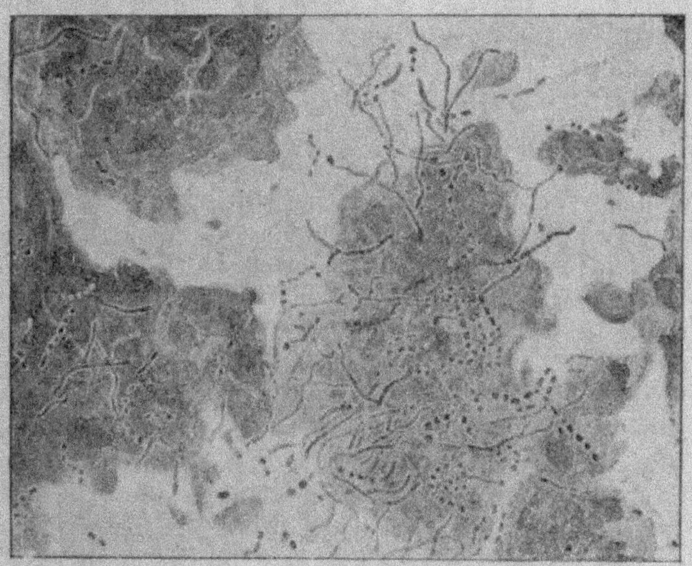

Fig. 286. — Squames épidermiques teigneuses (Suis et Suffran).

à la pince quelques poils d'une plaque (1), les déposer sur
une lame, dans une goutte de potasse à 30 p. 100, recouvrir d'une lamelle, chauffer jusqu'à dégagement de vapeur,
et écraser légèrement. On aperçoit alors, avec un grossissement et un éclairage *moyens*, les racines pileuses enve-
loppées par un manchon de spores réfringentes ; quelques
hyphes se voient aussi dans les squames épidermiques.

(1) Les poils du centre (quand il en reste), ou ceux d'une touffe
encore englobée dans sa croûtelle, sont les plus sûrs ; à défaut, choi-
sir à la circonférence.

Toutefois, le microscope ne permet guère qu'un diagnostic générique, la détermination de l'espèce ne pouvant être fournie que par des cultures.

Diagnostic différentiel. — La teigne doit d'abord être distinguée des autres dépilations arrondies : *gale démodécique circinée* (très ressemblante), *gales sarcoptique* et *dermanyssique* ; puis de l'herpès gourmeux, de l'eczéma sec, du psoriasis, de l'alopécie ; quant aux folliculites suppurées, elles peuvent être confondues avec les pustules dues à l'acné, aux Démodex, à la nécrobacillose. La forme circulaire des lésions, la minceur et la couleur claire des croûtes, l'absence de prurit, constituent des renseignements importants ; mais la plupart de ces différenciations ne peuvent être faites à coup sûr qu'au microscope.

Pronostic *bénin*, parce que la teigne guérit spontanément, ne fait presque pas souffrir ni dépérir, et parce qu'elle n'est à peu près jamais mortelle (1). Toutefois, ce n'est pas une affection négligeable, car elle est *très contagieuse*, non seulement entre animaux de même espèce, mais aussi d'espèces différentes, voire même pour l'homme : une spore ou un poil malade, transportés (par le vent, le pansage ou les insectes) sur un individu sain, au niveau d'une érosion cutanée humide, peuvent suffire pour causer l'herpès. On assiste ainsi couramment, surtout en été et chez le cheval, le bœuf, le chien, la poule, à l'éclosion d'épizooties, qui envahissent tout un effectif, un régiment, un village.

Traitement. — Trois mesures :

1° *Proscrire le pansage et la tonte générale*, qui disperseraient les spores sur toute la surface cutanée, et étendraient la contagion comme à plaisir ;

2° *Chaque jour, mettre à nu les follicules parasités* :
a) en arrachant les touffes hérissées, une à une, à mesure

(1) La mort ne survient que dans les cas, très exceptionnels, de en éralisation complète et non soignée.

qu'elles apparaissent ; *b*) en coupant les poils autour de chaque dépilation, sur une largeur de 1 centimètre, pour découvrir les follicules périphériques récemment envahis et pour faciliter la pénétration des médicaments ; *c*) en enlevant les croûtes de chaque plaque, par raclage (après ramollissement préalable à l'aide d'huile, glycérine ou savon vert). Tous les produits ainsi obtenus (touffes, poils, croûtes), seront enfermés soigneusement dans une enveloppe de lettre, puis brûlés quand la récolte est terminée.

3° *Badigeonner chaque lésion*, ainsi dénudée, une fois par jour, avec l'un des parasiticides suivants : teinture d'iode au dixième (dans l'alcool à 80°) ; teinture d'iode chloralée-phéniquée (teinture d'iode 10, acide phénique, 1, chloral 1, alcool à 80° : 100) ; pétrole ; huile de cade (seule ou en pommade avec de l'oxyde jaune) ; sulfate de cuivre ou de fer à 5 p. 100 ; vaseline formolée (bonne pour les oiseaux), formol à 5 °/₀ (excellent).

La guérison, généralement obtenue en une semaine, s'annonce par la repousse des poils (chez l'homme, rayons X).

Prophylaxie. — Identique à celle des gales, elle comporte notamment l'*isolement* des malades, et la *désinfection* de tout ce qu'ils ont pu contaminer (locaux, objets de pansage, harnais, etc.) ; ne pas oublier que les teignes animales étant contagieuses pour l'homme, les personnes chargées de soigner les herpétiques devront prendre des précautions : un savonnage crésylé ou formolé des mains est nécessaire après chaque pansement.

Nota. — Une *origine saprophytique* des dartres semble possible, car on a signalé quelques apparitions de ces dermatoses en l'absence de malade préexistant ; toutefois, il est certain qu'elles procèdent le plus souvent d'une contagion.

ACTINOMYCES (1)

Champignons caractérisés par leur aspect en culture et dans les lésions.

a) En culture, ils se présentent sous forme de filaments *très fins* (un µ), à structure continue, ramifiés par dichotomies successives et terminés par des chapelets de spores punctiformes ; en réalité, il existe des cloisons peu visibles, qui sectionnent le mycélium en cellules d'ailleurs fort inégales et facilement dissociables : c'est pourquoi il se fragmente rapidement en morceaux qui ressemblent, suivant leur longueur, à des bacilles ou à des microcoques.

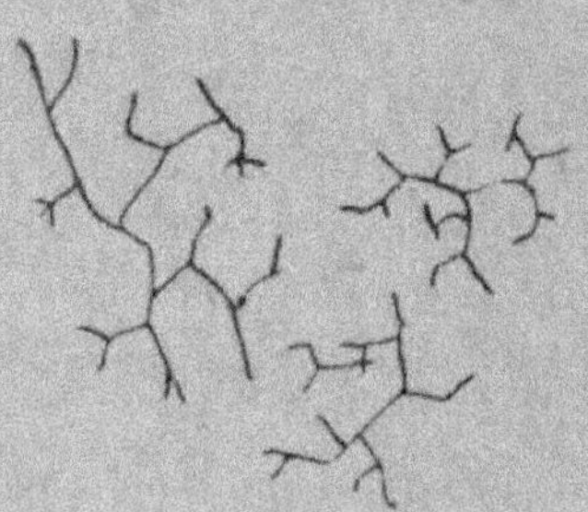

Fig. 287. — Actinomyces en culture (les chapelets de spores ne sont pas encore formés).

b) Dans la lésion, les Actinomyces sont complètement différents. Ils s'adaptent si péniblement à la vie parasitaire qu'ils poussent mal dans les tissus et que non seulement ils y restent à l'état végétatif, sans jamais produire de spores, mais encore que leurs filaments ne s'accroissent pas : ils restent courts, chétifs, rabougris, avortés, formant des touffes contractées, *semblables à des grains* épais de 100 à 1.000 µ (2).

(1) = Discomyces, Streptothrix, Nocardia, Microsiphonées, etc..
(2) *Place dans la classification*. — L'absence de tout organe caractéristique (œuf, asque, sporange) a fait longtemps classer les actinomyces parmi les Hyphomycètes ; on les rapproche aujourd'hui des Trichophytées pour deux motifs : 1° en milieu artificiel, l'un d'eux (*A. lingualis*) a donné des fuseaux et des tortillons spiralés ; 2° d'autre part, en culture, un microsporum du cheval s'est transformé en actinomyces : ceux-ci peuvent donc se métamorphoser en ceux-là et réciproquement, preuve qu'il existe entre eux une étroite parenté.

Trois espèces principales :

I. — **A. bovis,** un des agents de l'*actinomycose*.

Dans la lésion, ce champignon est constitué par des grains blanc jaunâtres, comprenant deux zones concentriques, l'une centrale, faite de filaments enchevêtrés (1),

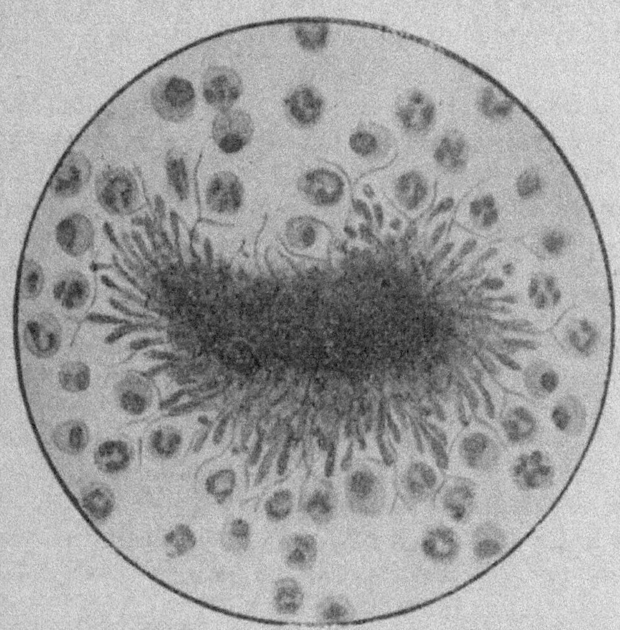

Fig. 288. — Un grain d'actinomyces dans le pus (Dopter).

l'autre périphérique, figurant une couronne de massues rayonnantes qui donnent aux grains vus en surface un aspect muriforme.

On avait d'abord pensé que ces massues représentaient les spores du végétal ; il n'en est rien, car ce sont simplement des produits d'altération, chacune d'elles n'étant autre chose que l'extrémité gonflée, gélifiée, d'un filament

(1) Colorables par le Gram.

central (1). Cette altération est du reste souvent suivie d'une autre : les touffes âgées subissent la *calcification*, ce qui leur donne la dureté et l'apparence de grains de sable ; mais une goutte d'acide suffit pour dissoudre la chaux et pour leur rendre la mollesse primitive.

Dans la lésion, le protophyte ne présente donc pas trace d'éléments reproducteurs ; mais en culture, il donne un actinomyces typique muni de conidies (2).

Rôle pathogène. — Ce parasite produit une maladie, l'**actinomycose**, fréquente chez le bœuf, rare chez le porc et l'homme, exceptionnelle chez les autres mammifères.

Les symptômes diffèrent suivant les sièges de l'affection, qui sont variables, mais dont les plus communs sont *les mâchoires et la langue.*

A. — **L'actinomycose maxillaire** débute par le gonflement progressif d'une mâchoire, plus souvent de l'inférieure que de la supérieure, plus souvent aussi au niveau des molaires que des incisives.

Il en résulte *une tumeur* dépassant souvent la grosseur du poing, et qui, d'abord uniformément dure et peu sensible, se ramollit en certains endroits ; ceux-ci correspondent à des abcès profonds qui finissent par s'ouvrir au dehors, donnant écoulement à un *pus granuleux* : chaque

(1) Ces renflements se produisent ainsi : les extrémités des filaments sont forcément en contact avec les tissus de l'hôte ; or, ceux-ci se défendent contre l'envahisseur, en secrétant des produits qui non seulement, empêchent l'allongement du mycélium, mais encore gélifient sa membrane d'enveloppe, qui gonfle peu à peu : ainsi se constitue à chaque extrémité filamenteuse un renflement progressif. Les preuves que cette interprétation est vraie sont au nombre de deux : 1° sur les préparations bien réussies, on voit quelquefois l'extrémité du filament se continuer jusque dans l'axe de la massue ; 2° les grains jeunes, qui n'ont pas encore eu le temps de dégénérer, sont uniquement filamenteux, dépourvus de renflements : ceux-ci n'apparaissent qu'à partir d'un certain âge.

(2) Ces cultures se font difficilement, à 37-40°, de préférence sur bouillon ou pomme de terre glycérinés, ou mieux sur sérum-glucose (avec bouillon ou agar).

grain représente une touffe mycélienne avortée, telle qu'elle
a été précédemment décrite. Mais étant envahis par les
parasites, qui sont autant de corps étrangers, d'épines
irritantes, ces abcès ne peuvent se cicatriser ; aussi se
transforment-ils en *fistules*, dont l'orifice cutané se met à
bourgeonner activement : l'ensemble des végétations ainsi
produites constitue finalement *une seconde tumeur*, externe

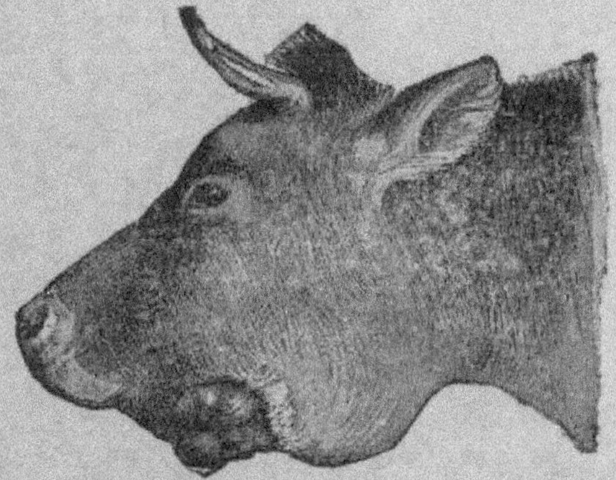

Fig. 289. — Actinomycose maxillaire (*Dictionnaire vétérinaire*).

et charnue, saillante à la surface de la peau, mais pédi-
culée, ressemblant en somme à un champignon, à un
chou-fleur.

C'est cet état de tuméfaction double, interne et externe,
qui était autrefois désignée sous les noms de *cancer des mâchoires* et *d'ostéosarcome maxillaire*. L'évolution de la
lésion, qui comporte par conséquent trois stades successifs
(tumeur fermée, tumeur fistuleuse, tumeur bourgeonnante), demande environ trois mois.

L'altération des mâchoires rend bientôt la mastication
impossible ; les dents tombent, les malades ne peuvent
plus se nourrir, ils maigrissent progressivement et finis-

sent par mourir d'inanition. Souvent même, la terminaison est plus rapide : les maxillaires deviennent si fragiles qu'ils se fracturent, ce qui rend aussitôt toute alimentation impossible, et oblige à l'abatage immédiat.

B. — **Actinomycose linguale.** — Sa symptomatologie comprend également trois phases : 1° *langue hypertrophiée*, dure et rigide (expliquant l'expression de *langue de bois*), si volumineuse que la bouche ne peut plus se fermer : elle

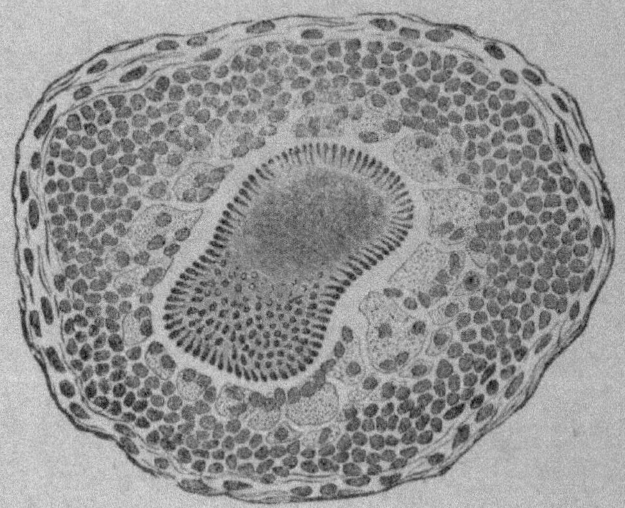

Fig. 290. — Un tubercule actinomycosique (Hallopeau).

reste béante, d'où un ptyalisme permanent ; 2° *langue fistuleuse*, parsemée d'abcès multiples ; 3° *langue bourgeonnante*. Par suite du manque de souplesse de l'organe, la préhension alimentaire devient impossible, et la mort survient comme ci-dessus, par épuisement, en trois ou quatre mois.

C. — **Autres localisations.** — L'affection peut encore s'observer, mais plus rarement :

1° *Aux joues*, qui sont gonflées, dures, froides, indolores, donnant à la tête l'apparence d'une tête d'hippopotame ;

2° *Au pharynx*, dans lequel se développe souvent une tumeur polypeuse, qui l'obstrue plus ou moins, empêchant la déglutition ; de là elle gagne lentement *les parotides et le cou*, qui deviennent le siège d'une tuméfaction fistuleuse généralisée ;

3° *Dans les bronches et le poumon* : elle revêt alors les symptômes d'une broncho-pneumonie chronique ;

4° *Dans la cavité abdominale*, surtout des truies : il existe en ce cas une multitude d'abcès gros comme un pois ou un haricot, greffés sur le péritoine et l'épiploon.

Lésions. — Elles consistent dans le développement, au point envahi, d'une tumeur inflammatoire, surtout fibreuse, formée par tous les tissus de la région (peau, conjonctif sous-cutané, muscles, os), hypertrophiés et soudés ensemble par la phlegmasie chronique dont ils sont le siège ; la peau et le conjonctif hypodermique notamment sont considérablement épaissis, lardacés. Mais cette tumeur offre un cachet particulier, qui lui a valu un nom spécial, celui d'*actinomycétome* : elle est infiltrée d'*innombrables tubercules*, développés autour de chaque grain parasitaire. Or, plus tard, sous l'action liquéfiante d'une toxine (*actinomycétine*), tous fondent et se transforment en autant de petits *abcès*, qui grossissent peu à peu, touchent les voisins, fusionnent avec eux, et forment une poche de plus en plus volumineuse, finissant par percer au dehors. Sous l'action dissolvante du pus, les tissus parasités (même les os), se détruisent progressivement ; les mâchoires deviennent ainsi creuses, poreuses, fragiles, d'où la fréquence de leurs fractures.

Diagnostic. — La constatation d'une *tumeur fistuleuse à pus granuleux* (surtout si elle siège à la tête ou au cou d'un bœuf), doit faire penser à l'actinomycose ; la certitude sera fournie par l'examen microscopique d'une goutte de pus, étalée entre lame et lamelle : les grains caractéristiques, *jaunes, mûriformes et rayonnés*, déjà visibles à l'œil nu pour

les plus gros, deviennent tous évidents (surtout après coloration au picro-carmin).

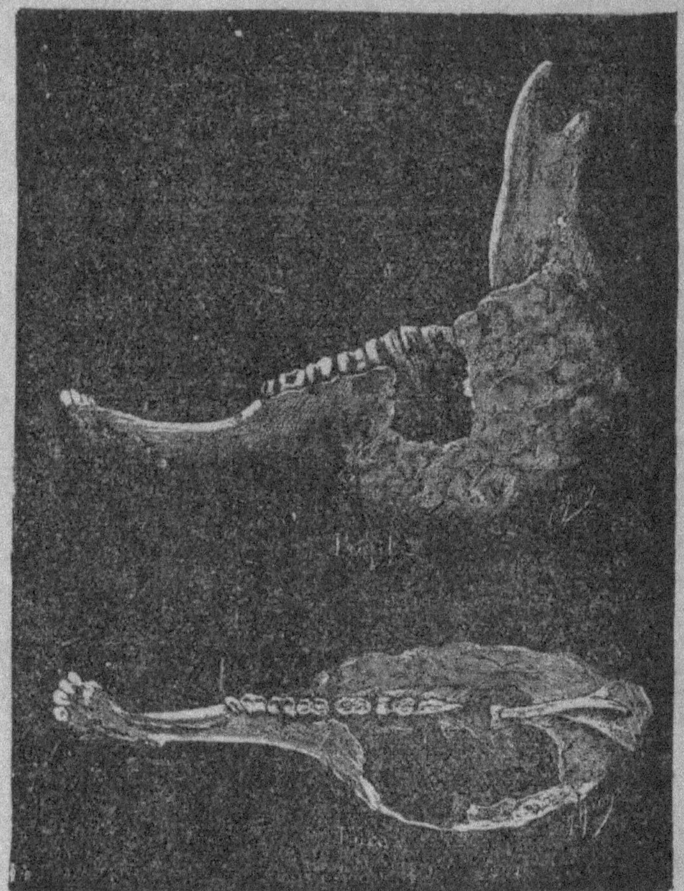

Fig. 291. — Maxillaire inférieur actinomycosique, vu de dessus
et de profil (Moussu).

Diagnostic différentiel. — L'actinomycose ne prête à
confusion que pour les formes linguales et pulmonaire, la

première devant être distinguée de la glossite simple, et la seconde de la tuberculose : le microscope permet cette distinction (1).

Pronostic. — *Toujours grave* (car aucune guérison naturelle n'est possible), il est moins sombre pour les altérations des tissus mous que pour celles des tissus osseux, qui non seulement sont à peu près incurables, mais encore se compliquent souvent de fractures.

Traitement. — Il est à la fois *chirurgical* et *médical*. L'intervention chirurgicale consiste d'abord à enlever, avec le bistouri ou le cautère, toute la tumeur charnue extérieure ; puis à cureter les fistules de la tumeur intérieure

Le traitement médical comporte l'administration d'**iodure de potassium,** qui est un véritable spécifique ; il sera donné, chez le bœuf, à la dose de 10 grammes par jour jusqu'à saturation, celle-ci étant annoncée par des symptômes d'iodisme (larmoiement, eczéma, etc.) (2). Grâce à cette double intervention, on réussit généralement à guérir, en un mois, l'actinomycose des tissus mous ; par contre, celle des os ne cède qu'exceptionnellement ; aussi est-il plus économique d'envoyer l'animal à la boucherie aussitôt le diagnostic fait, sans lui laisser le temps de maigrir.

Prophylaxie. — Nous avons vu que, dans les lésions, le parasite était toujours dépourvu de spores : la maladie n'est

(1) *Diagnostic expérimental.* — Quand il s'agit d'une tumeur encore fermée, les moyens ci-dessus sont évidemment inapplicables ; si elle est superficielle, on peut ponctionner, pour examiner et surtout pour cultiver le liquide qui s'écoule, dans l'espérance qu'il charrie déjà quelques touffes parasitaires ; mais cette diagnose culturale réussit rarement, car le champignon pousse mal. Si au contraire, la lésion est profonde (pulmonaire par exemple), la ponction elle-même devient impossible ; on a dès lors recommandé de faire un *séro-diagnostic* (par cofixation ou coagglutination, à l'aide des *Sporotrichum*).

(2) Bonne méthode : quatre semaines de traitement, à raison de 12 grammes par jour pour la première, 10 pour la seconde, 8 pour la troisième, 6 pour la quatrième. En cas d'intoxication iodurée, remplacer l'iode buccal par le *lipiodol* intraveineux ; utiliser aussi les injections iodo-iodurées.

donc pas contagieuse ; bien plus, elle n'est même pas inoculable par le pus.

On a été ainsi conduit à supposer que l'actinomycose devait prendre son origine, non chez un malade préexistant, mais dans le milieu extérieur. Aiguillées de ce côté, les recherches ont d'abord montré que l'affection apparaît le plus souvent à la suite de piqûres bucco-pharyngées, faites pendant la mastication, par des aliments végétaux secs contenant des parcelles pointues et rigides : brins de paille, épillets de graminées barbues (orge, blé), calices de trèfle incarnat, rameaux épineux d'*Ononis repens* et d'*Ulex nanus*.

De là est née l'hypothèse de l'*origine saprophytique*, suivant laquelle ces débris piquants devaient être porteurs du champignon végétant sous une forme libre et donnant des spores qui seraient inoculées de la sorte. Or, on pense aujourd'hui que cette forme saprophyte pourrait être *Actinomyces Dassonvillei*, un des agents de la moisissure des céréales, pailles et fourrages, de sorte que les chances d'inoculation seraient pour lui nombreuses.

Quoi qu'il en soit, il est certain que l'origine de l'actinomycose est uniquement saprophytique, et jamais contagieuse ; il est donc inutile de recourir à l'isolement des malades, ainsi qu'à la désinfection des locaux : un actinomycotique n'est pas dangereux pour ses voisins. Pour écarter cette affection, il suffit d'éviter les piqûres de végétaux moisis, capables de jouer le rôle de lancette inoculatrice.

Ce mode d'infection explique pourquoi la maladie est spécialement fréquente, d'une part, chez les ouvriers agricoles (plus exposés que les autres aux piqûres végétales), et, d'autre part, dans la bouche (à cause de la mastication).

Quant à la forme broncho-pulmonaire, elle résulte de l'inhalation, par des catarrheux préalablement atteints de broncho-pneumonie chronique, de spores suspendues dans les poussières de fourrages moisis ; enfin l'actinomy-

cose péritonéale des truies découle d'une contamination de la
plaie de castration, par l'emploi de litières également moisies

II. — A. israeli : autre agent de l'actinomycose.
Il diffère de *A. bovis*, parce que les granulations sont
uniquement composées de massues rayonnantes, sans
zone centrale filamenteuse (1) et parce que, en culture, il
donne, non plus des filaments dichotomisés, mais des bacilles épars.

Se basant sur ces particularités, certains auteurs ont voulu
faire de ce parasite un genre spécial, le genre *Actinobacillus*, et
ils décrivent dès lors une maladie nouvelle, l'*actinobacillose*,
cliniquement semblable, mais microbiologiquement distincte de
l'actinomycose. Par contre, d'au-
tres croient qu'il s'agit simplement d'une espèce voisine de *A.
bovis*.

L'absence de zone centrale
filamenteuse s'explique par une
intensité particulière de la dégénérescence, qui envahit les filaments sur toute leur longueur, au
lieu de rester localisée aux extrémités ; d'autre part, l'apparition
exclusive de cellules bacilliformes
dans les cultures se comprend
aisément par la fragilité extrême
et bien connue des Actinomyces,
fragilité telle, dans cette espèce,
que la dissociation cellulaire suit
presque immédiatement la naissance. On observe d'ailleurs quelques filaments de 20-40 μ, formés

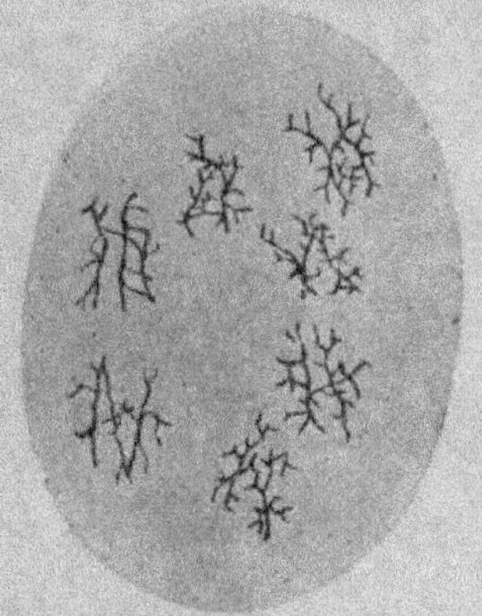

Fig. 292. — Streptothrix du
farcin du bœuf.

par une file de cinq-dix cellules restées agrégées. Contrairement à
la précédente, cette espèce serait inoculable.

III. — A. farcinicus : *farcin du bœuf*. Touffes encore formées de filaments avortés, mais non renflés aux extrémités
de sorte qu'elles simulent un buisson d'épines (elles ressem-

(1) Ce qui explique pourquoi les touffes d'*A. Israeli* ne prennent
pas le gram, contrairement à celle d'*A. bovis*.

blent en somme à un *Actinomyces bovis* jeune, non encore dégénéré).

Exotique, il produit une lymphangite cutanée bovine, avec cordes, boutons, abcès, ulcères et glandes, rappelant la cryptococcose et le farcin du cheval.

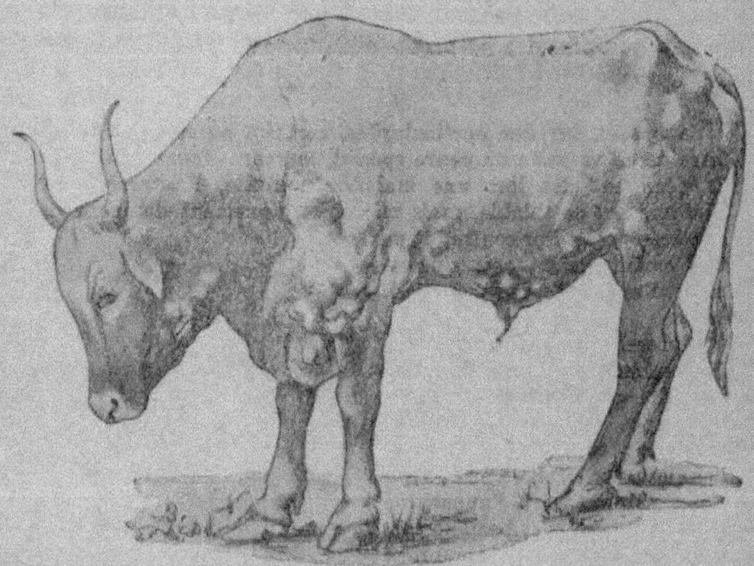

Fig. 293. — Lymphangite et adénites d'un bœuf atteint de farcin.

Autres espèces. — *A. asteroides* et *A. capræ* : pseudo-tuberculose, humaine pour le premier, caprine pour le second ; *A. liquefaciens* : grains jaunes exclusivement formés (comme ceux d'*A. farcinicus*), par un feutrage filamenteux, sans couronne de massues (il s'agit peut-être simplement d'une forme jeune, non encore dégénérée, de *A. bovis*) ; *A. maduræ* : mycétome humain, à grains blancs (pied de Madura) ; *A. albus* : tumeur abdominale d'une poule ; *A. nocardi* (abcès cutanés du chat) ; etc..

Enfin, on a voulu faire rentrer dans le genre Actinomyces quelques thallophytes placés jusqu'ici parmi les Hyphomycètes ou les Bactériacés. C'est d'abord le cas pour deux parasites humains : *A. minutissimus* (de l'érythrasma), et *A. mycetomi* (du mycétome à grains noirs) ; puis aussi pour le microbe de la **tuber-**

culose (*A. tuberculosus*), dont la forme uniquement bacillaire résulterait d'une fragmentation particulièrement facile et précoce du mycélium (comme pour l'actinobacille).

ASPERGILLACÉES

Ascomycètes à périthèce membraneux, clos et indéhiscent, ne s'ouvrant même pas à maturité, de sorte que les ascospores ne peuvent être libérées que par sa putréfaction.

La plupart des espèces sont saprophytes ; c'est ainsi que *Penicillium crustaceum* et *Aspergillus glaucus* constituent

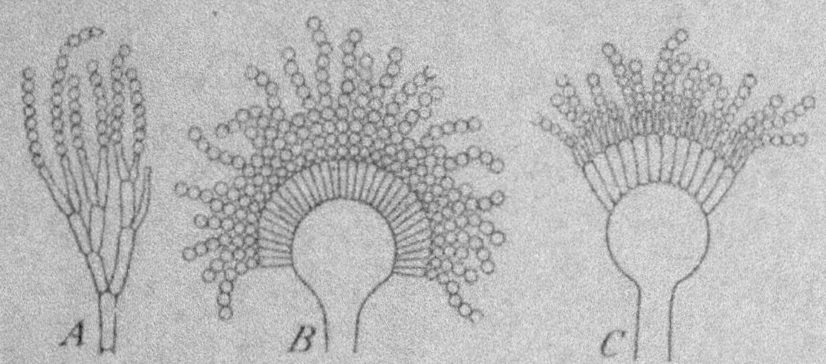

Fig. 294. — Appareils conidiens ; A, Penicillium ; B, Aspergillus ; C, Sterigmatocystis (Guiart).

les deux moisissures vertes les plus communes du pain et du fromage ; pourtant quelques-unes sont parasites. La principale est :

Aspergillus fumigatus. — Champignon verdâtre, muni d'appareils conidiens *en goupillon*, composés d'un filament dressé (long de 100 à 300 μ), dont l'extrémité, renflée en massue, est hérissée dans les deux tiers supérieurs de bâtonnets supportant chacun un chapelet rayonnant de conidies vert chrome, assez caduques ; asques encore inconnus.

Ce protophyte produit une maladie, l'**aspergillose**, qui se développe le plus souvent dans l'appareil respiratoire des oiseaux (y compris les sacs aériens), mais qu'on a trouvée

aussi chez divers mammifères (cheval, bœuf, [homme, etc.),
et un peu partout (oreilles, pharynx, poches gutturales,
foie, reins, peau, cornée, œufs, etc.).

Aspergillose broncho-pulmonaire. — **Ses symptômes** sont ceux des *broncho-pneumonies chroniques* : toux
quinteuse et fréquente, jetage nasal,
respiration pénible, dyspnéique, submatité, râles ronflants et sibilants,
amaigrissement progressif. Mais ces
signes n'ont rien de caractéristique ;
aussi la broncho-pneumonie aspergillaire reste-t-elle le plus souvent méconnue du vivant du malade : ce
n'est qu'une trouvaille d'autopsie.

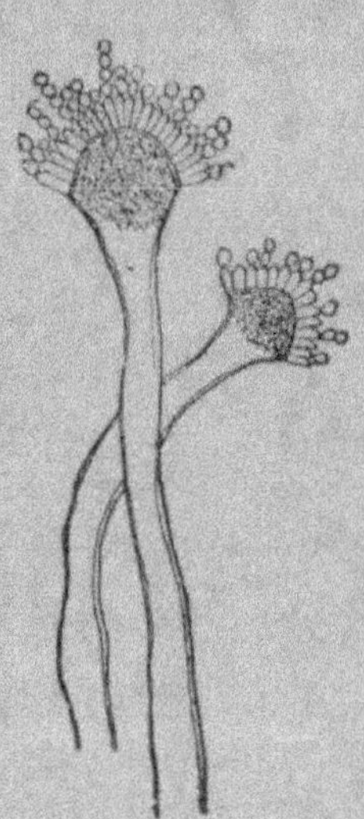

Fig. 295. — Goupil-
lons aspergillaires
(la plupart des spo-
res sont tombées).

Les lésions rappellent celles de la
tuberculose bacillaire (d'où l'expression de *pseudo-tuberculose aspergillaire*). Les poumons sont parsemés de
tubercules pisiformes et de *nodules*
atteignant 1-2 centimètres de diamètre ; ceux-ci sont creusés d'une caverne centrale, à paroi recouverte
par un gazon cryptogamique verdâtre, tandis que la cavité est remplie
d'un magma jaunâtre, farci de spores,
de goupillons et de filaments mycé-
liens ; autour de la caverne, le parenchyme pulmonaire
est hépatisé sur une bordure plus ou moins épaisse.

Diagnostic. — Il pourrait se faire ante mortem par
l'examen microscopique du jetage, car celui-ci renferme
les mêmes éléments parasitaires que le pus des cavernes ;
mais on pense rarement à le pratiquer. Quant au diagnostic sur autopsie, il est des plus faciles, la maladie ne prêtant
à confusion qu'avec les autres broncho-pneumonies chroniques : simple, tuberculeuse et vermineuse ; le microscope

tranche en montrant, suivant les cas, des champignons, des bacilles ou des vers.

Pronostic *grave*, parce que cette broncho-pneumomycose est ordinairement mortelle, d'autant qu'elle ne peut guère évoluer que dans un appareil respiratoire déjà frappé d'une autre inflammation chronique ; en effet, les spores d'Aspergillus ne peuvent se développer dans un arbre trachéo-

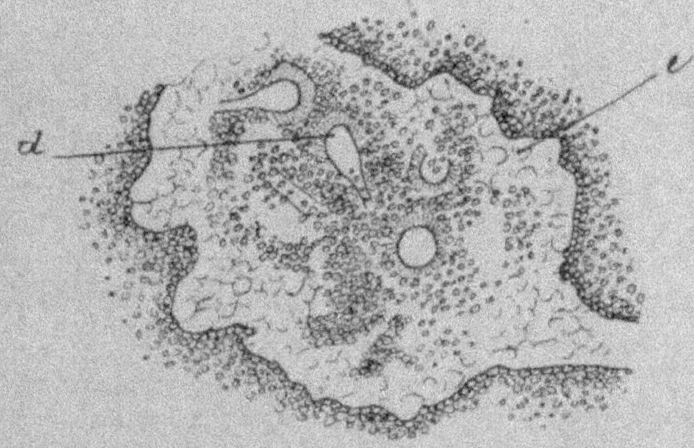

Fig. 296. — Une caverne aspergillaire : *d*, goupillon conidien ; *e*, globules purulents.

bronchique sain : l'existence préalable de mucosités pathologiques semble nécessaire, de sorte que l'aspergillose se présente généralement comme une maladie greffée sur une autre, qui justifie déjà, pour elle-même, un pronostic sévère.

Traitement. — Peu efficace, il met surtout en œuvre l'*iodure de potassium*, les fumigations de goudron, l'essence de térébenthine, l'aérothérapie, la suralimentation, le repos (comme pour la tuberculose).

Prophylaxie. — L'origine de la maladie peut être *contagieuse* (elle provient alors d'un malade préexistant), mais elle est plus souvent *saprophytique*, parce que les spores d'Aspergillus se développent communément, en moisissures, sur les végétaux mal séchés (fourrage, paille, grains) ; elles sont donc mises en suspension dans l'atmosphère chaque fois que les paysans secouent ces produits poussiéreux avant de les distribuer aux animaux, de sorte qu'elles sont aspirées avec l'air extérieur. C'est pourquoi, comme l'actinomycose, l'aspergillose est surtout répandue dans les campagnes. Pour l'écarter, il convient donc d'éviter le moisissement des végétaux, ainsi que celui des locaux (écuries, caves, etc.), ce dernier étant fréquent, quand ils sont humides et sombres.

Mais il faut aussi empêcher la contagion des oiseaux à l'homme : c'est elle qui explique l'aspergillose des *gaveurs de pigeons* qui, avec celle des *peigneurs de cheveux*, représente les deux formes humaines les plus connues. Dans le premier cas, la transmission se fait au moment du gavage, quand gaveur et gavé sont bouche à bec ; dans le second, elle résulte de ce que les spores mêlées aux poussières de la chevelure sont mises en suspension dans l'air respiré.

Autres espèces. — Plusieurs Aspergillacées ont été observées *dans les œufs d'oiseaux* : il s'agissait de champignons dont les spores, développées sur la paille moisie des nids, avaient pu germer sur la coque de l'œuf, grâce aux matières organiques qui l'imbibent au moment de la ponte ; le mycélium traverse alors les pores de la coquille et pénètre dans l'œuf. De même, on en a quelquefois rencontré dans divers organes, notamment *les oreilles* : ce sont des moisissures banales, qui avaient réussi à germer et à végéter sur des tissus déjà enflammés, et par suite mouillés d'exsudat (*otite*, etc.). Les principaux sont :

Aspergillus repens, malignus et flavus, Sterigmatocystis nigra, Penicillium crustaceum, etc..

D'autre part, quelques Aspergillacées (*Aspergillus Bouffardi, Sterigmatocystis nidulans*), peuvent causer des tumeurs conjonctivo-fibreuses dites **Aspergillomycétomes** (différant des *Actinomycétomes*, parce que leurs grains purulents sont formés de filaments enroulés, épais et cloisonnés, au lieu d'être rayonnants minces et continus).

Enfin, *Aspergillus pictor* produit, en Amérique, une dermatomycose humaine appelée *caraté*.

Les aliments moisis (pain, charcuterie, viande congelée), hébergeant divers champignons (*Aspergillus glaucus*, *Penicillium crustaceum*, *Rhizopus nigricans*, *Oïdium aurantiacum*, etc.), ont été souvent accusés de produire des empoisonnements chez l'homme et les animaux ; mais les accidents (dont l'existence est peut-être réelle), doivent être mis sur le compte non de ces cryptogames, car ils ne peuvent vivre en parasites, mais de leurs toxines.

SACCHAROMYCÉTACÉES

Ascomycètes caractérisés par leurs *asques solitaires et nus*, ordinairement tétrasporés. Ils se composent générale-

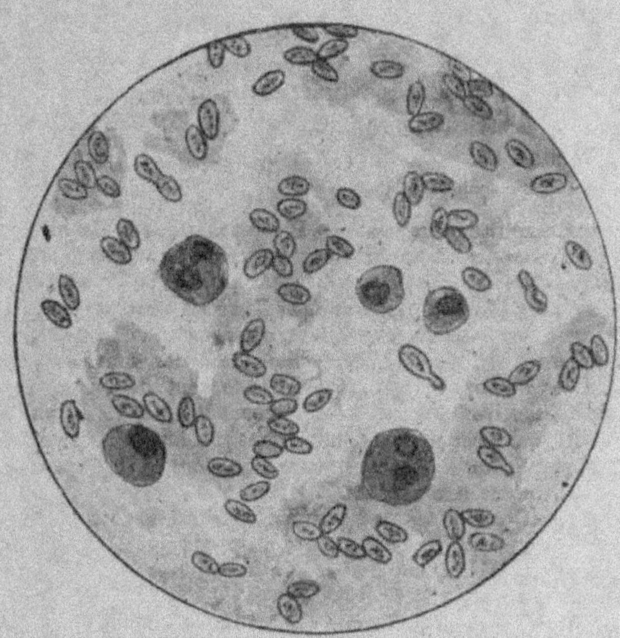

Fig. 297. — Saccharomyces (avec 5 leucocytes).

ment de cellules arrondies ou ellipsoïdes, isolées ou disposées en chapelets plus ou moins ramifiés. Leur reproduction se fait par *ascospores* formées à l'intérieur de certaines cellules d'apparence identique aux autres ; mais plus souvent, le parasite se multiplie *par bourgeonnement* : en un point de la surface cellulaire, on voit apparaître un petit bourgeon qui, grossissant peu à peu, finit par acquérir le volume de la cellule-mère ; à son tour, cette nouvelle cellule bourgeonne, et ainsi de suite, d'où la disposition des cellules-filles en chaînettes. Mais les éléments constitutifs de ces chapelets adhérent si peu entre eux qu'ils se dissocient peu après la naissance : c'est pourquoi beaucoup sont isolés.

Classification. — *Trois genres principaux* :

	Cellules arrondies, isolées ou en chapelets .... *Saccharomyces.*
Des asques	Cellules cylindriques, disposées en filaments .... *Endomyces*
Pas d'asques	.... *Cryptococcus.*

Genre Saccharomyces. — Plusieurs espèces de ce groupe sont bien connues du public comme *ferments*, sous le nom de **Levures** : *levure de bière* (*S. cerevisiæ*), *levure du vin* (*S. ellipsoideus*), *levure du cidre* (*S. mali*), *levures de boulangerie, de laiterie*, etc..

D'autres Saccharomyces sont parasites. C'est d'abord le cas de *S. guttulatus*, qui vit communément dans les matières gastro-intestinales de nombreux herbivores, surtout du lapin (cellules cylindroïdes, arrondies au bout, mesurant 10 à 15 µ sur 5, et contenant habituellement deux spores brillantes). Cette espèce est inoffensive, mais il en est d'autres qui sont pathogènes et provoquent des **saccharomycoses.**

Toutes sont parasites de l'homme, où elles causent surtout des *angines* (*S. anginæ, S. hominis*, etc.), ou des tumeurs inflammatoires, dites *saccharomycétomes* (*S. tumefaciens, S. granulatus, S. Blanchardi*, etc.).

Toutefois, une espèce, *S. canis*, a été trouvée chez le chien, dans un *sarcome* pénien : l'inoculation de ses cultures aurait même reproduit une sarcomatose généralisée.

G. Endomyces. — Espèce principale : **E. albicans,** qui provoque chez les enfants, les vieillards, et quelquefois aussi chez les jeunes animaux (veaux, poulains, porcelets,

oiseaux), une *bucco-pharyngite* caséo-crémeuse dénommée
muguet. Le cryptogame est constitué dans la lésion par des
filaments courts, cloisonnés et ramifiés, portant çà et là des
bourgeons arrondis ; en culture, ces filaments donnent,

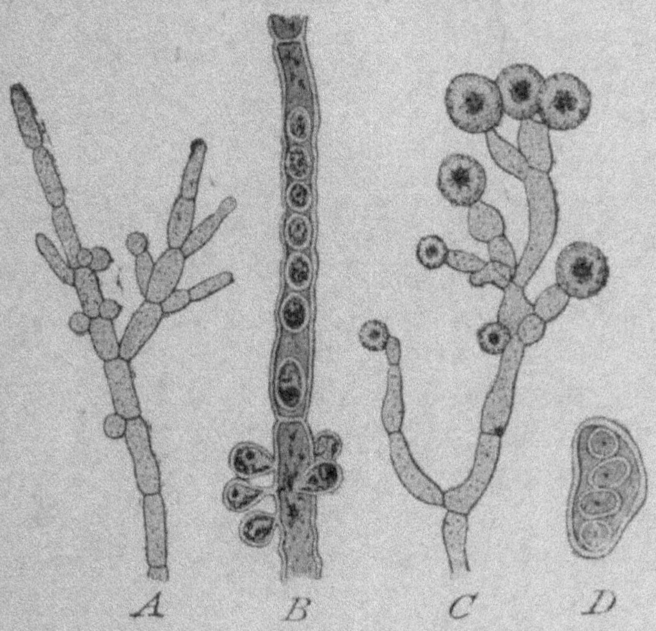

Fig. 298. — Endomyces albicans : *a*, dans la lésion ; *b*, en culture ;
c, chlamydospores ; *d*, asque (Vuillemin).

outre les asques, de nombreuses spores disposés en file *à
leur intérieur* (d'où le nom d'*Endomyces*).

G. Cryptococcus. — Champignons ressemblant
aux Saccharomyces par l'aspect général (cellules arrondies,
isolées ou en chapelets) et par la faculté de bourgeonnement, mais qui s'en séparent par l'absence d'asques connus. L'espèce principale est :

C. farciminosus, agent de la *cryptococcose équine*, dite aussi *lymphangite cryptococcique*, *l. épizootique*, *farcin d'Afrique*, *farcin de rivière* (1).

Le parasite se présente sous forme de cellules incolores et subglobuleuses, souvent en citron, mesurant 3-4 µ, entourées d'une membrane si épaisse qu'elle se traduit par

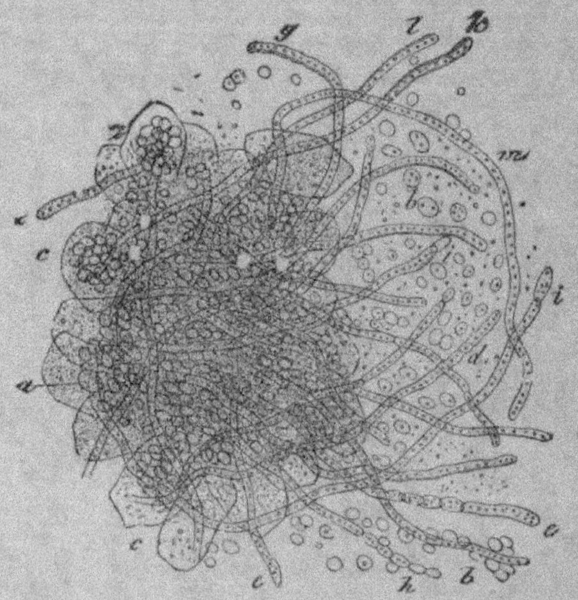

Fig. 299. — Muguet buccal, × 360 (d'après Ch. Robin).
a, cellules épithéliales ; *h*, filaments mycéliens ; *b* cellules végétatives détachées et solitaires ; *h*, cellules en chapelet (Robin).

un double contour (2). Généralement abondants dans le pus, on les y trouve tantôt libres, tantôt inclus dans les globules, qui en sont parfois bourrés au point d'éclater.

(1) L'étude de cette affection étant faite avec celle des autres lymphangites, par la Chaire de Pathologie chirurgicale, nous n'en dirons qu'un mot.

(2) La forme en citron tient à ce que la reproduction s'effectue par des bourgeons polaires qui, faisant hernie à travers la membrane, grossissent un peu, puis se séparent et constituent de nouveaux parasites adultes, bourgeonnant à leur tour

Culture. — Le cryptocoque est cultivable à 38°, en ensemen-
çant, avec du pus aseptique d'abcès, de la gélose au crottin de
cheval recouverte d'une macération de ganglions du même animal : il fournit alors des filaments mycéliens qui, par bourgeonnement latéral et terminal, reproduisent d'autres cryptocoques (1).

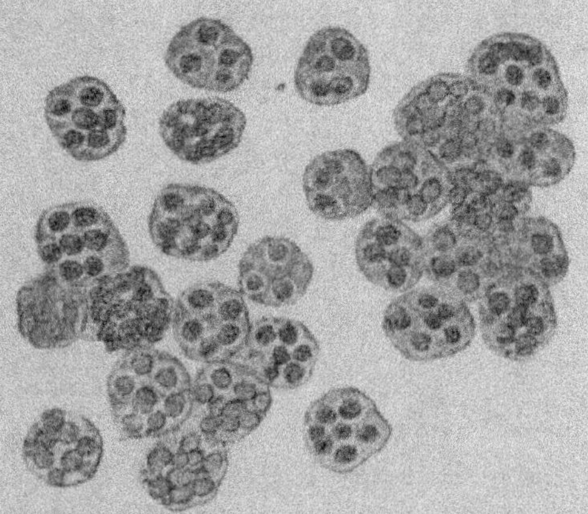

Fig. 300. — Globules de pus cryptococcique contenant chacun
3-15 parasites (Marcone).

Mais à 25°, sur gélose Sabouraud ou sur jus de carotte, les cultures donnent un *Botrytis* (filaments chargés d'*innombrables conidies* insérées, isolément ou en bouquet, sur des conidiophores
disposés en grappes).

Or il est probable que, dans les régions chaudes, le champignon végète normalement sous cette forme conidienne, poussant
librement en saprophyte sur des matières organiques mortes
(excréments, paille) ; quand les nombreuses spores ainsi produites
sont transportées sur une plaie, elles trouvent là des conditions
convenables (d'humidité, de température et de nutritivité) pour
germer, donnant alors un mycélium ; mais celui-ci s'accommode
si mal de la vie parasitaire qu'il dissocie et enkyste aussitôt ses
cellules, pour en faire des organes de résistance et de conservation : ainsi se constituent les cryptocoques, cellules enkystées
(d'où l'épaisseur de leur membrane), véritables chlamydospores,

(1) Le meilleur milieu de culture est l'extrait de thymus de
veau.

susceptibles de germer et de reproduire de nouveaux champignons. Il y a donc deux sortes de spores : des conidies, organes de pullulation, et des chlamydospores, organes de conservation. Ceci expliquerait pourquoi l'affection est plus fréquente en pays chaud qu'en pays froid (c'est dans les premiers seulement que la végétation botrytis, vraiment infectante, peut se développer) ; pourquoi aussi elle exige le dépôt des spores (conidies ou cryptocoques), non sur une peau indemne et sèche, mais sur une lésion préexistante, cutanée ou muqueuse.

Dans la pratique, ce dépôt peut être fait *directement* (par le pus, les harnachements, pansements, objets de pansage, lit de paille, mains des maréchaux et des vétérinaires), ou *indirectement* (par le vent, les poussières et les *insectes* qui voltigent de plaie en plaie, attirés par leurs sécrétions).

Une fois dans la porte d'entrée, le parasite y germe, se multiplie dans la lymphe et, après une incubation très variable (vingt à cinquante jours), produit des lésions qui s'allongent peu à peu, *en suivant la voie lymphatique* et en causant une *lymphangite*.

Symptômes. — Le premier signe permettant de soupçonner l'infection d'une plaie est sa *non-tendance à la cicatrisation*. Quelques jours plus tard apparaît une *corde*, (c'est-à-dire un vaisseau lymphatique enflammé et hypertrophié), qui, partant de la lésion, s'étend progressivement jusqu'aux ganglions correspondants ; de la grosseur d'un crayon, elle est dure, chaude, douloureuse à la compression. Mais en même temps qu'elle s'accroît, naissent sur elle des *nodules* (ou *boutons*) de plus en plus nombreux, échelonnés sur son trajet, ce qui lui donne un aspect noueux ; d'abord pisiformes, durs et peu sensibles, ces boutons grossissent, s'abcèdent, deviennent douloureux et fluctuants. Quand ils sont gros comme une noix, chacun d'eux s'ouvre, laissant couler un pus crémeux, puis il se transforme en un *ulcère* (ou *chancre*) caractéristique. Ses bords sont en effet si bourgeonnants qu'ils constituent un bourrelet saillant, renversé en dehors, d'où son nom d'*ulcère en cul de poule*.

Enfin quand, à force de s'allonger, la corde atteint les ganglions lymphatiques correspondants, ceux-ci s'enflamment à leur tour, d'où une *adénite, une glande*, qui est dure, empâtée, douloureuse, soudée à la peau.

Presque toujours, en même temps qu'elle s'allonge, la lymphangite s'élargit, au point que toute la région finit par être envahie : elle devient alors le siège d'un engorgement général parsemé de boutons et d'ulcères ; les membres prennent à ce moment l'aspect de poteaux difformes.

L'évolution totale d'une corde demande environ trois mois.

Formes exceptionnelles. — Outre la forme habituelle précitée, on peut encore observer : 1° **la lymphangite muqueuse**, mille fois plus rare que la cutanée, et qui peut être *nasale, buccale* ou *conjonctivale* ; ses symptômes sont les mêmes, sauf que la première s'accompagne en outre de jetage ; 2° des lymphangites simplement *réticulaires* (et non tronculaires) ; 3° enfin des *formes atypiques*, avec ulcères nombreux, sans cordes, ni glandes.

Distribution. — Maladie cosmopolite, mais endémique seulement dans les pays chauds ; en France, elle était presque inconnue lorsque, pendant la guerre, l'armée d'Afrique nous l'a amenée ; de 1917 à 1920, elle y a été commune, mais actuellement, grâce aux mesures prises et au climat défavorable, elle est en régression.

Diagnostic. — La maladie doit être soupçonnée cliniquement chaque fois qu'un Équidé porte une *corde moniliforme*, avec *abcès à pus crémeux, ulcères en cul de poule* et *adénite secondaire*. Malheureusement ce diagnostic ne peut être que tardif ; or la gravité des lésions est proportionnelle à leur ancienneté : il y a donc intérêt à faire une détermination précoce, par le *microscope* : dès qu'une plaie ne semble pas évoluer normalement vers la guérison, il faut chercher si son pus renferme des cryptocoques. On peut ainsi gagner deux mois pour l'application du traitement et, en agissant sur des lésions débutantes, réduites, tripler les chances de guérison.

Voici la meilleure technique pour faire cet examen : prendre une parcelle de pus *frais* (dans un bouton non ouvert, plutôt que dans un ulcère), la délayer si possible dans une goutte d'eau physiologique, l'amincir entre lame et lamelle et l'examiner à 500 diamètres au moins (de préférence à l'immersion).

Généralement abondants, les cryptocoques s'aperçoivent avec facilité ; quelquefois pourtant, ils sont si rares qu'ils risquent d'échapper à l'observation ; c'est pourquoi, dans ces cas, on avait conseillé de faire un examen *après coloration* (au Ziehl, au bleu lactique, au Claudius, etc.) ; mais ces procédés sont peu avantageux : mieux vaudrait employer l'encre de Chine (1).

Diagnostic différentiel. — La lymphangite cryptococcique peut surtout être confondue avec trois autres lymphangites équines : *morvo-farcineuse, ulcéreuse, sporotrichique*. Chez les deux premières, les ulcères sont en cupules, avec bords non saillants, creusés à pic : dans la morve, le pus est liquide, huileux (huile de farcin), la glande est bosselée, indolore, non adhérente ; dans la lymphangite

(1) Délayer une parcelle de pus dans une goutte d'encre de Chine, étaler le mélange sur une lame et sécher : les parasites, par leur aspect brillant, tranchent sur le fond noir. Le diagnostic par cultures n'est pas pratique, car celles-ci se développent trop rarement et trop lentement.

Technique du Claudius. — Après avoir fixé la préparation par l'alcool-éther (ââ) ou par la chaleur, colorer pendant deux minutes au *violet gentiane phéniqué*, laver à l'eau et faire agir, pendant une minute, le mélange suivant :

    Solution saturée d'acide picrique .... 1 vol.
    Eau distillée .... 1 vol.

L'excès de liquide est enlevé avec du papier filtre, et la préparation est décolorée avec l'essence de girofle, jusqu'à ce que le réactif ne prenne plus la teinte bleue. Le meilleur résultat s'obtiendrait après fixation au Boin-Duboscq, suivi de coloration par le Mann (20 heures), la safranine anilinée (3 h.), le Giemsa lent (24 h.), l'hémalun-éosine (15 h.), le Gram (faire agir le violet phéniqué 4 h.). Mais le diagnostic peut très bien se faire par examen microscopique des frottis simplement fixés à l'alcool, sans coloration.

ulcéreuse, le pus est blanchâtre, grumeleux ; les ulcères
siègent surtout aux membres ; les cordes, non moniliformes, sont rares, ainsi que les adénites.

La sporotrichose, très ressemblante, mais exceptionnelle,
se manifeste par des boutons qui s'abcèdent beaucoup plus
lentement ; c'est pourquoi ulcères, cordes et glandes sont
plus longs à se constituer et ne s'observent que tardivement. Toutefois la confusion (surtout entre cryptococcose
nasale et morve), est si facile, si préjudiciable, que mieux
vaut systématiquement recourir d'emblée au microscope,
aux cultures, à la malléination. Si celle-ci est négative, et
si on n'a pas trouvé de cryptocoques, il faut rechercher le
bacille de Preisz-Nocard (soit par examen après coloration, soit par inoculation au cobaye mâle).

Enfin, la cryptococcose doit encore être différenciée : du *horse
pox* (pustules ombiliquées se cicatrisant en trois à quatre jours),
des *plaies d'été* (elles sont granuleuses et prurigineuses), de la *botryomycose* (plaies fibreuses fortement indurées).

Pronostic *très grave*, car cette maladie, abandonnée à
elle-même, aboutit le plus souvent à une *généralisation
incurable*, nécessitant l'abatage (1) ; grave encore parce
qu'aucun traitement ne donne une certitude de guérison,
celle-ci n'étant d'ailleurs jamais obtenue qu'après deux à
trois mois d'efforts pénibles et coûteux ; toutefois la généralisation est lente (dix à douze mois), de sorte que les
lésions restent longtemps localisées, et par suite opérables;
d'autre part, celles des régions musculaires sont plus facilement curables que celles des régions osseuses (bas des membres, etc.).

Traitement. — *Le meilleur est l'exérèse précoce*, consistant à enlever au bistouri, par deux incisions en côte de
melon, tous les tissus malades. Le succès est à deux condi-

(1) Pourtant la guérison naturelle, spontanée, survient une fois
sur dix : à une période d'extension de six-dix mois, succède une
phase d'arrêt, en plateau, qui dure deux mois, puis cicatrisation en
quinze jours, sans traitement.

tions : 1º déborder largement les lésions, en plaçant les deux sections en tissu sain ; 2º éviter d'entamer une altération avec l'instrument, car celui-ci se contaminerait et infecterait à nouveau le champ opératoire.

Quand la corde est enlevée, on suture la plaie, et on la protège contre une nouvelle infection par un pansement couvert (ou au moins par un voile de coton collé sur la peau à l'aide de collodion). Elle sera ensuite lavée chaque deux jours, avec un antiseptique (teinture alcoolique : aloès, iode, bleu de méthylène, ou alcool dénaturé), puis saupoudrée (acide borique, salol, charbon, knaup, sulfate de cuivre), et protégée d'un voile ouaté. Malgré l'étendue des délabrements, la cicatrisation est étonnamment rapide et la guérison est obtenue, quatre vingt-dix-neuf fois sur cent, en moins de deux mois.

Quand on a peur des hémorragies, la résection peut être effectuée à l'aide d'un *cautère cutellaire* ; toutefois ce procédé prolonge la cicatrisation.

Mais les lésions sont quelquefois inopérables, parce que trop étendues ou situées en région difficile (exemple : région osseuse, extrémités des membres, tête) ; en ce cas, il faut recourir à une *thérapeutique mixte, médico-chirurgicale*. *La partie chirurgicale* comporte la *ponction précoce* des abcès, et le *pansement antiseptique* des ulcères. Autrefois, on soignait les chancres avec divers produits antiseptiques ou caustiques (sulfate de cuivre, teinture d'iode, biiodure de mercure, nitrate d'argent, chlorure de zinc, acide picrique, formol, alcool à 95º, salol, bleu de méthylène, etc.), et on faisait autour des lésions un barrage avec des pointes de feu, des injections d'eau iodée (au sixième) ou au bleu de méthylène ; parfois même des cristaux de sulfate de cuivre étaient introduits à demeure dans les altérations ; un vésicatoire complétait le tout (1).

(1) La section transversale des cordes, faite un peu au delà de leur extrémité centripète, avec le cautère ou le bistouri, constitue

Le traitement médical comportait l'usage : 1° d'*iodure de potassium*, 15 grammes par jour (10 par la bouche, avec l'avoine, et 5 dans les veines), pendant dix jours et recommencer après un repos d'égale durée ; 2° de *novarsénobenzol* (914) : 6 grammes en trois injections quotidiennes (de 1 gr. 50, 2 grammes et 2 gr. 50), puis huit jours de repos, nouvelle série, nouveau repos, etc. ; 3° *galyl* (3 grammes par semaine) ; électrargol, etc.. Mais toute cette chimiothérapie ne donnait qu'un faible pourcentage de succès.

Aujourd'hui, comme médication générale, on préfère recourir à deux méthodes nouvelles, la *pyothérapie* et la *vaccinothérapie*, basées sur ce que l'injection de microbes tués ou atténués, et de leurs sécrétions, provoque une réaction humorale et phagocytaire qui favorise l'établissement de l'immunité et hâte la guérison.

1° **La pyothérapie** consiste à ponctionner les abcès à mesure de leur maturité, à prendre 100 centimètres cubes de leur pus pour l'émulsionner dans 1 litre d'eau phéniquée (à 1 cinq-centième), puis à ajouter 150 centimètres cubes d'éther ; on filtre sur gaze stérile, et on injecte chaque dix jours (dans les veines), la première fois 5 centimètres cubes d'émulsion, la deuxième, 2 centimètres cubes, et les suivantes, 1 centimètre cube, jusqu'à guérison. Mais il faut savoir qu'après la première injection, on observe une aggravation des symptômes, durant trois ou quatre jours : c'est la *phase négative*, heureusement suivie d'une *phase positive*, marquée par la rétrocession des lésions, jusqu'à cicatrisation (1).

un barrage qui arrête souvent l'extension des parasites par le lymphatique.

(1) Le pus peut être pris sur le malade lui-même, par ponction de ses abcès (*auto-vaccin*), ou, si la quantité obtenue est insuffisante, sur d'autres malades (*hétérovaccin*).

Autres méthodes. — 1° Injection sous-cutanée de 5 centimètres cubes de vaccin, tous les jours, pendant cinq jours ; repos de huit jours, puis injection hebdomadaire de 5 centimètres cubes, jusqu'à guérison. 2° Dans une technique voisine, on pratique le mélange suivant : pus 1, éther 1, eau iodée au millième 6 ; filtrer

2° La vaccinothérapie (ou antigénothérapie) repose sur l'emploi non plus de pus, mais de *cultures cryptococciques chauffées*. Les cultures, âgées de trois ou quatre semaines, sont broyées et diluées, à raison de 5 milligrammes par centimètre cube d'eau physiologique phénolée, puis chauffées à 65° pendant une heure et demie. L'émulsion ainsi obtenue est injectée tous les sept jours, sous la peau de l'encolure, aux doses croissantes de 1, 2, 3, 4, 5 centimètres cubes, cette dernière devant être répétée jusqu'à guérison.

Ces méthodes passent (surtout la seconde), pour être supérieures à toutes les autres, lorsqu'il s'agit de cryptococcose étendue et inopérable : elles guériraient en deux mois, et dans 70 p. 100 des cas.

Les 30 p. 100 d'insuccès seraient causés par une association de cryptocoques avec d'autres microbes : Preisz-Nocard, staphylocoques, streptocoques, etc ; « les lymphangites cryptococciques pures céderaient toujours à la mycothérapie ? ». Or, ces échecs pourraient s'éviter à la condition de faire, par le microscope et les cultures, un diagnostic *hâtif*, permettant d'emblée une thérapeutique appropriée : vaccin anticryptococcique seul, ou associé à des vaccins antibactériens polyvalents (antistaphylococcique, antistreptococcique).

En résumé, à l'heure présente, on ne connaît encore aucun traitement spécifique, donnant certitude de guérison. Les plus grandes chances de succès sont fournies, d'abord et de beaucoup, par l'*exérèse précoce*, qui, chaque fois qu'elle est possible (lésions débutantes, circonscrites, situées en région opérable, musculaire), reste la méthode de choix ; en cas contraire, par une thérapeutique mixte, médico-chirurgicale, comportant d'une part la pyo- ou la

sur gaze et injecter dans les muscles (en séries d'une semaine, séparées par deux de repos), la première semaine, 2 centimètres cubes par jour, la deuxième, 2 centimètres cubes et demi, la troisième 3 cc., etc., jusqu'à guérison.

vaccinothérapie, et d'autre part, la ponction des abcès, le pansement antiseptique des ulcères, la section transversale des cordes, etc.).

Prophylaxie. — Elle consiste : 1° à *isoler les malades* le plus tôt possible (1), grâce à un diagnostic microscopique hâtif (par examen du pus de toute plaie rebelle à la cicatrisation) ; 2° *désinfecter* tout ce qu'ils ont pu souiller : emplacement à l'écurie, harnais, couvertures, instruments de pansage et de chirurgie (bistouri, ciseaux, pinces, etc.) ; 3° *brûler chaque jour* les litières et matériaux de pansement contaminés ; 4° *éviter l'infection des plaies simples*, en les recouvrant d'un voile permanent qui les préserve des insectes et des poussières (mesure d'autant plus efficace que la gravité paraît dépendre d'inoculations *répétées* dans un court délai, comme pour la tuberculose et la spirurose cutanée). Enfin, la maladie devrait être visée par la loi sur les affections contagieuses : c'est surtout par des mesures sanitaires que l'on pourrait la faire rétrocéder là où elle est épizootique.

Autres espèces. — **C. tokishigei** : probablement identique au précédent, il produit comme lui un *farcin des équidés, mais au Japon; C. dermatitis* (fréquent dans certaines dermatites chroniques verruqueuses de l'homme) ; *C. hominis* (ostéite suppurée chronique d'un tibia humain) ; *C. mirandei* (voies lacrymales de l'âne).

Une douzaine d'autres espèces ont été citées dans des *tumeurs cancéreuses*, humaines et animales (*C. degenerans, C. Plimmeri, C. gotti, C. lithogenes*, etc.). C'est la découverte, dans les néoplasmes malins, de ces micro-organismes appelés aussi *blastomycètes*, qui avait fait naître la célèbre *théorie blastomycétienne (ou cryptococcique) du cancer* ; mise en honneur vers 1900, cette doctrine reposait surtout sur la prétendue fréquence des champignons dans les tumeurs ; mais cette fréquence n'est pas une réalité, car la nature des *inclusions cancéreuses*, qu'on considérait alors comme autant de Levures, est aujourd'hui très discutée : ce sont même probablement, non des parasites, mais des produits de dégénérescence survenue dans la cellule cancéreuse, sous l'influence du parasite véritable, encore inconnu.

(1) Cependant, la maladie ne serait pas inoculable par le pus ?

Toutefois, la présence de champignons a bien été établie dans quelques cancers, par le microscope ou par la culture ; mais il y a lieu de penser qu'il s'agissait simplement *d'impuretés* provenant du milieu extérieur, car on n'a guère pu obtenir de cultures qu'en partant de tumeurs *ulcérées* : jamais, dans un cancer clos, on n'a pu en déceler.

Au surplus, le fait de trouver des parasites dans un cancer ne suffirait pas pour affirmer qu'ils en sont la cause ; la théorie blastomycétienne ne sera sérieusement étayée que le jour où, par inoculation de cultures pures de ces protophytes, on aura pu reproduire des néoplasmes cancéreux. Or ces expériences ont été faites, et elles ont invariablement donné naissance, non à des tumeurs épithéliales, mais à des tumeurs inflammatoires, conjonctives, n'ayant aucune analogie histologique avec le cancer. En résumé, pour la plupart des auteurs, le rôle néoformant des levures est si visiblement nul qu'il n'y a pas lieu de poursuivre ces recherches. Remarquons toutefois que la découverte du *Saccharomyces canis*, reproduisant, par inoculation de cultures, *un sarcome* (c'est-à-dire une tumeur *épithéliale*), remet en question l'origine cryptococcique possible de certains cancers.

Genre voisin. — *Monilia = Endomyces* sans asques connus) ; *M. albicans* (filaments terminés par des chapelets de spores) : cause aussi du *muguet* (fig. 298).

HYPHOMYCÈTES (1)

Champignons simplement formés d'*hyphes*, c'est-à-dire de filaments végétatifs sans spores, ou montrant tout au plus des conidies ; comme ils ne présentent jamais d'organes caractéristiques (œufs, sporanges, asques, basides), il a été jusqu'ici impossible de fixer leur place dans la classification. Le principal est :

Sporotrichum equi : filaments mycéliens grêles, capillaires (1 à 2 μ), cloisonnés et ramifiés, portant sur toute leur longueur d'abondantes conidies ovoïdes, généralement pédiculées et brunes, isolées ou groupées en bouquets de 2 à 5.

Parasite de la peau des Équidés (plus rarement des Cani-

(1) Ou Mucédinées.

dés), il détermine une *lymphangite* qui se traduit surtout par des nodules pisiformes (boutons, fausses gommes), mobiles sous la peau et peu sensibles ; ulcères et cordes sont rares, ne s'observant que sur des lésions très anciennes (1).

Fig. 301 — Sporotrichum.

Diagnostic. — La *sporotrichose équine* doit être distinguée des autres lymphangites (simple, morveuse, ulcéreuse, cryptococcique, etc.) : seuls, la malléine, le microscope, et surtout les cultures (car les spores, peu nombreuses, sont difficiles à voir dans le pus), permettent cette

(1) L'étude de cette lymphangite se fait aussi dans la Chaire de Pathologie chirurgicale.

différenciation. Par contre, la *sporotrichose canine* ne peut être confondue qu'avec la cysticercose hypodermique.

La maladie, exceptionnelle en France, est répandue dans plusieurs de nos colonies, notamment à Madagascar.

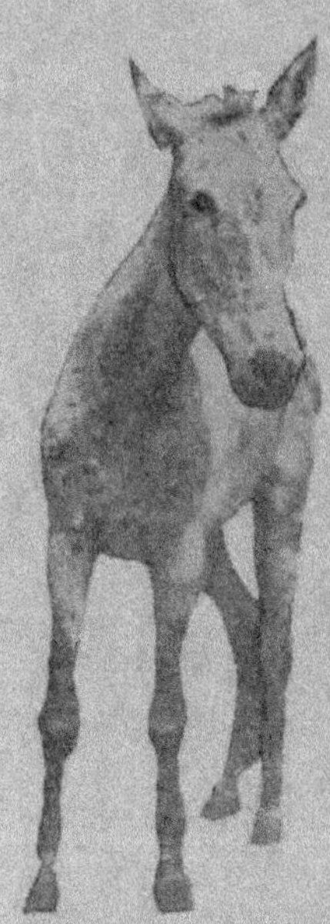

Fig. 302. — Sporotrichose équine : Boutons cutanés (Carougeau).

Traitement. — Iodure de potassium.

Il faudra peut-être identifier à la sporotrichose le *Bursattee-leeches*, ainsi que la *mycose innommée de Drouin*, car ces affections se caractérisent aussi par le développement de nodules cutanés fibreux et parfois calcifiés, chez le cheval, le bœuf et le mulet.

Autres espèces. — Plusieurs ont été décrites chez l'homme : *S. Beurmani, S. Janselmei, S. Schenki, S. Gougeroti* (un cas chez le cheval), *S. Carougeaui* (spores blanches et sessiles) (1).

(1) En réalité les espèces à spores brunes et pédiculées appartiendraient plutôt au genre *Rhinocladium*.

DERNIÈRES DÉCOUVERTES

I. **Monostomidose cutanée du Dindon.** — Kystes sous-cutanés pisiformes existant par dizaines et contenant chacun deux Trématodes Monostomidés : *Monostomum faba* (= *Collyriclum faba*), reconnaissables à leur forme de lentille et à leurs glandes sexuelles situées en avant de l'utérus. Epizooties meurtrières. Traitement : Ponction des kystes avec extraction des vers.

II. **Bronchite vermineuse bovine.** — *a*) Le meilleur *diagnostic microscopique* se fait par l'examen des crachats muqueux expulsés par la bouche, lors des quintes de toux : ils sont beaucoup plus riches en éléments parasitaires que le jetage nasal et les excréments.

b) *Bonnes ordonnances pour injections trachéales :*

1º Benzine iodée (teinture d'iode 1, benzine pure 10 ; 2-4 injections de 3 à 10 centimètres cubes, à 5 jours d'intervalle, poussées goutte à goutte dans le premier espace interannulaire).

2º Huile d'œillette 100, ess. térébenthine 100, créosote 10, ac. phénique 2 ; une injection de 10-20 centimètres cubes chaque matin, 4 jours consécutifs ; dans les cas graves, ajouter kermès, révulsion sinapisée, abcès de fixation, fumigations goudronnées, et refaire 2-3 injections 5 jours après. Quand la peau est trop épaisse pour une ponction facile de l'aiguille, faire au bistouri une boutonnière de 5 millimètres.

III. **Nouveau traitement de la gale démodécique canine,** par les *rayons ultra-violets* obtenus à l'aide d'une lampe à

mercure : 8 à 10 insolations quotidiennes, de 50 minutes et
à 20 centimètres, guérissent sûrement, même les formes
pustuleuses généralisées.

IV. **Chloropicrine** : *excellent insecticide* pour désinfection
des locaux (appartements, écuries, poulaillers, etc.) ; détruit
tous les arthropodes (poux, puces, punaises, argas, dermanysses), ainsi que les rats. Mode d'emploi : 10 grammes (ou
20 centimètres cubes) par mètre cube de local hermétiquement clos pendant douze heures ; agit en se vaporisant (gaz
lourd asphyxiant), d'où son emploi plus efficace aux températures supérieures à 15° (surtout en été), parce qu'il
s'évapore plus vite. Les puces sont tuées en 15 minutes, les
rats en 2 heures.

V. **Vermifuges.** — Le *Tétrachloréthylène* (C^2Cl^4) : serait
encore meilleur que le tétrachlorure de carbone (CCl^4) ; 1 à
2 centimètres cubes par chien. De même, le *vermithan*
(solution au 1/10, dans CCl^4, d'isobornylacétate de camphre
de pin et d'extrait de genévrier), serait excellent contre les
ascarides du porc (50 centigrammes par kilogramme-poids
vif, en capsules de gélatine ; purger avec 1 capsule de calomel : 1-2 grammes).

VI. **Leismaniose canine :** Assez fréquente à l'état naturel,
spontané, dans la France méridionale, surtout sous forme
chronique (*dermatite farineuse non prurigineuse plus cachexie :*
à distinguer de l'eczéma sec et de la démodexose squameuse) ; *traitement* : *émétique* en sol. au 1/20e (1-2 centimètres cubes injectés dans saphène chaque 3 jours, pendant 15-30 jours).

VII. **Gastrocystis, Globidium Benoiti**, paraissent identiques et rentreraient dans les Sarcosporidiés, qui compren-
draient alors 2 genres : un reticulum interne = *Sarcocystis ;*
pas de réticulum = *Globidium ;* principales espèces : *Globidium Leuckarti* (villosités intestinales de chevaux à diarrhée chronique), *G. Benoiti* (dermite verruqueuse bovine),
G. Smithi (muqueuse gastro-intestinale du bœuf), *G. Gilruthi* (muqueuse intestinale des petits Ruminants).

VIII. *Spirocheta ictero-hemorrhagiæ* (= *S. icterogenes*) serait bien l'agent de la *gastro-entérite ictéro-hémorragique canine* (ictère grave, typhus canin, maladie de Stuttgart, etc.) ; son réservoir de virus serait les rats des chenils, qu'il faut détruire.

D'autre part, des spirochètes ont été trouvés dans plusieurs cas d'*avortement épizootique bovin* (qui, par suite, ne serait pas toujours dû au bacille de Bang).

IX. **Rickettsia** : microbes ovoïdes longs d'un demi à 1 µ, colorables aux deux pôles, ressemblant aux bactéries ovoïdes, sauf qu'ils sont incultivables ; ce sont probablement des Protozoaires transmis par des arthropodes sanguisugues. Exemples : *R. Prowazeki* (typhus exanthématique humain et Poux), *R. ruminantium* (heartwater, — qui ne serait plus à virus filtrant — et tiques), *R.* ? (fièvre tachetée des Montagnes rocheuses et Dermacentor), *R. lectularii* (punaises), *R. ctenocephali* (puces), etc. Ils existeraient dans le sang de l'hôte vertébré, ainsi que dans le tube digestif, les glandes salivaires, les œufs de l'hôte invertébré (hématophage).

X. Les *actinophytomes* (tumeurs conjonctivo-fibreuses à pus granuleux rayonné) peuvent, d'après les cultures, être causées non seulement par *Actinomyces bovis* (les grains colorés au Gram montrent une zone centrale filamenteuse, et les cultures donnent des filaments mycéliens), mais aussi par : 1. *Actinobacillus Israeli* (grains traités par le Gram ne montrent pas de zone centrale filamenteuse, et les cultures fournissent des bacilles anaérobies prenant le Gram), 2º *Actinobacillus Spitzi* (grains identiques à ceux d'Israeli, mais cultures donnant des bacilles aérobies qui ne prennent pas le Gram) ; 3º quelquefois par des staphylocoques. Cliniquement, l'actinomycose se distingue des actinobacilloses en ce que, dans celles-ci, les ganglions se prennent. Au total, les *actinophytomes* peuvent être causés par un champignon (Actinomyces bovis), deux bacilles (Actinobacillus Israeli et Spitzi), plus rarement par des staphylocoques.

TABLE ALPHABÉTIQUE

ET

DICTIONNAIRE SYNONYMIQUE

indiquant les noms sous lesquels les principaux synonymes sont décrits, ainsi que la page correspondante. (¹)

(¹) Ainsi « *Absidia : Mucor* 480 » signifie que les *Absidia* de certains auteurs figurent ici sous le nom de *Mucor*, et page 480.

BIBLIOTHÈQUE NATIONALE IMPRIMÉS

TABLE DES MATIÈRES

PARASITOLOGIE GÉNÉRALE

PARASITOLOGIE SPÉCIALE

VERS 25

CHAMPIGNONS

ORLÉANS. — IMP. TESSIER. — 11-1926.

www.ingramcontent.com/pod-product-compliance
Lightning Source LLC
LaVergne TN
LVHW050822060726
842527LV00001BA/94